KOMPAKTATLAS MENSCHLICHER KÖRPER

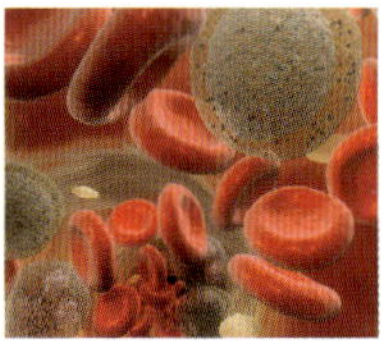
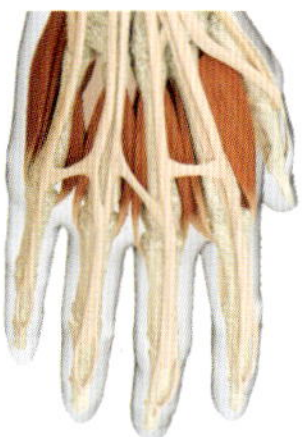
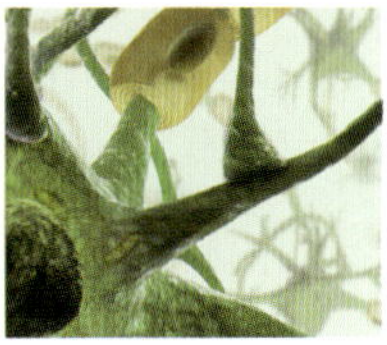
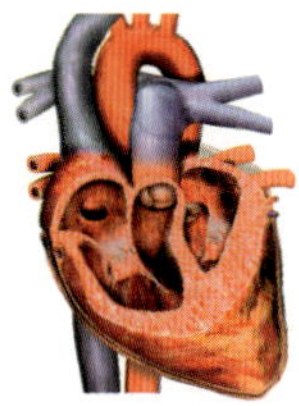
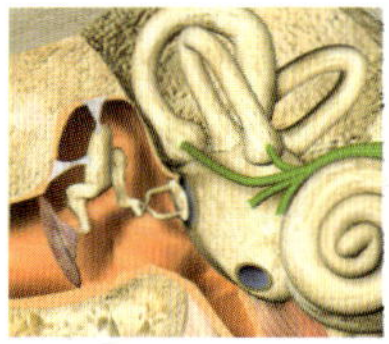

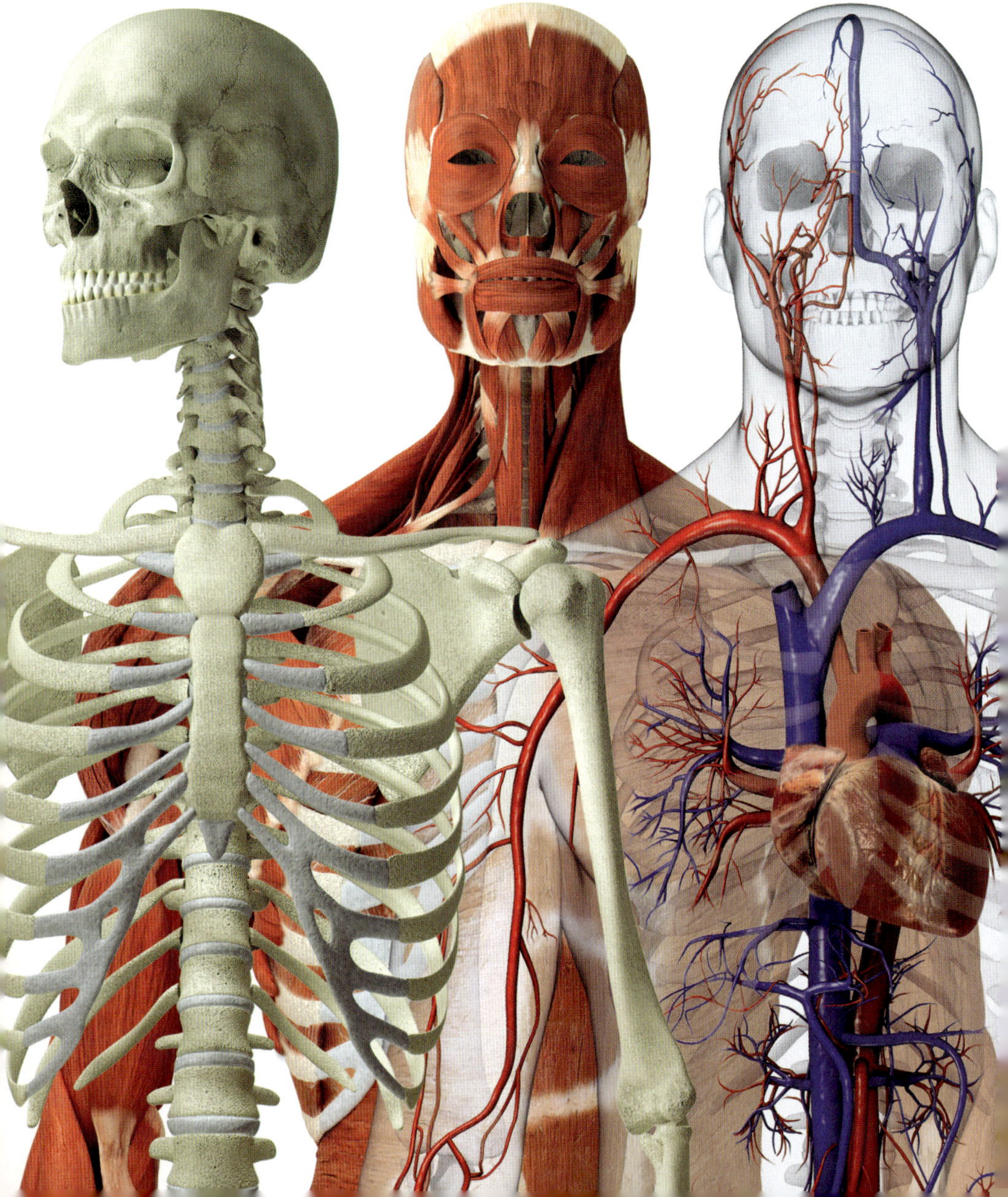

KOMPAKTATLAS MENSCHLICHER KÖRPER

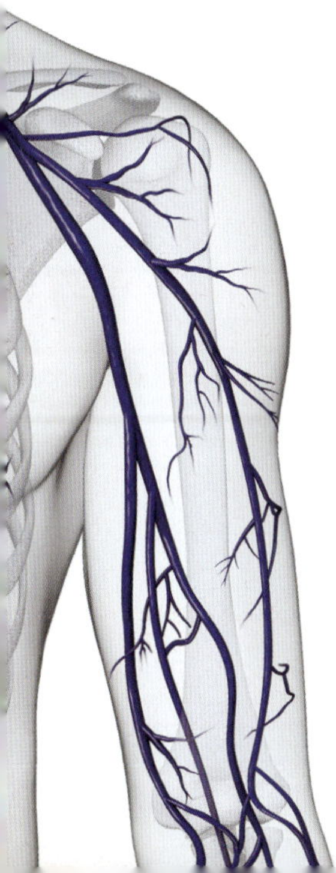

STEVE PARKER

Programmleitung Jonathan Metcalf
Programmmanager Liz Wheeler
Cheflektorat Julie Oughton
Lektorat Simon Tuite
Projektbetreuung Ann Baggaley, Philip Morgan, Martyn Page
Bildredaktion Louise Dick, Vicky Short, Mandy Earey, Ted Kinsey
Art Director Bryn Walls
Herstellung Joanna Byrne, Maria Elia, Sophie Argyris
Umschlaggestaltung Duncan Turner
Medizinische Beratung Dr. Penny Preston

Die Inhalte von *The Concise Human Body Book* basieren auf dem Buch *The Human Body Book*, Dorling Kindersley 2007

Für das Buch *The Human Body Book*
Projektleitung Liz Wheeler
Programmleitung Jonathan Metcalf
Cheflektorat Sarah Larter
Projektbetreuung Rob Houston
Redaktion Ruth O'Rourke, Rebecca Warren, Mary Allen, Kim Bryan, Tarda Davidson-Aitkins, Jane de Burgh, Salima Hirani, Miezan van Zyl
Redaktionsassistenz Tamlyn Calitz, Manisha Thakkar
Bildredaktion Philip Ormerod, Maxine Lea
Gestaltung und Satz Matt Schofield, Kenny Grant, Francis Wong, Anna Plucinska
Art Director Bryn Walls
DTP-Design Laragh Kedwell
Bildrecherche Louise Thomas
Herstellung Tony Phipps
Umschlaggestaltung Lee Ellwood
Weitere Mitarbeiter Mary Allen, Andrea Bagg, Jill Hamilton, Katie John, Janet Fricker, Jane de Burgh, Claire Cross
Medizinische Beratung Dr. Sue Davidson, Dr. Penny Preston, Dr. Ian Guinan

Illustrationen
Creative Director Rajeev Doshi

Medi-Mation
Medical & Scientific Visualization

3D Illustrationen Olaf Louwinger, Gavin Whelan, Monica Taddei
Weitere Illustrationen Peter Bull Art Studio, Kevin Jones Associates, Adam Howard

Für die deutsche Ausgabe:
Programmleitung Monika Schlitzer
Projektbetreuung Manuela Stern
Herstellungsleitung Dorothee Whittaker
Herstellungskoordination Claudia Rode
Herstellung Inga Reinke

Titel der englischen Originalausgabe:
The Concise Human Body Book

Übersetzung Simone Blass
Lektorat Dr. Rainer Schöttle
Satz und Redaktion Regine Gerst

ISBN 978-3-8310-2548-0

Colour reproduction by GRB Editrice s.r.l. in London
Printed and bound in Slovakia

Besuchen Sie uns im Internet
www.dorlingkindersley.de

Hinweis
Die Informationen und Ratschläge in diesem Buch sind von den Autoren und vom Verlag sorgfältig erwogen und geprüft, dennoch kann eine Garantie nicht übernommen werden. Der Verlag ist nicht in der Lage, eine medizinische Beratung vorzunehmen.
Das Buch kann den Rat eines Arztes nicht ersetzen. Eine Haftung der Autoren bzw. des Verlags und seiner Beauftragten für Personen-, Sach- und Vermögensschäden ist ausgeschlossen.

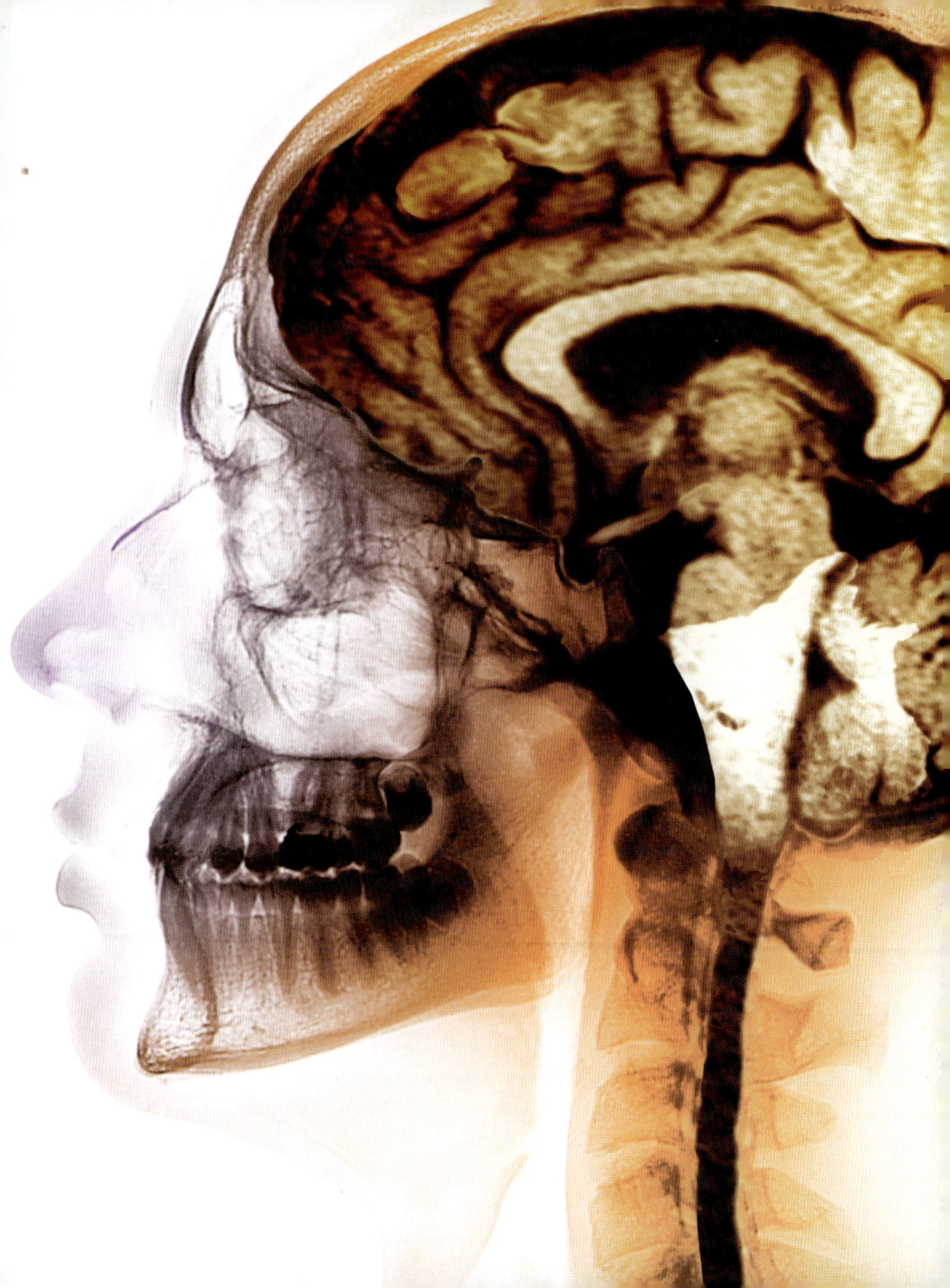

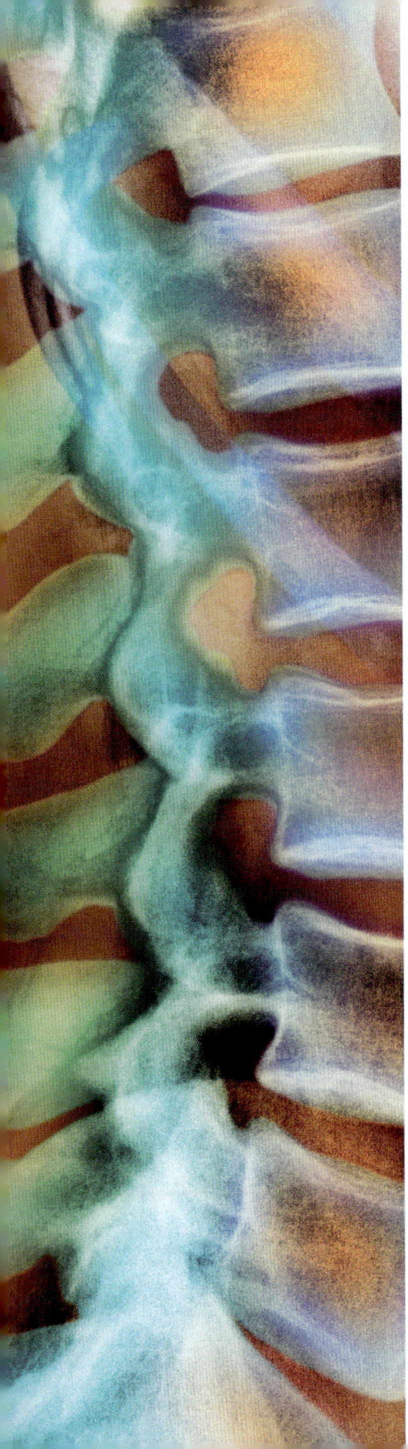

INHALT

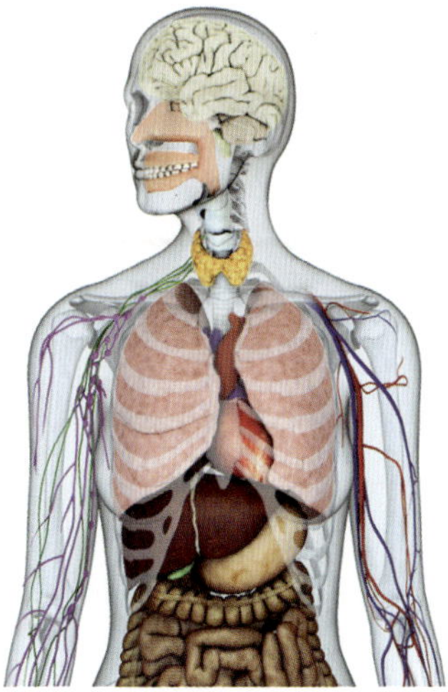

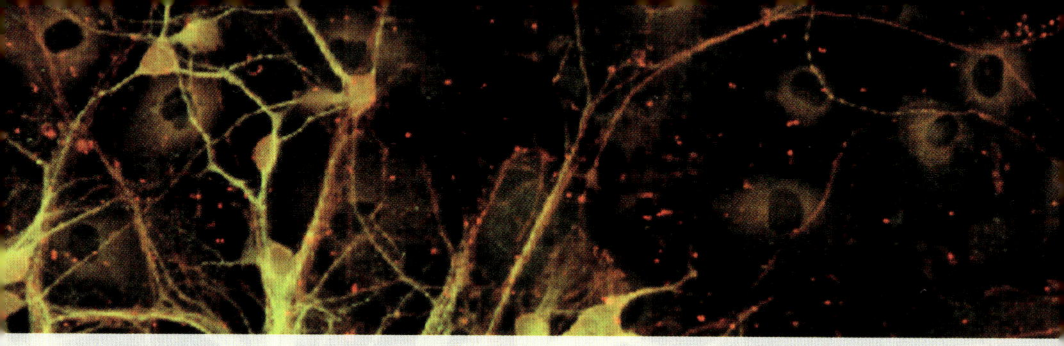

EINLEITUNG

Es gibt fast 7 Milliarden Menschen. Mehr als 250 Babys werden jede Minute geboren, während 150 000 Menschen täglich sterben. Die Weltbevölkerung vermehrt sich um fast 150 Menschen pro Minute. Jeder Einzelne lebt, denkt, träumt mit und in seinem kostbarsten Besitz – dem menschlichen Körper.

ORGANISATIONSEBENEN

Um innere Struktur und Funktionsweise des menschlichen Körpers verständlich zu machen, wird hier eine aus der Technik abgeleitete Darstellungsmethode angewandt: der menschliche Körper als »lebende Maschine«. Sie zeigt den Körper als eine Reihe zusammenhängender Systeme, von denen jedes eine Hauptaufgabe hat. Im Herz-Kreislauf-System etwa pumpt das Herz Blut durch die Gefäße, um jeden Teil des Körpers mit lebenswichtigem Sauerstoff und Nährstoffen zu versorgen. Die Systeme selbst werden aus den Organen als Hauptbestandteilen gebildet. So sind Magen, Darm und Leber Organe des Verdauungssystems. Die Organe ihrerseits bestehen aus Gewebe, und das Gewebe wird von Zellen gebildet.

Zellen werden oft als die Bauteile des Körpers bezeichnet. Aktiv und dynamisch wachsen sie und spezialisieren sich ununterbrochen, sterben und erneuern sich Millionen Mal, jede Sekunde. Der gesamte Körper besteht aus ungefähr 100 Millionen Zellen und mindestens 200 unterschiedlichen Zellarten. Die Wissenschaft vermag heute noch weiter zu den Grundbestandteilen jeder Substanz vorzudringen – den Molekülen und Atomen.

ANATOMIE

Den Aufbau des Körpers, die Anordnung seiner Zellen, Gewebe und Organe, nennt man Anatomie. Zum besseren Verständnis werden die Elemente oft isoliert dargestellt, da im Innern des Körpers dichtes Gedränge herrscht. Gewebe und Organe sind eng aneinandergepresst und stoßen und drü-

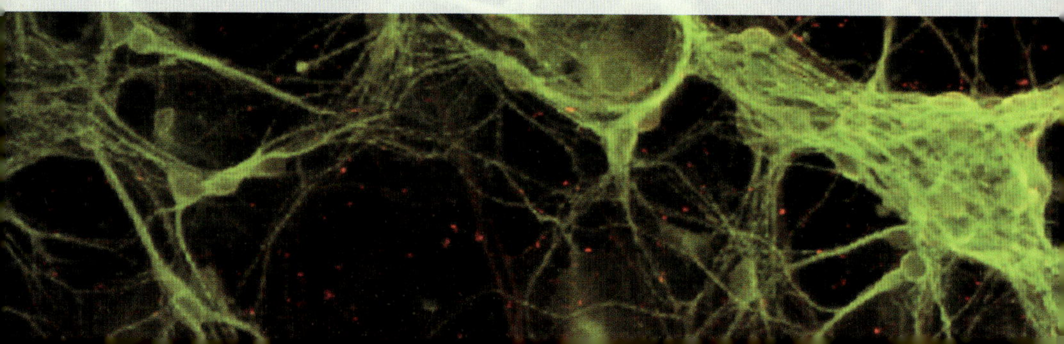

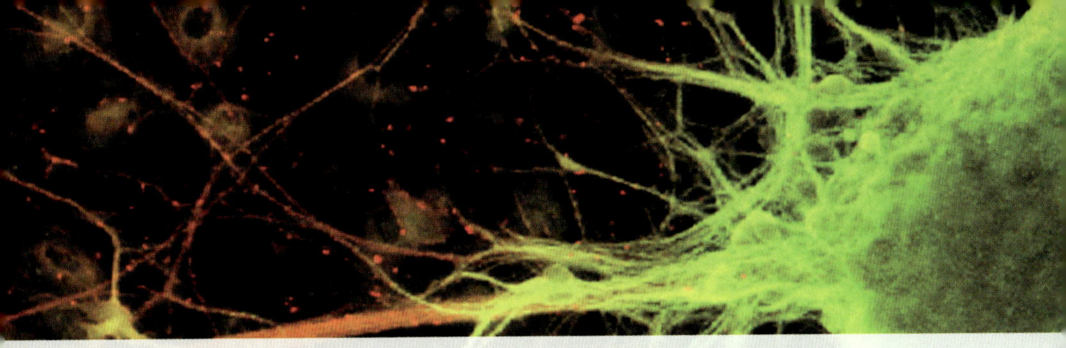

cken sich gegenseitig. Alles verschiebt sich ständig, während wir uns bewegen, atmen, essen und verdauen. Verschluckte Nahrung fällt nicht einfach die Speiseröhre hinab, sondern wird durch Muskelkontraktionen in den Magen hinuntergeschoben.

PHYSIOLOGIE

Für ein umfassendes Verständnis des Körpers müssen wir die menschliche Anatomie in Kombination mit der Physiologie betrachten – der Funktionsweise des Körpers. Die Lehre von der Physiologie konzentriert sich auf die chemischen Abläufe auf atomarer, ionischer und molekularer Ebene. Sie erforscht viele Prozesse, wie Enzymspaltung, Hormonstimulation, DNA-Synthese und die Art, wie der Körper die aus der Nahrung gewonnene Energie speichert und einsetzt. Durch immer genauere Betrachtungen decken Forscher immer mehr physiologische Geheimnisse auf – bestrebt, Krankheiten vorzubeugen und zu behandeln.

GESUNDHEIT UND KRANKHEIT

Die medizinische Forschung liefert jährlich Berge von Erkenntnissen darüber, wie wir uns am besten gesund erhalten. Gegenwärtig gelten die zufällig ererbten Gene eines Menschen als wichtiger Ansatzpunkt für die Erhaltung von Gesundheit und Wohlbefinden. In kommenden Jahren werden Gentherapien einige dieser Zufallskomponenten beeinflussen oder ausschalten können. Auch Erziehung und Ernährung haben große Auswirkungen auf die Gesundheit. Der Körper kann von vielen unterschiedlichen Störungen betroffen sein, von Infektionen, Verletzungen, ererbten Gendefekten oder Berührungen mit Umweltgiften.

DAS KOMMUNIKATIONSNETZWERK
Die mikroskopische Aufnahme der Nervenzellen (Neuronen) zeigt die Fäden, die die Zellkörper verbinden. Neuronen übermitteln elektrische Signale, jedes einzelne ist mit Hunderten weiterer zum Netzwerk verbunden.

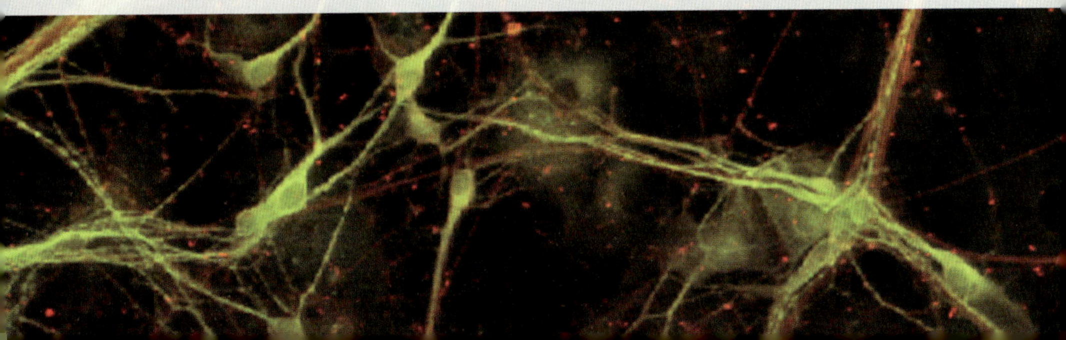

ABBILDUNGEN DES KÖRPERS

DURCH BILDGEBENDE VERFAHREN WERDEN KRANKHEITEN DIAGNOSTIZIERT UND BEHANDLUNGEN BESTIMMT. SIE ERMÖGLICHEN DETAILLIERTE INFORMATIONEN UND HABEN CHIRURGISCHE EINGRIFFE ZUR DIAGNOSE WEITGEHEND ERSETZT.

Entwicklungen in der Röntgentechnik ermöglichten die Entstehung der nicht invasiven Medizin. Konnten zuvor viele innere Störungen erst durch einen größeren chirurgischen Eingriff festgestellt werden, helfen nun bildgebende Computertechniken den Ärzten, Diagnosen früh zu stellen, was die Heilungschancen oft entscheidend erhöht. Computer verarbeiten und verstärken Rohdaten und machen sie besser sichtbar. Zum Beispiel können leichte Schatten auf einem Röntgenbild oder Scan so bearbeitet werden, dass deutlich unterscheidbare Farben entstehen. Auch die Techniken zur direkten Betrachtung des Körperinnern sind durch die Entwicklung von Endoskopen wesentlich weniger invasiv geworden.

MIKROSKOPIE

In der Lichtmikroskopie (LM) durchdringt Licht eine Materialschicht und Linsen vergrößern das Objekt bis zu 2000-fach. Stärkere Vergrößerungen können mit Elektronenstrahlen erzielt werden. Bei der Rasterelektronenmikroskopie (REM) wird das Objekt zeilenweise abgetastet; durch hohe Tiefenschärfe entstehen dreidimensionale Bilder.

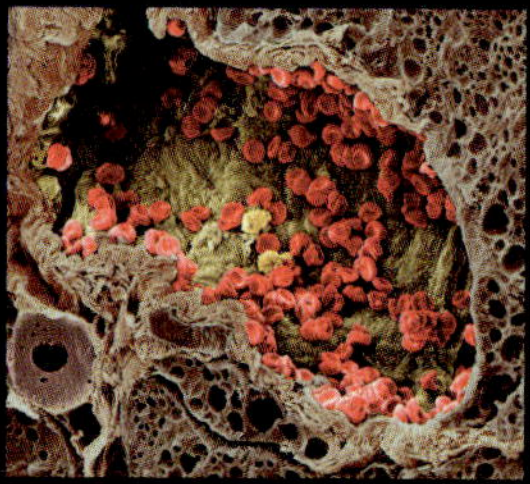

REM DER BLUTVERSORGUNG EINES TUMORS
Diese Aufnahme – tiefgefrorenes Objekt wurde aufgebrochen – zeigt ein Blutgefäß mit Blutzellen, das in ein Melanom (Hauttumor) hineinwächst.

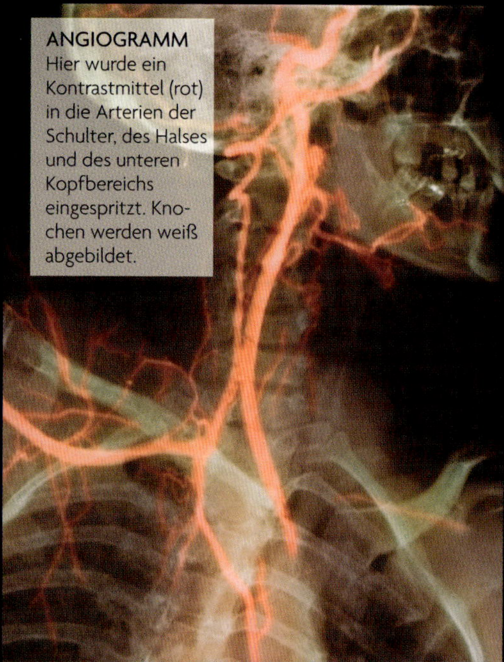

ANGIOGRAMM
Hier wurde ein Kontrastmittel (rot) in die Arterien der Schulter, des Halses und des unteren Kopfbereichs eingespritzt. Knochen werden weiß abgebildet.

RÖNTGENSTRAHLEN

Röntgenstrahlen haben eine sehr kurze Wellenlänge. Durchdringen sie den Körper, erschaffen sie Schattenbilder auf dem Film. Dichte Strukturen, wie Knochen, werden weiß abgebildet, weiches Gewebe als graue Schatten. Um hohle oder flüssigkeitsgefüllte Strukturen abzubilden, müssen sie mit einer Substanz gefüllt werden, die Röntgenstrahlung absorbiert (Kontrastmittel).

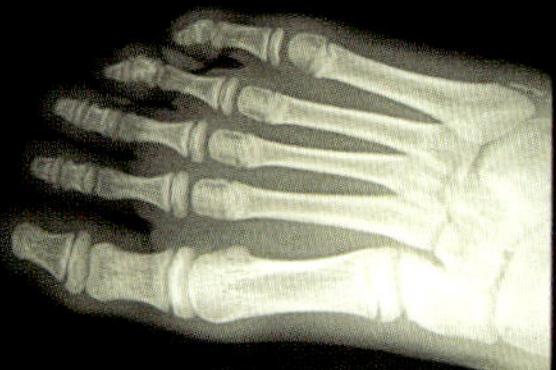

EINFACHES RÖNTGENBILD EINES FUSSES
Dichtes Knochengewebe lässt sich auf Röntgenbildern besonders gut erkennen. Diese Aufnahme zeigt die Fußknochen eines 9-Jährigen.

CT UND MRT

Computertomografie (CT) und Magnetresonanztomografie (MRT) erzeugen Detailaufnahmen vieler Gewebearten. Bei der MRT werden Wasserstoffatome magnetisch im Körper aufgereiht und dann Radiowellen auf das Gewebe gerichtet, die die Atome aus ihrer Position werfen. Während sie sich erneut aufreihen, geben sie Radiosignale ab, mit deren Hilfe ein Bild entsteht.

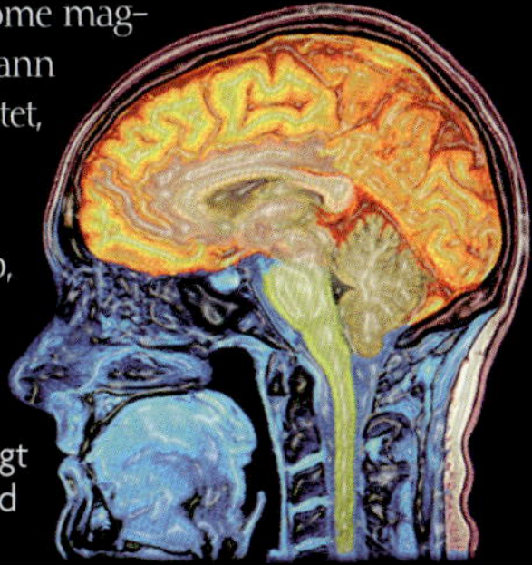

MRT DES KOPFS

Dieser digital verstärkte MRT-Scan zeigt Gehirn und Rückenmark in Orange und Gelb, Muskeln und Knochen in Blau.

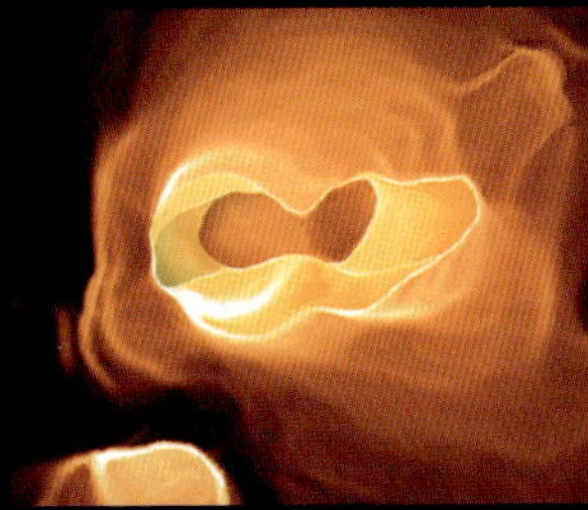

ARTERIENSCAN

Die Schichtaufnahmen eines CT-Scans können auf dem Computer dreidimensional dargestellt werden. Hier sieht man das Innere einer verengten Arterie.

SZINTIGRAFIE UND PET-SCANNING

Bei der Szintigrafie wird radioaktive Substanz in das zu untersuchende Körpergewebe injiziert und dort absorbiert. Während diese Substanz zerfällt, setzt sie Gammastrahlen frei, die ein Computer in ein Bild umwandelt. Die Positronenemissionstomografie (PET) ist eine Form der Szintigrafie, bei der radioaktive Partikel, Positronen, freigesetzt werden.

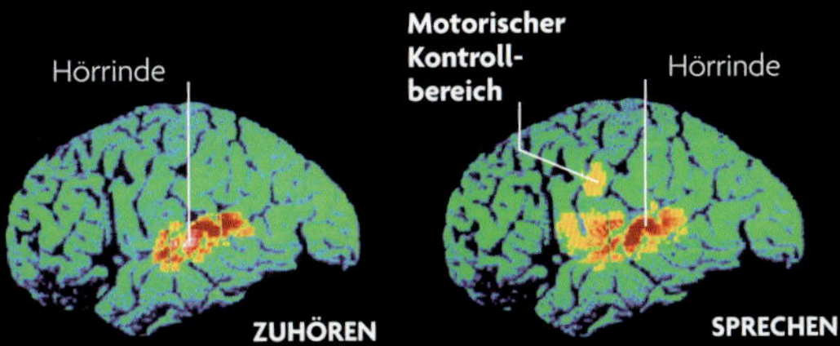

PET-SCAN

Dieser PET-Scan zeigt die Gehirnaktivität einer Person beim Zuhören (links) und beim Hören und gleichzeitigen Nachsprechen der Worte (rechts).

ULTRASCHALL

Hochfrequente Schallwellen, ausgesandt von einem Schallkopf, durchdringen den Körper. Ihr Echo wird in elektrische Signale umgesetzt, die der Computer in Bilder umwandelt.

ULTRASCHALL EINES FÖTUS

Ultraschall ist eine sichere Diagnosetechnik zur Betrachtung der fötalen Entwicklung in der Gebärmutter.

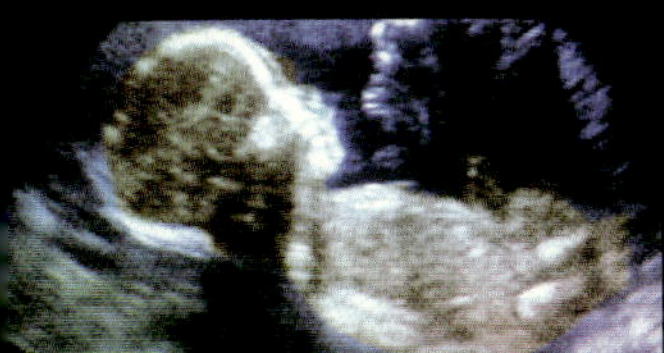

ENDOSKOPIE

Endoskope können in den Körper eingeführt werden, um Bilder aus dem Innern zu liefern. Sie verfügen über eine eigene Lichtquelle und auch chirurgische Instrumente können eingeführt werden.

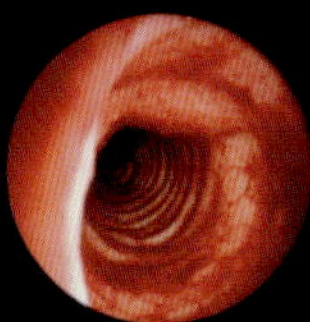

TRACHEA

Bronchoskopie zeigt Trachea (Luftröhre) mit ihren Knorpelringen, die ein Zusammenfallen verhindern.

ELEKTRODIAGNOSTIK

Sensorpads an der Hautoberfläche registrieren elektrische Signale aktiver Muskeln und Nerven und stellen sie grafisch als Linien dar. Zu dieser Technik gehören die Elektrokardiografie (EKG) des Herzens (s. u.).

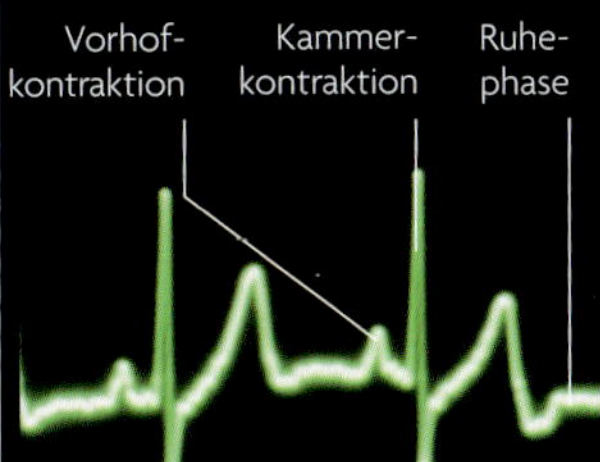

KÖRPERSYSTEME

EIN PERFEKTES TEAM – JEDES KÖRPERSYSTEM ERFÜLLT SEINE LEBENSWICHTIGE FUNKTION, UND ALLE ARBEITEN ZUSAMMEN, UM GESUNDHEIT UND LEISTUNGSFÄHIGKEIT AUFRECHTZUERHALTEN.

Über die genaue Zahl der Körpersysteme und darüber, welche Bereiche sie umfassen, wird diskutiert – Muskeln, Knochen und Gelenke z. B. werden meist als Bewegungsapparat zusammengefasst, können aber auch als eigenständig betrachtet werden. Jedes System benötigt die Unterstützung aller anderen. Manche Gewebe sind in den meisten Systemen vorhanden, wie das Bindegewebe, das viele Organe auskleidet, stützt und einbettet. Seltsamerweise ist das System der Fortpflanzungsorgane das einzige, das für die Lebenserhaltung des Einzelnen nicht unbedingt notwendig ist.

KNOCHENBAU

BESCHREIBUNG AUF S. 38–61

Das Skelett ist ein stabiles, aber bewegliches Gerüst. Die Knochen fungieren als Hebel und Verankerungen im Bewegungsapparat. Sie sind auch für andere Körpersysteme wichtig – im Knochenmark werden Blutzellen gebildet. In Mangelsituationen bezieht der Körper Mineralstoffe aus den Knochen, z. B. wenn vermehrt Kalzium für die Nervenfunktion benötigt wird.

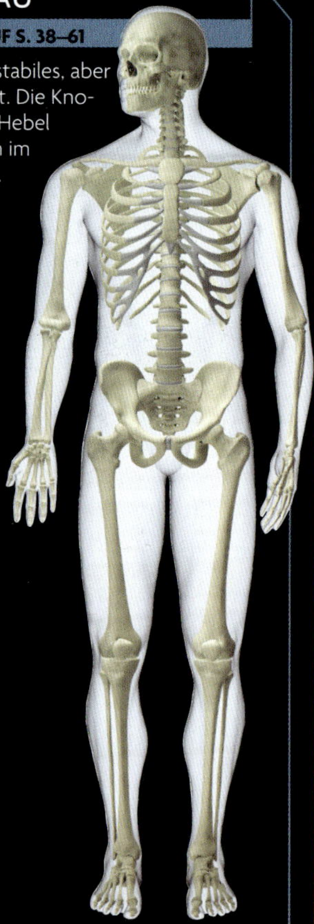

MUSKULATUR

BESCHREIBUNG AUF S. 62–75

Die Muskeln bilden zusammen mit dem Skelett den Bewegungsapparat. Organmuskeln arbeiten größtenteils automatisch und unterliegen nicht der Willkürmotorik. Sie kontrollieren Prozesse wie Blutfluss und Verdauung. Die Muskulatur wird von Nerven gesteuert und durch das Blut mit Sauerstoff und Energie versorgt.

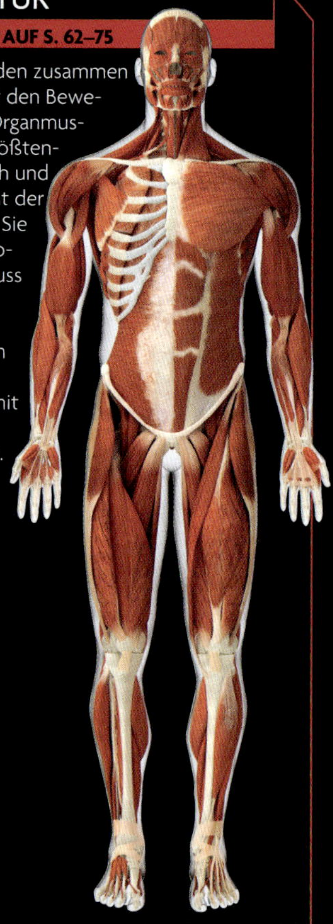

NERVEN

BESCHREIBUNG AUF S. 76–129

Das Gehirn ist der Sitz von Bewusstsein und Kreativität und kontrolliert über Rückenmark und Nerven alle Bewegungen des Körpers durch motorische Impulse. Es empfängt auch sensorische Informationen von außen und aus dem Körperinnern. Der Großteil seiner Tätigkeit läuft jedoch unterbewusst ab, da es mithilfe der endokrinen Drüsen andere Körpersysteme steuert und aufrechterhält.

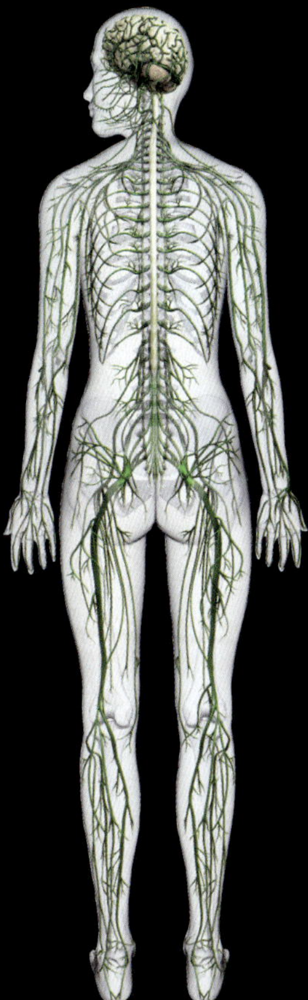

ENDOKRINES SYSTEM

BESCHREIBUNG AUF S. 130–143

Die Drüsen und Zellen des endokrinen Systems produzieren chemische Botenstoffe, die Hormone, die im Blut und in anderen Körperflüssigkeiten zirkulieren. Sie können dadurch optimale Bedingungen im Körper aufrechterhalten. Hormone steuern auch Prozesse wie Wachstum und Fortpflanzung. Das endokrine System ist über das Gehirn eng an das Nervensystem gekoppelt.

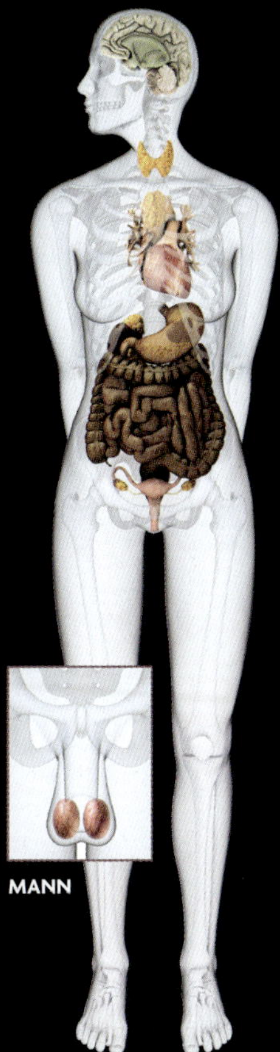

HERZ UND KREISLAUF

BESCHREIBUNG AUF S. 144–159

Die Hauptfunktion des kardiovaskulären oder Herz-Kreislauf-Systems ist es, das Blut durch den Körper zu pumpen. Es versorgt alle Organe und Gewebe mit sauerstoffangereichertem, nährstoffhaltigem Blut. Gleichzeitig werden Stoffwechselprodukte abtransportiert. Im Blutkreislauf werden auch Hormone und Immunzellen transportiert.

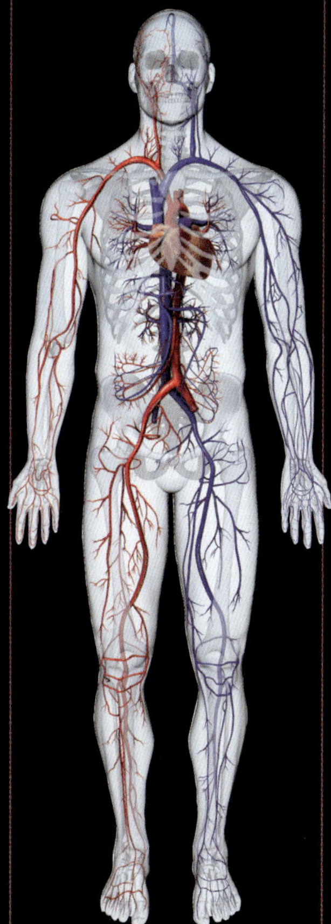

ATMUNG

BESCHREIBUNG AUF S. 160–175

Der Atemtrakt mit seinen Bewegungen sorgt, unterstützt durch die Atemmuskulatur, für den Gasaustausch tief in den Lungen – lebenswichtiger Sauerstoff wird aus der Luft absorbiert und Kohlendioxid wird abgegeben, bevor die Luft die Lungen wieder verlässt. Eine weitere Funktion dieses Systems ist die Stimmbildung.

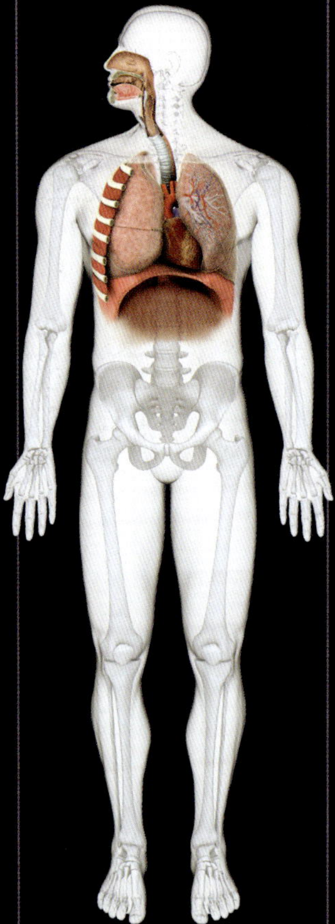

HAUT, HAARE UND NÄGEL

BESCHREIBUNG AUF S. 176–189

Haut, Haare und Nägel sind die Hülle des Körpers und bilden zusammen das äußere Schutzsystem. Sie schützen den Körper vor Verletzung, vor Risiken durch Mikroorganismen und Strahlung. Bei hoher Außentemperatur reguliert die Haut durch Schwitzen die Körpertemperatur. Die Fettschicht unter der Haut fungiert als Isolierung, Energiespeicher und physischer Stoßdämpfer.

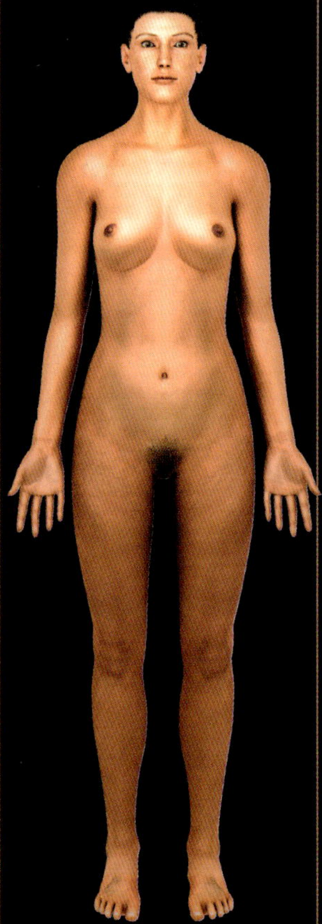

IMMUNABWEHR

BESCHREIBUNG AUF S. 190–209

Das komplexe Zusammenspiel von physikalischer, chemischer und zellulärer Immunabwehr sorgt für lebenswichtigen Schutz vor vielen Bedrohungen, z. B. vor Infektionen. Die langsam zirkulierende Lymphflüssigkeit hilft bei der Verteilung von Nährstoffen und beim Abtransport von Abfallstoffen und transportiert im Bedarfsfall weiße Blutkörperchen für die Immunabwehr.

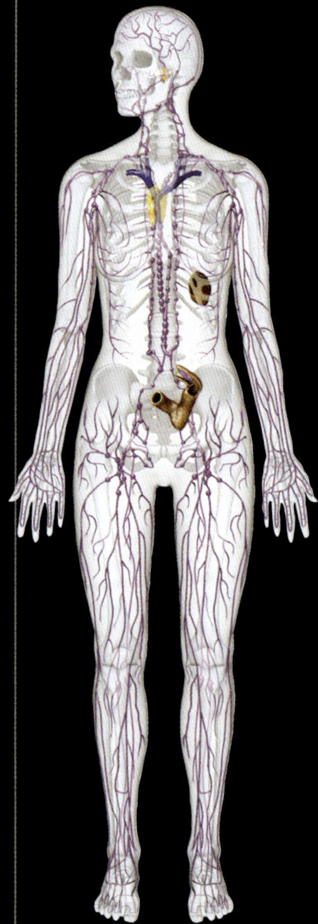

VERDAUUNG

BESCHREIBUNG AUF S. 210–239

Der aus einem ungefähr 9 m langen »Schlauch« bestehende Verdauungstrakt, der vom Mund bis zum Anus reicht, hat eine Reihe komplexer Funktionen. Er zerkleinert die Nahrung, speichert und verdaut sie, eliminiert Abfallstoffe und führt Nährstoffe der Leber zu, die sie optimal verwertet. Eine gesunde Verdauung hängt von der richtigen Funktion des Immun- und Nervensystems ab.

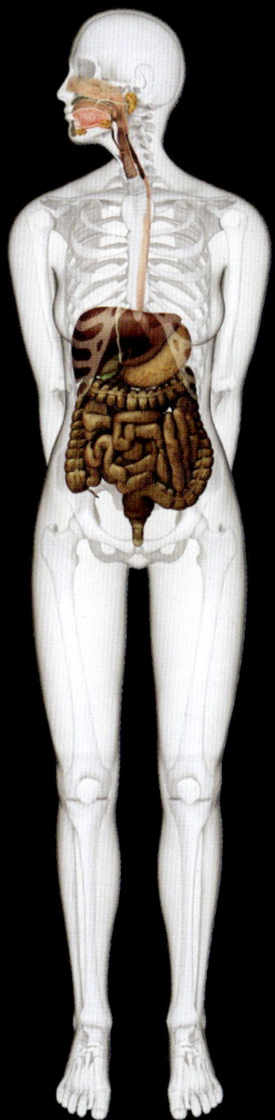

URINALTRAKT

BESCHREIBUNG AUF S. 240–249

Die Bildung des Urins durch die Nieren dient zur Ausscheidung von Stoffwechselprodukten und zur Regulierung des Wasser- und Elektrolythaushalts. Die Urinproduktion wird von Hormonen gesteuert und durch Blutmenge und -druck, Flüssigkeits- und Nährstoffaufnahme sowie durch Flüssigkeitsverlust (z. B. durch Schwitzen), äußere Temperatur und Biorhythmus wie Schlaf- oder Wachzustand) beeinflusst.

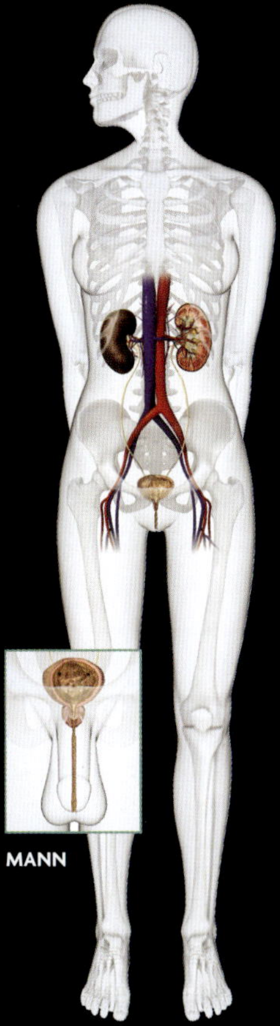

MANN

FORTPFLANZUNG

BESCHREIBUNG AUF S. 250–305

Das Fortpflanzungssystem ist bei Mann und Frau sehr unterschiedlich, seine Funktion beschränkt sich auf lediglich einen Lebensabschnitt und es hat keine Vitalfunktion. Die Spermienproduktion beim Mann ist kontinuierlich, das Heranreifen der Eizelle bei der Frau zyklisch. Beim Mann erfolgt die Ausscheidung von Spermien und von Urin durch die Harnröhre.

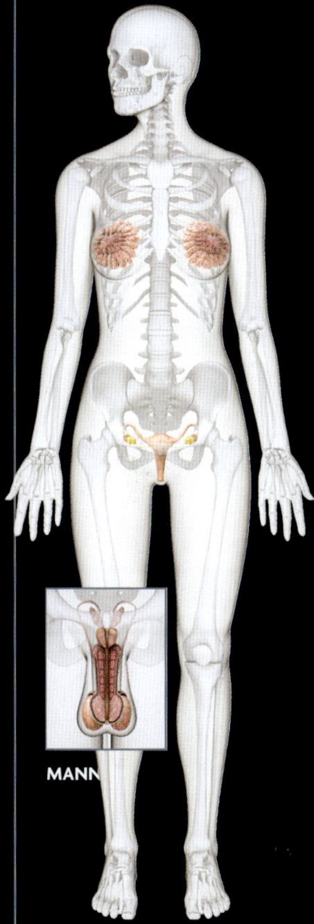

MANN

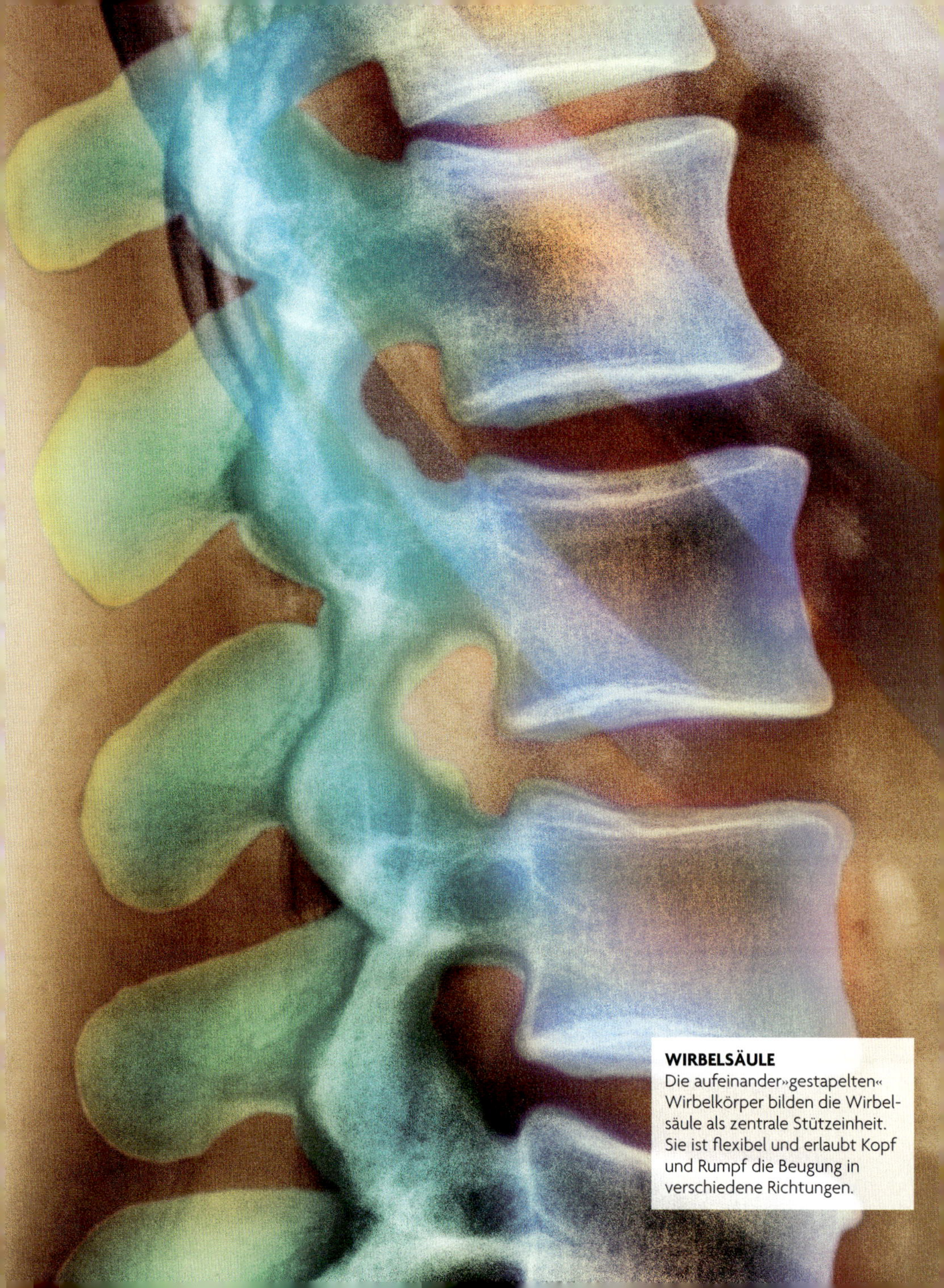

WIRBELSÄULE
Die aufeinander»gestapelten« Wirbelkörper bilden die Wirbelsäule als zentrale Stützeinheit. Sie ist flexibel und erlaubt Kopf und Rumpf die Beugung in verschiedene Richtungen.

GERÜST UND BEWEGUNG

MUSKELN, KNOCHEN UND GELENKE BILDEN DAS STÜTZENDE GERÜST DES KÖRPERS, DAS ZU EINER VIELZAHL UNTERSCHIEDLICHER BEWEGUNGEN FÄHIG IST. MUSKELN UND KNOCHEN STEHEN IN WECHSELBEZIEHUNGEN MIT ANDEREN KÖRPERSYSTEMEN, VOR ALLEM MIT DEN NERVEN.

ZELL- UND GEWEBEARTEN 36–37
KNOCHENBAU 38–61
MUSKULATUR 62–75
HAUT, HAARE UND NÄGEL 176–189

Die Muskulatur ist immer in Bewegung. Auch im Schlaf geht die Atmung weiter, das Herz schlägt, der Darm windet sich und die Skelettmuskeln kontrahieren gelegentlich, um den Körper in eine neue Position zu drehen.

TEAMARBEIT DER MUSKELN

Abgesehen von einfachen Vorgängen wie Blinzeln sind Bewegungen das Resultat vielfacher Muskelkontraktionen. Beim Schreiben z. B. werden über 60 Muskeln in Arm, Hand und Handgelenk tätig. Muskeln arbeiten paarweise und während sich der eine Muskel anspannt, entspannt sein Gegenspieler – eine ständige Abfolge von Geben und Nehmen in Sekundenbruchteilen.

KÖRPERHALTUNG UND FEEDBACK

Das Gehirn erhält auch Informationen über die Körperhaltung und die genaue Position einzelner Körperteile: Wir »wissen«, ohne hinzusehen, dass unsere Finger verschränkt oder die Knie gebeugt sind. Man nennt das Propriozeption. Wenn wir eine neue motorische Fähigkeit erlernen, beobachten die Augen die Bewegungsabläufe und die Haut fühlt sie, während das Gehirn die Kontrolle der Muskeln durch »trial and error« anpasst. Durch Übung und Propriozeption über die Nerven wird der motorische Ablauf verfeinert und »abgespeichert«. Schließlich wird die Bewegung automatisiert. Sensorisches Feedback schützt auch Muskulatur und Skelett vor Verletzung. Stehen Muskeln oder Knochen unter extremem Stress, erhält das Gehirn Rückmeldungen über die Nerven. Die Schmerzwahrnehmung stimuliert Gegenmaßnahmen des Körpers.

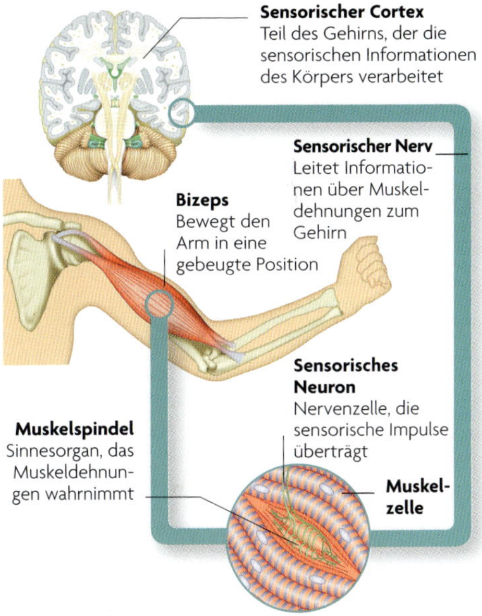

SENSORISCHE RÜCKMELDUNG
Im Muskel bilden Nervenenden kleine Sinnesorgane (Spindelorgane). Bei Muskelspannung feuern sie über Nervenfasern Signale ans Gehirn zur Information ab.

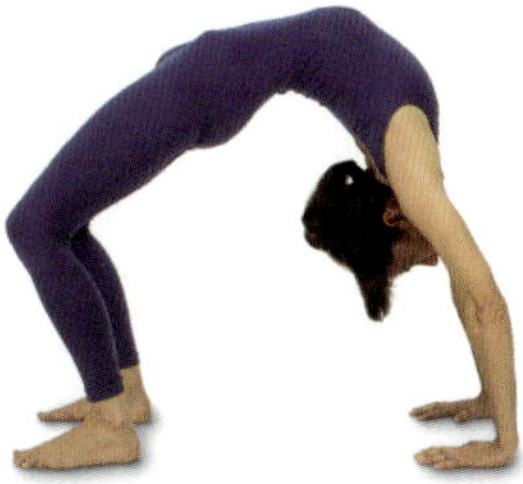

BEWEGLICH BLEIBEN
Unsere Beweglichkeit und die Gesundheit des Bewegungsapparats werden durch regelmäßige Übungen für Kraft, Ausdauer und Gelenkigkeit erhalten.

INFORMATIONSVERARBEITUNG

DER MENSCHLICHE KÖRPER IST EIN DYNAMISCHER MECHANISMUS, DESSEN ZUSAMMENWIRKENDE KOMPONENTEN GESTEUERT UND KONTROLLIERT WERDEN MÜSSEN. ZWEI KÖRPERSYSTEME SIND HIERFÜR VERANTWORTLICH – NERVEN- UND ENDOKRINES SYSTEM.

Informationsverarbeitung schließt die Bewertung empfangener Daten, Entscheidungen und entsprechende Reaktionen ein. Der Körper erhält Inputs von den Sinnen. Das Gehirn ist die Zentraleinheit, deren Outputs die physischen Aktionen der Muskeln und die chemischen der Drüsen steuern. Sowohl Nerven als auch Hormone sind am Datenmanagement beteiligt.

NERVENSYSTEM 76–129
ENDOKRINES SYSTEM 130–143

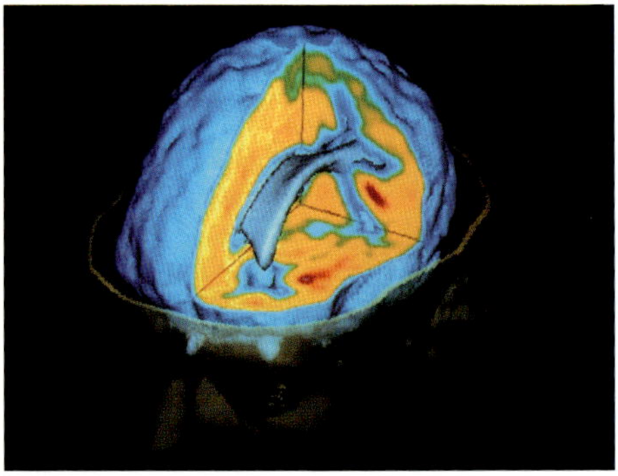

GEHIRNAKTIVITÄT
Dieser dreidimensionale Funktions-MRT-Scan zeigt die Gehirnaktivität beim Sprechen. Rot: Bereiche starker Aktivität, gelb: mittlere Aktivität, grün: geringe Aktivität.

IMPULSE UND HORMONE

Die »Sprache« des Nervensystems sind elektrische Impulse. Jede Sekunde passieren Millionen von ihnen das Netzwerk aus Nerven, transportieren Informationen von und zum Gehirn. Die Informationen aus den Sinnesorganen fließen zum Gehirn, wo sie analysiert werden. Entscheidungen werden getroffen und Befehle in Form von elektrischen Impulsen über die motorischen Nervenbahnen zu den Muskeln ausgesandt, wo sie Kontraktionen stimulieren und steuern. Gleichzeitig überwachen Mikrosensoren das Körperinnere und füttern mit den gewonnenen Daten den unbewussten Teil des Gehirns, das sie automatisch auswertet und entsprechende Impulse an verschiedene Regionen im Körper versendet, um ein optimales Funktionieren aufrechtzuerhalten.

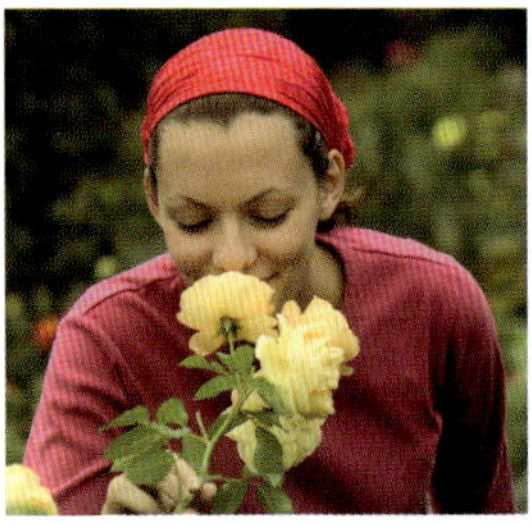

SELEKTIVE WAHRNEHMUNG
Die Nase sendet über Nerven »Duftsignale« zum Gehirn. Aufgrund der selektiven Wahrnehmung können wir sie aufnehmen oder ignorieren.

Andere Informationsträger, die Hormone, regeln den Zeitpunkt und die Menge der Drüsensekretion, um die gewünschte Wirkung zu erzielen. Mehr als 50 verschiedene Hormone zirkulieren im Blutstrom. Die spezifische Molekularstruktur der Hormone stimuliert nur Zellen mit passenden Rezeptoren an ihrer Oberfläche und veranlasst sie zu bestimmten Tätigkeiten. Nerven arbeiten schnell (in Sekundenbruchteilen), während die meisten Hormone über einen längeren Zeitraum wirken, innerhalb von Minuten, Tagen oder sogar Monaten. Langzeitwirkungen treten auf, wenn das Hormon über viele Jahre hinweg kontinuierlich freigesetzt wird; die Wirkung einer Einzeldosis würde nur wenige Tage anhalten.

FLÜSSIGKEITEN IM KÖRPER

UNGEFÄHR ZWEI DRITTEL DES KÖRPERS BESTEHEN AUS WASSER UND VERSCHIEDENEN DARIN GELÖSTEN LEBENSWICHTIGEN STOFFEN. MAN FINDET DIESE FLÜSSIGKEITEN IN ZELLEN, KÖRPERGEWEBEN UND NATÜRLICH IN BLUT UND LYMPHE.

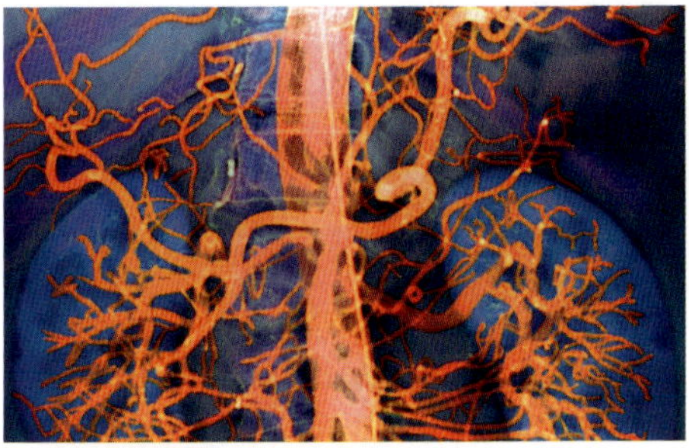

NETZWERK DES BLUTKREISLAUFS
Die flüssige Komponente des Bluts, das Blutplasma, tauscht ununterbrochen Flüssigkeiten mit anderen Körpersystemen und -strukturen aus.

Durchschnittlich 40 Liter Wasser enthält der Körper eines Erwachsenen. Die meisten Körperteile bestehen zum Großteil aus Wasser; bei Geweben und Organen können es 70 bis 80 Prozent sein. Blutplasma ist zu 90 Prozent Wasser, während Knochen kaum 25 Prozent enthalten. Fett hat einen Wasseranteil von 10 bis 15 Prozent.

TYPEN UND FUNKTIONEN

Die beiden Hauptkategorien sind Intra- und Extrazellularflüssigkeit. Intrazellulare Flüssigkeit, das Zytoplasma, befindet sich innerhalb der Zellen. Extrazellulare Flüssigkeiten sind alle anderen außerhalb der Zelle und werden in Subkategorien unterteilt: interstitielle Flüssigkeit zwischen Zellen und Organgeweben, Blutplasma und Lymphe, Flüssigkeit in Knochen, Gelenken und straffem Bindegewebe sowie transzellulare Flüssigkeit, die u.a. aus Speichel, Schleim, Schweiß und Urin besteht.

Tausende in Wasser gelöste Substanzen sind Bestandteil biochemischer Reaktionen, die die Grundlage des Lebens bilden. Wasser verteilt Nährstoffe und sammelt Abfallpro-

HERZ-KREISLAUF-SYSTEM 144–159
LYMPHE UND IMMUNSYSTEM 190–209

dukte. Die Flüssigkeiten leiten Wärme aus aktiven Körperteilen in kühlere Bereiche und sie agieren als Stoßdämpfer, die empfindliche Bereiche, wie das Gehirn, schützen. Sie dienen auch als Schmiermittel, damit Organe und Gewebe mit geringstmöglicher Reibung aneinander vorbeigleiten können.

BLUT UND LYMPHE

Blut- und Lymphkreislauf tauschen ständig Flüssigkeiten aus (s.u.). Das Blutplasma transportiert die roten Blutkörperchen (sie versorgen Zellen mit Sauerstoff und transportieren Kohlendioxid ab) durch den Körper. Die Lymphflüssigkeit transportiert weiße Blutkörperchen, die Antikörper gegen Infektionen und Krankheiten produzieren.

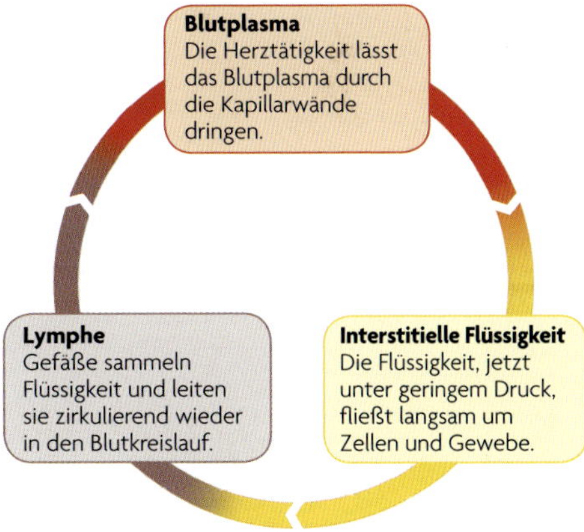

BLUT- UND LYMPHKREISLAUF
Blutplasma tritt aus den Kapillaren und wird zu interstitieller Flüssigkeit. Teile davon gelangen in Lymphgefäße; werden als Lymphe in den Blutkreislauf zurückgeführt.

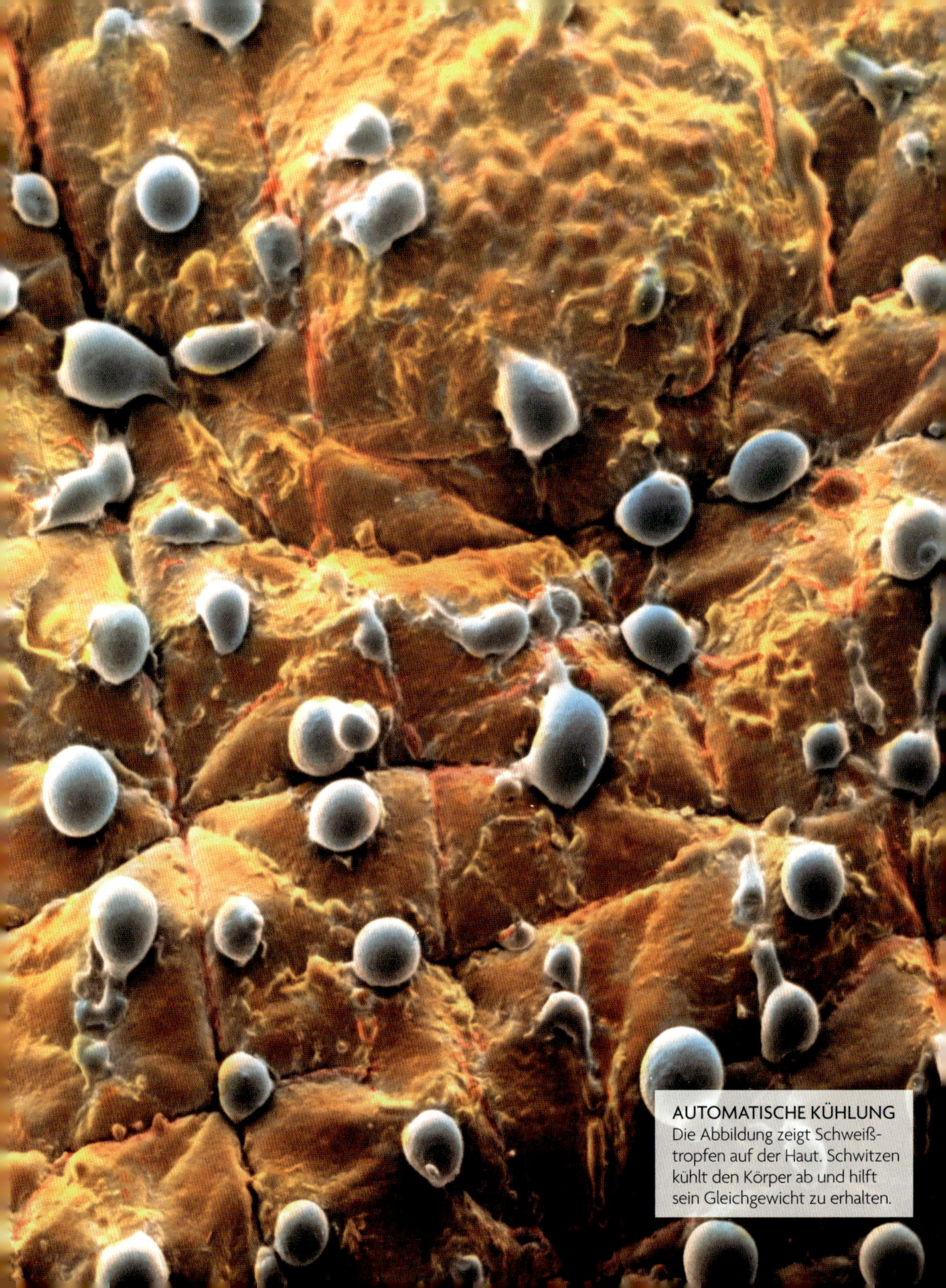

AUTOMATISCHE KÜHLUNG
Die Abbildung zeigt Schweißtropfen auf der Haut. Schwitzen kühlt den Körper ab und hilft sein Gleichgewicht zu erhalten.

GLEICHGEWICHT

ZELLEN UND GEWEBE DES KÖRPERS KÖNNEN NUR RICHTIG FUNKTIONIEREN, WENN ALLE ASPEKTE IHRER UMGEBUNG IN STABILEM GLEICHGEWICHT GEHALTEN WERDEN. MEHRERE KÖRPERSYSTEME ARBEITEN ZUSAMMEN IN DEM PROZESS, DEN MAN HOMÖOSTASE NENNT.

Die chemischen Vorgänge in jeder Zelle hängen von verschiedenen Faktoren ab: Sauerstoff-, Säure- und Wassergehalt sowie Temperatur. Geraten diese Faktoren aus dem Gleichgewicht, ist die Funktion nicht mehr gewährleistet – mit negativen Folgen für den Gesamtorganismus.

HERZ-KREISLAUF-SYSTEM	144-159
ATEMTRAKT	160-175
HAUT, HAARE UND NÄGEL	176-189
VERDAUUNGSSYSTEM	210-239
URINALTRAKT	240-249

HOMÖOSTATISCHE SYSTEME

Verschiedene Körpersysteme tragen zur Homöostase bei. So sorgt der Atemtrakt für eine konstante Versorgung mit Sauerstoff. Das Verdauungssystem nimmt Nährstoffe auf und verarbeitet sie. Das Herz-Kreislauf-System verteilt Sauerstoff und Nährstoffe im gesamten Körper und transportiert Stoffwechselprodukte ab, die durch den Urinal- und Atemtrakt den Körper verlassen.

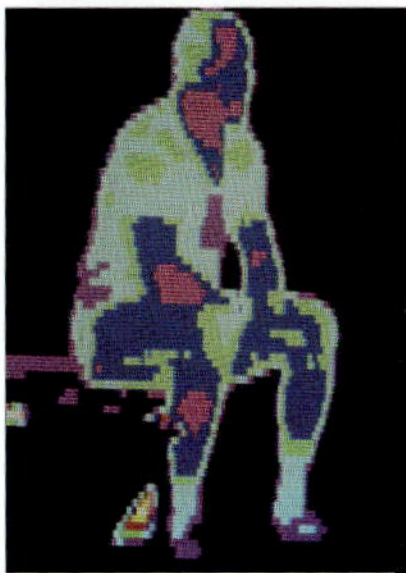

VORHER
Dieses Thermogramm zeigt Temperaturabstufungen von blau (kälter) bis rot (wärmer).

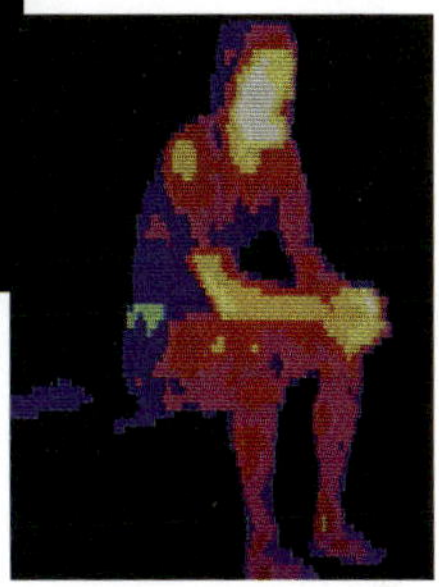

NACHHER
Thermogramm zeigt, dass nach körperlicher Aktivität der größte Teil sichtbarer Haut wärmer als normal ist.

FEEDBACK UND KONTROLLE

Die beiden wichtigsten Kontrollsysteme des Körpers, Nerven und Hormone, sind größtenteils für die Koordination des homöostatischen Mechanismus verantwortlich. Sinkt beispielsweise der Wassergehalt in den Geweben, ändert sich die Konzentration in Körperflüssigkeiten. Überwachende Sensoren geben Rückmeldungen an das Gehirn, dessen homöostatische Zentren regulatorische Maßnahmen auslösen. Durch hormonelle Kontrolle wird die Urinproduktion zum Flüssigkeitserhalt gedrosselt, und durch Nervenreizung im Hypothalamus wird ein Durstgefühl ausgelöst, sodass wir trinken, bis die normale Konzentration wieder erreicht ist. Die Thermoregulation (die Gewährleistung konstanter Körpertemperatur) funktioniert nach demselben Prinzip – sowohl beim Schwitzen wie beim Frieren. Auf diese Weise werden die Bedingungen im Körper relativ stabil gehalten, und ein dauerhaftes Gleichgewicht wird erreicht.

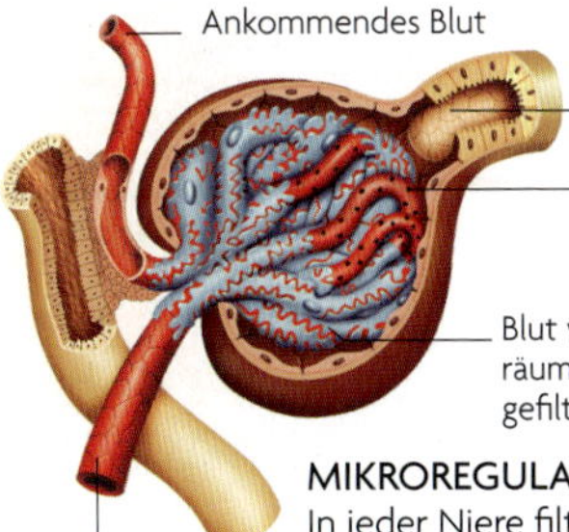

MIKROREGULATION
In jeder Niere filtern ca. eine Million Mikrofilter harnpflichtige Stoffe aus dem Blut und regulieren den Wasser-, Salz- und Mineralstoffgehalt des Bluts.

DIE ZELLE ALS KLEINSTE EINHEIT

BETRACHTET MAN DEN KÖRPER ALS HIERARCHIE, STEHT AN DER SPITZE DAS SYSTEM SELBST. DANN FOLGEN SEINE ORGANE UND DIE GEWEBE, AUS DENEN DIE ORGANE BESTEHEN. AM ENDE DER HIERARCHIE STEHEN DIE ZELLEN, DIE DIE GEWEBE BILDEN.

Organe und Körperteile, die zusammen eine bestimmte Aufgabe im Körper erfüllen, betrachtet man als System. Diese Systeme sind vernetzt und voneinander abhängig, haben aber ihre eindeutigen Komponenten.

Hauptbestandteile jedes Systems sind seine Organe und Gewebe. Die meisten Organe enthalten verschiedene Gewebearten; so findet sich im Gehirn neben Nervengewebe auch Binde- und Epithelgewebe. Jedes Gewebe selbst besteht aus Zellen, die alle dieselbe Struktur aufweisen bzw. Funktion ausüben.

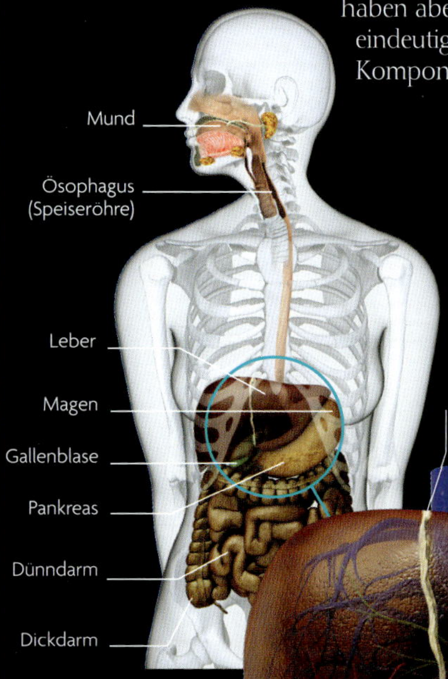

1 SYSTEM

Das Verdauungssystem ist eines der am klarsten definierten Systeme des Körpers. Dazu gehören der Verdauungstrakt selbst sowie Leber und Bauchspeicheldrüse (Pankreas). Sie sind mit dem Verdauungstrakt durch »Gänge« verbunden, durch die sie ihre enzymhaltigen Säfte in den Verdauungstrakt entleeren.

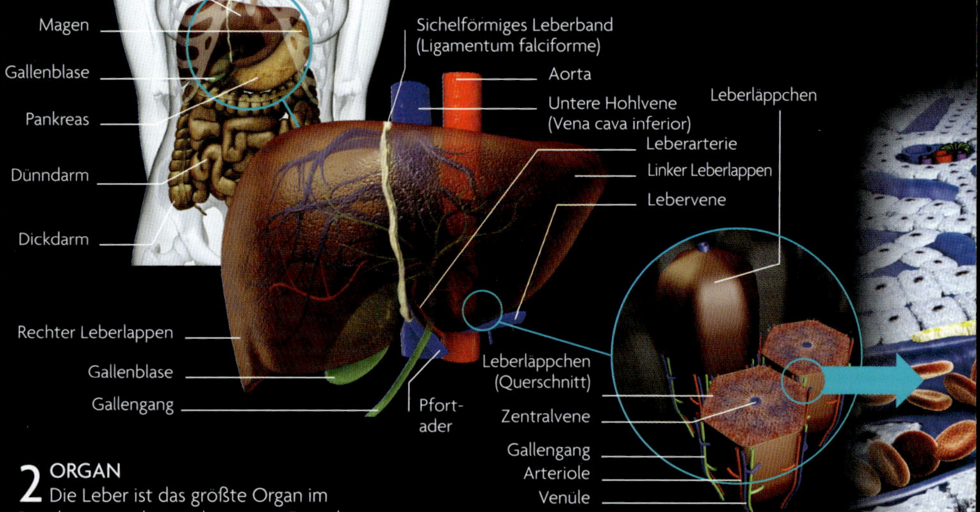

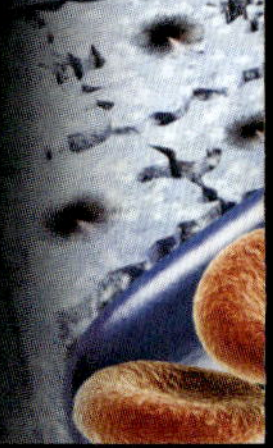

2 ORGAN

Die Leber ist das größte Organ im Bauchraum und wiegt bei einem Erwachsenen durchschnittlich 1,5 kg, etwas mehr als das Gehirn. In der Leber befinden sich die ableitenden Gallengänge, die die von der Leber produzierte Galle zur Speicherung in die Gallenblase leiten.

3 ORGANSTRUKTUR

Die kleinsten Funktionseinheiten sind die Leberläppchen. Sie sind sechseckig, Blutgefäße und Gallengänge befinden sich sowohl in als auch zwischen ihnen.

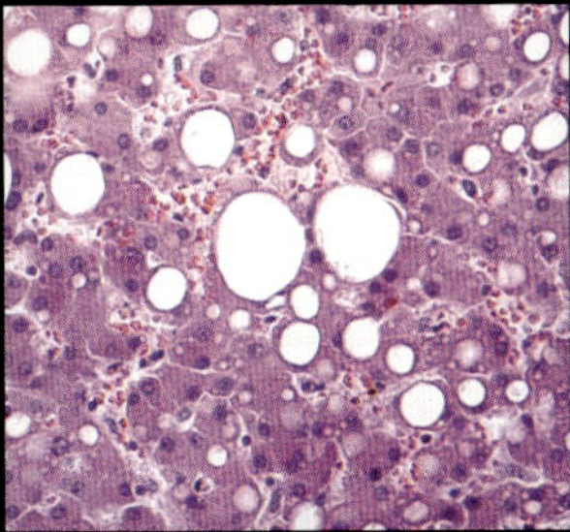

MIKROSEKTION
Die vergrößerte Lebergewebsprobe zeigt Zellen (lila) samt ihren Zellkernen (dunkler). Die runden weißen Bereiche sind Fetteinlagerungen.

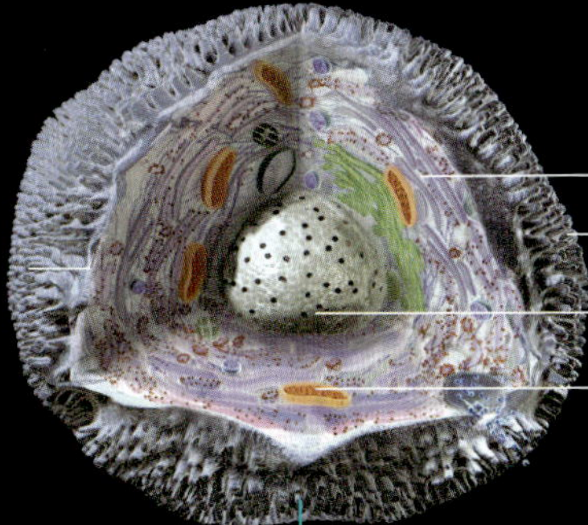

5 ZELLE
Die Zelle als zentrale lebende Einheit eines jeden Gewebes ist in der Lage, Energie zu gewinnen und Nährstoffe zu verarbeiten. Die Hepatozyten sind ein Beispiel für Körperzellen, die die meisten Arten der kleinsten Zellbestandteile, der Organellen, enthalten.

4 GEWEBE
Das einzigartige Lebergewebe besteht aus verzweigten einschichtigen Platten und Balken aus Leberzellen (Hepatozyten), die winkelförmig angeordnet und von zwei Hauptleitungssystemen durchzogen sind: den Blutgefäßen und den Gallengängen.

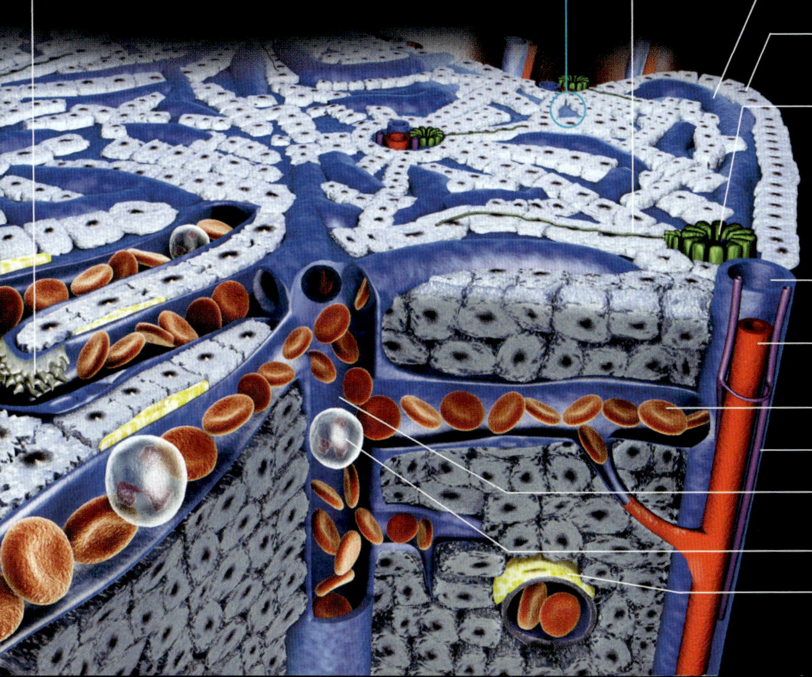

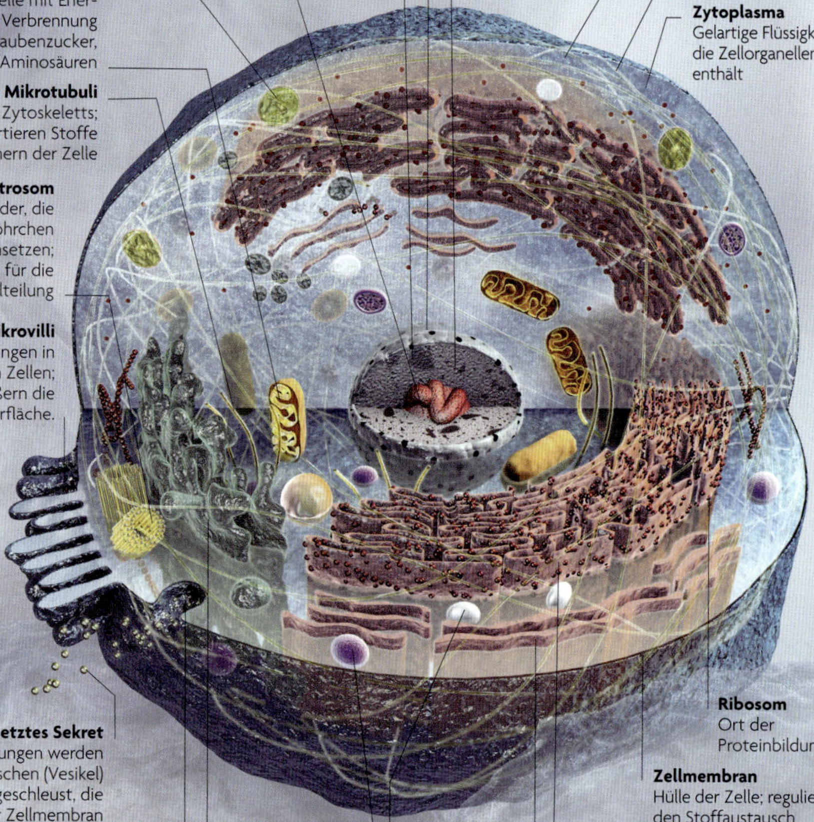
Nukleolus
Bereich im Zellkerninnern; spielt eine Rolle bei der Ribosomenproduktion
Nucleus
Zellkern, Kontrollzentrum der Zelle, enthält Chromatin und Großteil der DNA
Kernmembran
Zwei-Schichten-Membran mit Poren, durch die Stoffe den Zellkern passieren können
Zytoskelett
Inneres Gerüst der Zelle, bestehend aus Mikrofilamenten und Mikrotubuli
Vakuole
Hohlraum; transportiert aufgenommene Stoffe, Abfallprodukte und Wasser
Nukleoplasma
Flüssigkeit im Zellkern
Mikrofilament
Teil des Zytoskeletts
Mitochondrium
Versorgt Zelle mit Energie durch Verbrennung von Traubenzucker, Fetten und Aminosäuren
Zytoplasma
Gelartige Flüssigkeit, die Zellorganellen enthält
Mikrotubuli
Teile des Zytoskeletts; transportieren Stoffe im Innern der Zelle
Zentrosom
Zwei Zylinder, die sich aus Röhrchen zusammensetzen; wichtig für die Zellteilung
Mikrovilli
Ausstülpungen in manchen Zellen; sie vergrößern die Zelloberfläche.
Ribosom
Ort der Proteinbildung
Freigesetztes Sekret
Absonderungen werden über Bläschen (Vesikel) ausgeschleust, die mit der Zellmembran verschmelzen.
Zellmembran
Hülle der Zelle; reguliert den Stoffaustausch
Vesikel
Bläschen, das Substanzen, z. B. Enzyme, enthält, die in der Zelle produziert und über die Zellmembran ausgeschleust werden
Lysosom
Enthält Enzyme für Abbau großer Moleküle und verbrauchter Zellorganellen
Peroxisom
Produziert Enzyme, die einige Giftstoffe oxidieren lassen
Raues endoplasmatisches Retikulum
Gefaltete Membran, an die Ribosomen angelagert sind; dient dem Stofftransport durch die Zelle; Proteinherstellung
Golgi-Apparat
Zellorganell, das Proteine zur Ausschleusung bearbeitet und zusammenstellt, die vom rauen endoplasmatischen Retikulum produziert werden
Glattes endoplasmatisches Retikulum
Netzwerk aus Kanälchen, Bläschen und Zisternen; dient dem Transport gelöster Stoffe durch die Zelle; speichert Kalzium; es ist Hauptort des Fettstoffwechsels.

IM INNERN DER ZELLE
Die Illustration zeigt all die kleinen besonderen Strukturen (Organellen) einer verallgemeinerten Körperzelle.

DIE ZELLE

DIE ZELLE, DER GRUNDBAUSTEIN DES KÖRPERS, IST DAS KLEINSTE TEILCHEN, DAS ZU DEN PROZESSEN FÄHIG IST, DIE LEBEN AUSMACHEN: FORTPFLANZUNG, BEWEGUNG, ATMUNG, VERDAUUNG UND AUSSCHEIDUNG. NICHT JEDE ZELLE BESITZT ALLE FÄHIGKEITEN.

ZELLANATOMIE

Die meisten Zellen sind mikroskopisch klein; eine typische Zelle hat einen Durchmesser von 20–30 µm, 40 Zellen in einer Reihe würden den Durchmesser des Punkts am Ende dieses Satzes bilden. Sehr lange, dünne Zellen sind z. B. Nerven- und Muskelzellen, die über 30 cm lang werden können. Die meisten Zellen sind durch eine äußere flexible »Haut«, die Zellmembran, begrenzt. Im Innern befinden sich Zellbestandteile (»Organellen«) mit charakteristischer Form, Größe und Funktion. Jede Zelle ist höchst organisiert, sie hat verschiedene innere Abteilungen, die durch Strukturen und Membranen verbunden sind und durch ein flexibles gitterähnliches, sich ständig veränderndes »Skelett« von Röhrchen und Fasern gestützt werden.

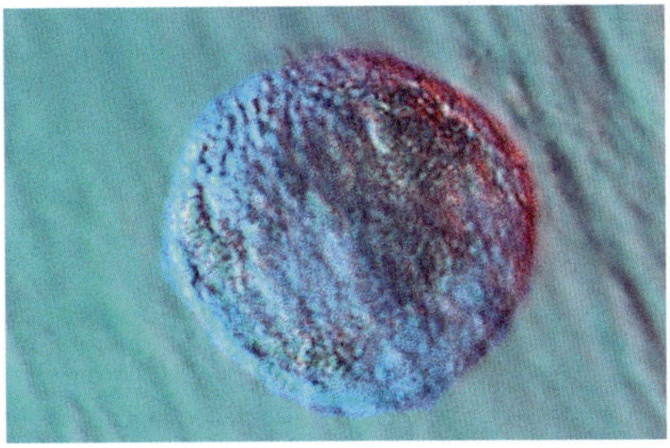

EMBRYONALE STAMMZELLE
Eine Stammzelle ist eine undifferenzierte Zelle, die sich spezialisieren kann. Embryonale Stammzellen können sich zu jeder der über 200 spezialisierten Zellarten des Körpers entwickeln.

ZELLTYPEN

Zellen gibt es in vielen Formen und Größen, abhängig von ihrer jeweiligen Funktion; die Geschwindigkeit der Zellteilung variiert. Epithelzellen teilen sich schnell; da sie starker Abnutzung unterliegen, müssen sie ununterbrochen erneuert werden. Sehr komplexe Zellen, wie z. B. Nervenzellen (Neuronen), teilen sich dagegen sehr langsam, manche sogar überhaupt nicht.

Epithelzellen
Sie bilden die Haut, umhüllen Organe und kleiden Hohlräume aus, z. B. im Verdauungstrakt.

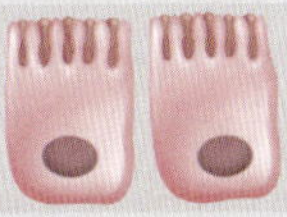

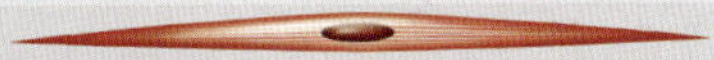

Glatte Muskelzelle
Längliche Spindelzellen der glatten Muskulatur kontrahieren durch Zusammenschieben von Proteinfilamenten in der Zelle.

Fotorezeptorzellen
Eine Zapfenzelle ist eine Art licht- und farbempfindliches Neuron in der Netzhaut.

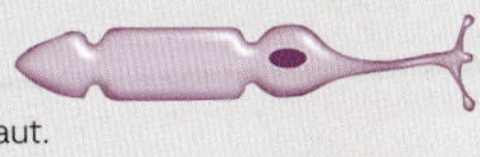

Nervenzelle
Jede Zelle hat kurze Fortsätze (Dendriten), um Nervensignale zu empfangen, und eine lange »Leitung« (Axon), um sie zu senden.

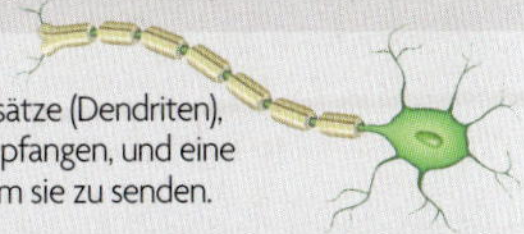

Rote Blutkörperchen
Die bikonkaven roten Blutkörperchen bestehen aus Sauerstoff transportierenden Hämoglobinmolekülen.

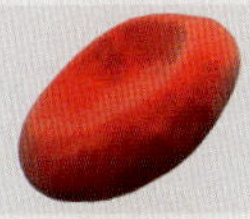

Samenzelle
Der Kopf trägt das väterliche Erbgut in sich; der peitschenähnliche Schwanz ermöglicht die Vorwärtsbewegung.

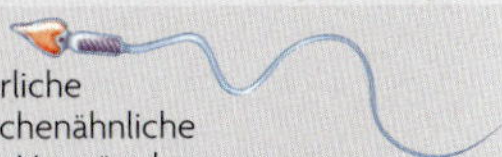

Fettzelle
Die meisten Fettzellen sind groß, kräftig und mit Fetttröpfchen gefüllt, die Energie speichern.

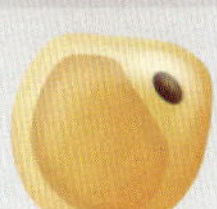

Eizelle
Diese enorm große Zelle enthält das mütterliche Erbgut und Energieressourcen für erste Zellteilungen des Embryos.

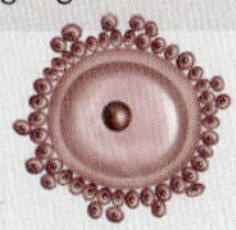

ZELLMEMBRAN

Die Membran umhüllt schützend die Zelle und transportiert Substanzen nach innen und außen. Ihr Hauptbestandteil ist eine Doppellage von Phospholipidmolekülen. Jedes Phospholipid hat einen hydrophilen (Wasser anziehenden) Kopf und zwei hydrophobe (Wasser abweisende) Schwänze. Die beiden Lagen sind so übereinander angeordnet, dass die Köpfe der einen Schicht nach außen zeigen und die der anderen ins Zellinnere. Zwischen den Phospholipiden befinden sich auch Proteinmoleküle und Kohlenhydratketten, an denen die Zelle von anderen Körperzellen erkannt wird.

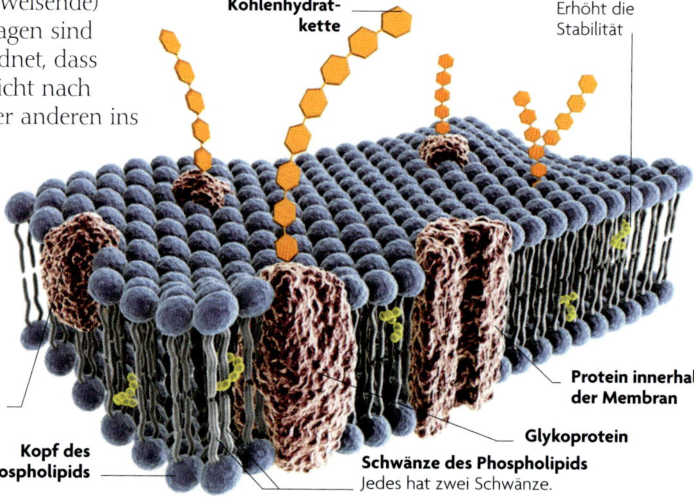

OBERFLÄCHEN-ORGANELLEN

Manche Körperzellen besitzen spezialisierte Oberflächenstrukturen. Die Epithelzellen der Darmschleimhaut haben kleine, fingerähnliche Fortsätze (Mikrovilli), die zur Vergrößerung der nährstoffabsorbierenden Oberfläche dienen. Einige Zellen der weiblichen Fortpflanzungsorgane haben haarähnliche Zilien, durch deren Bewegungen die Eizelle den Eileiter hinab wandert; ähnliche Ziliarzellen im Atemtrakt transportieren kleine Partikel aus den Luftwegen. Das Spermium ist mit seinem langen, peitschenartigen Schwanz einzigartig.

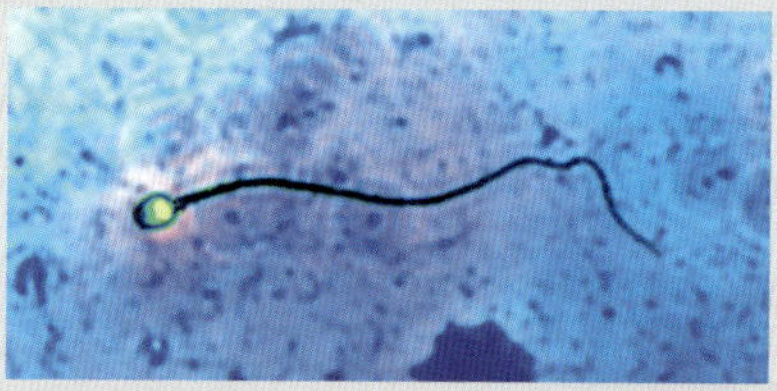

SPERMIUM
Der dünne Schwanz (Flagellum) des menschlichen Spermiums dient als Propeller zur Fortbewegung im weiblichen Genitaltrakt.

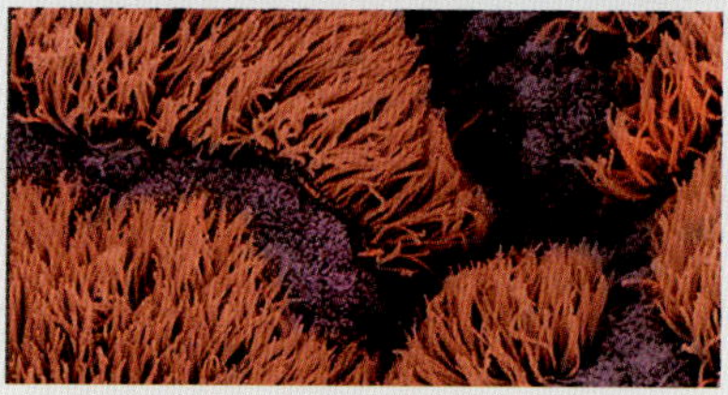

ZILIARZELLEN
Einige Zellen der Eileiterschleimhaut haben haarähnliche Zilien (in Mikroskop-Aufnahme pink eingefärbt), die die Eizelle in Richtung Uterus spülen.

ORGANELLMEMBRANEN

Membranen teilen das Zytoplasma in Abschnitte und kontrollieren den Stoffaustausch zwischen diesen Bereichen. Sie dienen als Speicherbereiche und Andockpunkte und formen Kanäle für den Transport von Stoffen.

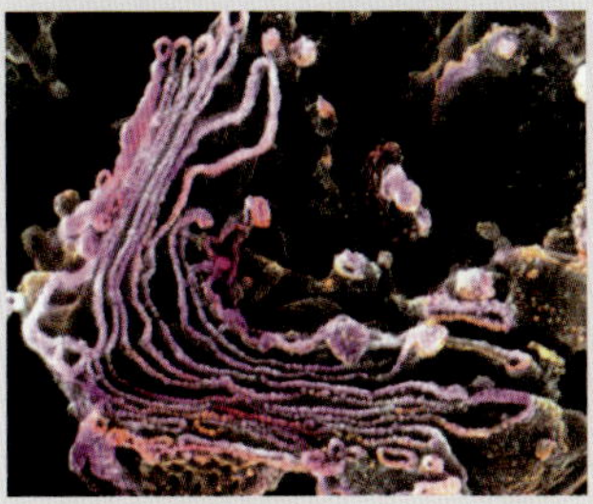

GOLGI-APPARAT
In den Membransäcken des Golgi-Apparats werden Proteine modifiziert und konfiguriert.

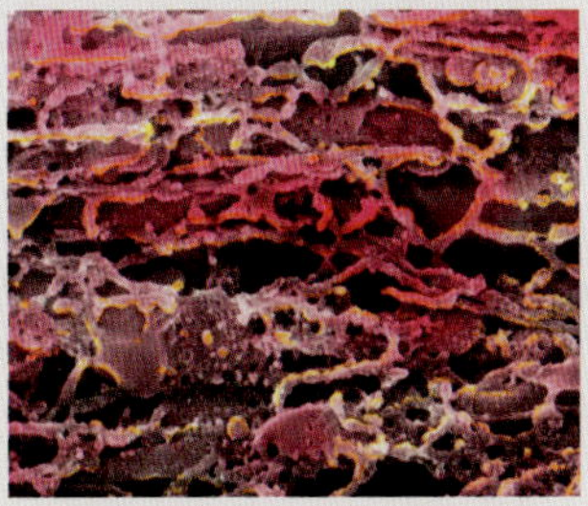

ENDOPLASMATISCHES RETIKULUM
Eine Reihe stark gefalteter Membranen umschließt normalerweise einen labyrinthartigen Raum.

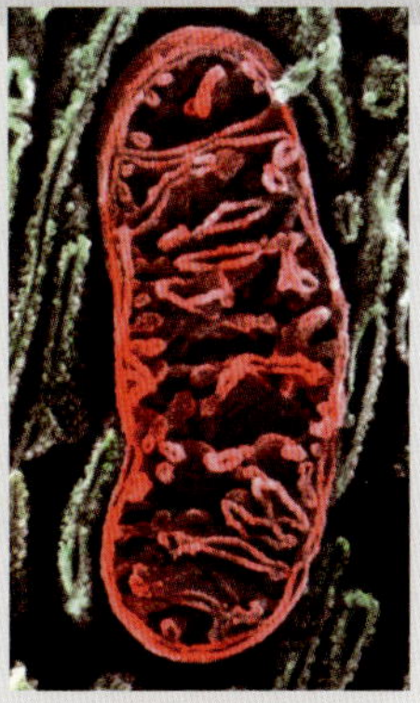

MITOCHONDRIUM
Innere Membran ist gefaltet und bietet größere Oberfläche zur Energiefreisetzung.

TRANSPORT

Es gibt drei Arten des Transports von Stoffen durch die Membran. Kleine Moleküle wie Wasser, Sauerstoff und Kohlendioxid können mittels einfacher Diffusion durch die Membran gelangen. Größere Moleküle nutzen die Möglichkeit der erleichterten Diffusion. Ist die Mineral- und Nährstoffkonzentration außerhalb der Zelle größer als innerhalb, werden sie durch aktiven Transport, der Energie benötigt, durch die Membran geschleust.

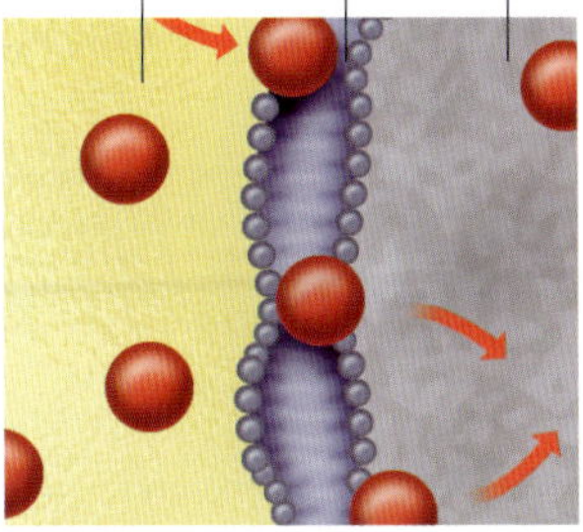

DIFFUSION
Viele Moleküle wandern automatisch vom Bereich ihrer höheren Konzentration in einen Bereich, in dem ihre Konzentration geringer ist.

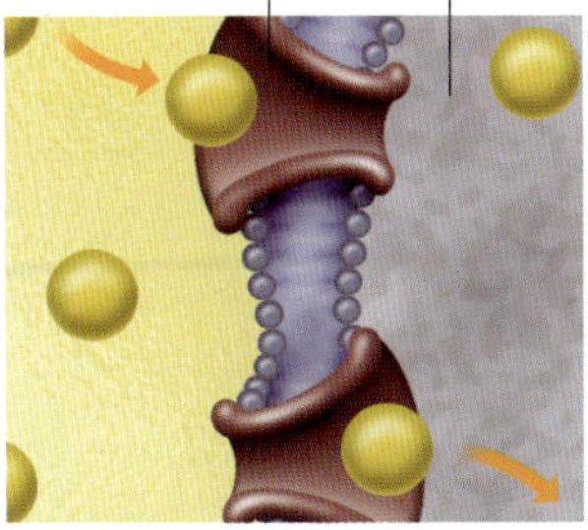

ERLEICHTERTE DIFFUSION
Ein Trägerprotein nimmt ein spezifisches Molekül außerhalb der Zelle auf, verändert seine Form und kann es an das Zellinnere abgeben.

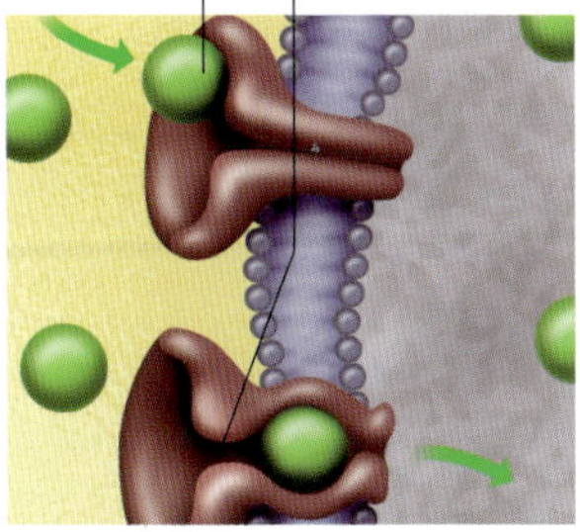

AKTIVER TRANSPORT
Moleküle docken an Membranrezeptoren an und stimulieren so Proteine, Kanäle zu bilden, durch die die Moleküle die Membran passieren.

DNA

DER BAUSTEIN DES LEBENS, DIE DNA (DESOXYRIBONUKLEINSÄURE), BESTEHT AUS GENEN, DIE INFORMATIONEN ÜBER WACHSTUM, FUNKTION UND REPARATUR DES MENSCHLICHEN KÖRPERS ENTHALTEN.

In fast allen menschlichen Zellen ist die DNA in 46 verdrillte Strukturen im Zellkern, die Chromosomen, gepackt. Die enorme Fülle von Informationen in der DNA ist in langen, dünnen Molekülen aneinandergereiht, von denen jeweils eines, zu einer Doppelhelix gedreht, ein Chromosom bildet. Jede Doppelhelix besteht aus zwei Strängen, die umeinandergedreht sind. Die Stränge werden von »Sprossen« wie bei einer Strickleiter zusammengehalten. Die Sprossen bestehen aus Basenpaaren: Von den vier Basen Adenin (A), Guanin (G), Cytosin (C) und Thymin (T) bilden A und T sowie G und C jeweils zusammen eine Sprosse. Die Abfolge der Basen eines Strangs bestimmt den genetischen Code des Chromosoms.

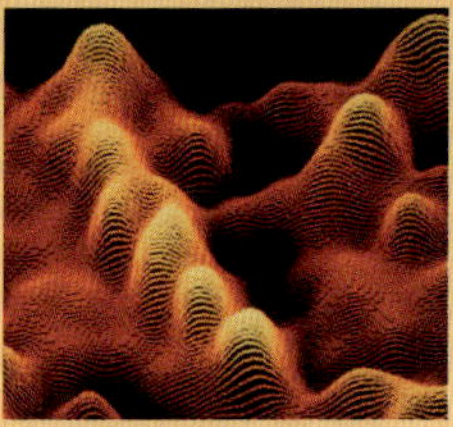

DNA UNTER DEM MIKROSKOP
Diese Aufnahme eines Rastertunnelelektronenmikroskops, ca. eine Million Mal vergrößert, zeigt die Windungen der Helix als eine Reihe gelber Spitzen.

BASENPAARE

Die vier Basen können aufgrund ihrer chemischen Struktur nur zwei unterschiedliche Paare bilden. Adenin und Thymin haben je nur zwei Ansatzpunkte für Wasserstoffbrücken und passen deshalb zusammen, während Guanin und Cytosin je drei haben.

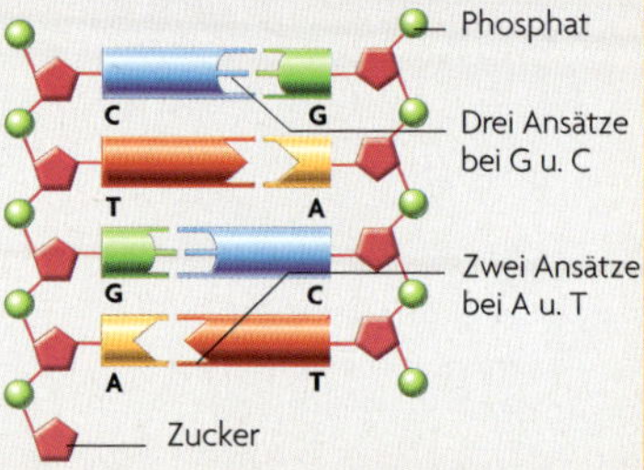

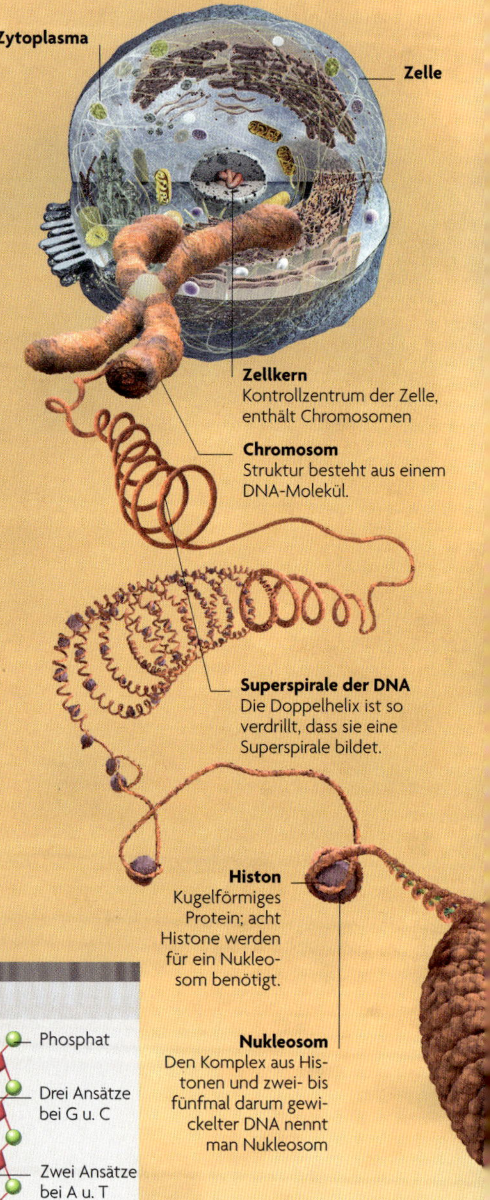

SPIRALEN UND SUPERSPIRALEN

Durch die verdrillte Struktur der DNA werden Stränge von unglaublicher Länge auf kleinstem Raum zusammengepackt. Ein aufgedrehter DNA-Strang eines Chromosoms käme auf etwa 5 cm. Teilt sich die Zelle nicht, ist die DNA in einem Gewirr loser Spiralen (Chromatin) im Zellkern verteilt. Teile davon stehen u. a. für den Bau von Proteinen zur Verfügung. Als Vorbereitung zur Zellteilung verdrillen sich die Spiralen zu dichteren Superspiralen, die typische chromosomale X-Form der DNA wird sichtbar.

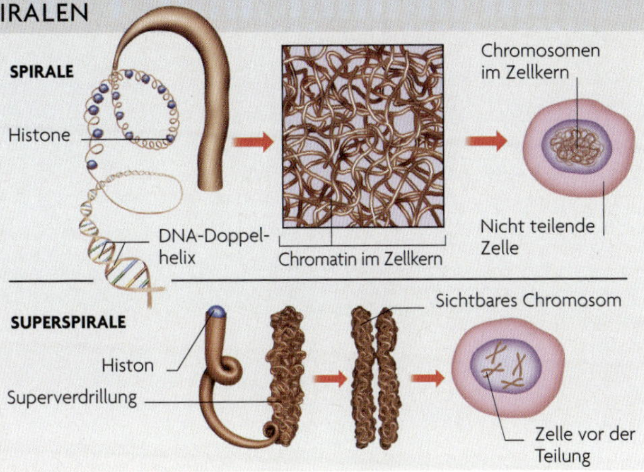

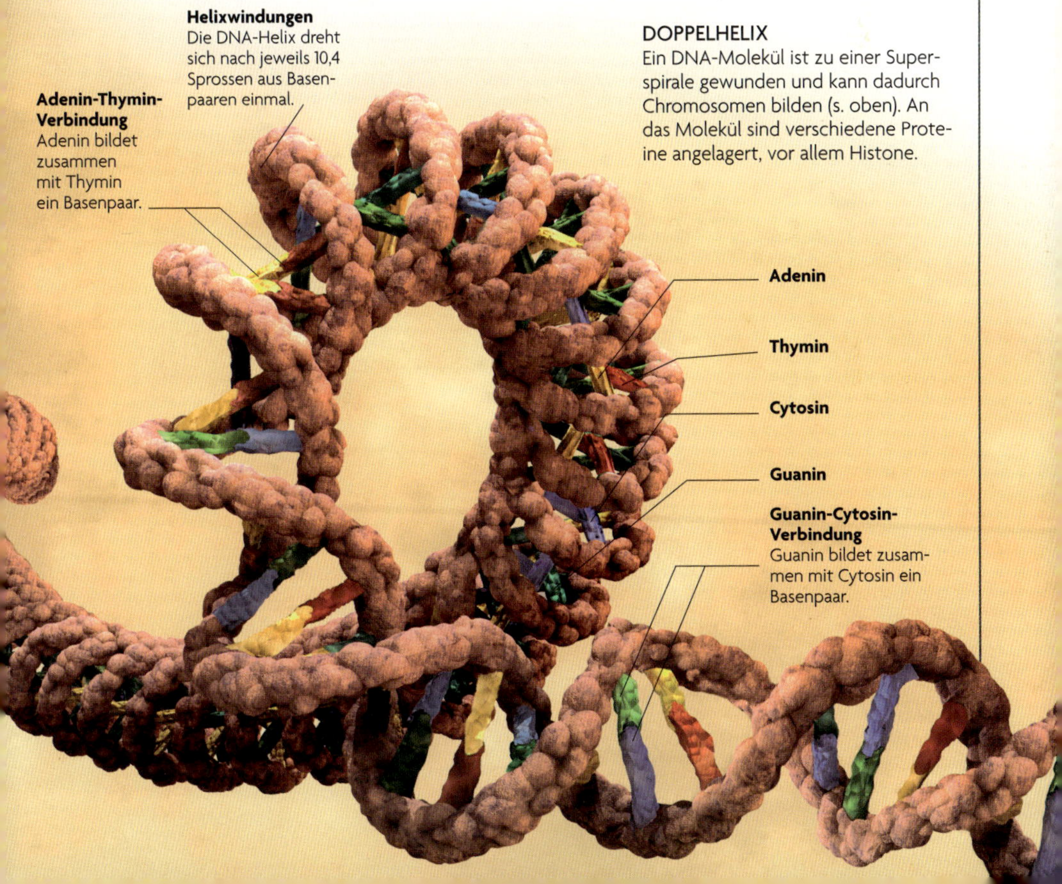

DOPPELHELIX

Ein DNA-Molekül ist zu einer Superspirale gewunden und kann dadurch Chromosomen bilden (s. oben). An das Molekül sind verschiedene Proteine angelagert, vor allem Histone.

FUNKTION DER DNA

Die DNA enthält den Bauplan zur Herstellung von Proteinen. Einige davon bilden die Strukturmoleküle des Körpers, andere stellen Enzyme dar, die die biochemischen Reaktionen steuern. Die Herstellung der Proteine läuft in zwei Hauptphasen ab, die Transkription und die Translation. Bei der Transkription werden die Informationen der DNA kopiert; die Kopie nennt man mRNA (messenger ribonucleotic acid). Sie wird ebenso wie die DNA aus Nukleotiden gebildet und wandert aus dem Zellkern zu den Ribosomen, in denen die Proteine zusammengesetzt werden. In der Translationsphase dient die mRNA als Schablone für die Anordnung der Proteinbausteine, der Aminosäuren. Es gibt etwa 20 verschiedene Aminosäuren. Ihre Anordung wird durch mRNA-Abschnitte bestimmt, die eine Länge von drei Basen haben, ein sogenanntes Basentriplett oder Codon. Die Anordnung der Basen in jedem Codon ist der Code für eine bestimmte Aminosäure (daher der Begriff »genetischer Code«).

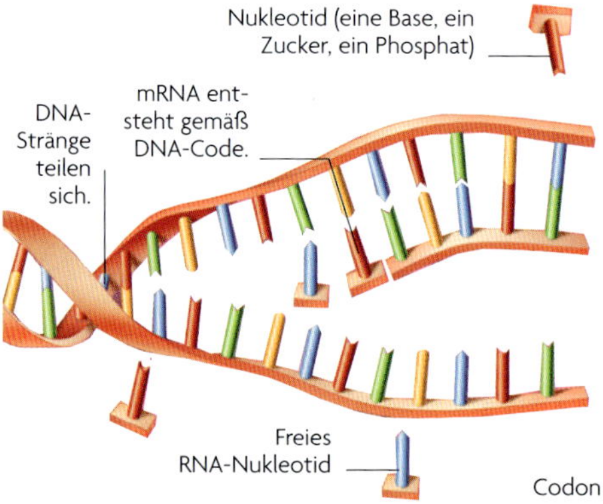

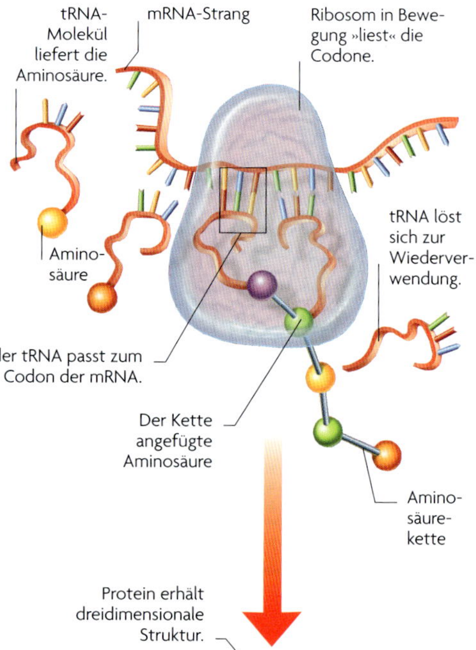

1 TRANSKRIPTION
Im Zellkern teilen sich die DNA-Stränge vorübergehend; ein Strang dient als Vorlage für die Zusammensetzung der mRNA. Freie, passende RNA-Nukleotide docken an den freien DNA-Strang an und bilden eine Negativvorlage der DNA-Informationen.

2 TRANSLATION
Im Zytoplasma wandert die mRNA zu einem Ribosom. Einzelne tRNA-Moleküle (transfer ribonucleic acid) sind an bestimmte Aminosäuren angehängt. Sie können nur an die mRNA andocken, wenn ihre Anordnung der Basen passt. Während das Ribosom sich entlang der mRNA bewegt, bringen die tRNA-Moleküle die korrekte Sequenz von Aminosäuren, die zusammen ein Protein bilden können.

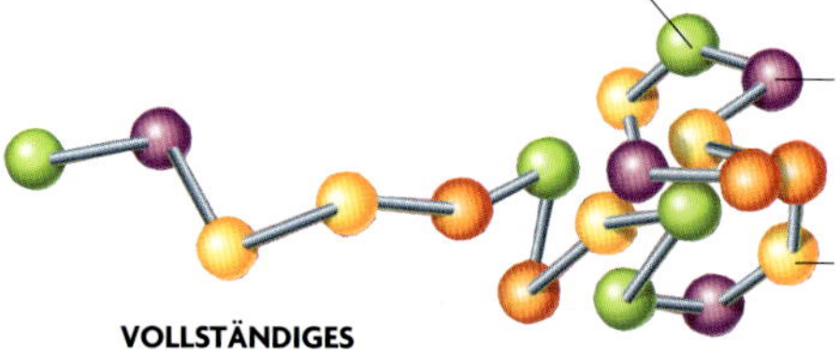

VOLLSTÄNDIGES PROTEIN

WAS SIND GENE?

Als Gen bezeichnet man eine Einheit der DNA, die für die Herstellung eines Proteins notwendig ist. Es besteht aus den Abschnitten, die die Codierung der für dieses eine Protein erforderlichen Aminosäuren beinhalten. Diese Abschnitte müssen nicht zwingend auf ein und demselben DNA-Strang liegen, sie können auch auf unterschiedliche Chromosomen verteilt sein. Bestimmte Abschnitte der DNA, Introns und Exons genannt, werden transkribiert und bilden die unreife mRNA. Die Introns werden durch chemische Spleißung entfernt, die verbleibenden Exons bilden die nun transkriptionsbereite mRNA. Es gibt auch sog. Regulatorsequenzen der DNA, die den Code für eigene Proteine beinhalten, die die Transkription beeinflussen.

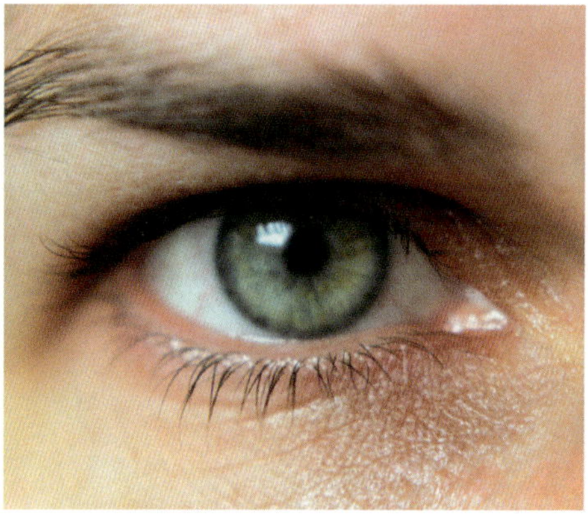

AUGENFARBE
Ein Charakteristikum wie die Augenfarbe wird durch mindestens drei Gene bestimmt: Bey 1 und Bey 2 auf dem 15. und Gey 1 auf dem 19. Chromosom.

TEILE EINES GENS
Introns und Exons werden transkribiert, um die mRNA der unterschiedlichen Bestandteile eines Proteins zu bilden. Die Introns werden durch chemische Spleißung entfernt. Die verbleibenden Exons bilden den Bauplan des Proteins.

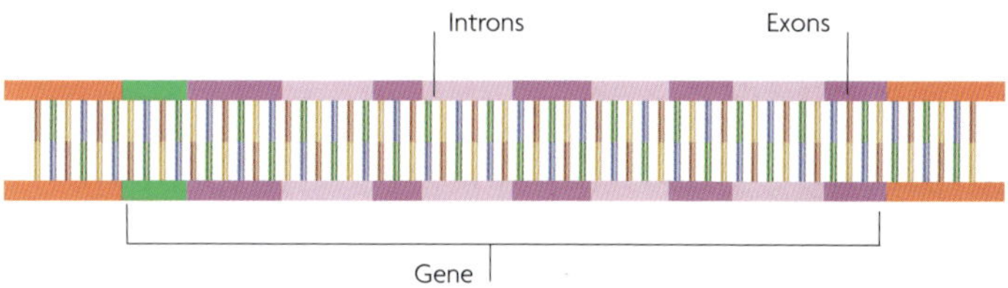

GRÖSSE EINES GENS
Gene variieren beträchtlich in ihrer Größe, wobei die Maßeinheit die Anzahl der Basenpaare ist. Kleine Gene sind vielleicht nur einige hundert Basenpaare lang; andere können mehrere Millionen Basenpaare lang sein. Das Gen für Betaglobin, das den Code für einen Teil des Hämoglobinmoleküls enthält (s. rechts), ist eines der kürzesten.

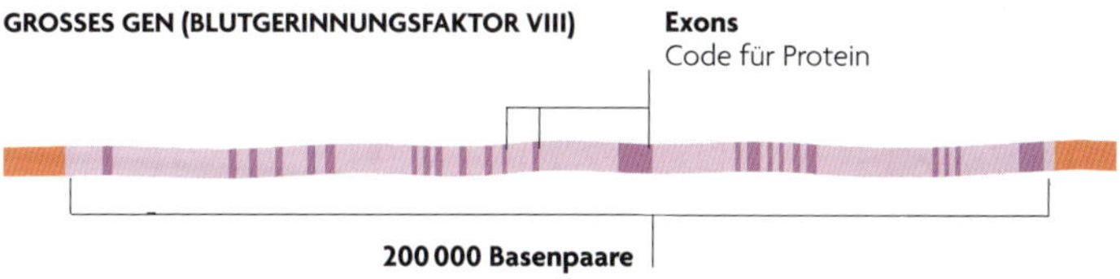

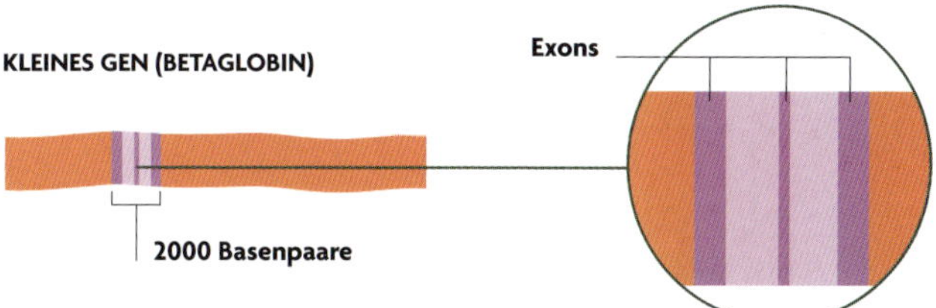

DAS GENOM

EIN GENOM IST DER KOMPLETTE BAUPLAN EINES LEBEWESENS. DAS MENSCHLICHE GENOM BESTEHT AUS GESCHÄTZTEN 30 000 BIS 35 000 GENEN. SIE LIEGEN IN DEN 23 CHROMOSOMENPAAREN, DIE IN NAHEZU JEDER ZELLE ZU FINDEN SIND.

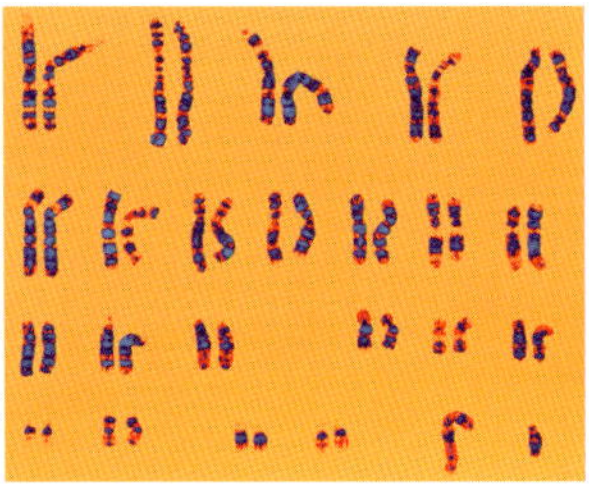

KARYOTYP
Aufnahme aller Chromosomen einer Zelle, in standardisierter Reihenfolge angeordnet. Das Beispiel stammt von einem Mann (s. großes gebogenes »X« und kleines »Y« re. u. im Bild).

CHROMOSOMEN UND DNA

Das multinationale Human-Genom-Projekt präsentierte 2003 seine Erkenntnisse. Es konnten mehr als 30 000 menschliche Gene in 46 Chromosomen identifiziert werden, die in ihrer Gesamtheit aus 3,2 Milliarden Basenpaaren bestehen. Obwohl ein Großteil der DNA keine Codes für einzelne Gene enthält (man spricht von der »Noncoding«- und der »Junk«-DNA), reguliert sie vermutlich deren Funktion. Die Junk- unterscheidet sich von der Noncoding-DNA dadurch, dass sie keine Genstruktur aufweist.

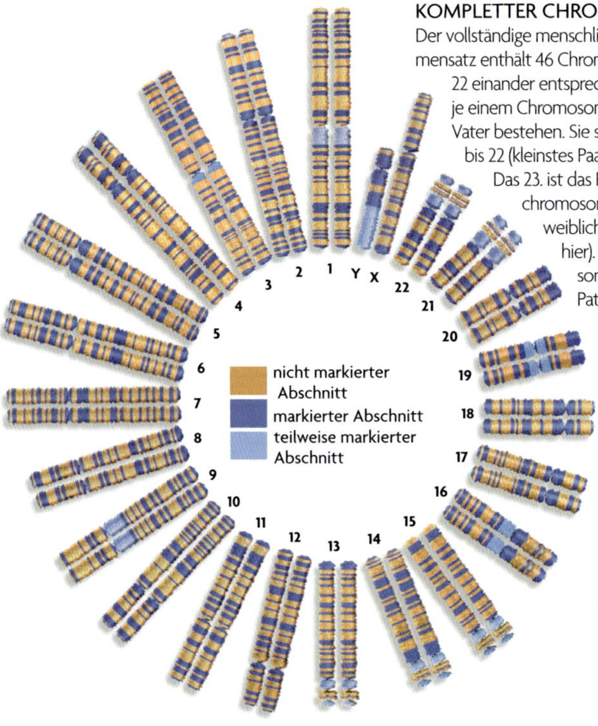

KOMPLETTER CHROMOSOMENSATZ
Der vollständige menschliche Chromosomensatz enthält 46 Chromosomen, die aus 22 einander entsprechenden Paaren mit je einem Chromosom von Mutter und Vater bestehen. Sie sind von 1 (größtes) bis 22 (kleinstes Paar) durchnummeriert. Das 23. ist das Paar der Geschlechtschromosomen, XX bedeutet weiblich, XY männlich (wie hier). Eingefärbte Chromosomen zeigen »Banding Patterns«.

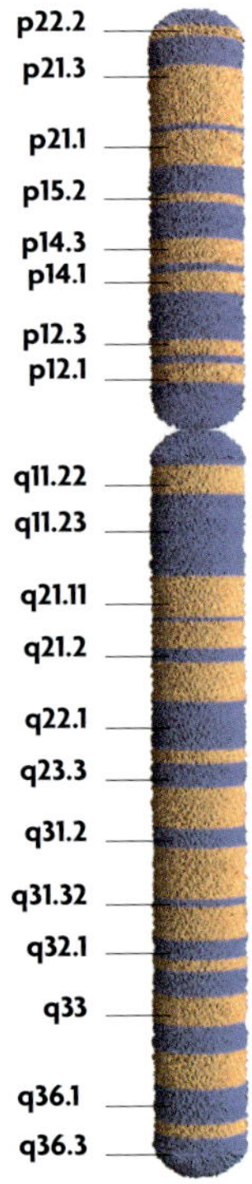

7. CHROMOSOM
Es enthält mehr als fünf Prozent (ungefähr 159 Millionen Basenpaare) der gesamten DNA des Genoms. Nahezu 60 Millionen befinden sich im kurzen Arm 7p und der Rest im langen Arm 7q.

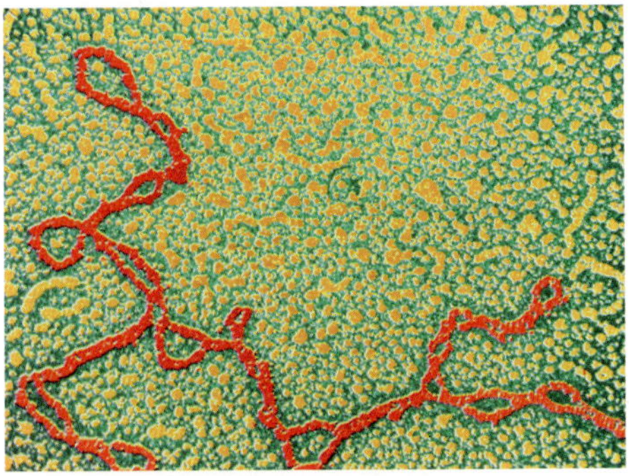

NUCLEOID DES MITOCHONDRIUMS

Auch als Nucleoid bezeichnet, bildet die DNA der Mitochondrien eine geschlossene Schlinge. Im Elektronenmikroskop zeigen sich einige kreisförmige Schlingen; das Molekül ist an vielen Stellen gedreht.

GENE DER MITOCHONDRIEN

Mitochondrien haben eigene DNA (mtDNA), RNA und Ribosomen und können viele ihrer eigenen Proteine herstellen. Im Gegensatz zur DNA im Zellkern, die in Chromosomen angeordnet ist, bildet das DNA-Molekül der Mitochondrien doppelsträngige Ketten, die 16500 Basenpaare lang sind. Jede Kette hat 37 Gene, 13 codieren Proteine, 22 die Transfer-RNA und zwei die ribosomale RNA. Beim Menschen gibt es mehr als 1000 identische mtDNA-Moleküle. Mithilfe der DNA der Mitochondrien wurden genetische Verbindungen untersucht, da sie eine hohe Mutationsrate hat und vornehmlich durch die Mutter vererbt wird.

GENETISCHE KONTROLLE DER ZELLEN

Nicht alle Gene sind in allen Zellen aktiv. Der Prozess, der ein Gen befähigt, Protein herzustellen, heißt Genexpression. In den meisten Zellen sind einige Gentypen »eingeschaltet« und mit lebenserhaltenden Grundprozessen beschäftigt, wie Aufspalten von Glukose zur Energiegewinnung. Andere bleiben »ausgeschaltet«; sie dienen zur Herstellung von Hormonen. Zellspezialisierung erfordert die Aktivität bestimmter Gene, die wiederum durch biochemische Stoffe ein- oder ausgeschaltet werden, die (wie z. B. Wachstumsregulatoren) ihrerseits von anderen Genen produziert werden.

ZELLDIFFERENZIERUNG

Die ersten Zellen, die durch Teilung einer befruchteten Eizelle reproduziert werden, sind »generalisiert«. Vergrößert sich ihre Zahl, setzt ein Informationsprozess ein, der die Zellen in bestimmten Bereichen stimuliert, sich zu differenzieren und z. B. zu Nerven-, Muskel- oder Hautzellen zu werden.

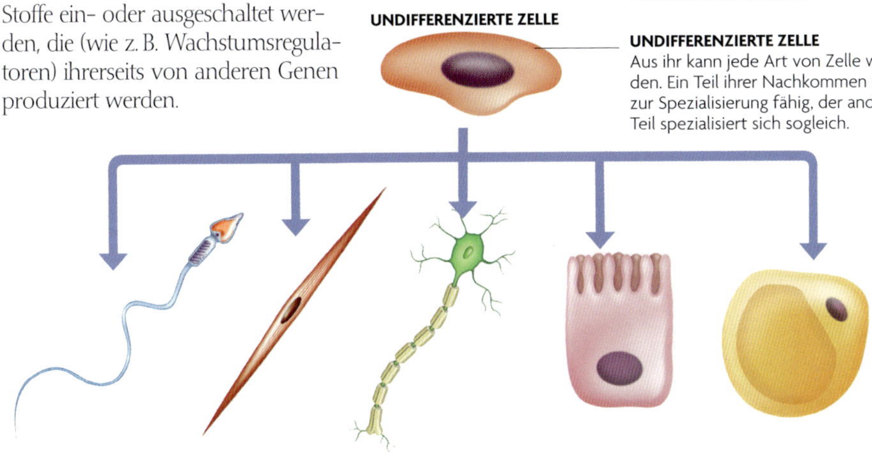

UNDIFFERENZIERTE ZELLE
Aus ihr kann jede Art von Zelle werden. Ein Teil ihrer Nachkommen bleibt zur Spezialisierung fähig, der andere Teil spezialisiert sich sogleich.

SAMENZELLE
Dicht gepackt mit Mitochondrien zur Energieversorgung

MUSKELZELLE
Lange, dünne Zellen mit kontraktilen Proteinen

NERVENZELLE
Extrem spezialisiert in Form und Verbindungen

EPITHELZELLE
Programmiert, sich schnell zu vermehren und dann zu sterben

FETTZELLE
Speichert Energie aus der Nahrung für Notfälle

ZELLTYPEN UND GEWEBE

IM MENSCHLICHEN KÖRPER SIND ÜBER 200 SPEZIALISIERTE ZELLTYPEN ZU FINDEN. ENG ANEINANDERGEREIHT, BILDEN SIE STRUKTUREN, DIE ALS SPEZIFISCHE GEWEBEARTEN KLAR ZU ERKENNEN SIND. IN MANCHEN FÄLLEN BESTEHEN GEWEBE AUCH AUS MEHREREN ZELLTYPEN.

GEWEBEARTEN

Die unterschiedlichen Gewebszellen ähneln sich in Struktur und Funktion und bilden die vier Hauptgewebearten, die sich aus den embryonalen Stammzellen entwickeln: Epithel-, Binde-, Muskel- und Nervengewebe. Blut, Knochen, Knorpel, Sehnen und Bänder gehören zum Bindegewebe. Die Epidermis und das Gewebe, das nahezu alle Organe auskleidet, sind Formen des Epithelgewebes. Muskeln und Nerven haben jeweils eigene Gewebearten.

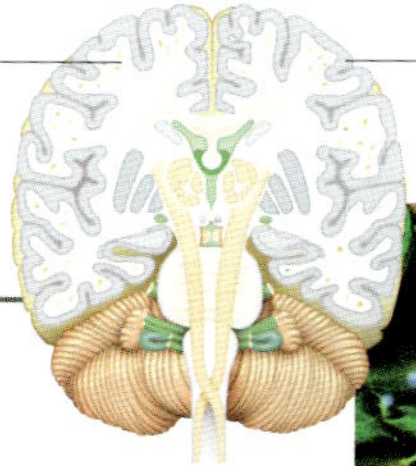

FRONTALER QUERSCHNITT DES GEHIRNS

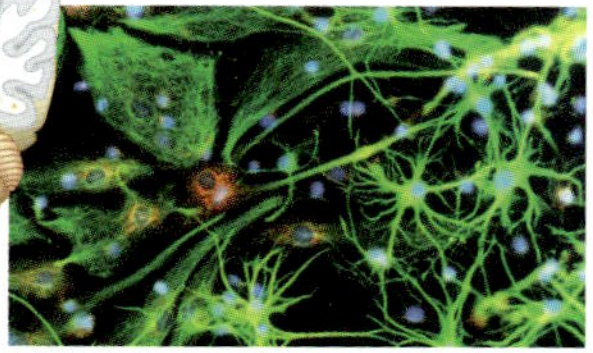

NERVENGEWEBE
Das Mikroskop zeigt Gliazellen, die leitende Nervenzellen (Neuronen) stützen. Spinnenförmige Astrozyten versorgen sie mit Nährstoffen.

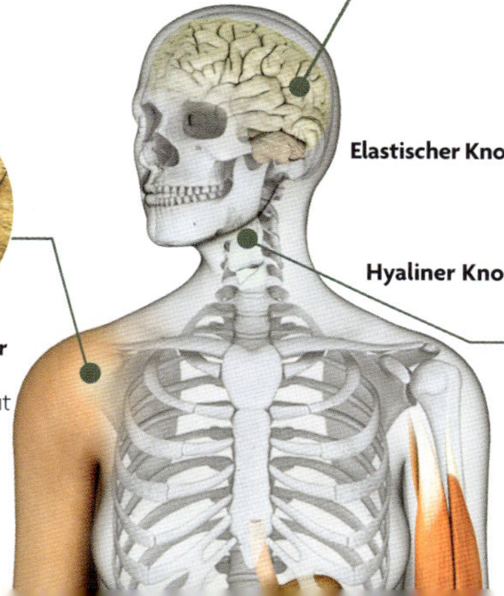

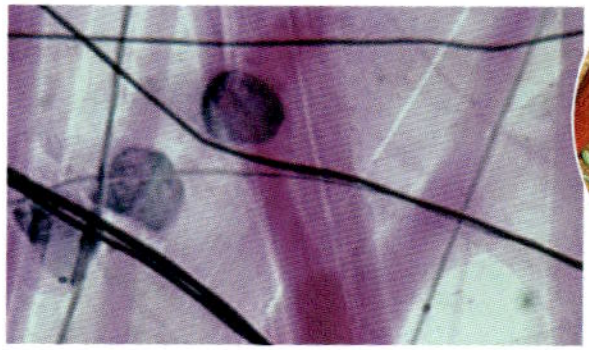

LOCKERES BINDEGEWEBE
Manche Bindegewebsarten bestehen aus locker zwischen den Fasern eingebetteten Zellen. (Zellkerne der Fibroblasten hier als dunkle Punkte).

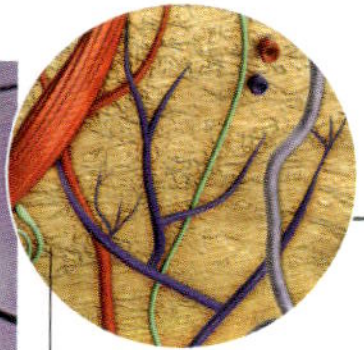

Bindegewebe der Haut (Subkutis)
Verbindet die Haut (Darstellung) mit den darunter liegenden Organen

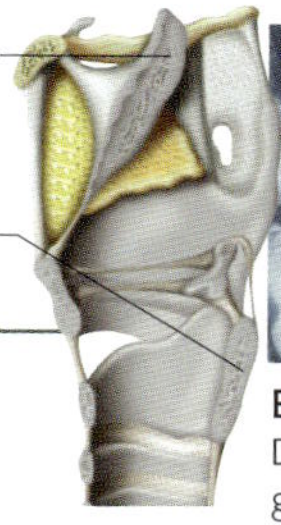

KEHLKOPF

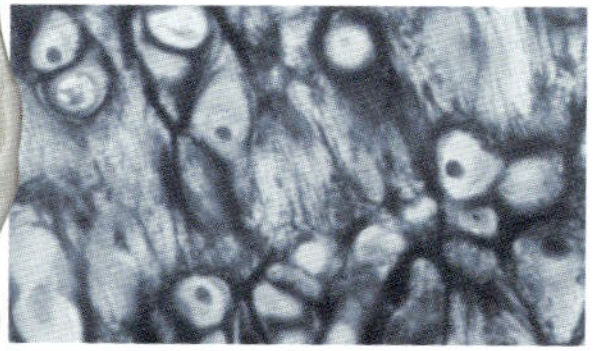

ELASTISCHER KNORPEL
Diese Ansicht eines Kehldeckels (Epiglottis) zeigt die runden Zellen (Chondrozyten) zwischen Elastinfasern, die ihn leicht und flexibel machen.

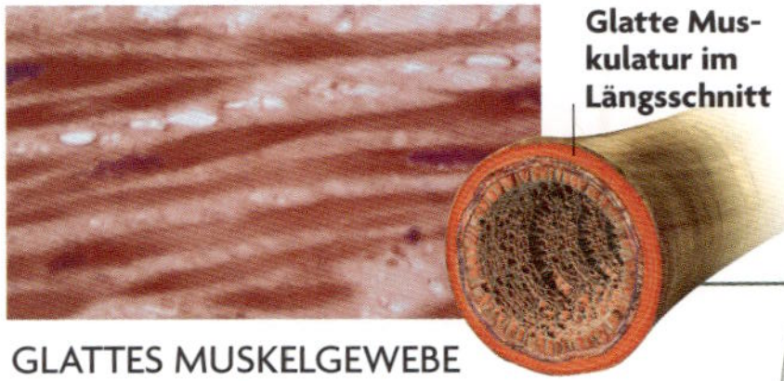

GLATTES MUSKELGEWEBE

Die langen Muskelfasern der glatten Muskulatur kontrahieren unwillkürlich. Man findet sie in schlauchförmigen Körperteilen wie dem Darm.

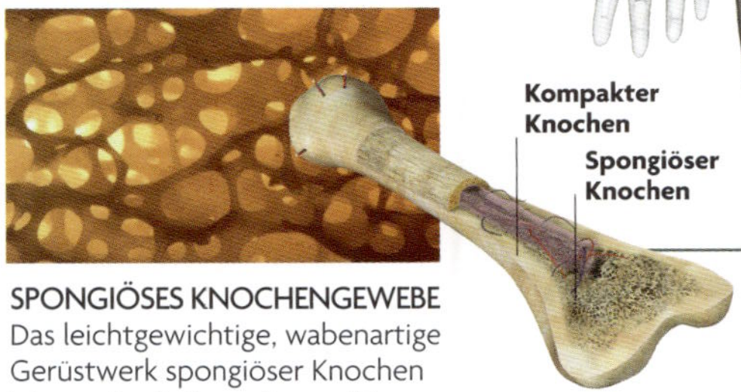

SPONGIÖSES KNOCHENGEWEBE

Das leichtgewichtige, wabenartige Gerüstwerk spongiöser Knochen ist von der äußeren kompakten Knochensubstanz umgeben.

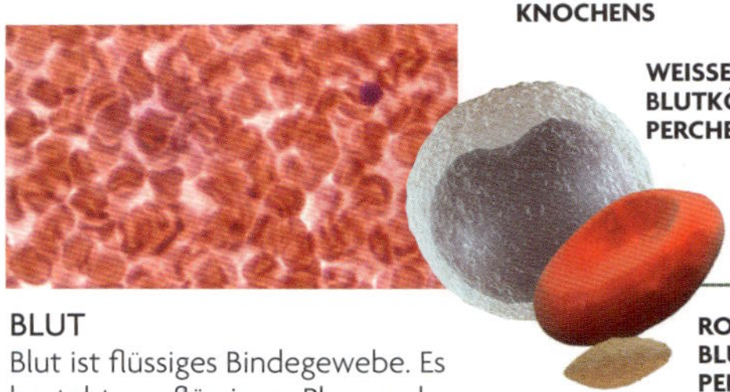

BLUT

Blut ist flüssiges Bindegewebe. Es besteht aus flüssigem Plasma, das rote und weiße Blutkörperchen und Thrombozyten enthält.

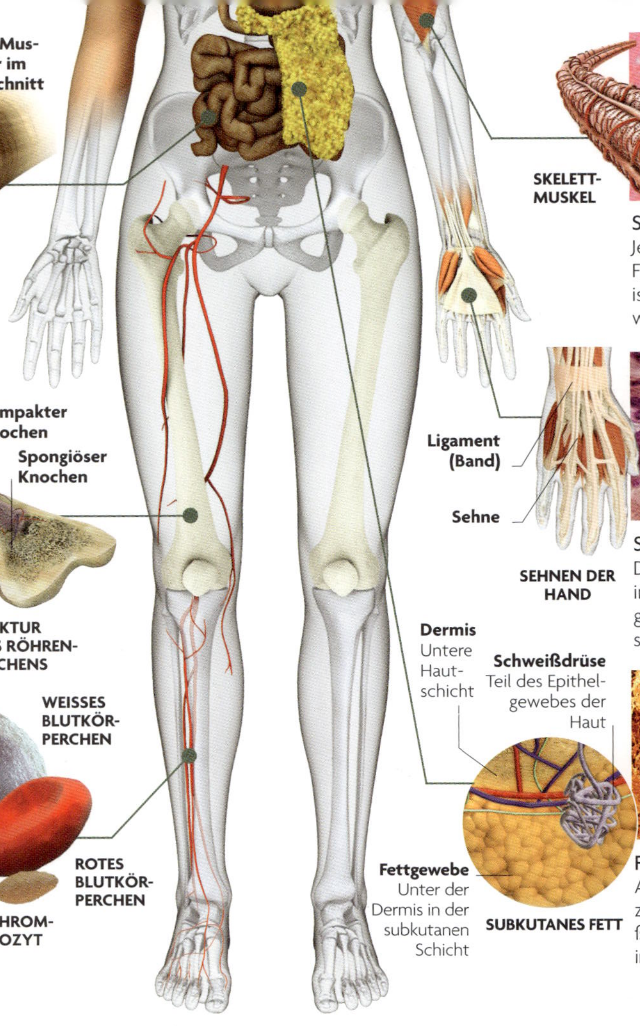

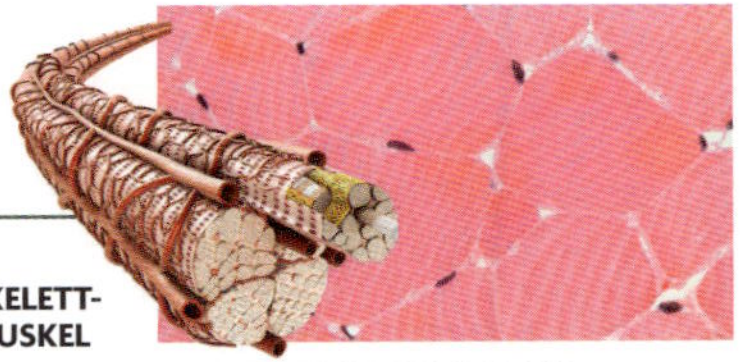

SKELETTMUSKULATUR

Jedes Bündel kontraktionsfähiger Filamente (als Streifen erkennbar) ist von einer weißer Bindegewebsschicht umgeben.

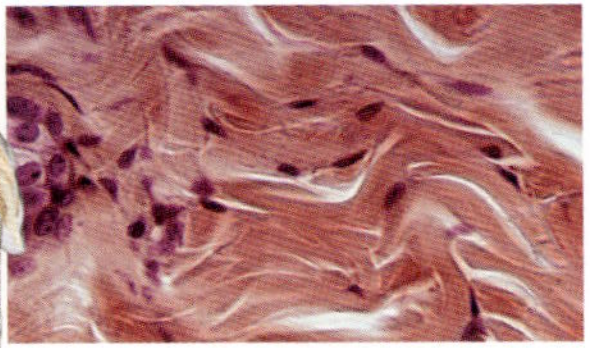

STRAFFES BINDEGEWEBE

Dieses kräftige Bindegewebe ist in Bändern, Sehnen und, wie oben gezeigt, in einer unteren Hautschicht (Dermis) zu finden.

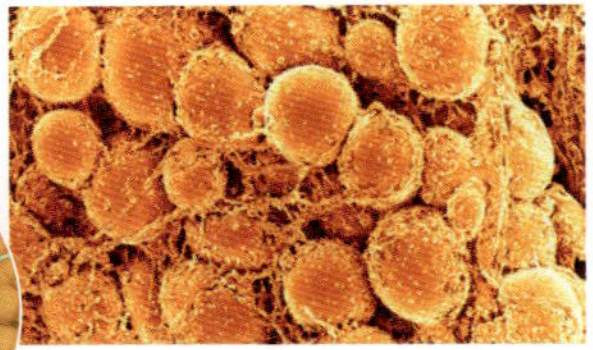

FETTGEWEBE

Adipozyten (s. o.) sind Zellen, die sich zum Fettgewebe zusammenschließen. Man findet es als Umhüllung innerer Organe und unter der Haut.

SKELETT

DER KNOCHENBAU MACHT FAST EIN FÜNFTEL DES KÖRPERGEWICHTS AUS. OHNE DIESES INNERE GERÜST WÜRDEN ALLE ANDEREN GEWEBE IN SICH ZUSAMMENFALLEN.

Das durchschnittliche Skelett besteht aus 206 Knochen. Es gibt natürliche Abweichungen: Ungefähr einer von 20 Menschen hat eine Rippe mehr. Der Knochen ist ein aktives Gewebe. Er besteht zu etwa 22 % aus Wasser, weist aber dennoch eine sehr stabile und zugleich flexible Leichtbauweise auf. Zudem hat unser Knochenbau den Vorteil, mögliche Schäden selbst reparieren zu können. Er kann auch einzelne Knochen im Falle zusätzlicher Belastung dicker und stärker machen, wie es bei Gewichthebern beobachtet werden kann. Das Skelett ist in zwei Hauptbestandteile eingeteilt: Das Skeleton axiale und Skeleton appendiculare. Ersteres besteht aus Schädel, Wirbelsäule, Brustbein und Rippen, letzeres beinhaltet Schulter-, Arm-, Handgelenks- und Handknochen sowie Hüft-, Bein-, Fußfessel- und Fußknochen. Das Skeleton axiale umfasst 80, das obere S. appendiculare 64 und das untere S. appendiculare 62 Knochen.

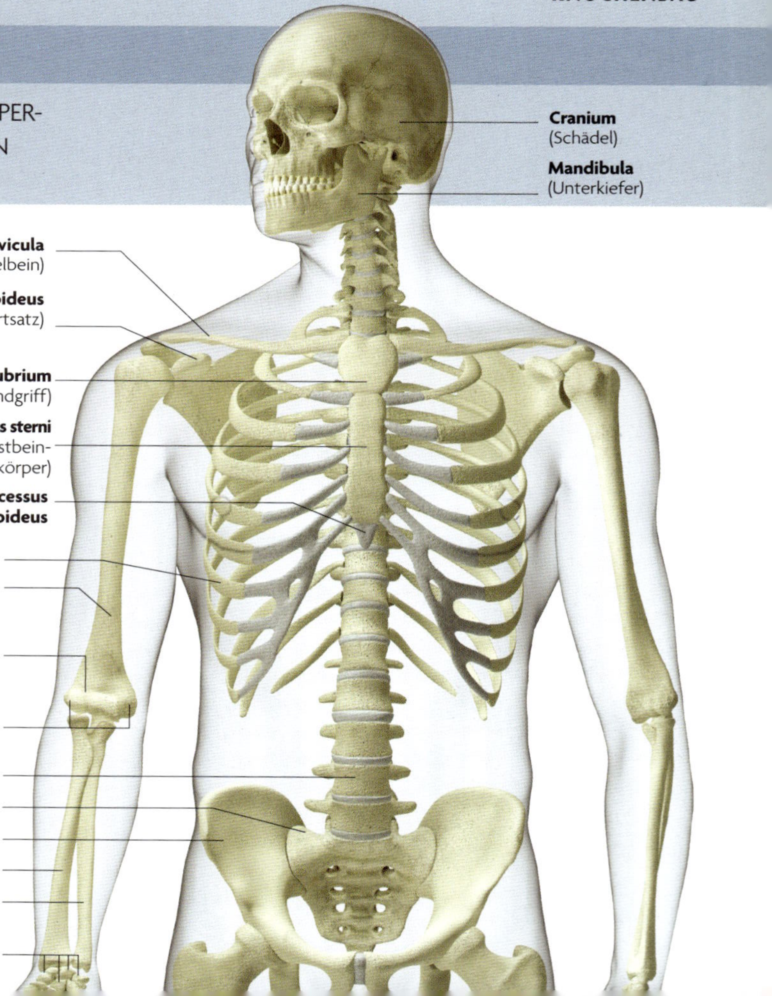

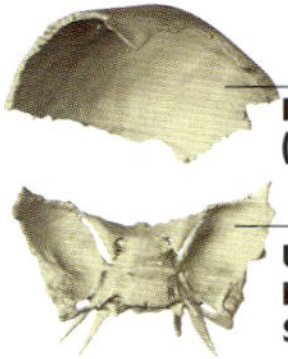

KNOCHENFORMEN

Die Form eines Knochens gibt Hinweise auf seine Funktion. Flache Knochen haben eine große Oberfläche zur Befestigung von Muskeln. Lange Röhrenknochen arbeiten wie Hebel. Kleine Sesambeine sind in Sehnen eingebettet.

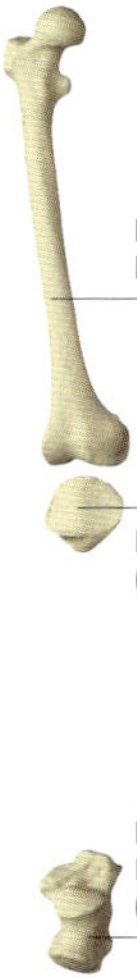

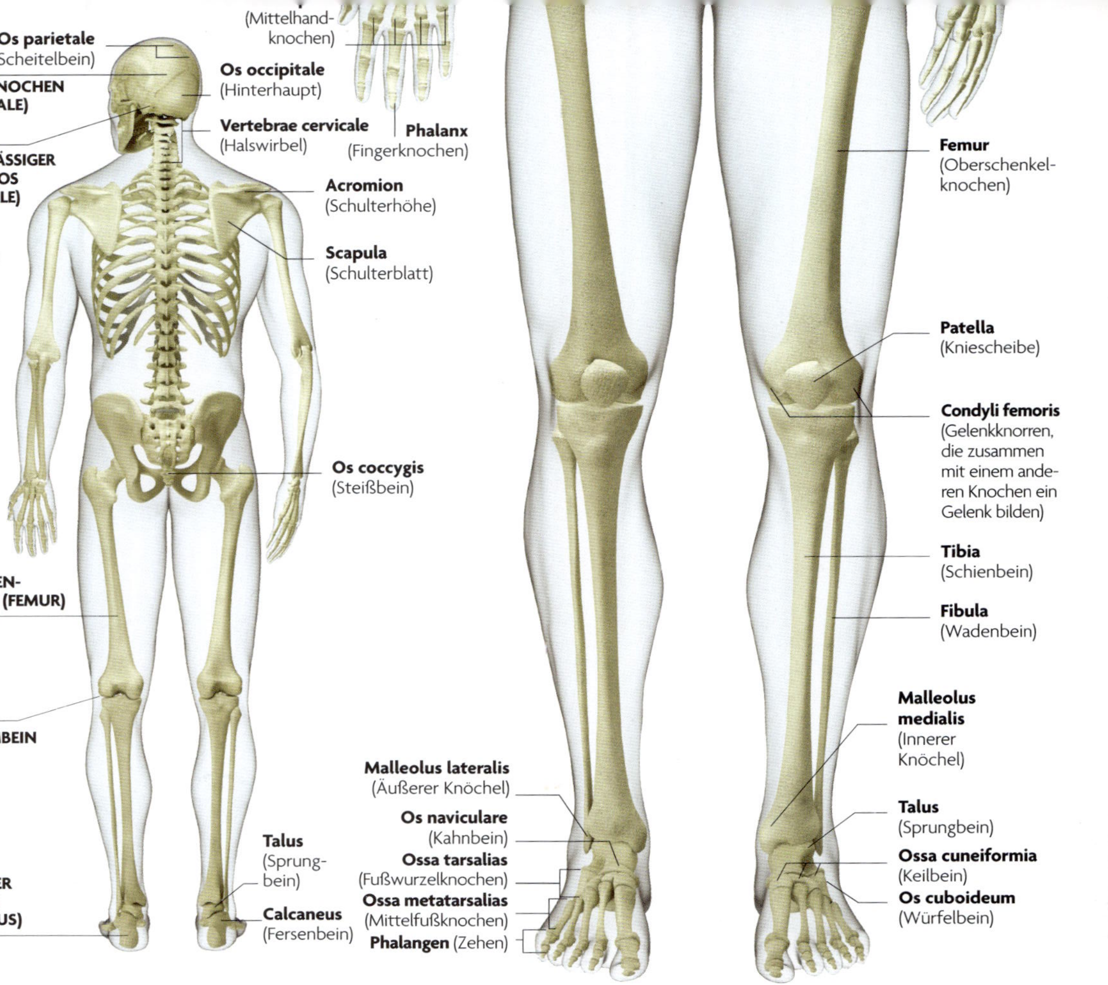

KNOCHENSTRUKTUR

DER KNOCHEN IST EINE FORM DES BINDEGEWEBES, DAS HART WIE STAHL, ABER LEICHT WIE ALUMINIUM IST. ER BESTEHT AUS SPEZIALISIERTEN ZELLEN UND PROTEINFASERN. KNOCHEN LEBEN UND BAUEN SICH STÄNDIG AB UND WIEDER AUF.

DIE STRUKTUR EINES KNOCHENS

Im Innern des Schafts eines Röhrenknochens liegt die Markhöhle. Darin befinden sich rotes, blutbildendes Knochenmark, gelbes Knochenmark, das hauptsächlich aus Fettgewebe besteht, und Blutgefäße. Die Markhöhle ist von schwammartigem, ebenfalls markhaltigem Knochengewebe umgeben. Dann folgt die äußere Rindenschicht, die von großer Dichte und deshalb sehr hart und stabil ist. Kleine Kanälchen verbinden die Markhöhle mit der Knochenhaut, die den gesamten Knochen umgibt. Knochengewebe besteht aus spezialisierten Zellen und Proteinfasern, die mit Wasser, Mineralstoffen, Kohlenhydraten und weiteren Stoffen einen Verbund bilden. Zu den Knochenzellen gehören Osteoblasten, die die Kalzifizierung des Knochens während seines Wachstums bewirken, Osteozyten, die eine gesunde Struktur aufrechterhalten, und Osteoklasten, die den Knochenabbau bewirken, wenn der Knochen degeneriert oder nicht beansprucht wird.

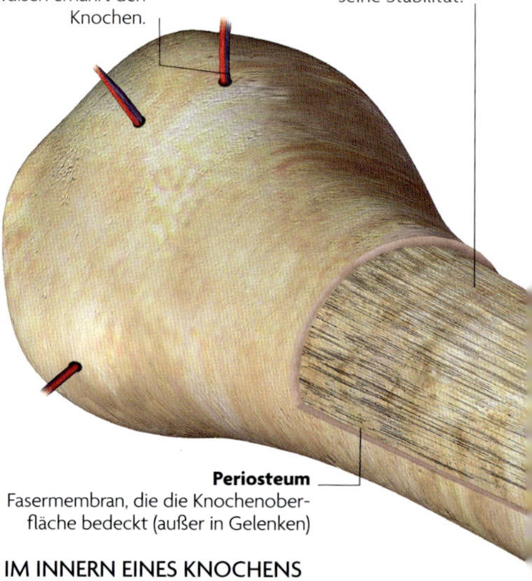

IM INNERN EINES KNOCHENS
Röhrenknochen wie z. B. jene im Bein bestehen aus ganz unterschiedlichen Knochengewebsarten.

KNOCHENWACHSTUM

Während des Wachstums in der Gebärmutter und in der Kindheit entwickeln sich die meisten Knochen aus knorpeligen Strukturen. Die Ossifikation ist ein Prozess, bei dem diese Knorpelstrukturen durch Einlagerung von Mineralstoffen verknöchern. Am Ende des Knochenschafts befindet sich die Wachstumsfuge, an der Verlängerung und Ossifikation erfolgen. Knorpelzellen vermehren sich und lagern sich säulenartig am bereits entstandenen Knochen an, sie vergrößern sich und sterben ab. Die entstandene Lücke wird mit neuen Knochenzellen aufgefüllt.

VOM KNORPEL ZUM KNOCHEN
Anfangs findet Ossifikation nur zwischen Schaft und Gelenkende statt. Später verknöchert auch das Gelenkende selbst.

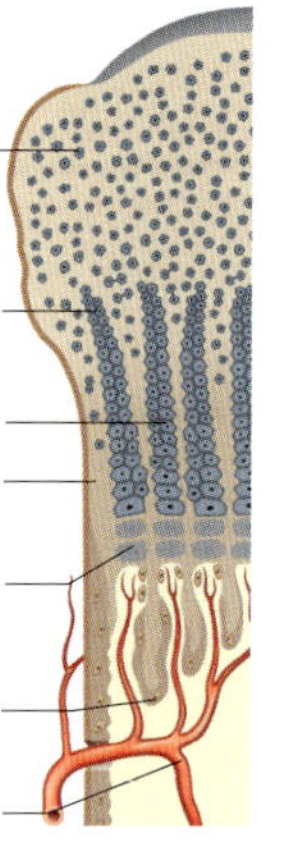

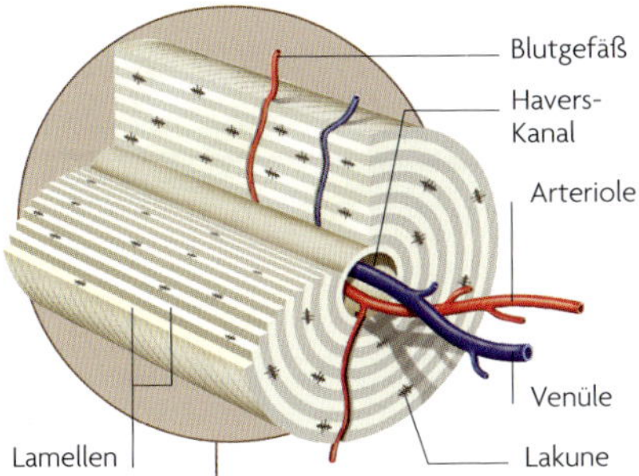

OSTEON

Grundbaustein der Knochenrinde (kompakter Knochen). Ihr zentraler (Havers-) Kanal enthält Blutgefäße und Nerven und ist von kreisförmig angeordneten Lamellen umgeben. Hohlräume (Lakunen) enthalten Osteozyten, die den Knochen gesund erhalten.

KNORPEL

Knorpel ist eine feste, sehr anpassungsfähige Form von Bindegewebe. Es besteht aus Chondrozyten (Knorpelzellen), einer gelartigen Substanz zwischen den Zellen (Matrix), die viele Stoffe enthält, wie Proteine und Kohlenhydrate, und verschiedenen Fasertypen, die in die Matrix eingebettet sind. Es gibt verschiedene Knorpelarten: hyalinen, elastischen und Faserknorpel. Der elastische (flexibelste) Knorpel bildet z. B. die äußeren Ohrmuscheln, Kehlkopf und Kehldeckel.

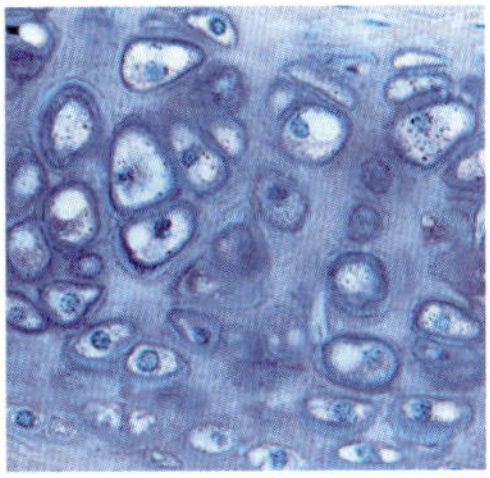

HYALINKNORPEL

Dichte Kollagenfasern machen ihn besonders stabil. Er bedeckt die Gelenkenden der Knochen, verbindet Rippen und Brustbein und bildet Teile von Luftröhre und Nase.

Knochenmark
Gewebe im inneren Hohlraum des Knochens; Röhrenknochen haben anfangs rotes Mark, später wird es zu gelbem Knochenmark.

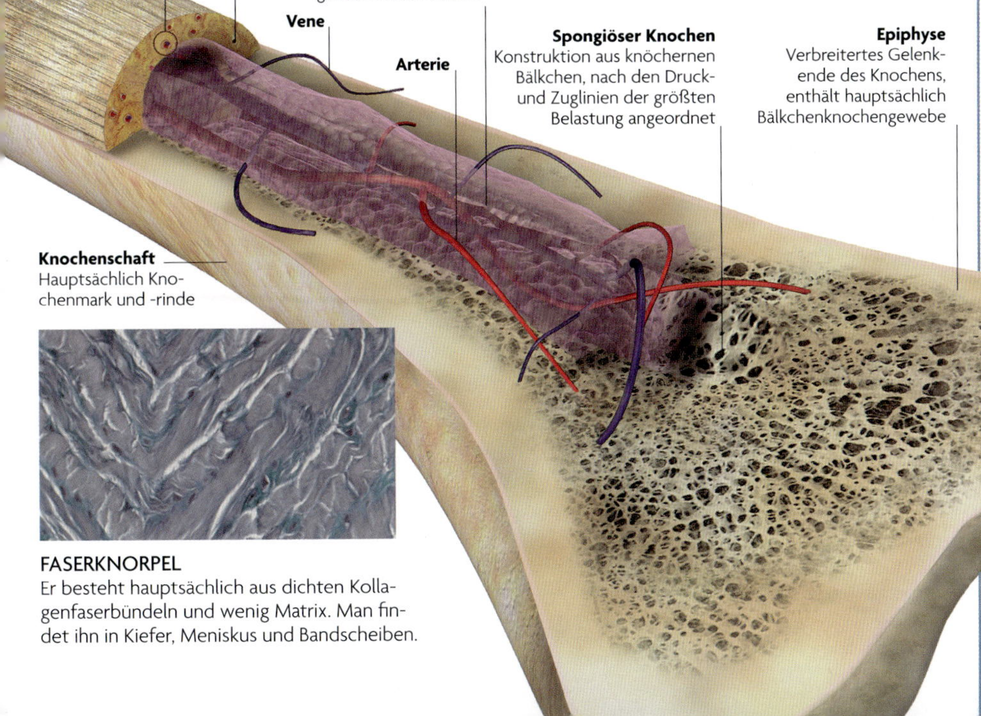

Spongiöser Knochen
Konstruktion aus knöchernen Bälkchen, nach den Druck- und Zuglinien der größten Belastung angeordnet

Epiphyse
Verbreitertes Gelenkende des Knochens, enthält hauptsächlich Bälkchenknochengewebe

Knochenschaft
Hauptsächlich Knochenmark und -rinde

FASERKNORPEL

Er besteht hauptsächlich aus dichten Kollagenfaserbündeln und wenig Matrix. Man findet ihn in Kiefer, Meniskus und Bandscheiben.

GELENKE

DIE STELLE, AN DER ZWEI KNOCHENENDEN ZUSAMMENTREFFEN, NENNT MAN GELENK (ARTICULATIO). GELENKE LASSEN SICH NACH BAU UND BEWEGUNGSMÖGLICHKEITEN UNTERSCHEIDEN. DER MENSCHLICHE KÖRPER HAT MEHR ALS 300 VERSCHIEDENE GELENKE.

SYNOVIALE GELENKE

Die im Körper am zahlreichsten vorhandenen, vielseitigsten und frei beweglichen Gelenke nennt man synoviale oder echte Gelenke. Sie können viele Jahrzehnte lang gut arbeiten, wenn sie richtig und häufig bewegt, jedoch nicht überbeansprucht werden. Zu ihrem Schutz sind sie von der sackartigen Gelenkkapsel umgeben. Deren innere Auskleidung, die Synovialmembran, produziert die ölartige Flüssigkeit, die das Gelenk »schmiert«, damit bei Bewegung möglichst wenig Abnutzung verursacht wird. Es gibt etwa 230 echte Gelenke im Körper.

WENIG BEWEGUNGSSPIELRAUM

Nicht alle Gelenke verfügen über einen großen Bewegungsradius. Die »Haften« erlauben Wachstum oder sorgen für größere Stabilität. Man unterscheidet Bandhaften (Verbindung der Schädelknochen), Knorpelhaften (Schambeinfuge der Beckenknochen) und Knochenhaften (knöcherne Verschmelzung der Kreuzbeinwirbel).

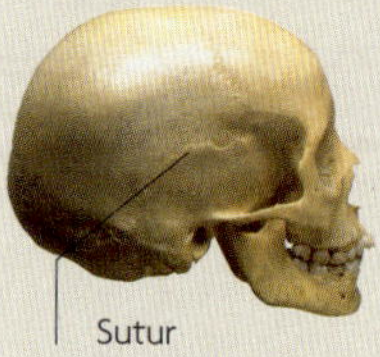

BANDHAFT
Schädelnähte (Suturen) sind beim Erwachsenen nur geschlängelte Linien, beim Säugling lockere Verbindungen, die schnelles Gehirnwachstum ermöglichen.

KNORPELHAFT
Flexible Knochenverbindung, die Stabilität verleiht und aus Knorpel besteht, wie die Schambeinfuge.

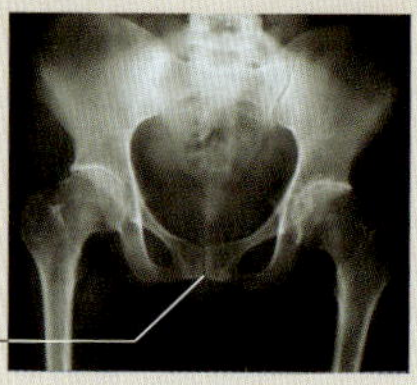

SYNOVIALE GELENKFORMEN

Der Bewegungsradius eines echten Gelenks ist durch die geometrische Form der Gelenkknorpel und durch ihre Anordnung bestimmt.

Zapfengelenk
Der zapfenartige Fortsatz eines Knochens dreht sich im ringförmigen Sockelende des anderen oder, umgekehrt, der Ring dreht sich um den Zapfen. Das Zapfengelenk zwischen den ersten beiden Halswirbeln erlaubt dem Kopf Drehbewegungen auf der Wirbelsäule.

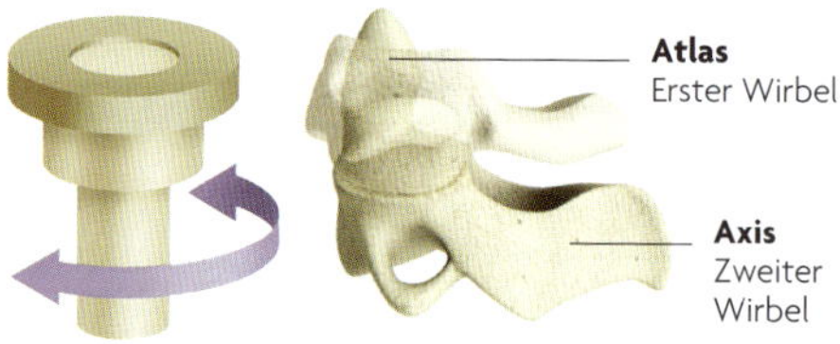

Scharniergelenk
Die konvexe Oberfläche eines Knochens passt in die konkave des anderen, sodass Beugung und Streckung um eine Achse möglich sind. Das Ellbogengelenk erlaubt zusätzlich eine eingeschränkte Drehung von Elle und Speiche.

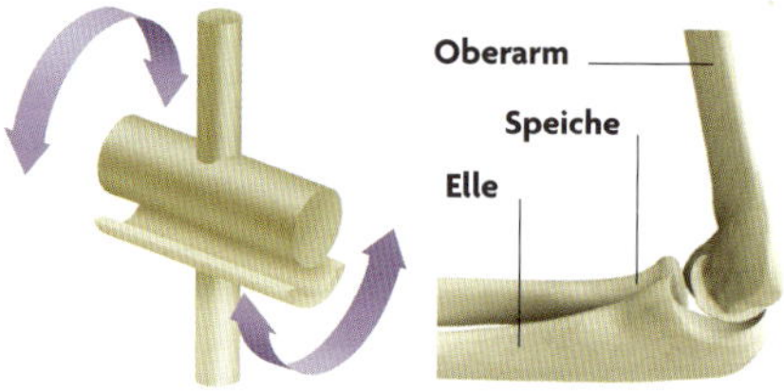

Flaches Gelenk
Die beiden flachen Knochenenden verschieben sich gegeneinander. Die Bewegung ist durch straff anliegende Bänder eingeschränkt. Solche Gelenke gibt es zwischen Fuß- und Handwurzelknochen.

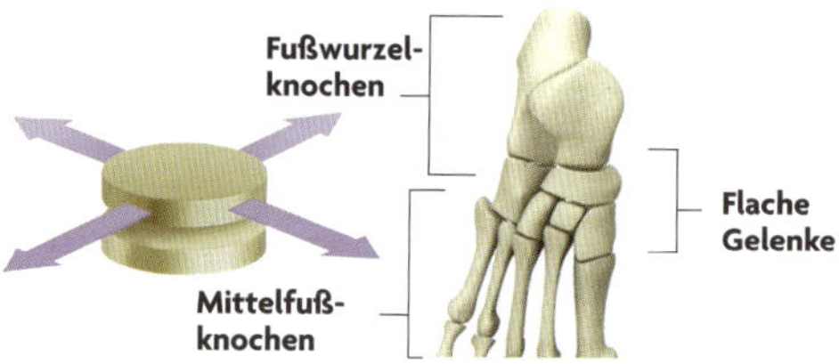

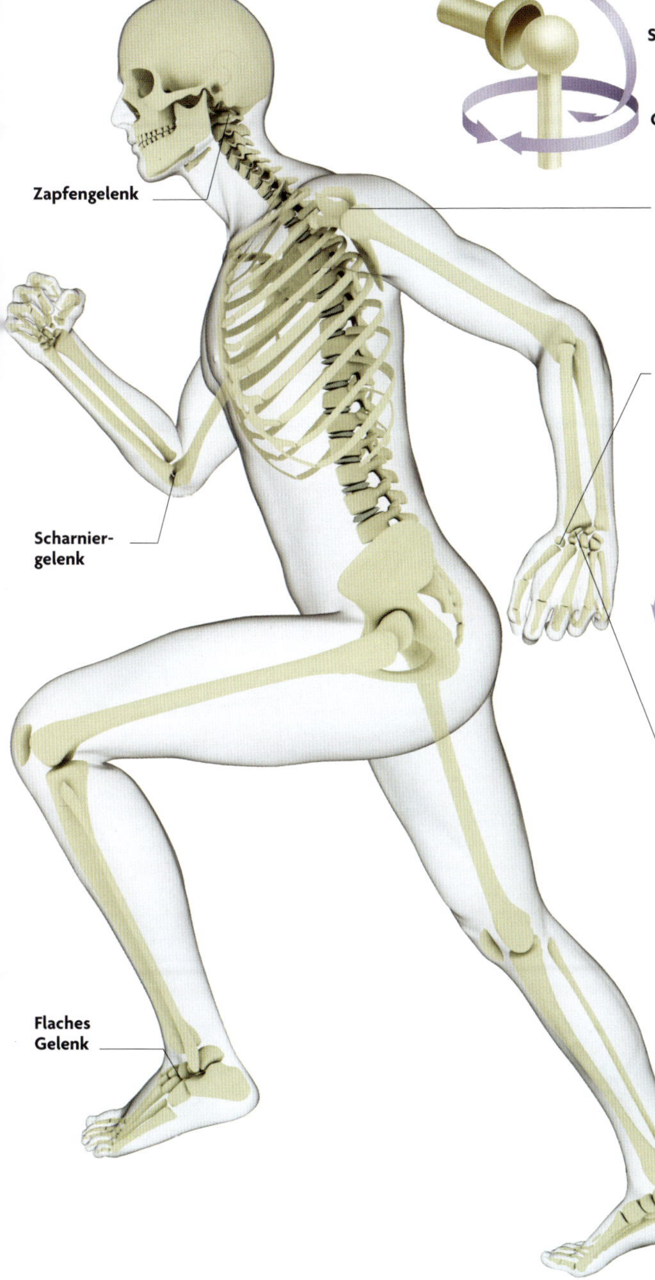

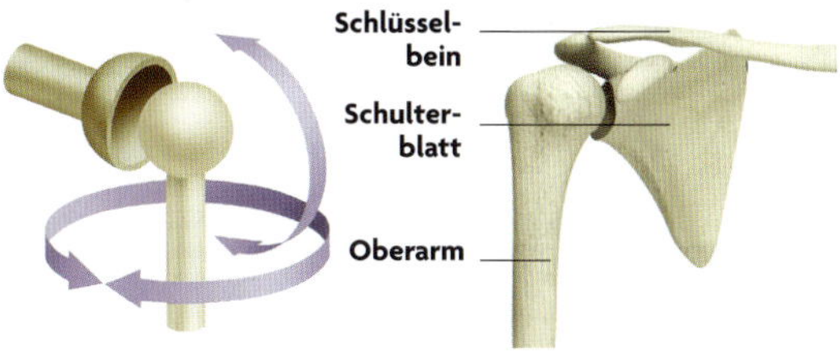

Kugelgelenk
Der kugelförmige Kopf eines Knochens passt in die »Pfanne« eines anderen Knochens. Kugelgelenke bieten von allen Gelenken den größten Bewegungsradius – Beispiele sind Schulter- und Hüftgelenk.

Sattelgelenk
Zwei sattelförmig ein- und ausgewölbte Gelenkflächen gleiten aufeinander, was Vorwärts-, Rückwärts- und Links-rechts-Bewegungen, aber nur eingeschränkte Rotation erlaubt. Das größte ist das Daumengrundgelenk.

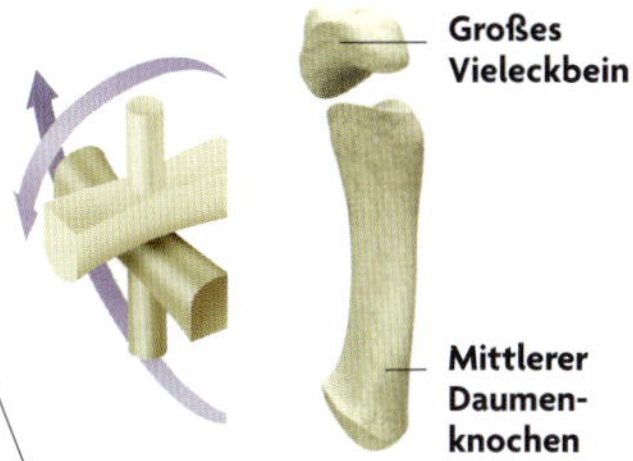

Eigelenk
Der eiförmige Kopf eines Knochens passt in die Gelenkpfanne des anderen, wie bei der Verbindung zwischen Speiche (Pfanne) und Kahnbein (Ei). Seitwärtsbewegungen sind möglich, die Rotation ist eingeschränkt.

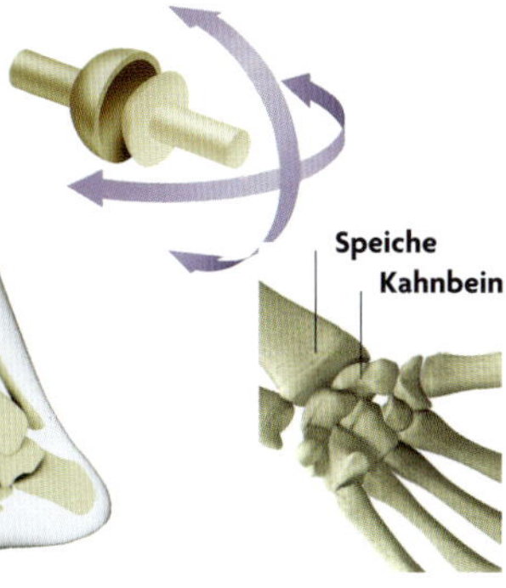

AUFBAU EINES GELENKS

Die Knochenenden in einem echten Gelenk sind zum Schutz mit einer hyalinen Knorpelschicht, dem Gelenkknorpel, überzogen, der weich und leicht komprimierbar ist. Das Gelenk ist von der Gelenkkapsel umgeben, die aus starkem Bindegewebe besteht und an den Knochenenden befestigt ist. Sie ist mit der Synovialmembran ausgekleidet, die ununterbrochen die Synovialflüssigkeit in die Gelenkhöhle abgibt, um das Gelenk zu »schmieren«. Die Flüssigkeit, die ständig resorbiert wird, versorgt zudem den Knorpel mit Fetten und Proteinen. Gelenkbänder stabilisieren das Gelenk und verhindern unnatürliche Bewegungen. Die durch Sehnen an den Knochen befestigten Muskeln bewegen das Gelenk durch ihre Kontraktion.

GELENKINNENANSICHT

Dünner Film aus Synovialflüssigkeit verhindert Aneinanderreiben der Knochen. Im großen Kniegelenk genügen dafür 1–2 ml.

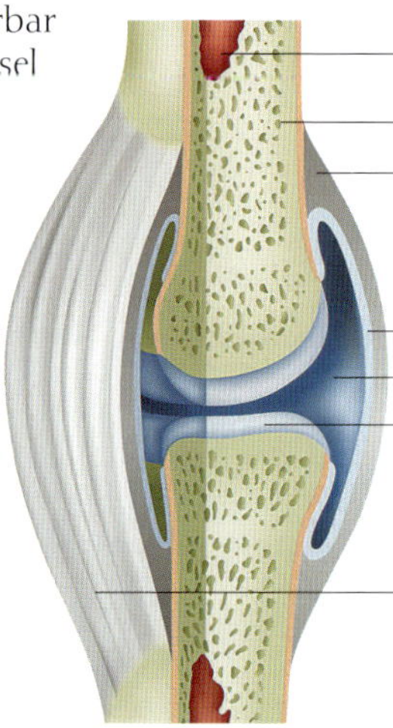

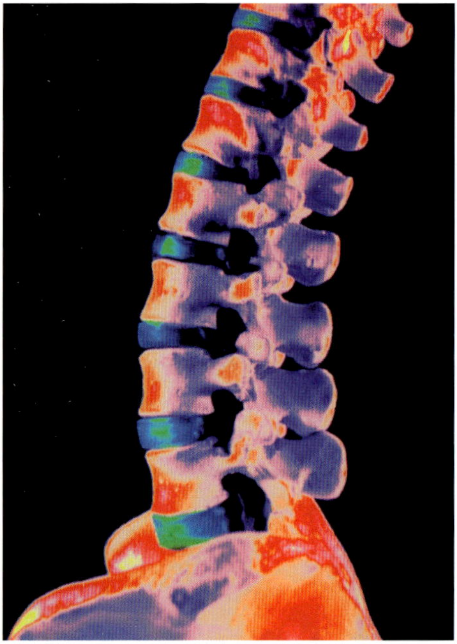

KNORPEL ALS STOSSDÄMPFER

Ein hyaliner Gelenkknorpel ummantelt die Knochenenden in einem synovialen Gelenk (s. S. 43). Wenn plötzliche Stöße oder Vibrationen das Gelenk erschüttern, dient dieser Knorpel als Stoßdämpfer, um Schäden an den wesentlich steiferen Knochen zu vermeiden. In bestimmten Gelenken besteht der Knorpel aus stärkeren Fasern. Ein Beispiel dafür ist der kräftige Faserring der Bandscheiben zwischen den Wirbeln. Faserknorpel finden sich auch in den Kiefer- und Handgelenken sowie in Form von Menisken in den Knien.

BANDSCHEIBEN

Die von einem kräftigen Faserring umgebenen Bandscheiben sind wichtig als Stoßdämpfer und stabilisieren die Wirbelsäule.

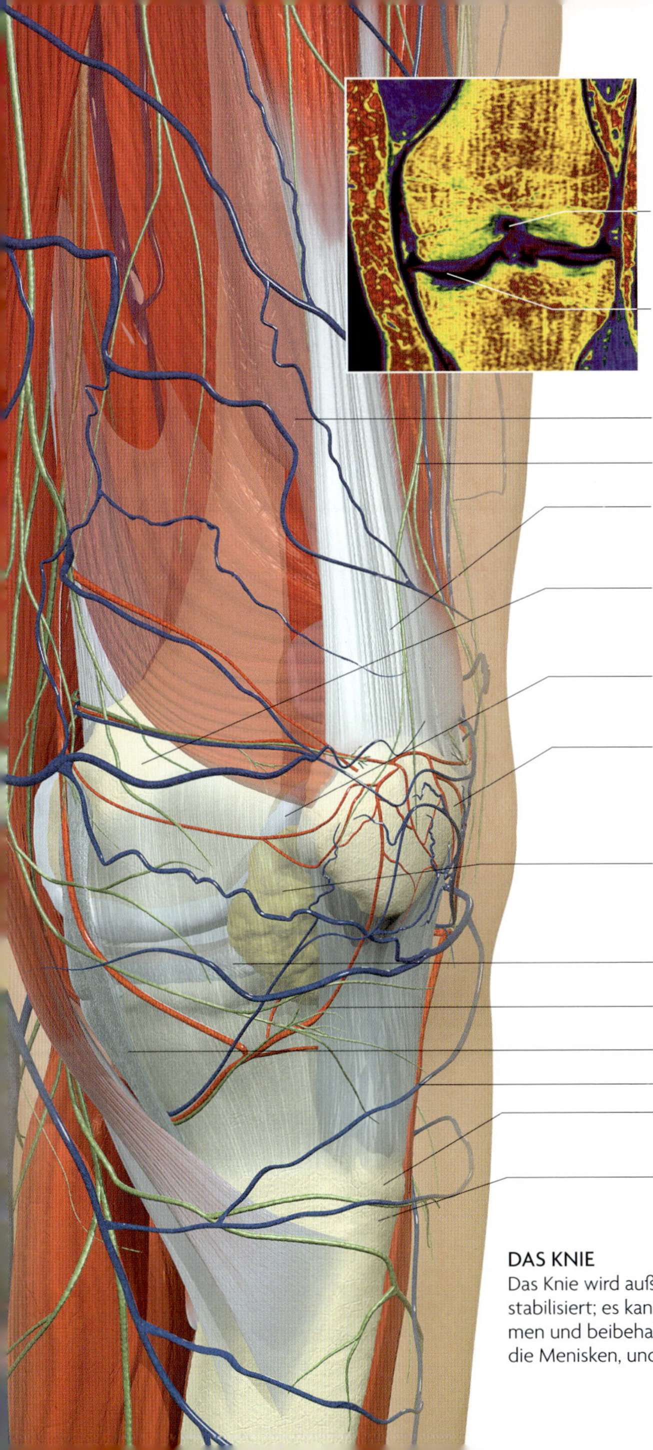

KNIEGELENK
Femur und Tibia bilden das größte Gelenk des Körpers, das Knie.

Kreuzbänder
Über Kreuz angeordnete Verbindungsbänder zur Stabilisierung

Meniskus
Knorpelscheibe, die zur Gewichtsentlastung im Kniegelenk dient

Muskel

Nerv

Patellarsehne
Durch sie ist die Kniescheibe eingebettet.

Femur
Oberschenkelknochen

Synovialmembran
Produziert Synovialflüssigkeit

Patella
Kniescheibe; schützende Scheibe aus Knochen und Knorpel

Fettpolster
Dient als Puffer zwischen Patella und Gelenk, besonders in kniender Position

Gelenkknorpel

Arterie

Band

Vene

Ansatz der Patellarsehne an der Tibia

Tibia
Das Schienbein ist der größere der beiden Unterschenkelknochen.

DAS KNIE
Das Knie wird außen durch Seitenbänder und Sehnen stabilisiert; es kann eine gestreckte Position einnehmen und beibehalten. Innen verfügt es über Knorpel, die Menisken, und stabilisierende Kreuzbänder.

DER SCHÄDEL

DER KOPF DES MENSCHEN ERHÄLT SEINE FORM DURCH 29 KNOCHEN – 22 DAVON BILDEN DEN SCHÄDEL. VON IHNEN SIND 21 (OHNE UNTERKIEFER) FEST VERWACHSEN. DIE RESTLICHEN KNOCHEN SIND ZUNGENBEIN UND DIE 6 KLEINEN GEHÖRKNÖCHELCHEN.

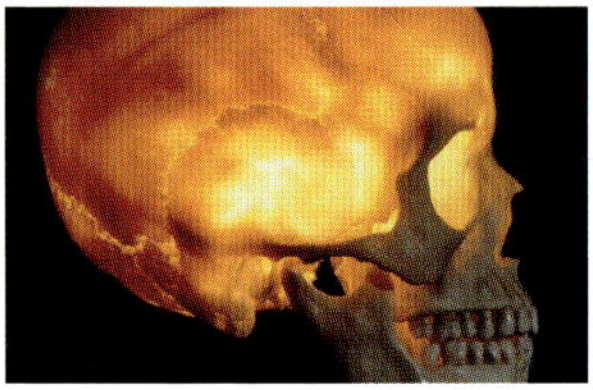

SCHÄDELNÄHTE (SUTUREN)
Mithilfe der Beleuchtung sind an den Rändern der zusammengewachsenen Schädelknochen Linien zu sehen.

SCHÄDELKNOCHEN

Die Schädelknochen werden in zwei Bereiche eingeteilt: Der Gehirnschädel (Neurocranium) besteht aus den 8 oberen Knochen, die anderen 14 bilden den Gesichtsschädel (Viscerocranium). 21 der 22 Knochen gehen während des Wachstums eine feste Verbindung an den Schädelnähten (Suturen) ein. Der Unterkiefer (Mandibula) ist mit dem restlichen Schädel durch die Kiefergelenke (Art. temporomandibulares) verbunden.

NASENNEBENHÖHLEN

Die vier Nasennebenhöhlenpaare sind luftgefüllte Höhlen in den Schädelknochen. Sie sind nach den Knochen benannt, in denen sie sich befinden: Kiefer-, Stirn-, Keilbeinhöhle und Siebbeinzellen. Die ersten drei haben eine klar definierte Form. Die Siebbeinzellen sind viele kleine Höhlen, die man auch als Siebbeinlabyrinth bezeichnet.

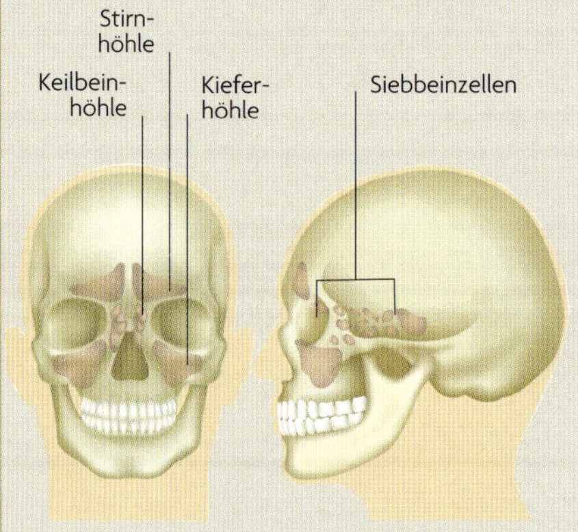

GEWICHTSPARENDE RESONANZKÖRPER
Die Nasennebenhöhlen verringern das Gesamtgewicht des Schädels. Als Resonanzkörper verleihen sie jeder Stimme ihren individuellen Charakter.

SCHÄDEL UND GESICHT
Die Schädelknochen sind in zwei Bereiche eingeteilt. Die acht Knochen, die das Gehirn umgeben, bilden den Gehirnschädel.

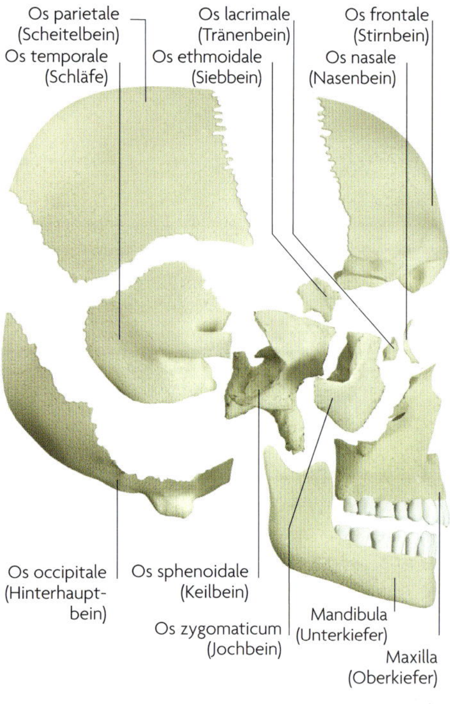

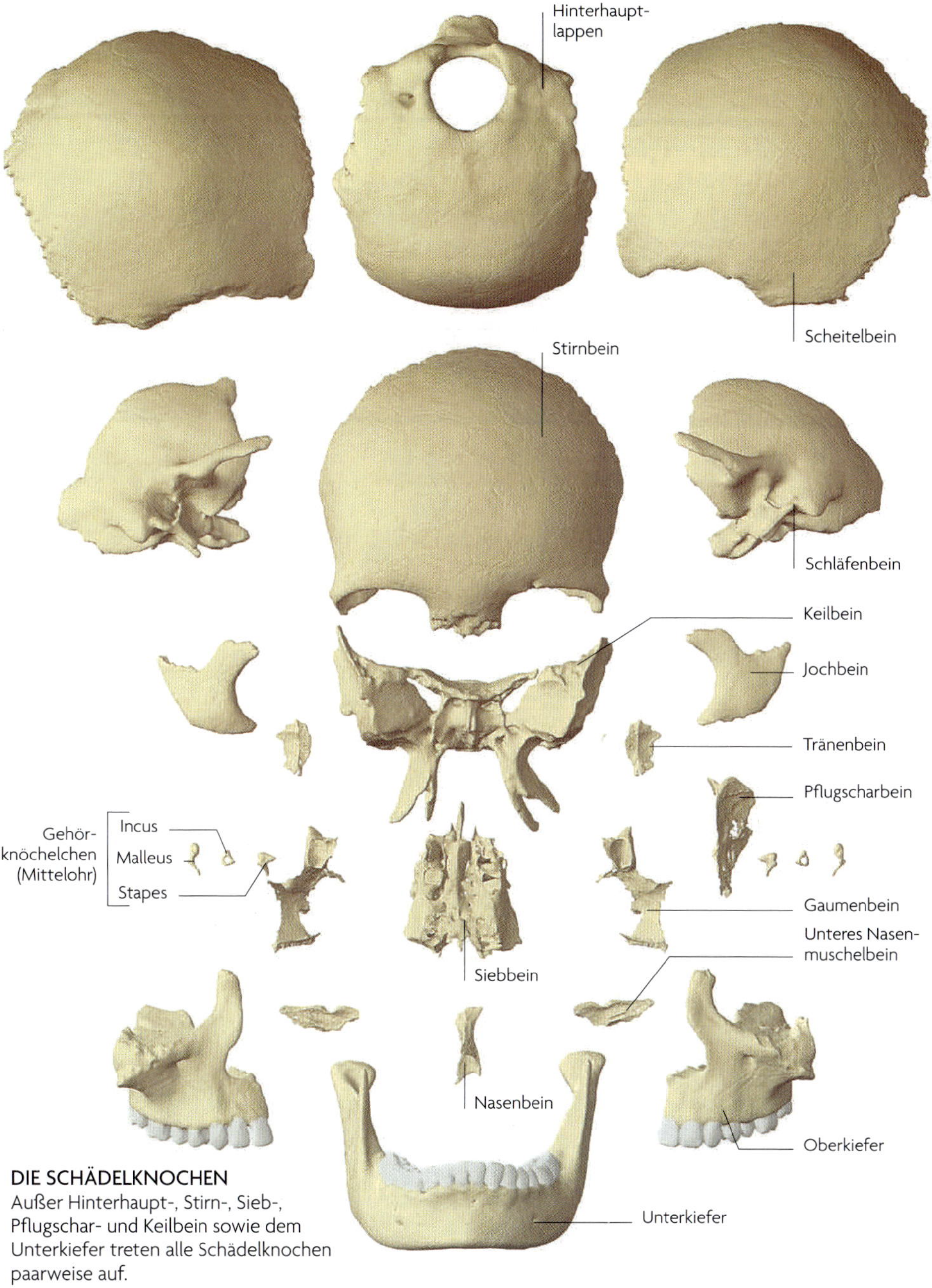

DIE SCHÄDELKNOCHEN

Außer Hinterhaupt-, Stirn-, Sieb-, Pflugschar- und Keilbein sowie dem Unterkiefer treten alle Schädelknochen paarweise auf.

DIE WIRBELSÄULE

DIE WIRBELSÄULE (COLUMNA VERTEBRALIS) WIRD AUCH OFT »RÜCKGRAT« GENANNT UND IST DIE KRÄFTIGE UND FLEXIBLE ZENTRALE STÜTZE, DIE KOPF UND RUMPF AUFRECHT HÄLT UND ES ERLAUBT, HALS UND RÜCKEN ZU BEUGEN UND ZU DREHEN.

BAU UND FUNKTION

Die Wirbelsäule besteht aus 35 ringförmigen Knochen, den Wirbeln. Die untersten 9 sind zu 2 Knochen verschmolzen, dem Kreuz- und dem Steißbein, die restlichen sind beweglich und durch eine Reihe von Gelenken verbunden. Zwischen den einzelnen Wirbeln befinden sich die Bandscheiben, elastische Scheiben aus einem kräftigen Faserring und einem Gallertkern, die dem Bewegungsdruck nachgeben und Stöße abfedern. Bänder und Muskeln stabilisieren die Wirbelsäule und steuern ihre Beweglichkeit. Die Wirbelsäule dient auch als Schutz des Rückenmarks (s. S. 98).

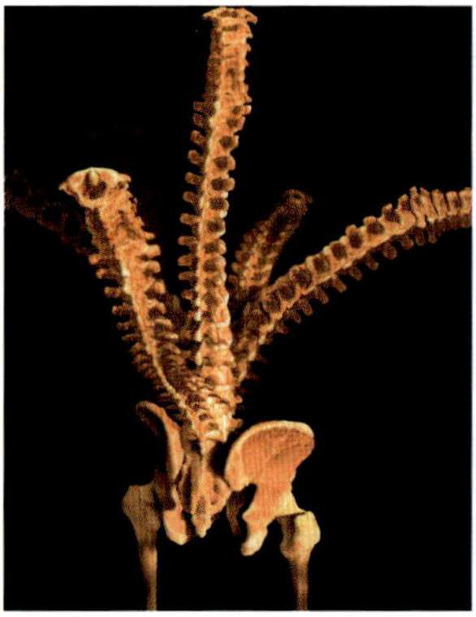

FLEXIBLE WIRBELSÄULE
Die Form der Wirbel erlaubt starke Vorwärts-, geringe Rückwärts- und Seitwärtsbeugungen und Drehungen.

ZUNGENBEIN

Das U-förmige Zungenbein sitzt am Zungengrund direkt über dem Kehlkopf. Es ist einer der Knochen des Körpers, die nicht mit einem anderen verbunden sind. Es wird durch Muskeln und Bänder in Position gehalten, die beidseitig mit den Griffelfortsätzen des Schläfenbeins verbunden sind. Das Zungenbein stabilisiert Muskelgruppen, die am Schluck- und Sprechvorgang beteiligt sind.

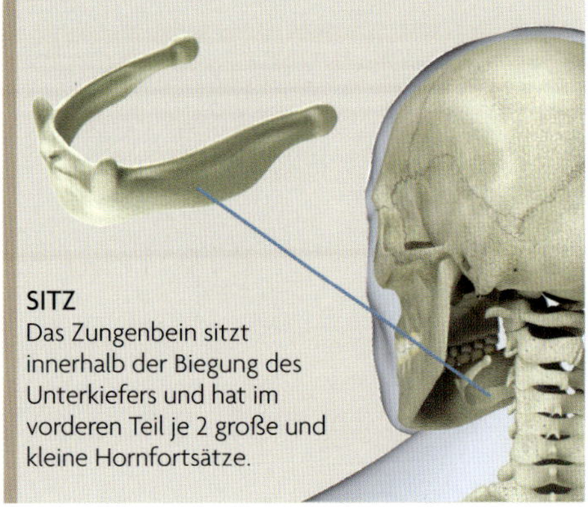

SITZ
Das Zungenbein sitzt innerhalb der Biegung des Unterkiefers und hat im vorderen Teil je 2 große und kleine Hornfortsätze.

Elastisches Band
Bänder zwischen den Dornfortsätzen sichern das Gleichgewicht und sparen Muskelarbeit.

Wirbelbogengelenk
Bestimmt den Grad der Beweglichkeit zwischen den Wirbeln

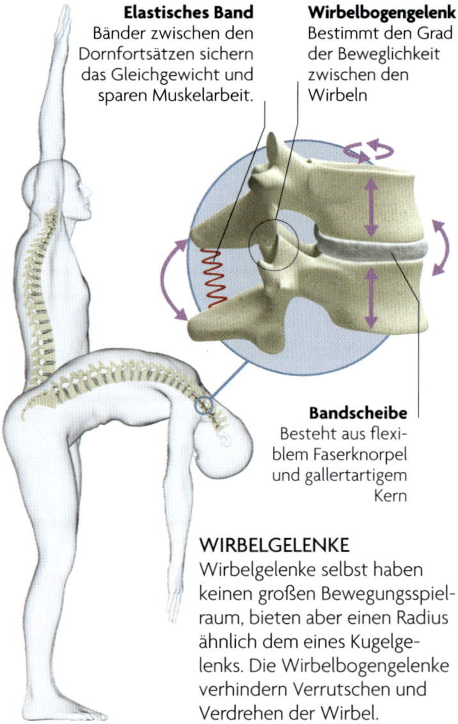

Bandscheibe
Besteht aus flexiblem Faserknorpel und gallertartigem Kern

WIRBELGELENKE
Wirbelgelenke selbst haben keinen großen Bewegungsspielraum, bieten aber einen Radius ähnlich dem eines Kugelgelenks. Die Wirbelbogengelenke verhindern Verrutschen und Verdrehen der Wirbel.

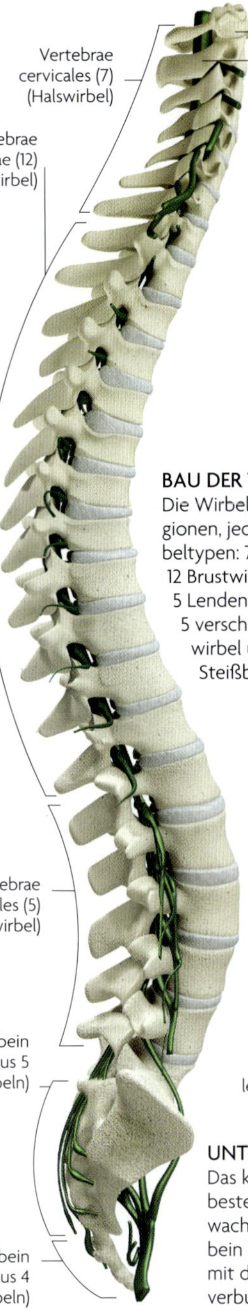

BAU DER WIRBELSÄULE

Die Wirbelsäule hat 5 Hauptregionen, jede mit eigenen Wirbeltypen: 7 Halswirbel (C1–C7), 12 Brustwirbel (T1–T12), 5 Lendenwirbel (L1–L5), 5 verschmolzene Kreuzbeinwirbel und 4 verschmolzene Steißbeinwirbel.

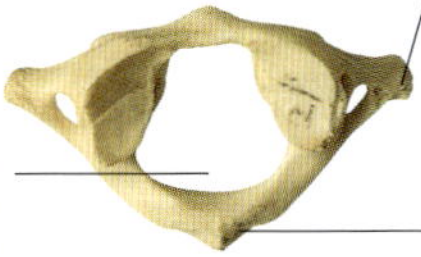

ATLAS

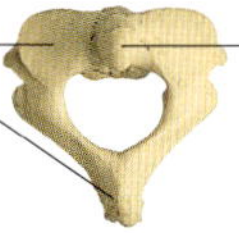

AXIS

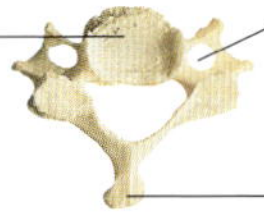

HALSWIRBEL

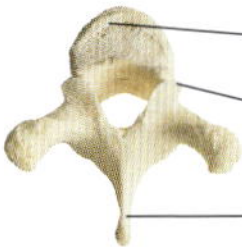

BRUSTWIRBEL

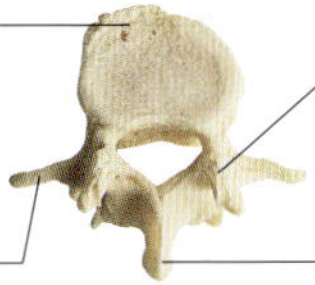

LENDENWIRBEL

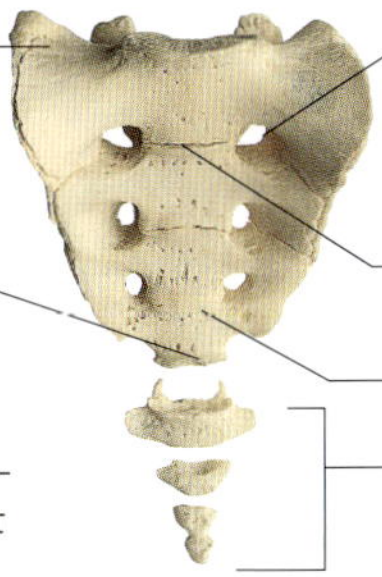

KREUZ- UND STEISSBEIN

UNTERE WIRBELSÄULE

Das keilförmige Kreuzbein besteht aus 5 zusammengewachsenen Wirbeln. Das Steißbein hat meist 4 Wirbel und ist mit dem Kreuzbein beweglich verbunden.

RIPPEN UND BECKEN

DIE RIPPEN UND HÜFTKNOCHEN (BECKEN) SCHÜTZEN LEBENSWICHTIGE BRUST- UND BAUCHORGANE UND ZEIGEN DIE DOPPELFUNKTION DES KNOCHENBAUS: STÜTZE UND SCHUTZ. AM BECKEN SIND BECKEN- UND OBERSCHENKELMUSKELN VERANKERT.

BRUSTKORB

Die meisten Menschen haben 12 Rippenpaare; bei etwa 5 Prozent sind es mehr. Alle Rippen sind hinten an der Wirbelsäule befestigt, die oberen 7 Paare »echter Rippen« zusätzlich durch Knorpel mit dem Brustbein verbunden. Die 2 bis 3 Paare »falscher Rippen« sind am Knorpel der Rippen darüber befestigt. Die verbleibenden enden frei, ohne Verbindung mit dem Brustbein.

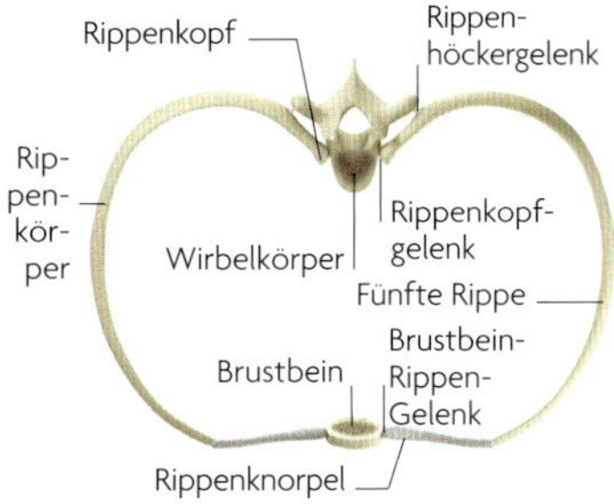

SCHUTZ LEBENSWICHTIGER ORGANE

Rippen, Brustwirbelsäule und Brustbein bilden einen »Käfig«, in dem innere Organe wie Herz und Lunge im Brustraum, Leber und Magen im Bauchraum Schutz finden.

BRUSTHÖHLE

Jede Rippe ist an zwei Stellen mit einem Brustwirbel verbunden. Knorpel verbinden die Rippen mit dem Brustbein; das ermöglicht eine Veränderung des Brusthöhlenvolumens während der Atmung.

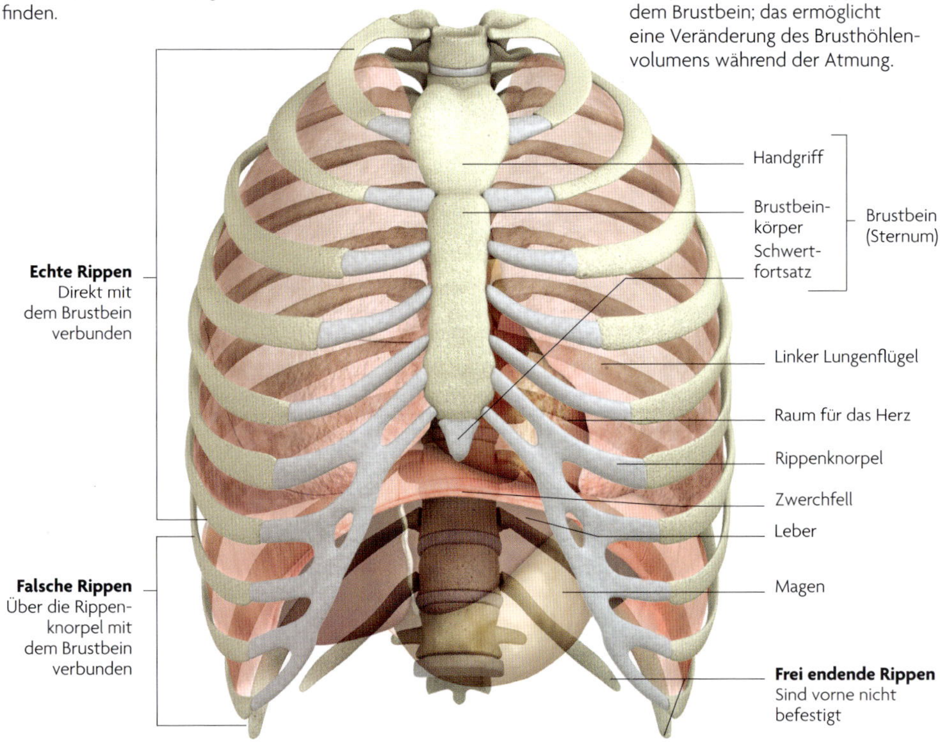

BECKEN

Oft als Hüftknochen bezeichnet, bildet der Beckengürtel eine Art Schale aus den beiden Hüftbeinen, dem keilförmigen Kreuzbein und dem Steißbein. Jedes Hüftbein besteht aus drei verschmolzenen Teilen: dem großen Darmbein, das die Hüften bildet, die man unter der Haut fühlen kann, dem Sitzbein im unteren Bereich des Beckens und dem Schambein darüber. Kreuz- und Hüftbein sind beiderseits mit den Iliosakralgelenken verbunden. Vorne stehen beide Hüftbeine durch die knorpelige Schambeinfuge in Verbindung. Die Beckenform ist bei Frauen flacher und breiter und bildet durch den größeren Abstand der Sitzbeine einen breiteren Auslass, damit ein Baby genügend Platz für die Passage durch den Geburtskanal hat.

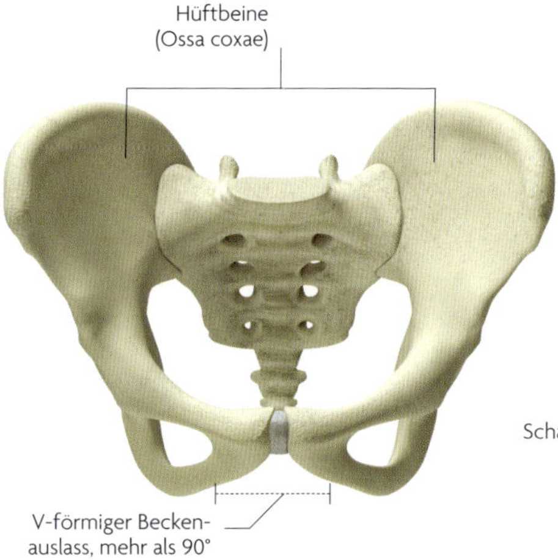

WEIBL. BECKEN VON VORNE

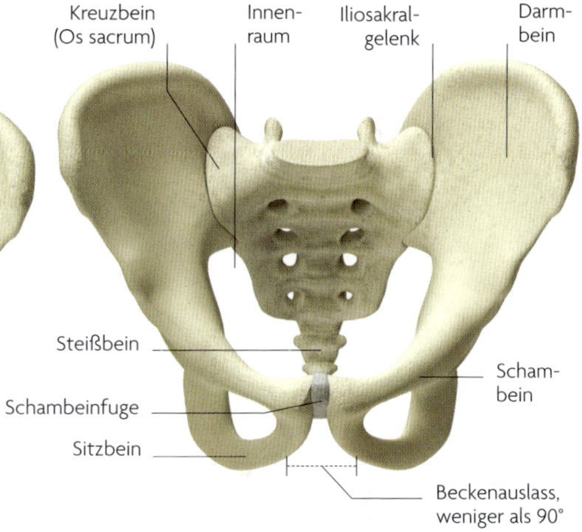

MÄNNL. BECKEN VON VORNE

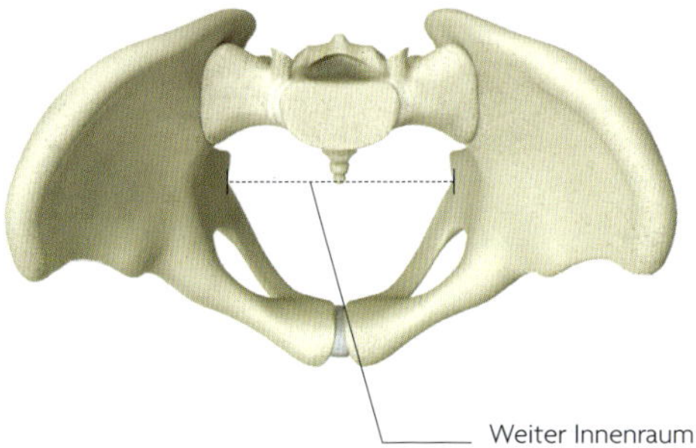

WEIBL. BECKEN VON OBEN

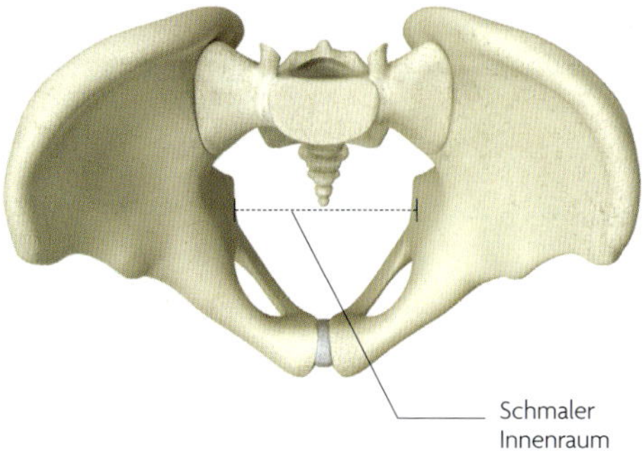

MÄNNL. BECKEN VON OBEN

HÄNDE UND FÜSSE

HÄNDE UND FÜSSE KOMMEN ZUSAMMEN AUF 106 KNOCHEN – ALLES IN ALLEM IST DAS MEHR ALS DIE HÄLFTE ALLER KNOCHEN DES KÖRPERS. ZUSAMMEN MIT DEN DAZUGEHÖRIGEN MUSKELN BILDEN SIE DIE GRUNDLAGE FÜR EINE KOORDINIERTE BEWEGUNG.

HANDGELENK UND HAND

Das Handgelenk besteht aus 8 Handwurzelknochen, je 4 in 2 Reihen. Sie sind durch flache Gelenke (s. S. 44) miteinander und durch das Handwurzelgelenk mit den Unterarmknochen verbunden. Die Handfläche birgt 5 Mittelhandknochen. Jeder dieser Knochen ist an seinem äußeren Ende mit einem Fingerknochen verbunden. Der Daumen besteht aus 2 Fingergelenken und die anderen 4 Finger aus je 3. Die gesamte Struktur wird von über 50 Muskeln bewegt, einschließlich einiger im Unterarm, um hohe Flexibilität und sorgfältiges Greifen zu ermöglichen.

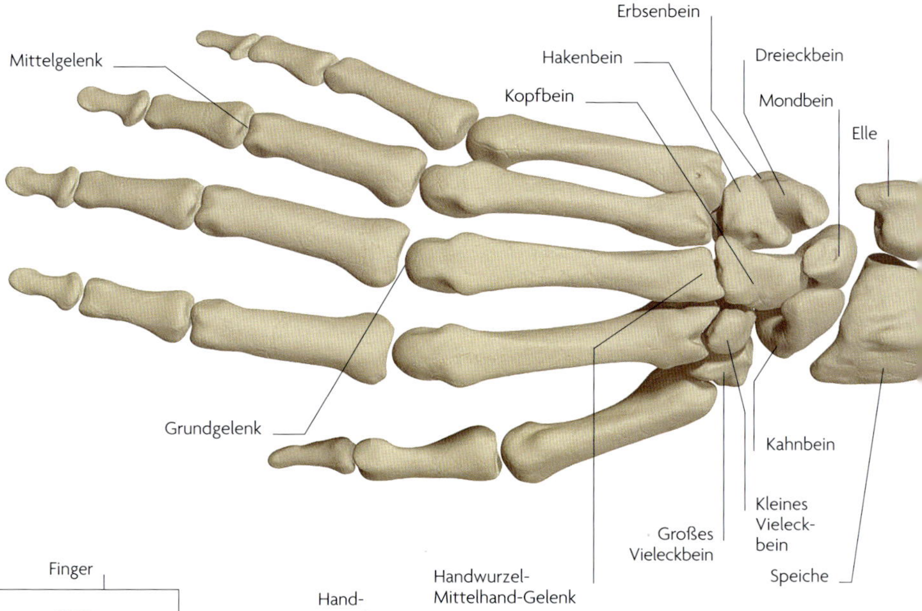

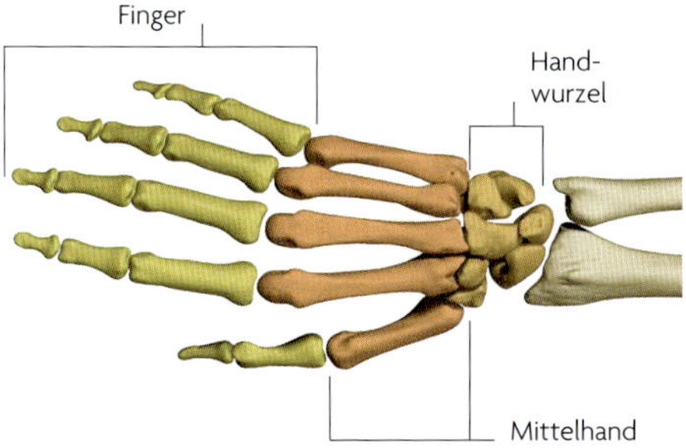

HANDKNOCHEN

Die drei Hauptgruppen der Handknochen sind Handwurzel (Carpus), Mittelhand (Metacarpus) und Finger (Phalanges oder Digiti).

FESSEL UND FUSS

Fessel und Fuß sind im Knochenbau analog zu Handgelenk und Hand, allerdings hat die Fußwurzel nur sieben Knochen. Die Struktur der Fessel- und Fußknochen ist kräftiger; so können sie trotz der Gewichtslast für Stabilität sorgen. Die Fußsohle wird durch die fünf Mittelfußknochen gestützt. Die Großzehe (Hallux) hat nur zwei Zehenknochen, die anderen Zehen haben je drei. Die Ferse wird vom Fersenbein (Calcaneus) gebildet.

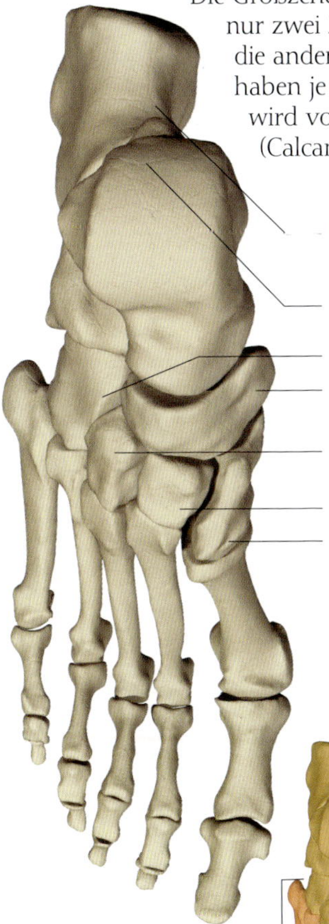

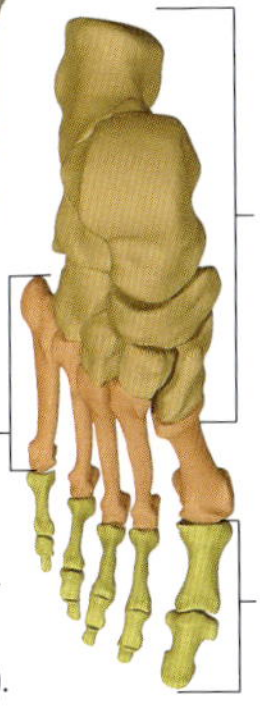

FUSSKNOCHEN

Die drei Hauptgruppen der Fußknochen: Fußwurzel (Tarsus), Mittelfuß (Metatarsus), Zehen (Digiti oder Phalanges).

BÄNDER

Die Bänder bestehen aus starkem Kollagenfasergewebe – ein starkes, elastisches Protein. Sie verbinden die Knochen an den Gelenken miteinander und halten sie in Position. Eine Vielzahl von Bändern verbinden die komplexen Hand- und Fußwurzelknochen. Jedes ist nach den Knochen, die es verbindet benannt, z. B. verbindet das Ligamentum calcaneofibulare das Fersenbein (Calcaneus) mit dem Wadenbein (Fibula).

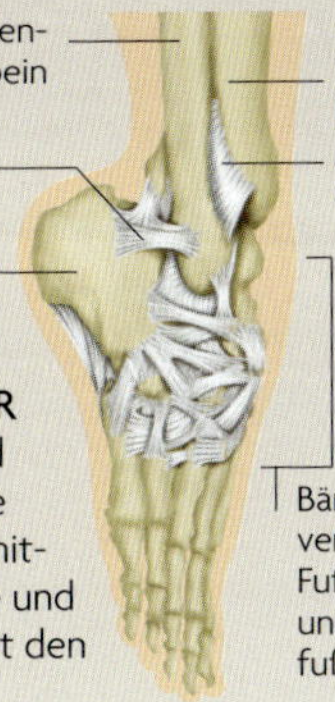

FUSSFESSELBÄNDER

Mehr als ein Dutzend Bänder verbinden die Fußwurzelknochen miteinander, mit Schien- und Wadenbein sowie mit den Mittelfußknochen.

DRUCK BEIM GEHEN

Mit jedem Schritt wird das Körpergewicht von der Ferse bis zur Fußspitze verlagert. Die Ferse trägt die Belastung beim Aufsetzen des Fußes. Das Gewicht wird auf den Rist verlagert, der das Gewicht an den Ballen und schließlich an die Großzehe zum Abstoßen vom Boden weitergibt.

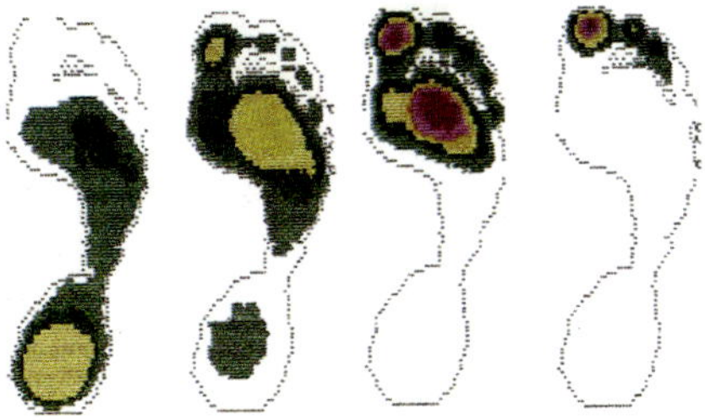

BELASTUNGSZONEN DES FUSSES

Diese Aufnahmen zeigen (von links nach rechts), wie sich das Körpergewicht beim Gehen von der Ferse über den Ballen zur Großzehe verlagert.

KNOCHENVERLETZUNGEN UND -ERKRANKUNGEN

KNOCHEN UND GELENKE SIND ANFÄLLIG FÜR BRÜCHE UND STÖRUNGEN WIE DURCH ABNUTZUNG ENTSTEHENDE ARTHROSE. KNOCHEN KÖNNEN DURCH OSTEOPOROSE GESCHWÄCHT WERDEN, UND GELENKE KÖNNEN VON ENTZÜNDUNGEN WIE RHEUMATOIDER ARTHRITIS BEFALLEN WERDEN.

BRÜCHE

Frakturen werden durch Aufprall, Kompression oder Dauerbelastung verursacht. Ein verschobener Bruch tritt auf, wenn die gebrochenen Stellen aus ihrer normalen Position gebracht wurden. Von einem Kompressionsbruch spricht man, wenn ein Bälkchenknochen, z. B. in den Wirbeln, einbricht. Ermüdungsbrüche werden durch anhaltende oder wiederholte Belastungen verursacht. Sie treten z. B. bei Langstreckenläufern oder älteren Menschen auf, bei denen bereits geringe Belastungen wie starker Husten zu Knochenbrüchen führen können. Nährstoffdefizite oder chronische Erkrankungen, die den Knochen porös machen, wie Osteoporose, erhöhen die Wahrscheinlichkeit eines Knochenbruchs. Bleibt der gebrochene Knochen unter der Haut, spricht man von einem geschlossenen oder einfachen Bruch; ragen die gebrochenen Knochenenden aus der Haut heraus, handelt es sich um einen offenen Bruch. Wenn dabei Schmutz in das Knochenmark eindringt, kann es zu einer Kontamination durch Mikroben kommen.

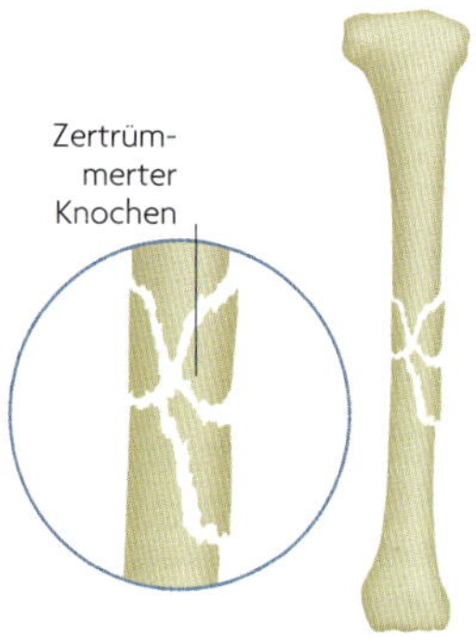

TRÜMMERBRUCH
Direkte Gewalteinwirkung kann einen Knochen in mehrere Fragmente zertrümmern. Diese Art Fraktur kommt oft bei Verkehrsunfällen vor.

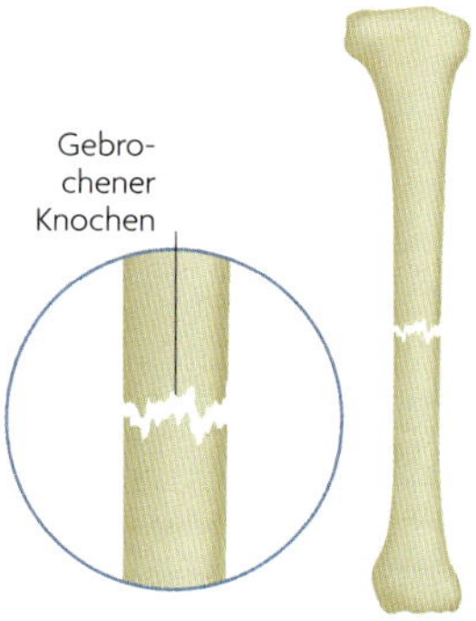

GLATTER BRUCH
Krafteinwirkung kann zu einem glatten Querbruch führen. Die Fraktur ist stabil, die Bruchstellen verschieben sich selten gegeneinander.

GRÜNHOLZ-FRAKTUR
Bruchstelle durch starkes Biegen. Ein typischer Bruch bei Kindern, deren Knochen noch sehr flexibel sind.

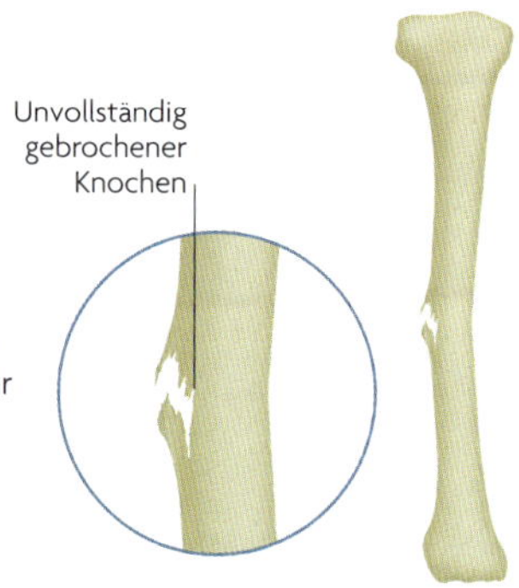

TORSIONS-FRAKTUR
Diagonal durch Knochenschaft laufender Bruch. Die gezackte Bruchstelle ist oft schwer wieder einzurichten.

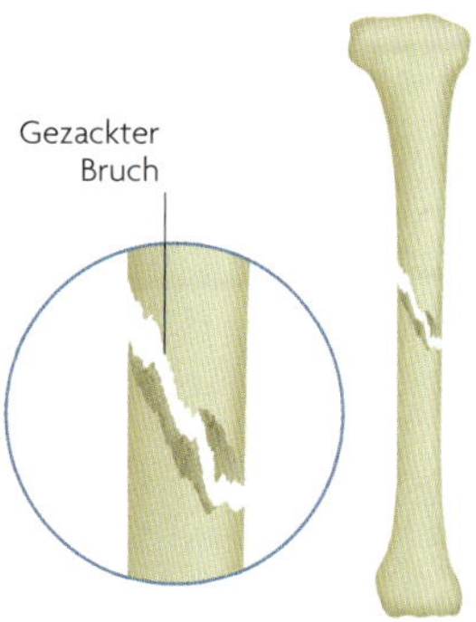

HEILUNG EINES KNOCHENBRUCHS

Der Knochen besteht aus aktivem Gewebe mit intensiver Blutversorgung und einem eigenen Reparaturmechanismus. Nach einer Fraktur gerinnt das Blut an der Bruchstelle wie bei jeder anderen Verletzung auch. Dann wird dort Fasergewebe gebildet, das sich schließlich zu neuem Knochengewebe verhärtet. Dennoch ist die ärztliche Behandlung erforderlich, um zu gewährleisten, dass der Reparaturprozess richtig verläuft. Befinden sich die gebrochenen Knochenstücke nicht mehr in der richtigen Position, muss der Knochen wieder eingerichtet werden, damit die Bruchstelle richtig zusammenwachsen kann.

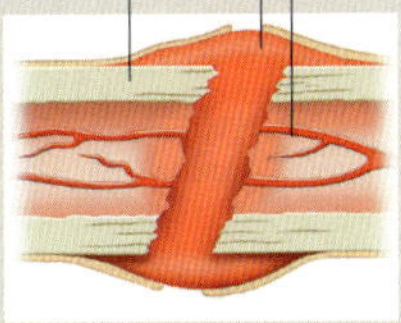

SOFORTREAKTION
Blut tritt aus Blutgefäßen aus und gerinnt. Weiße Blutkörperchen machen sich daran, zerstörte Zellen zu beseitigen.

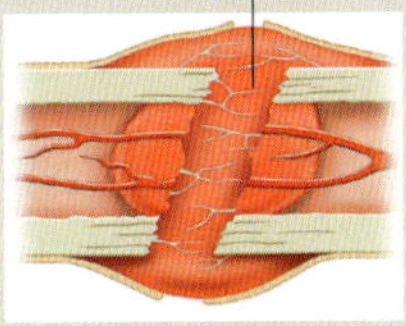

NACH EINIGEN TAGEN
Fibroblasten bilden neues Fasergewebe. Der Knochen ist jetzt durch einen Gipsverband oder eine Schiene ruhig gestellt.

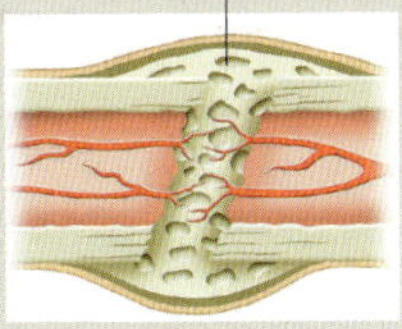

NACH 1–2 WOCHEN
Knochenbildende Zellen (Osteoplasten) vermehren sich und lagern sich in das Fasergewebe ein (Kallusbildung).

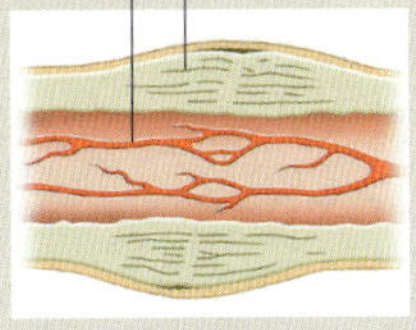

NACH 2–3 MONATEN
Die Blutgefäße wachsen wieder zusammen, der Kallus verhärtet sich. Der Knochen erhält wieder seine ursprüngliche Form.

BANDSCHEIBENVORFALL

Die kissenartigen Knorpelscheiben, die die angrenzenden Wirbel trennen, bestehen aus stabilem Faserring und gelartigem Kern. Unfall, Abnutzung, Verreißen oder starker Druck durch falsches Heben können ein Einreißen des äußeren Faserrings und Austritt von Teilen des Gallertkerns zur Folge haben. Der vorgewölbte Teil der Bandscheibe drückt auf die nahe gelegenen Spinalnervenwurzeln. Symptome sind dumpfer Schmerz, Muskelverspannung, Steifigkeit und Schmerzen des Rückens, Kribbeln, Taubheitsgefühl oder Schwäche in den Körperbereichen, die von den betroffenen Nerven versorgt werden.

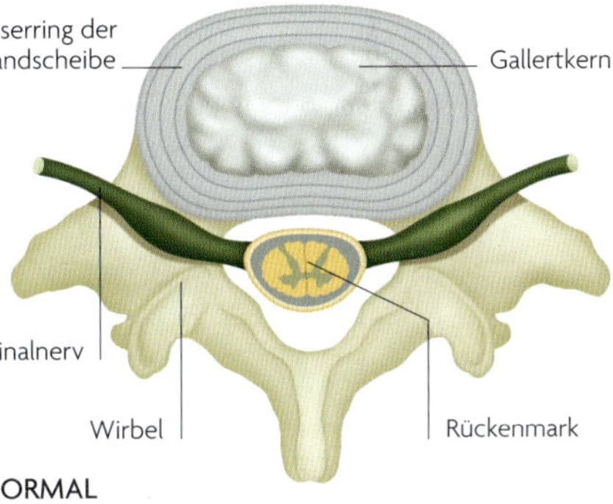

NORMAL
Der äußere Faserring der Bandscheibe ist intakt und schließt den Gallertkern vollkommen ein. Die Scheibe sitzt zwischen den Wirbelkörpern angrenzender Wirbel.

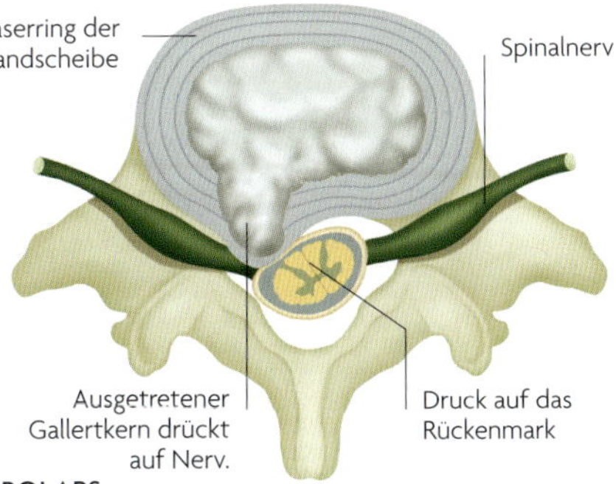

PROLAPS
An einer schwachen Stelle des Faserrings tritt der Gallertkern aus und drückt schmerzhaft auf den Spinalnerv, wenn die Bandscheibe zusammengepresst wird.

OSTEOPOROSE

Um Wachstum und Gesunderhaltung der Knochen zu gewährleisten, wird das Knochengewebe ständig ab- und wieder aufgebaut. Sexualhormone sind ausschlaggebend für diesen Prozess, und mit dem Nachlassen der Hormonproduktion im mittleren Alter wird das Knochengewebe bei beiden Geschlechtern merklich dünner und poröser. Bei Frauen fällt der Östrogenspiegel nach der Menopause stark ab, was die Osteoporose beschleunigen kann. Der Testosteronrückgang beim Mann erfolgt allmählich, weshalb Männer weniger zu Osteoporose neigen. Regelmäßige Bewegung ist wichtig für die Knochengesundheit. Die Entwicklung einer Osteoporose wird außerdem begünstigt durch Rauchen, Kortisonbehandlungen, rheumatoide Arthritis, Schilddrüsenüberfunktion und dauerhafte Nierenschäden. Bei Osteoporose können die Knochen leichter brechen.

NORMALE KNOCHENSTRUKTUR

Die äußere Knochenhaut umschließt die Knochenrinde, die aus einer Schicht kompakten Knochens besteht. Sie setzt sich zusammen aus Osteonen; das sind Lagen konzentrisch angeordneter, dicht gepackter Knochenlamellen und Osteozyten.

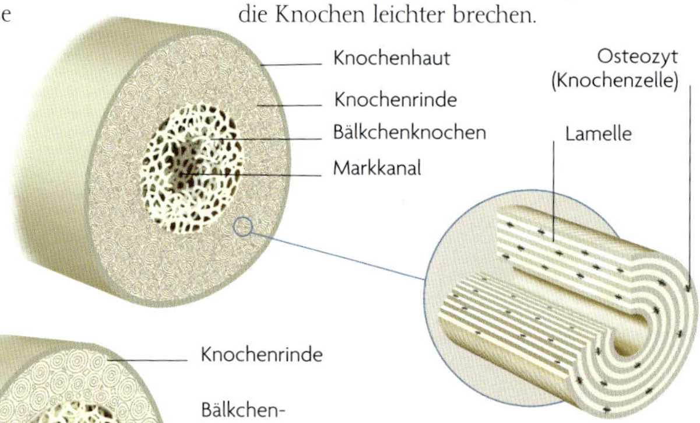

KNOCHENSTRUKTUR BEI OSTEOPOROSE

Die Mineraldichte (hauptsächlich Kalzium und Phosphor) ist von zwei Dritteln auf ein Drittel reduziert. Die Markkanäle sind erweitert und Lücken in den Lamellen tragen zu einer höheren Brüchigkeit bei.

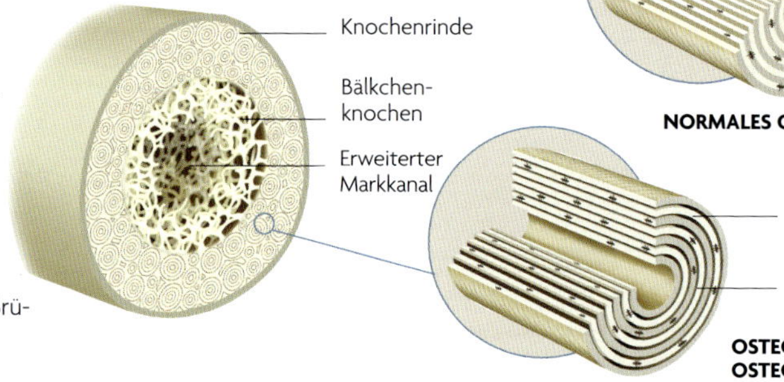

URSACHEN DER OSTEOPOROSE

Knochengewebe wird durch die Einlagerung von Mineralien (hauptsächlich Kalzium) in ein Gerüst aus Kollagenfasern gebildet. Es wird ständig ab- und wieder aufgebaut, um Wachstum und Reparatur zu ermöglichen. Die Osteoporose tritt auf, wenn der Knochenabbau schneller als der Knochenaufbau erfolgt.

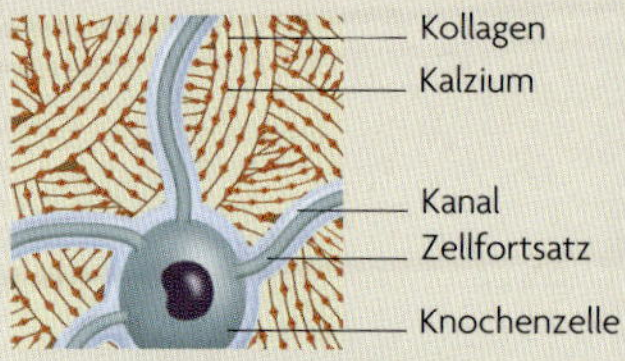

GESUNDER KNOCHEN
Osteozyten bilden Kollagenfasern und unterstützen Kalziumeinlagerung. Das Kalzium bewegt sich hormongesteuert in Kanälen zwischen Knochen und Blut.

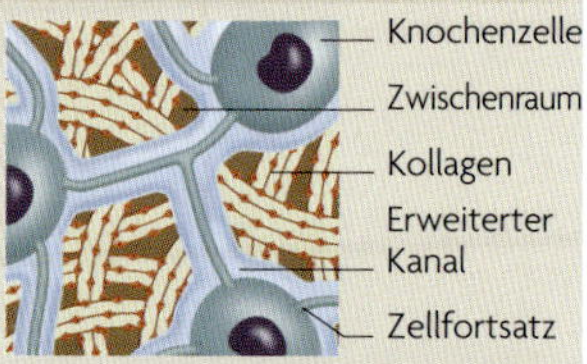

KNOCHEN BEI OSTEOPOROSE
Kollagengerüst und Mineralien werden schneller ab- als wieder aufgebaut. Die Kanäle weiten sich, Zwischenräume entstehen, der Knochen wird poröser.

BÄNDERVERLETZUNGEN

Bänder bestehen aus kräftigem, flexiblem Fasergewebe und verbinden die Knochenenden, die ein Gelenk bilden. Bei einer heftigen Bewegung können die Fasern eines Bands überdehnt werden oder reißen. Dann kommt es zu Schwellungen, Schmerz und Muskelkrämpfen. »Verstauchungen« kommen gewöhnlich durch den Anriss eines Bands zustande. Ruhe, Kühlung, Kompression und Hochlagerung des Gelenks sind die üblichen Behandlungsmethoden. Schwere Verletzungen können zu Instabilität oder Verschiebung des Gelenks führen.

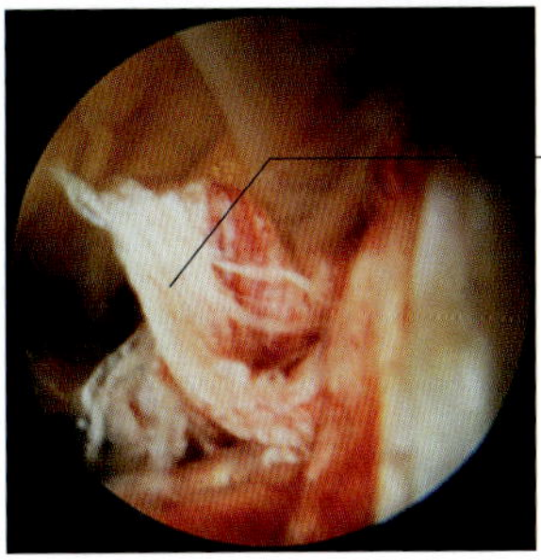

FASERN EINES BANDS
Ein Blick durchs Arthroskop zeigt die gerissenen Fasern des vorderen Kreuzbands im Knie – eine übliche Laufsportverletzung.

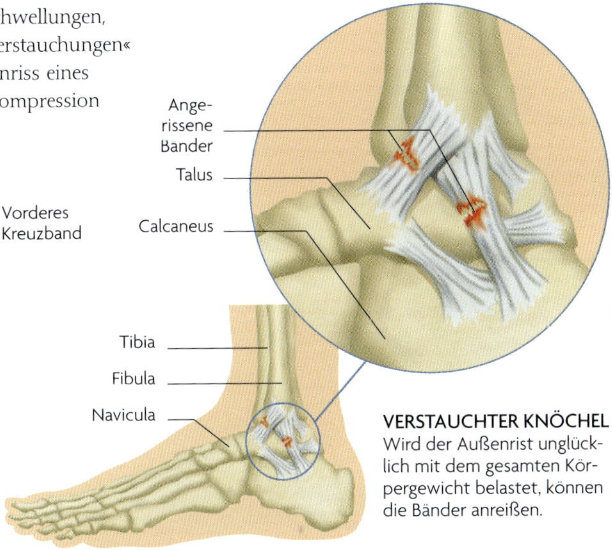

VERSTAUCHTER KNÖCHEL
Wird der Außenrist unglücklich mit dem gesamten Körpergewicht belastet, können die Bänder anreißen.

KNORPELRISS

Die Menisken sind fast sichelförmig und bestehen aus kräftigem Faserknorpel. Die Knorpelscheiben liegen zwischen dem unteren Ende des Femurs und dem oberen Ende der Tibia. Der mediale Meniskus findet sich an der Innen-, der laterale an der Außenseite des Knies. Die Menisken stabilisieren das Gelenk, unterstützen dessen gestreckte Position beim Stehen und schützen die Knochen. Sie können durch eine schnelle Drehbewegung des Knies, oft beim Sport, gequetscht werden oder reißen. Bei Schmerzen kann beschädigter Knorpel chirurgisch entfernt werden.

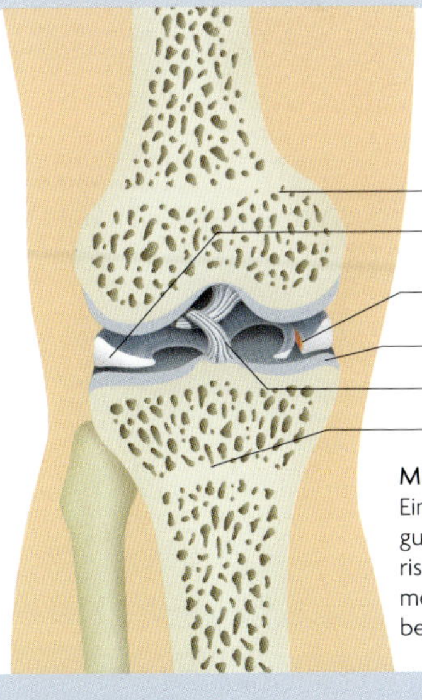

MENISKUSRISS
Eine plötzliche Drehbewegung kann einen Meniskusriss verursachen. Hier ist der mediale Meniskus (innen) betroffen.

ARTHROSE

Die Arthrose wird oft mit der rheumatoiden Arthritis verwechselt; sie unterscheiden sich aber in Ursache und Verlauf. Die Arthrose kann als lokale Verschleißerscheinung auch nur ein einzelnes Gelenk betreffen, das sich gelegentlich schmerzhaft entzündet. Die Degeneration kann durch angeborene Defekte, Verletzungen oder Übergewicht beschleunigt werden. Weil der Knorpel mit zunehmendem Alter dem normalen Verschleiß unterliegt, sind viele Menschen über 60 von einer leichten Arthrose betroffen. Typische Symptome sind Schmerzen und Schwellungen, die bei Bewegung stärker werden, anfängliche Steifigkeit nach längerer Ruhe, Bewegungseinschränkung, »knackende« Gelenke bei Bewegung und Begleitschmerzen, die an anderer Stelle auf dem gleichen Nervenpfad auftreten.

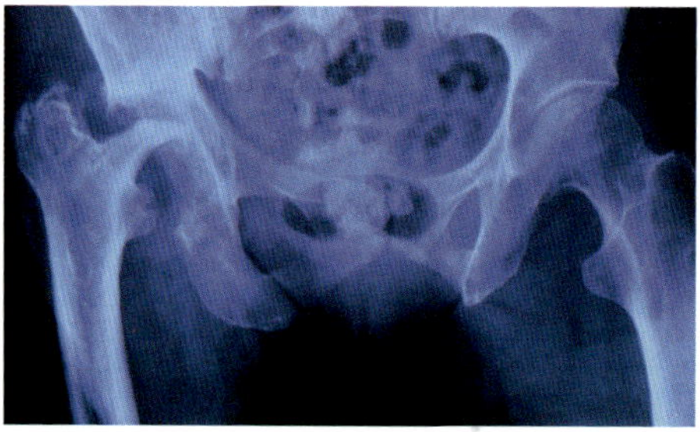

HÜFTARTHROSE (COXARTHROSE)
Die rechte Hüfte (im Bild links) ist durch Arthrose stark erodiert. Der normalerweise runde Femurkopf ist abgeflacht.

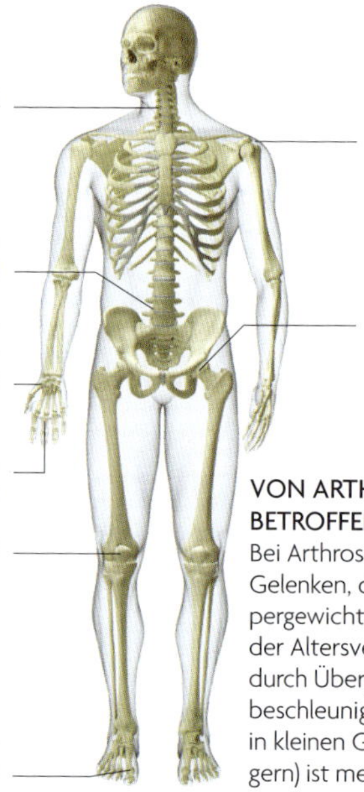

VON ARTHROSE BETROFFENE STELLEN
Bei Arthrose an großen Gelenken, die das Körpergewicht tragen, wird der Altersverschleiß durch Übergewicht beschleunigt. Arthrose in kleinen Gelenken (Fingern) ist meist erblich.

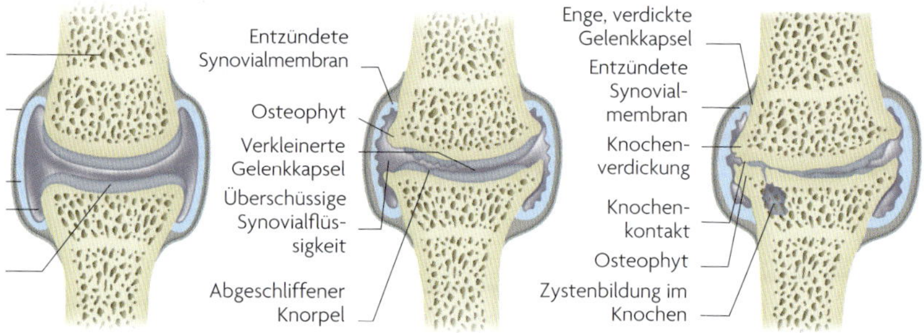

GESUNDES GELENK
Die Gelenkknorpel um die Knochenenden sind weich und nachgiebig. Durch die Synovialflüssigkeit »geschmiert«, gleiten sie mit minimaler Reibung aneinander vorbei.

ARTHROSE IM FRÜHSTADIUM
Die Gelenkknorpel wird dünn, zeigt Fissuren an der Oberfläche. Knochenneubildungen (Osteophyten) entstehen, die entzündete Synovialmembran produziert vermehrt Flüssigkeit.

SPÄTERES STADIUM
In schweren Fällen erodieren Knochen und Knorpel. Die Knochen reiben aneinander, werden dick und deformiert und verursachen starke Schmerzen. Die Gelenkkapsel wird dicker.

RHEUMATOIDE ARTHRITIS

Die rheumatoide Arthritis entwickelt sich, wenn das Immunsystem Antikörper produziert, die etwa die Synovialmembran in den Gelenken angreift. Die Gelenke schwellen an und deformieren im weiteren Verlauf, was zu Schmerzen und Bewegungseinschränkung führt. Allgemeine Anfangssymptome sind Fieber, blasse Haut und Schwäche. Typischerweise sind viele der kleinen Finger- oder Zehengelenke symmetrisch auf beiden Seiten entzündet. Es können sich kleine, nicht schmerzhafte »Rheumaknoten« (Ansammlung entzündeter Gewebszellen) bilden, und die Haut über dem Gelenk ist dünn und empfindlich. Die Erkrankung kann schubweise auftreten und zwischendurch immer wieder abklingen. Die Diagnose wird durch den Nachweis bestimmter Antikörper im Blut, den »Rheumafaktor« (RF), gestützt. Die Krankheit kann selbst Augen, Haut, Herz, Nerven und Lungen befallen.

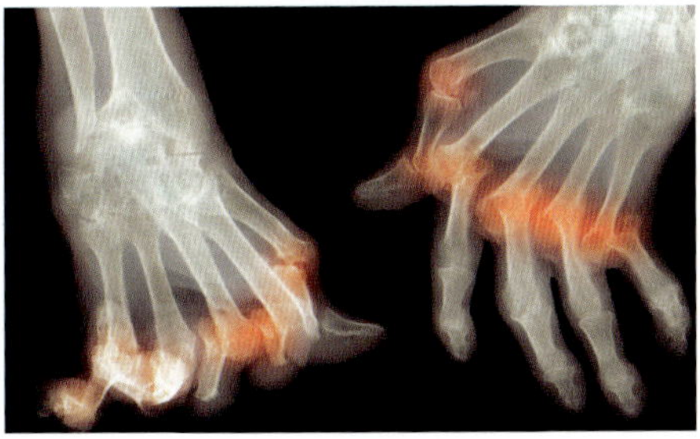

GELENKENTZÜNDUNG

Im Röntgenbild sind die Mittelgelenke der Finger durch rheumatoide Arthritis stark geschädigt (rot). Die Entzündung der Gelenke bewirkt die unnatürliche Krümmung der Finger.

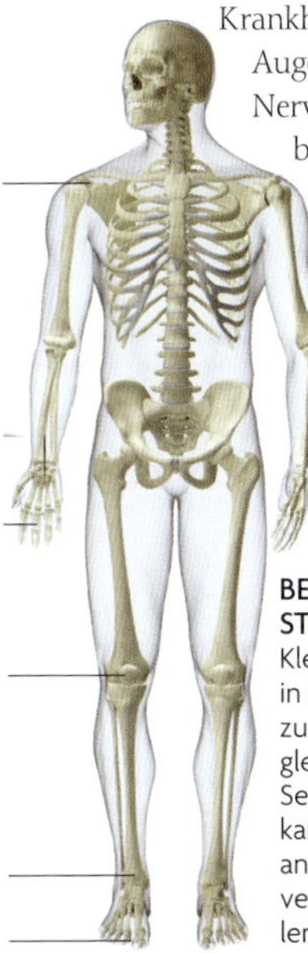

BETROFFENE STELLEN

Kleinere Gelenke, speziell in den Fingern, sind oft zuerst betroffen, meist gleichzeitig auf beiden Seiten. Die Entzündung kann sich dann auf andere, größere Gelenke verlagern, wie Handgelenk oder Schulter.

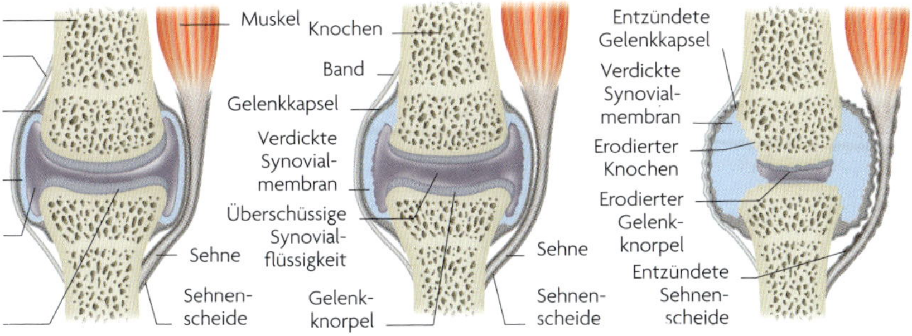

GESUNDES GELENK

Der Knorpel ist geschmeidig und intakt. Bänder geben Stabilität und Sehnen gleiten in den Sehnenscheiden durch die Muskeln.

FRÜHE RHEUMATOIDE ARTHRITIS

Die Synovialmembran entzündet sich, wird dicker und produziert schließlich überschüssige Flüssigkeit, die sich ansammelt.

SPÄTERES STADIUM

Wenn sich die Synovialmembran verdickt, erodieren die Knochenenden. Gelenkkapsel und Sehnenscheide entzünden sich.

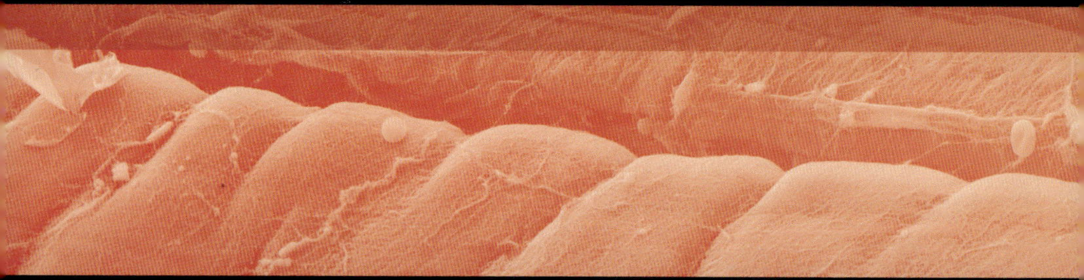

DIE MUSKULATUR ERMÖGLICHT ENDLOS VIELE BEWEGUNGEN, BEI DENEN DIE MUSKELN IN GRUPPEN KOORDINIERT ZUSAMMENARBEITEN. DAS MUSKELGEWEBE ERMÖGLICHT ÄUSSERE BEWEGUNGSABLÄUFE, IST ABER AUCH DER MOTOR FÜR INNERE PROZESSE, VOM HERZSCHLAG ÜBER DIE NAHRUNGSBEFÖRDERUNG DURCH DIE DARMPASSAGE BIS HIN ZUR SCHARFSTELLUNG DES AUGES. NUR DURCH REGELMÄSSIGE BEWEGUNG BLEIBT DIE MUSKULATUR KRÄFTIG UND FUNKTIONSTÜCHTIG. OHNE DAS NERVENSYSTEM, DAS IHRE AKTIVITÄTEN KOORDINIERT, SIND DIE MUSKELN JEDOCH HILFLOS.

MUSKULATUR

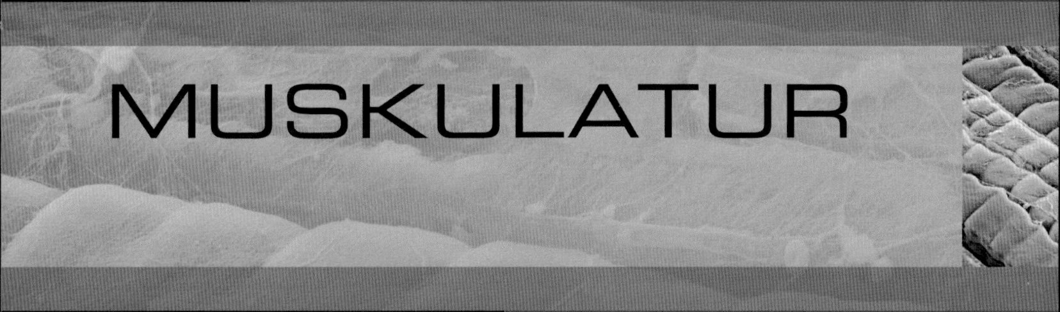

DIE MUSKELN DES KÖRPERS

MUSKELN SIND FÜR DIE BEWEGUNG ZUSTÄNDIG. SIE ERREICHEN DIES, INDEM SIE DURCH ZUSAMMENZIEHEN DEN KNOCHEN BEWEGEN, AN DEM SIE ANLIEGEN.

Der menschliche Köper hat ungefähr 640 Muskeln, die beim Mann rund zwei Fünftel des Gesamtgewichts ausmachen; bei der Frau ist der Anteil etwas geringer. Ein typischer Muskel umspannt ein Gelenk und verjüngt sich an beiden Enden zu einer faserigen Sehne, die an einem Knochen verankert ist. Einige Muskeln sind geteilt und liegen an verschiedenen Knochen an. Die oberflächlichen Muskeln direkt unter der Haut sind hier auf der linken Seite eines männlichen Körpers dargestellt. Auf der rechten Seite sind die mittleren und tieferen Schichten zu sehen.

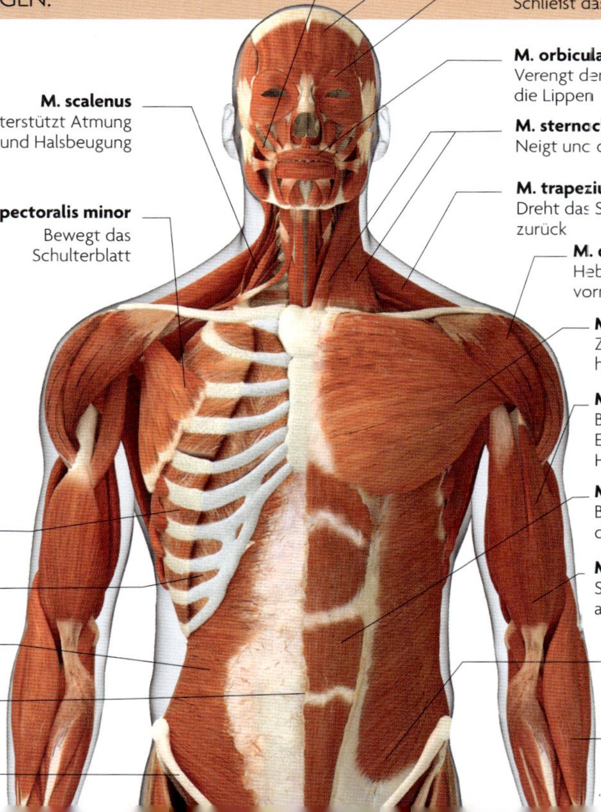

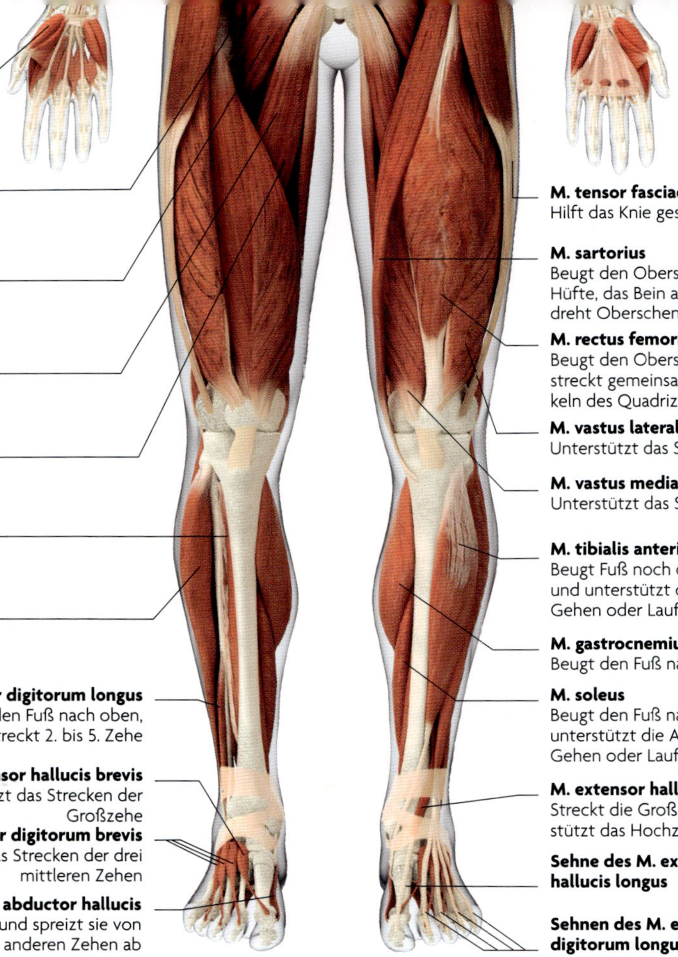
M. abductor pollicis brevis
Öffnet den Daumen nach außen, weg von den Fingern
M. iliopsoas
Beugt den Oberschenkel
M. pectineus
Beugt und zieht den Oberschenkel zum Körper
M. adductor brevis
Dreht und zieht den Oberschenkel einwärts zum Körper
M. adductor longus
Dreht und zieht den Oberschenkel einwärts zum Körper
M. peroneus brevis
Beugt den Fuß nach unten, verhindert Einwärtsdrehung
M. peroneus longus
Beugt den Fuß nach unten und dreht ihn nach außen
M. extensor digitorum longus
Beugt den Fuß nach oben, streckt 2. bis 5. Zehe
M. extensor hallucis brevis
Unterstützt das Strecken der Großzehe
M. extensor digitorum brevis
Unterstützt das Strecken der drei mittleren Zehen
M. abductor hallucis
Beugt die Großzehe und spreizt sie von den anderen Zehen ab
M. tensor fasciae latae
Hilft das Knie gestreckt zu halten
M. sartorius
Beugt den Oberschenkel an der Hüfte, das Bein am Kniegelenk, dreht Oberschenkel nach außen
M. rectus femoris
Beugt den Oberschenkel zur Hüfte, streckt gemeinsam mit anderen Muskeln des Quadrizeps das Kniegelenk
M. vastus lateralis
Unterstützt das Strecken des Knies
M. vastus medialis
Unterstützt das Strecken des Knies
M. tibialis anterior
Beugt Fuß noch oben und einwärts und unterstützt den Rist beim Gehen oder Laufen
M. gastrocnemius
Beugt den Fuß nach unten
M. soleus
Beugt den Fuß nach unten und unterstützt die Abstoßung beim Gehen oder Laufen
M. extensor hallucis longus
Streckt die Großzehe und unterstützt das Hochziehen des Fußes
Sehne des M. extensor hallucis longus
Sehnen des M. extensor digitorum longus

Einige Muskeln sind nach ihrer Form benannt, andere nach ihren Verbindungen mit den Knochen. Die Musculi intercostales befinden sich zwischen (inter) den Rippen (costae). Flexoren beugen die Extremitäten an den Gelenken, während ihre Gegenspieler, die Extensoren, die Gelenke strecken. Abduktoren bewirken eine Bewegung von der Mittellinie des Körpers weg (z. B. Ausstrecken des Arms). Ihre Gegenspieler heißen Adduktoren und führen die Bewegung zur Mittellinie des Körpers hin. Im Bild sind die oberflächlichen Muskeln auf der rechten Seite dargestellt und die tiefer gelegenen auf der linken.

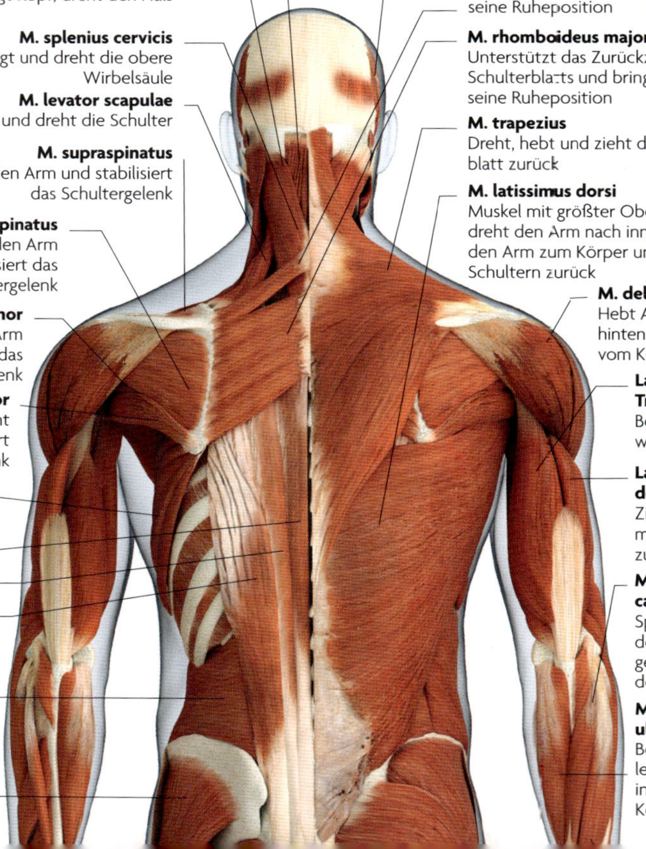

MUSKELGEWEBE

Im Körper gibt es drei Hauptarten von Muskelgewebe. »Muskeln« im allgemeinen Sprachgebrauch sind die Skelettmuskeln. Die meisten sind mit dem Knochen verbunden und sorgen für die Bewegung des Körpers. Sie unterliegen der Willkürmotorik, wir können sie bewusst steuern. Die zweite Art ist die Organmuskulatur, z. B. in Magen und Luftwegen. Sie unterliegt dem autonomen Nervensystem. Die dritte Form, die Herzmuskulatur, kommt ausschließlich im Herzen vor.

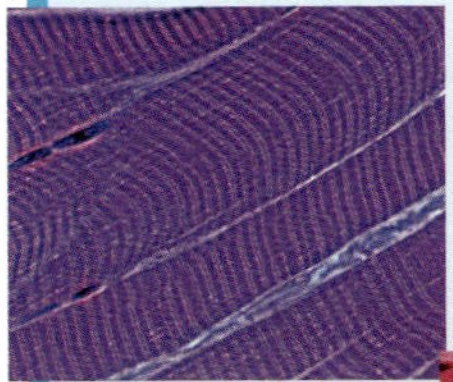

SKELETTMUSKEL
Die mikroskopische Ansicht lässt die quergestreifte Struktur erkennen, die durch die Anordnung der Muskelfibrillen entsteht.

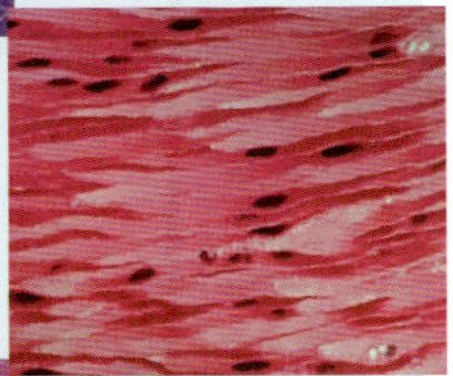

GLATTER MUSKEL
Das Lichtmikroskop zeigt die spitz zulaufenden Muskelzellen mit dunklen Kernen.

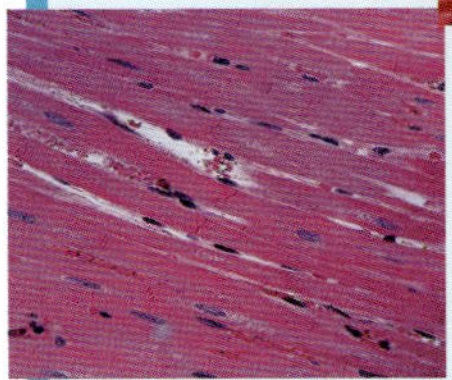

HERZMUSKEL
Die Fasern des Herzmuskels sind kurz und verzweigt, oft Y- oder V-förmig, mit »Glanzstreifen« verknüpft.

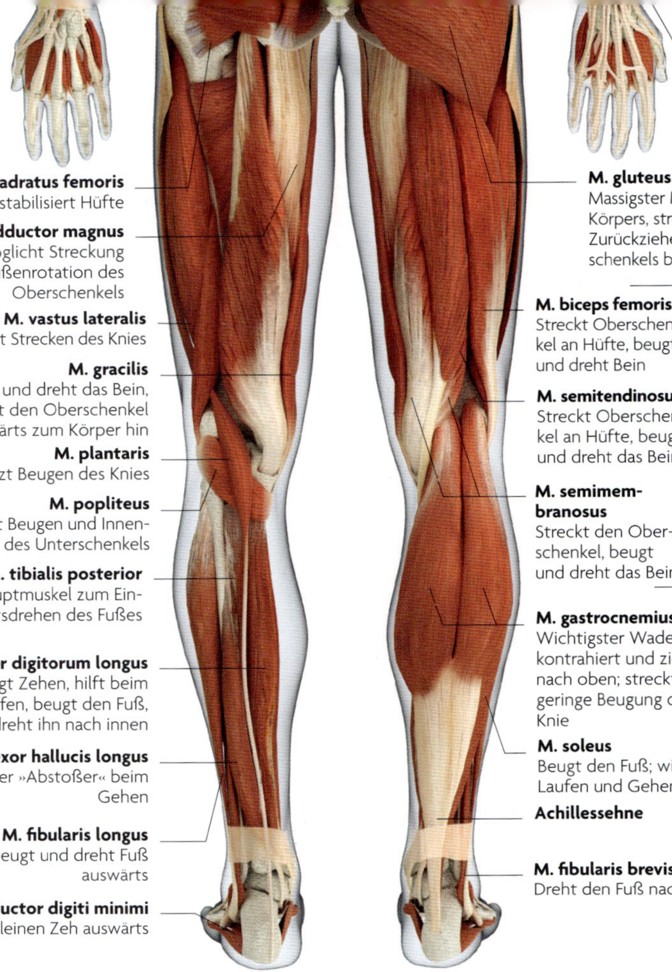

GESICHTS-, KOPF- UND HALSMUSKULATUR

DIE GESICHTS-, KOPF- UND HALSMUSKELN ARBEITEN IN ENGER ABSTIMMUNG. SIE STABILISIEREN DEN KOPF UND BEWEGEN TEILE DES GESICHTS. DIE HOCHKOMPLEXE MUSKULATUR ERMÖGLICHT EINE VIELZAHL VERSCHIEDENER GESICHTSAUSDRÜCKE.

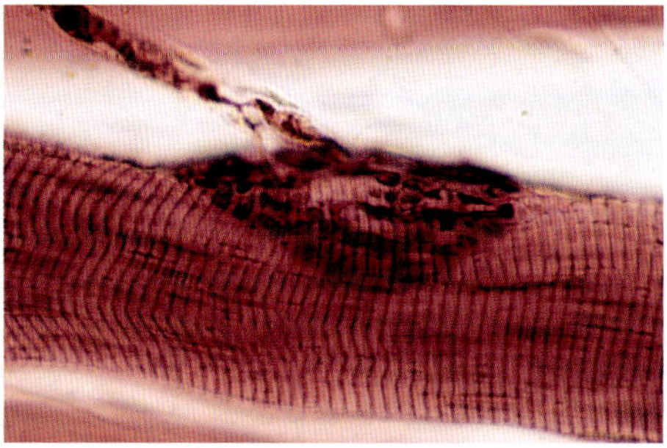

VERBINDUNG VON NERV UND MUSKEL
Die motorische Endplatte der Nervenfaser (Mitte) bildet die Verbindung zur Muskelfaser; dort wird die Erregung übertragen.

GESICHTSMUSKULATUR

Einige Gesichtsmuskeln sind fest mit Knochen verbunden, andere mit Sehnen oder dünnen Sehnenplatten, den Aponeurosen. Daher gibt es im Gesicht auch direkte Muskelverbindungen. Ein Ende vieler dieser Muskeln ist in tiefere Hautschichten eingebettet. Deshalb können sogar leichteste Muskelkontraktionen die Gesichtshaut bewegen und damit einen gewissen Ausdruck oder eine bestimmte Emotion darstellen. Alle mimischen Muskeln werden vom Fazialisnerv, dem VII. Hirnnerv (s. S. 102), kontrolliert.

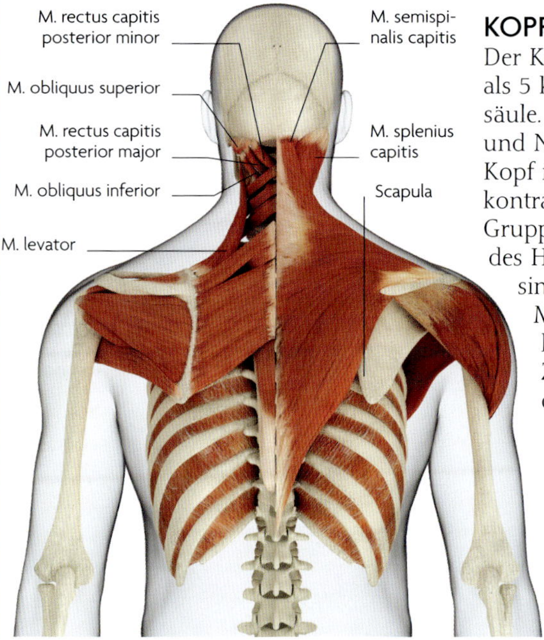

KOPF- UND HALSMUSKELN

Der Kopf eines Erwachsenen wiegt mehr als 5 kg und »balanciert« auf der Wirbelsäule. Starke Muskeln in Hals, Schultern und Nacken sind ständig aktiv, um den Kopf im Gleichgewicht zu halten. Sie kontrahieren in aufeinander abgestimmten Gruppen, um die komplexen Bewegungen des Halses zu ermöglichen. Diese Muskeln sind auch für Gesichtsausdruck und Mimik mitverantwortlich, z.B. für das leichte Neigen des Kopfs, um Zweifel auszudrücken, Kopfschütteln oder Nicken.

RÜCKENMUSKELN
Die Muskulatur in Schultern und Nacken stützt den Kopf. Die Rückenmuskeln, die an den Schulterblättern verankert sind, stabilisieren die Schultern.

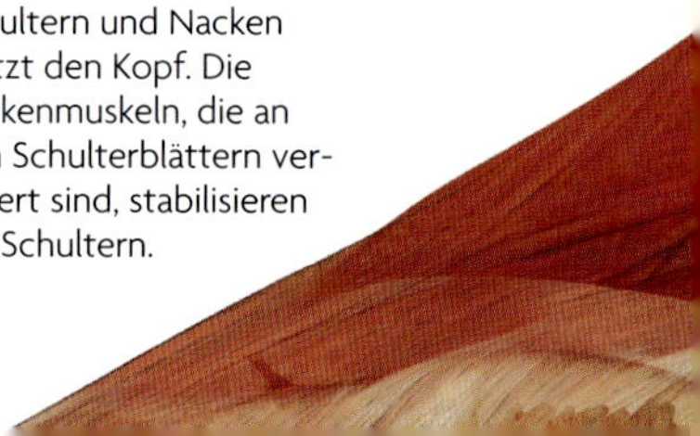

GESICHTS- UND HALSMUSKELN

Ineinander verflochtene Muskeln um die Lippen herum spielen eine Rolle beim Sprechen, Essen, Trinken und bei der Mimik. Einige Gesichtsmuskeln fungieren als Schließmuskeln, z. B. für Augen und Mund.

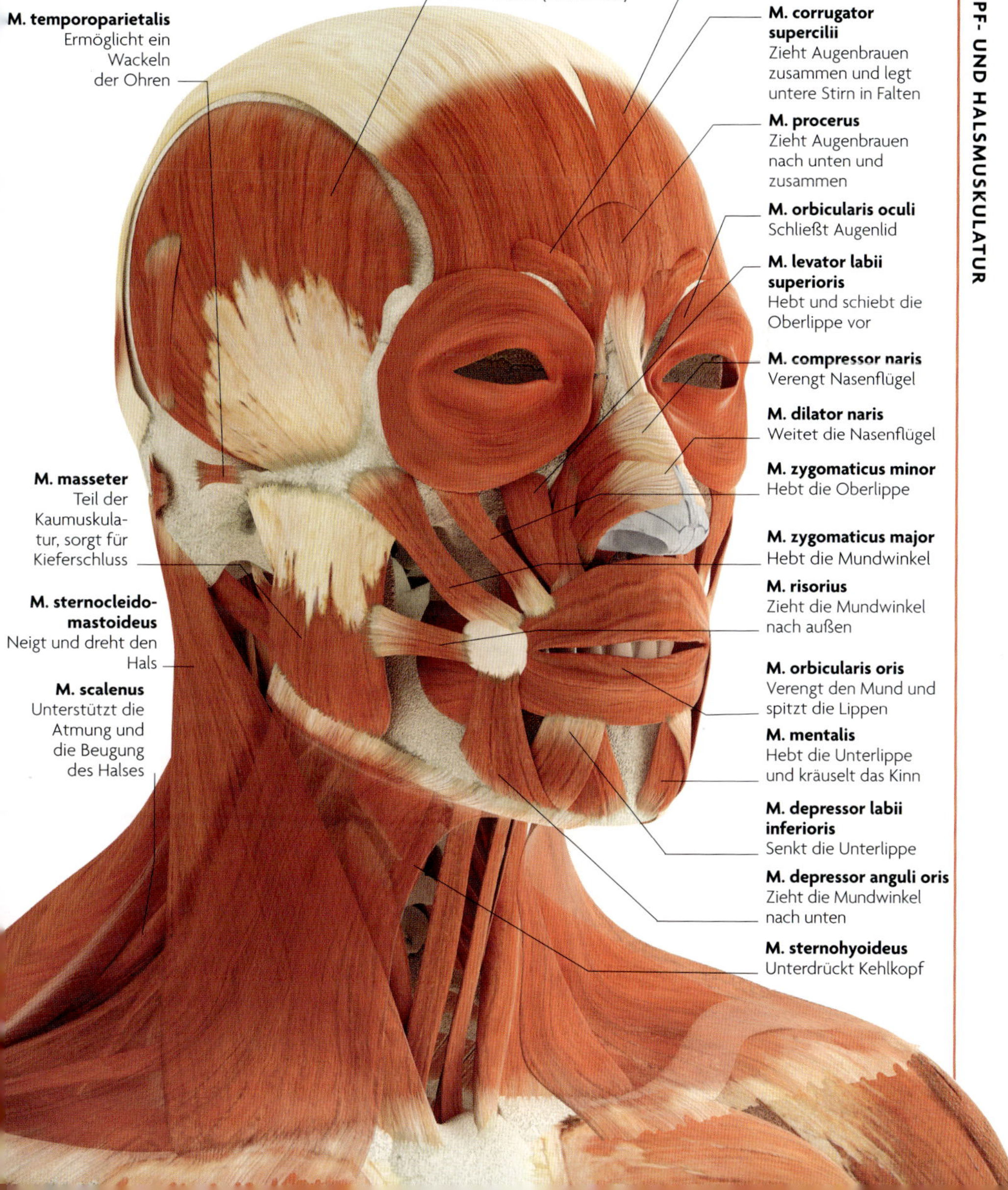

MUSKELN UND SEHNEN

MUSKELN KÖNNEN SICH NUR ZUSAMMENZIEHEN UND VERKÜRZEN. SIE VERLÄNGERN UND ENTSPANNEN SICH AUFGRUND DER AKTIVITÄT ANDERER MUSKELN. DURCH KONTRAKTION DER SKELETTMUSKELN UND SEHNEN WIRD DER KÖRPER BEWEGT.

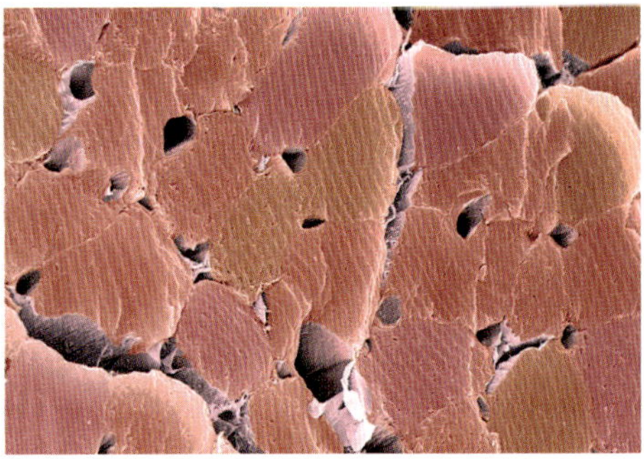

QUERGESTREIFTER MUSKEL
Die Aufnahme zeigt den Querschnitt durch einen Skelettmuskel. Zwischen den Faserbündeln kann man die Kapillaren erkennen (dunkle Stellen).

AUFBAU EINES MUSKELS

Skelettmuskeln bestehen aus dicht gepackten Gruppen von extrem langen Zellen, den Muskelfasern, die in Faserbündeln zusammengefasst sind. Eine solche Muskelzelle ist 2–3 cm lang bei einem Durchmesser von 0,05 mm und besteht aus noch kleineren Fasern, den Myofibrillen. Diese enthalten dicke und dünne Myofilamente, die hauptsächlich aus den Proteinen Aktin und Myosin bestehen. Zahlreiche Kapillaren versorgen den Muskel mit Sauerstoff und Glukose; beides braucht er für die Kontraktion.

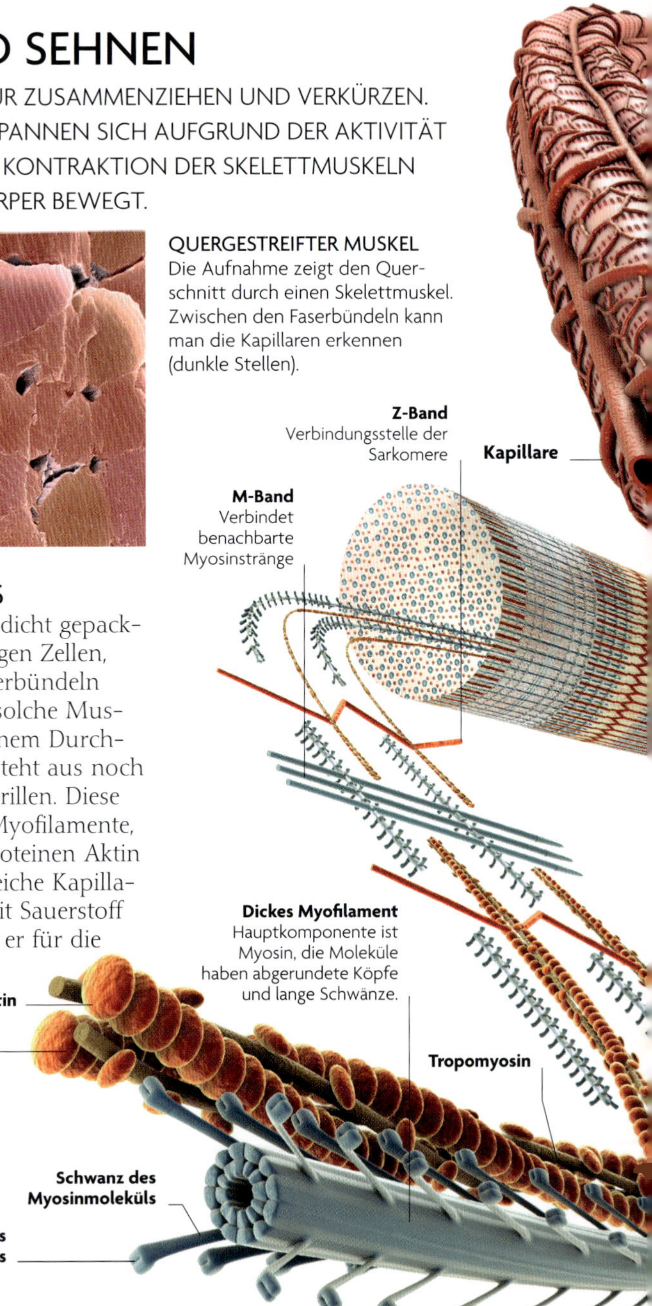

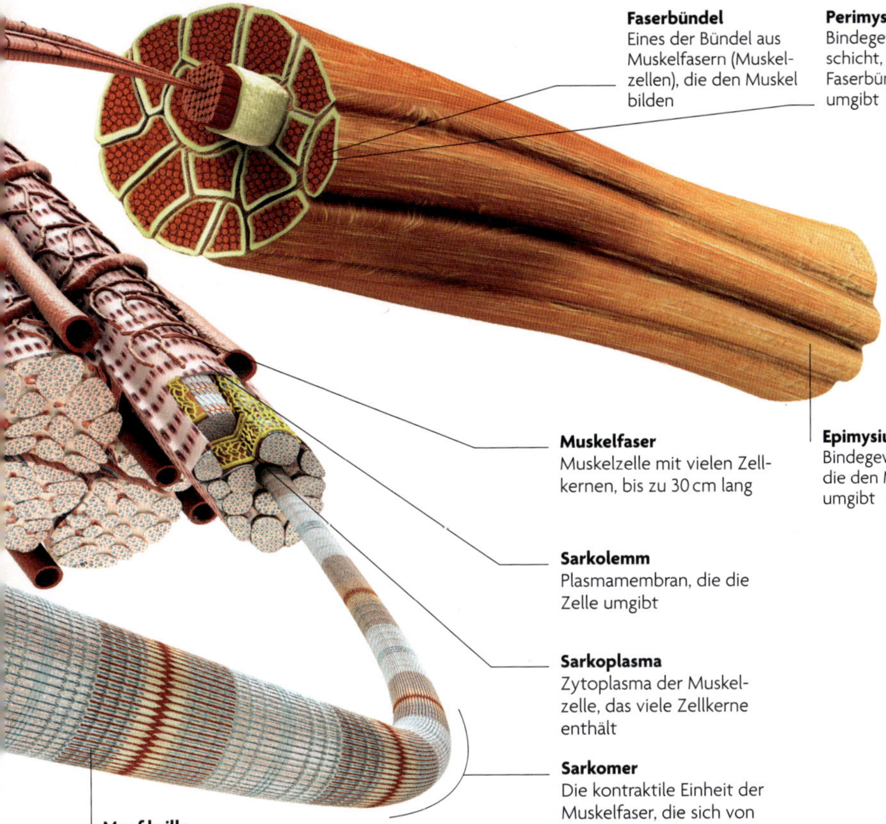

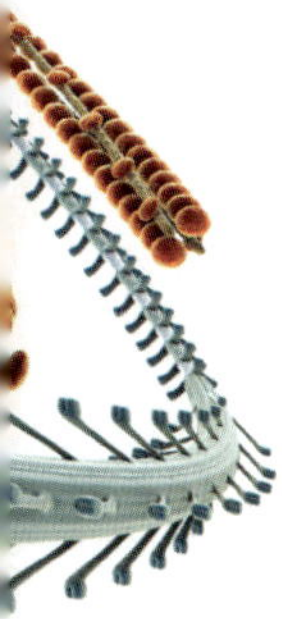

MUSKELKONTRAKTION

Beim entspannten Muskel überlappen sich die Myofilamente nur teilweise. Beim kontrahierten Muskel sind die Myosin- und Aktinfilamente ineinandergeschoben. Die Stärke der Kontraktion hängt davon ab, wie viele Muskelfasern insgesamt sich auf diese Art verkürzen.

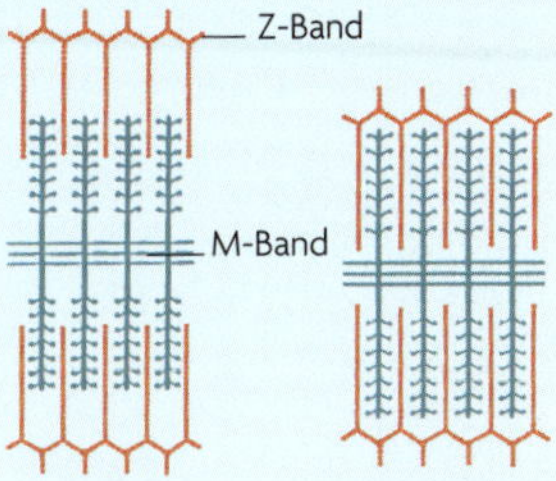

ENTSPANNTER MUSKEL **KONTRAHIERTER MUSKEL**

KÖRPERTEILE ALS HEBEL

Bewegungen des Körpers erfolgen nach dem aus der Mechanik bekannten Hebelprinzip, wobei sich ein starrer Hebel um einen Drehpunkt bewegt, um eine Last an einer Stelle des Hebels durch Krafteinwirkung an einer anderen zu heben. Die Muskeln fungieren als Kraftquelle, die Knochen als Hebel und die Gelenke als Drehpunkte. Alle zusammen erlauben sie dem Körper, sich zu bewegen, Lasten anzuheben und zu tragen.

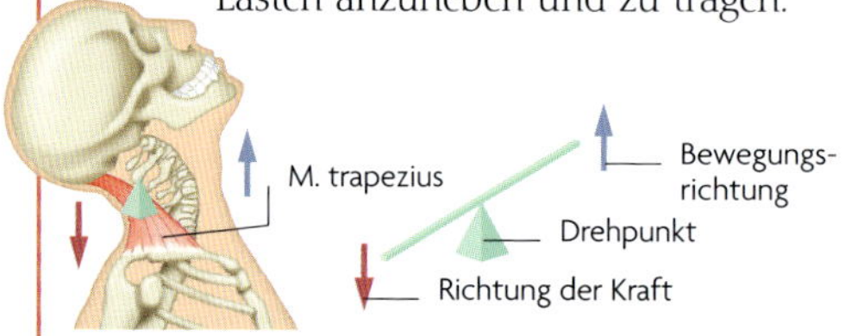

ERSTE MÖGLICHKEIT

Der Drehpunkt ist wie bei einer Wippe genau zwischen Krafteinwirkung und Last positioniert. So neigen die Halsmuskeln den Kopf an der Wirbelsäule nach hinten.

ZWEITE MÖGLICHKEIT

Die Last liegt zwischen Drehpunkt und Krafteinwirkung. Beim Stehen auf Zehenspitzen sorgt der Wadenmuskel für die Kraft, Ferse und Fuß bilden den Hebel und die Zehen den Drehpunkt.

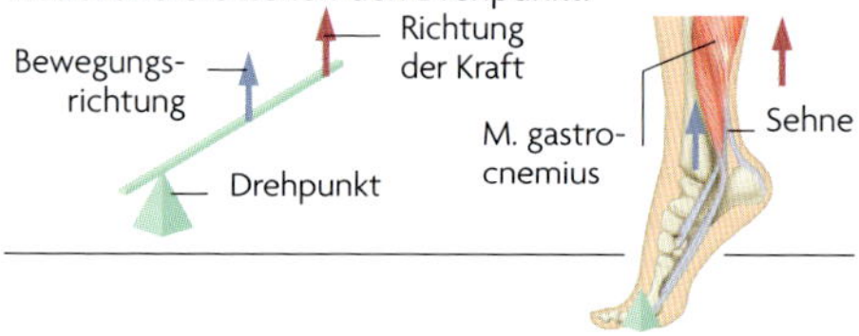

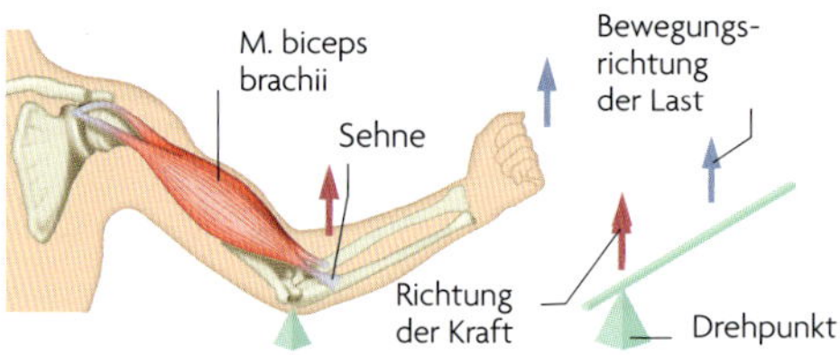

DRITTE MÖGLICHKEIT

Sie kommt im Körper am häufigsten vor. Die Kraft wirkt zwischen Last und Drehpunkt. Ein Beispiel dafür ist die Beugung des Ellbogengelenks (Drehpunkt) durch die Kontraktion des M. biceps brachii.

SEHNEN

Sehnen bestehen aus Bindegewebsfasern, die Skelettmuskel und Knochen verbinden. Die Verankerung wird durch Sharpey-Fasern gebildet, die von der Knochenhaut (Periost) in die Grundsubstanz des Knochens eintreten. Die Sehnen der Hände und Füße sind von Sehnenscheiden umgeben, die ein Aufreiben verhindern. Einige Sehnen der Hand reichen fast bis zu den Muskeln am Ellbogen.

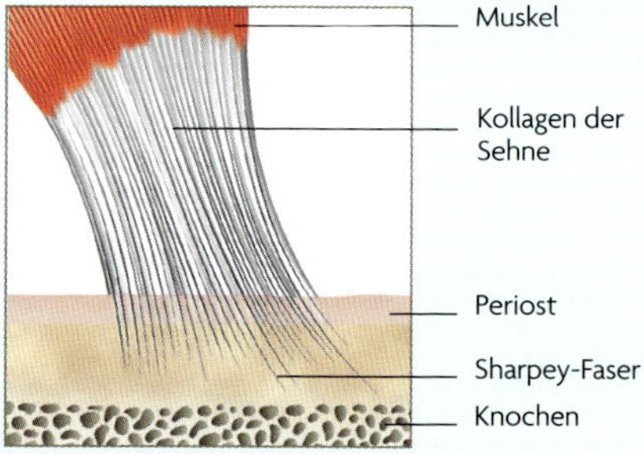

SEHNEN UND KNOCHEN

Die Kollagenfasern der Sehne strahlen in die Sharpey-Fasern ein, die von der Knochenhaut in den Knochen dringen.

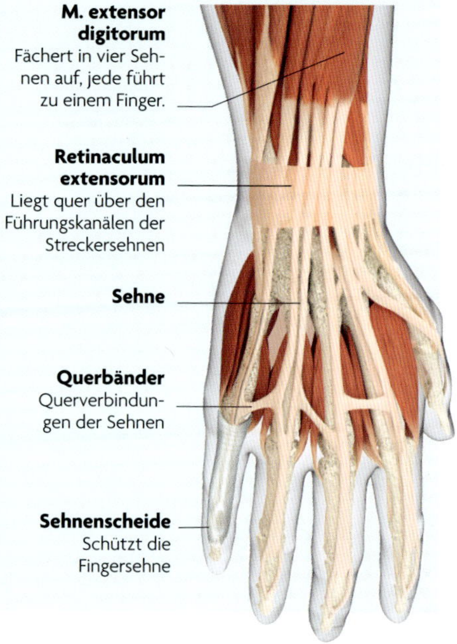

ZUSAMMENSPIEL DER MUSKELN

Muskeln können nur ziehen, nicht schieben. Jeder Muskel hat aber einen Gegenspieler, der eine Bewegung des jeweils anderen wieder rückgängig machen kann. Wenn ein Muskel kontrahiert, um eine Bewegung zu bewirken, spricht man vom Agonisten, während sein Gegenspieler, der Antagonist, sich entspannt und passiv gedehnt wird. Nur wenige Bewegungen werden durch die Kontraktion eines einzigen Muskels erzeugt. Normalerweise agieren ganze Muskelgruppen als Agonisten, während die Antagonisten sich anspannen, um überschießende Bewegungen zu verhindern.

BEUGEN DES ELLBOGENS
Der Hauptagonist ist der M. biceps brachii, der sich vom Schulterblatt bis zum Radius des Unterarms erstreckt.

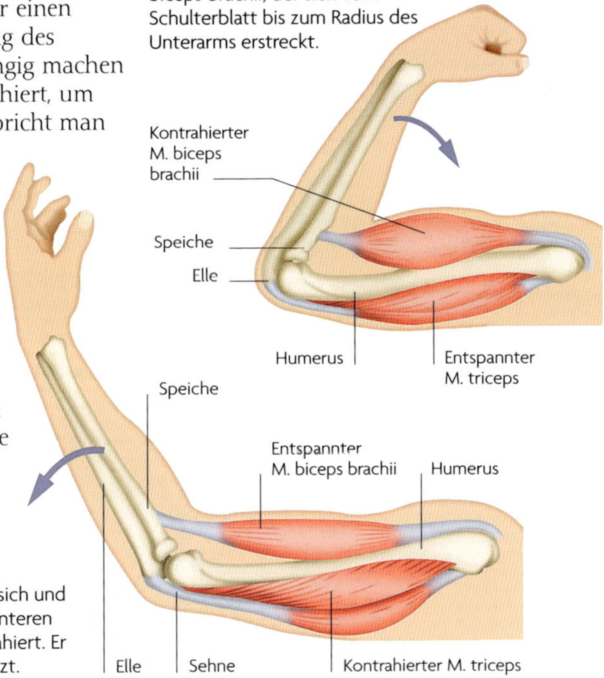

STRECKEN DES ELLBOGENS
Der M. biceps brachii entspannt sich und der M. triceps brachii, mit dem unteren Ende an der Elle befestigt, kontrahiert. Er wird vom M. anconeus unterstützt.

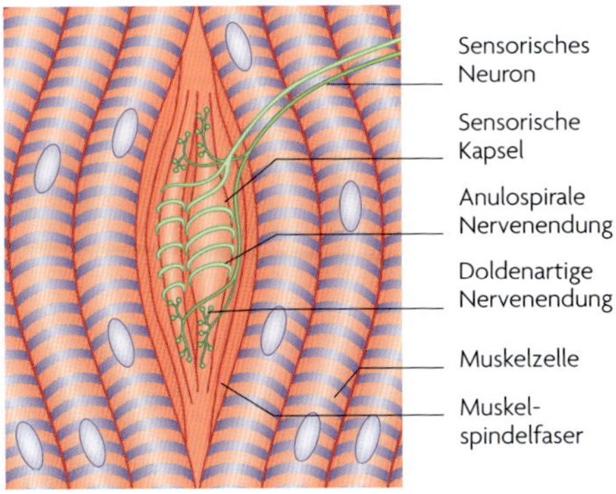

MUSKELSPINDEL
Sensorische Nervenfasern leiten Informationen über Dehnung und Spannung der Muskelfasern an das Rückenmark, das je nach Bedarf den Muskel kontrahieren lässt.

LAGEEMPFINDUNG

Muskeln enthalten viele kleine Sensoren, die »Muskelspindeln«. Sie bestehen aus modifizierten Muskelfasern, die von einer bindegewebigen Kapsel umgeben und mit verschiedenen Nerventypen verbunden sind. Die Nervenfasern um diese Muskelfasern herum leiten bei der Dehnung des Muskels Informationen über Länge und Spannung an das Rückenmark. Dort wird die Erregung auf Motoneuronen übertragen, die eine Kontraktion veranlassen, um die normale Muskelspannung wiederherzustellen. Ähnliche Rezeptoren finden sich auch in Bändern und Sehnen. Zusammen bilden sie das körpereigene Empfinden über die eigene Haltung und Lage, die »Propriozeption«.

STÖRUNGEN AN MUSKELN UND SEHNEN

VERLETZUNGEN VON MUSKELN UND SEHNENVERBINDUNGEN SIND OFT DAS ERGEBNIS VON KÖRPERLICHER ANSTRENGUNG IM ALLTAG, ODER SIE TRETEN DURCH PLÖTZLICHE ZUG- ODER DREHBEWEGUNGEN BEIM SPORT ODER BEI EINEM UNFALL AUF.

ZERRUNGEN UND FASERRISSE

Eine Muskelzerrung ist eine leichte Gewebeschädigung der Muskelfasern, meist nach einer plötzlichen anstrengenden Bewegung. Leichte Blutungen im Muskel können Schmerzempfindlichkeit, Schwellungen und Krämpfe hervorrufen, ein sichtbarer Bluterguss kann als Folge auftreten. Ein Muskelfaserriss, bei dem eine große Anzahl Muskelfasern gerissen sind, ist dagegen eine ernstere Verletzung. Ein angerissener Muskel verursacht ernsthafte Schmerzen und Schwellungen. Meist werden Ruhe und ein entzündungshemmendes Medikament verordnet, evtl. Physiotherapie. Selten, in sehr schweren Fällen, muss ein Muskelriss operativ behandelt werden.

MUSKELFASERRISS
Die Muskeln am Oberschenkel können durch plötzliches Losrennen angerissen werden – häufig bei Athleten und Feldspielern.

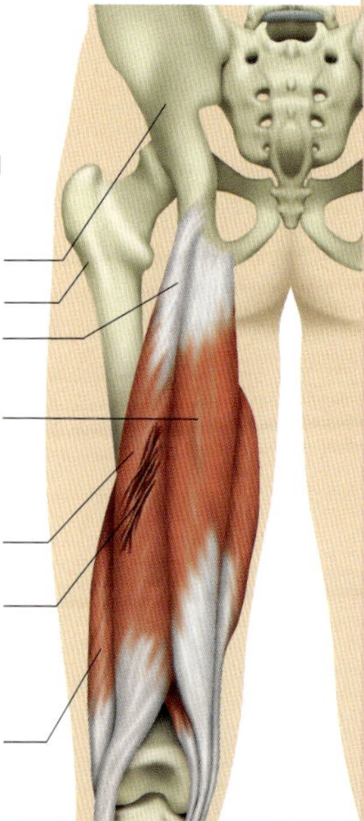

ENTZÜNDETE SEHNEN UND SEHNENSCHEIDEN

Eine Sehnenentzündung kann auftreten, wenn aufgrund starker oder wiederholter Belastungen extreme Reibung zwischen Sehne und angrenzendem Knochen entsteht. Sehnenscheidenentzündung kann das Ergebnis einer Überdehnung oder ständigen Wiederholung derselben Bewegung sein, wodurch sich die beiden Schichten der Gleithülle, die manche Sehnen umgeben, entzünden können. Häufig betroffen sind Schulter, Ellbogen, Handgelenk, Finger, Knie und Ferse.

TENDINITIS
Die Sehne des M. supraspinatus reibt sich bei ständigem Heben des Arms, z. B. beim Sport, am Akromion des Schulterblatts und entzündet sich.

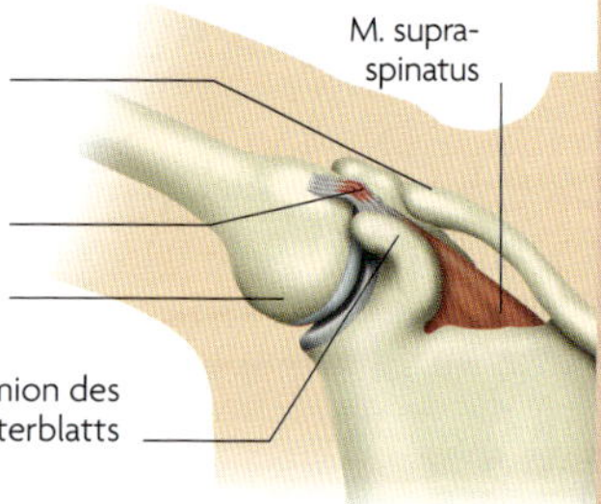

TENDOVAGINITIS
Die Sehnen im Fuß sind starken Belastungen ausgesetzt und können leicht Schaden nehmen. Ballsport, Laufen oder Tanzen können Sehnenscheidenentzündungen zur Folge haben.

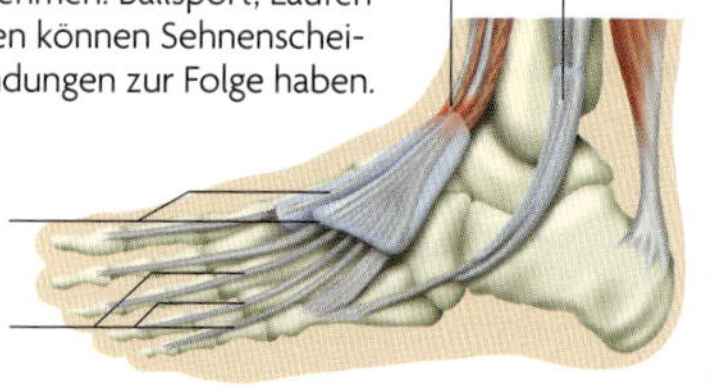

GERISSENE SEHNE

Sport und ungewohntes Heben schwerer Gewichte kann zu einer Sehnenruptur führen, z. B. zu einem Riss der Sehnen des M. biceps brachii im Oberarm oder des M. quadriceps an der Vorderseite des Oberschenkels, der über dem Knie verläuft. Durch eine plötzliche Krafteinwirkung, die die Fingerspitze zur Handfläche biegt, kann die Sehne am Fingerrücken reißen. In schweren Fällen kann sogar ein Abriss der Sehne vom Knochen auftreten. Symptome sind ein peitschenknallähnlicher Schlag, Schmerz, Schwellung und Bewegungsstörung.

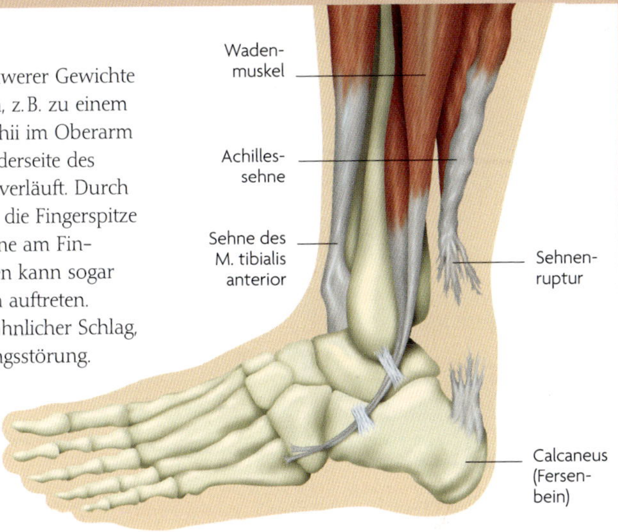

ACHILLESSEHNENRISS
Die Achillessehne verbindet Wadenmuskel mit Fersenbein. Reißt sie bei plötzlicher Anstrengung, sind operativer Eingriff und Ruhigstellung durch Gipsverband erforderlich.

KARPALTUNNELSYNDROM

Der Karpaltunnel ist ein enger Kanal, der auf der Handinnenseite durch die Handwurzelknochen und das darüber liegende Halteband (Retinaculum flexorum) der Beugesehnen gebildet wird. Durch diesen Kanal laufen die langen Sehnen der Beugemuskeln zu den Hand- und Fingerknochen. Auch der Medianusnerv läuft durch diesen Tunnel. Er kann durch Gewebsschwellungen im und um den Tunnel komprimiert werden. Diabetes mellitus, Schwangerschaft, Verletzungen, rheumatoide Arthritis und Überlastung können die Ursache sein; manchmal bleibt sie auch unklar.

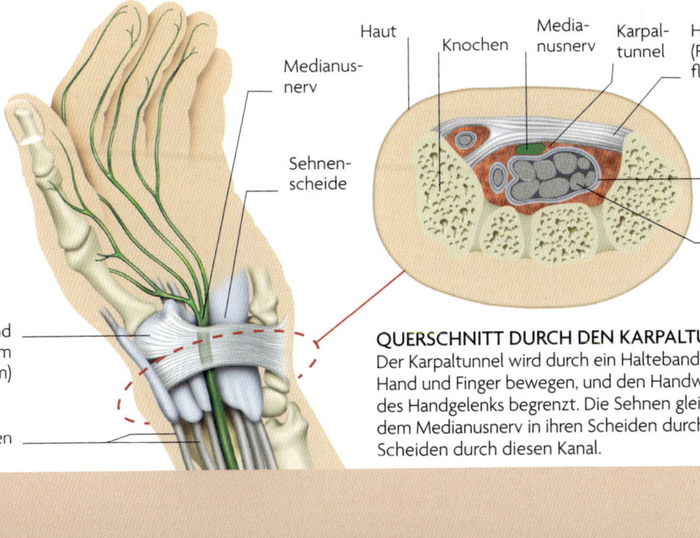

QUERSCHNITT DURCH DEN KARPALTUNNEL
Der Karpaltunnel wird durch ein Halteband, das Sehnen, Hand und Finger bewegen, und den Handwurzelknochen des Handgelenks begrenzt. Die Sehnen gleiten neben dem Medianusnerv in ihren Scheiden durch diesen Kanal. Scheiden durch diesen Kanal.

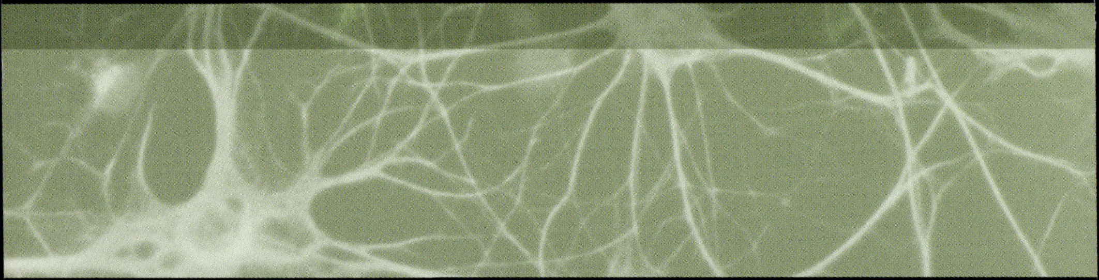

DAS MENSCHLICHE GEHIRN ÄHNELT EINEM COMPUTER, IST ABER NOCH WEITAUS KOMPLEXER, DENN ES IST FÄHIG, SICH ZU ENTWICKELN, ZU LERNEN, SICH SELBST WAHRZUNEHMEN, KREATIV ZU SEIN UND GEFÜHLE ZU ERZEUGEN.

NERVENSYSTEM

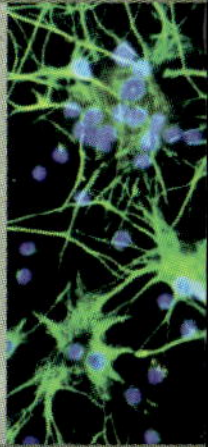

NERVENSYSTEM

STÄNDIG BEWEGEN SICH ELEKTRISCHE IMPULSE DURCH DAS WICHTIGSTE KOMMUNIKATIONS- UND KOORDINATIONSNETZWERK UNSERES KÖRPERS.

Das Nervensystem besteht aus drei Komponenten. Das Zentralnervensystem (ZNS) besteht aus dem Gehirn und dem Rückenmark. 12 Nervenpaare vom Gehirn und 31 vom Rückenmark bilden das Netzwerk des peripheren Nervensystems (PNS), das alle Organe und Gewebe versorgt. Das ZNS ist Koordinator und Entscheidungsträger, während das PNS für den sensorischen Input sorgt. Die dritte Komponente, das autonome Nervensystem (ANS), arbeitet in erster Linie »automatisch« und ist z. B. für die Kontrolle von Blutdruck und Herzfrequenz zuständig, wovon wir kaum etwas spüren.

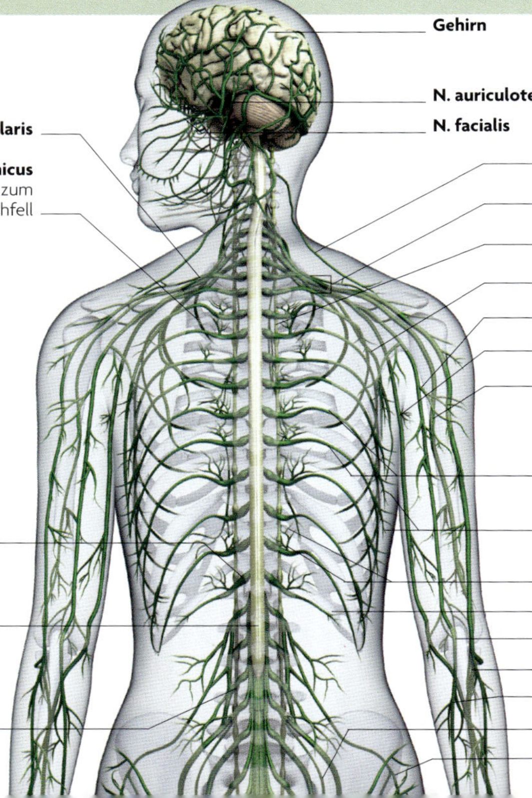

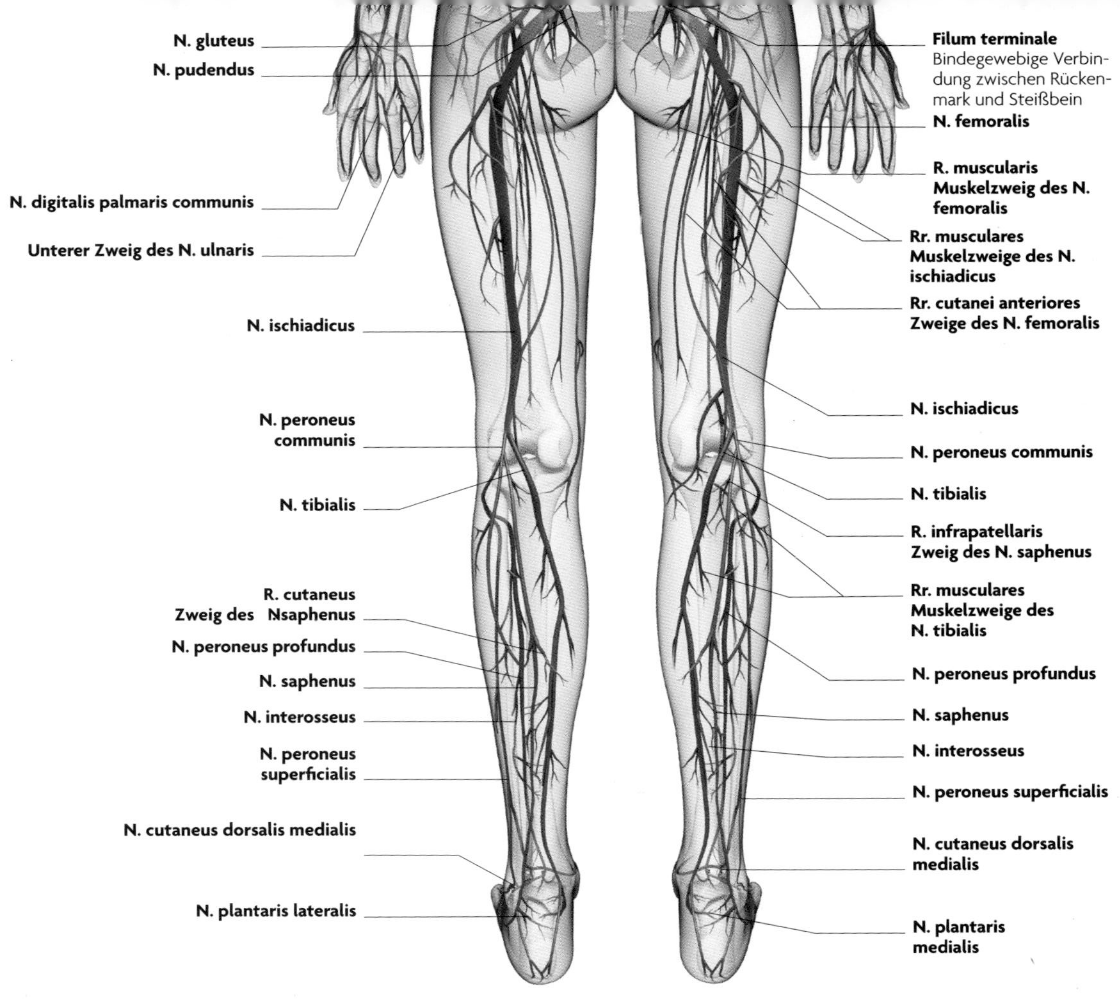

N. gluteus
N. pudendus
N. digitalis palmaris communis
Unterer Zweig des N. ulnaris
N. ischiadicus
N. peroneus communis
N. tibialis
R. cutaneus Zweig des N.saphenus
N. peroneus profundus
N. saphenus
N. interosseus
N. peroneus superficialis
N. cutaneus dorsalis medialis
N. plantaris lateralis
Filum terminale
Bindegewebige Verbindung zwischen Rückenmark und Steißbein
N. femoralis
R. muscularis
Muskelzweig des N. femoralis
Rr. musculares
Muskelzweige des N. ischiadicus
Rr. cutanei anteriores
Zweige des N. femoralis
N. ischiadicus
N. peroneus communis
N. tibialis
R. infrapatellaris
Zweig des N. saphenus
Rr. musculares
Muskelzweige des N. tibialis
N. peroneus profundus
N. saphenus
N. interosseus
N. peroneus superficialis
N. cutaneus dorsalis medialis
N. plantaris medialis

NERVEN UND NEURONEN

NERVENZELLEN (NEURONEN) SIND IN STRUKTUR, IHREN FUNKTIONEN UND KOMMUNIKATIONSVERBINDUNGEN HOCH SPEZIALISIERT.

STRUKTUR DES NEURONS

Wie alle Zellen hat auch das Neuron einen Zellkörper mit einem Zellkern. Aber ein Neuron hat lange, baumartig verzweigte Fortsätze, die über die Synapsen (Verbindungsstellen) mit anderen Nerven zur Weiterleitung von Informationen verbunden sind. Es gibt zwei Arten von Fortsätzen. Die Dendriten empfangen Signale von anderen Neuronen oder von den nervenähnlichen Zellen der Sinnesorgane und leiten sie an den Zellkörper weiter. Axone leiten Signale vom Zellkörper an andere Neurone oder Muskel- und Drüsenzellen. Dendriten sind häufig kurz und stark verzweigt, während Axone meist länger und weniger verzweigt sind. Die Nervenzellen in Gehirn und Rückenmark werden von den Gliazellen umhüllt, die sie schützen und ernähren.

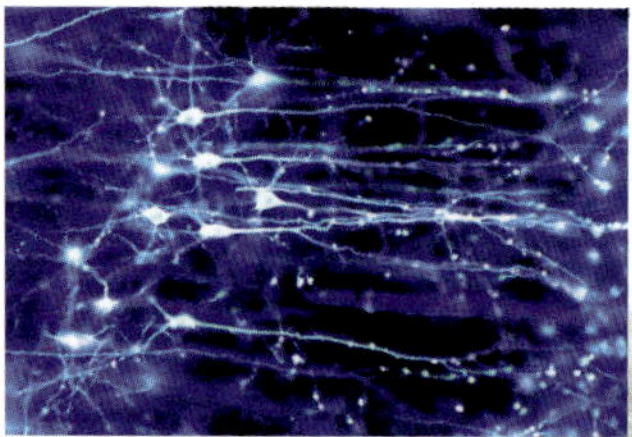

MIKROSKOPANSICHT
Im Bild erkennt man die Nervenzellen mit ihren Zellkörpern (links) und Fortsätzen (rechts).

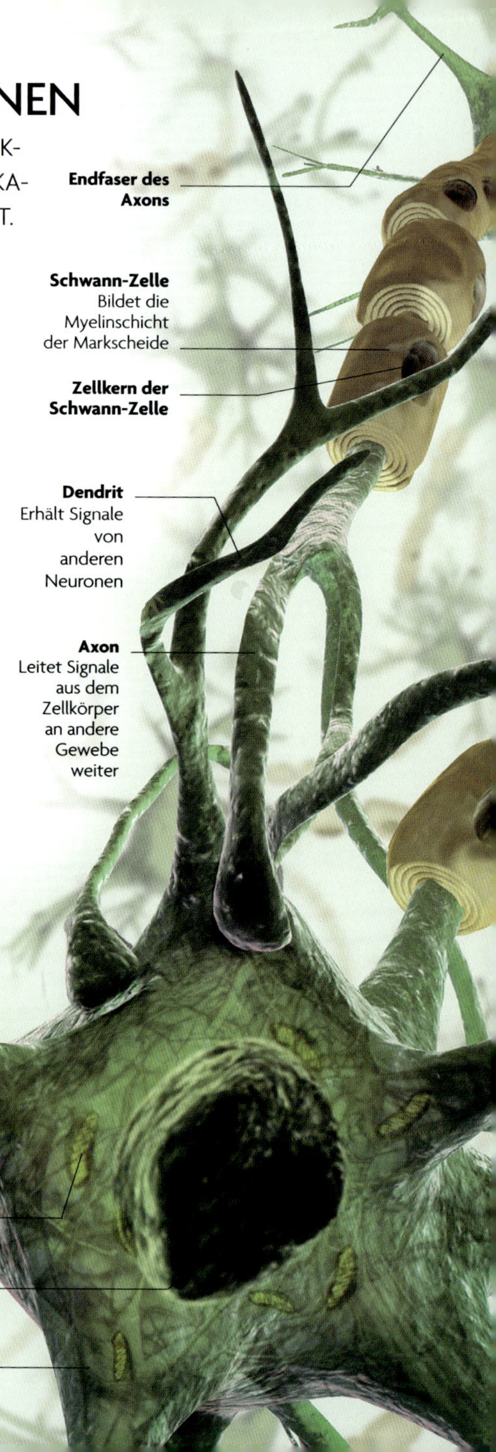
Endfaser des Axons
Schwann-Zelle Bildet die Myelinschicht der Markscheide
Zellkern der Schwann-Zelle
Dendrit Erhält Signale von anderen Neuronen
Axon Leitet Signale aus dem Zellkörper an andere Gewebe weiter
Mitochondrium An der Zellatmung und Energiegewinnung beteiligt
Nucleus Befindet sich in der Mitte des Zellkörpers
Zellkörper

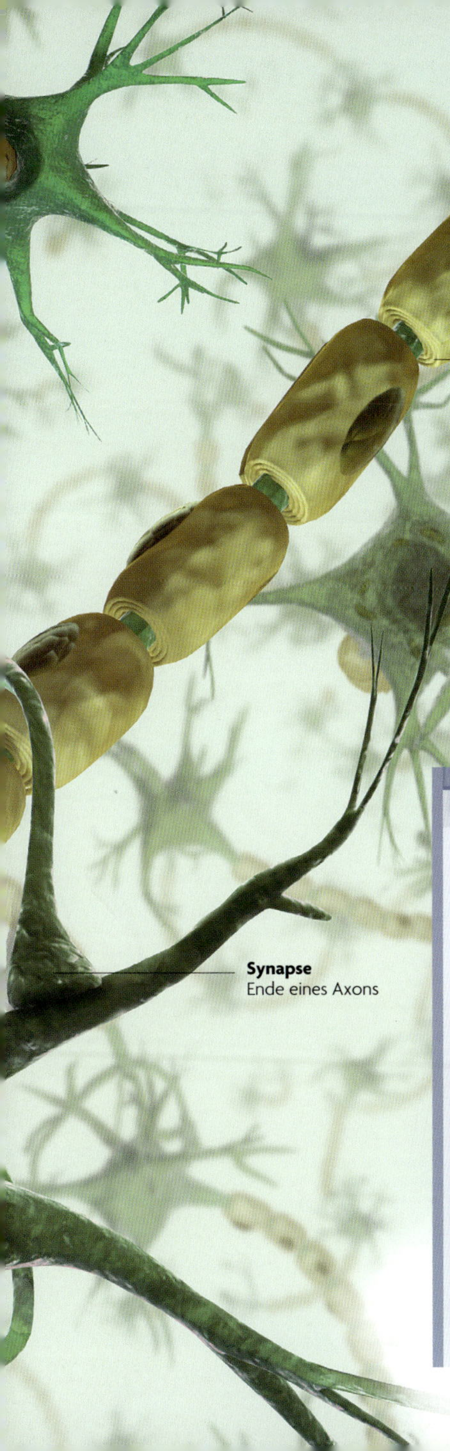

Ranvier-Schnürring
Markscheidenfreier Abschnitt eines Axons

Markscheide
Fetthülle entlang eines Axons, isoliert das Axon, um Kurzschlüsse zu vermeiden und die Weiterleitung der Nervenimpulse zu beschleunigen.

Synapse
Ende eines Axons

NEURONALES NETZWORK
Die sich schlängelnden Dendriten und Axone sind in dieser Aufnahme deutlich sichtbar. Es handelt sich um multipolare Zelltypen, die besonders in der Hirnrinde (Cortex) zu finden sind. Ein einziges Neuron kann über seine Fortsätze mit Zehntausenden von anderen Neuronen kommunizieren.

MYELINISIERTE NERVENFASERN

Die Axone der meisten Nervenfasern sind von dünnen, weißen Schichten einer fetthaltigen Substanz, dem Myelin, umgeben; sie dienen der Isolierung, damit Nervenimpulse schneller entlang der Nervenfaser geleitet werden.

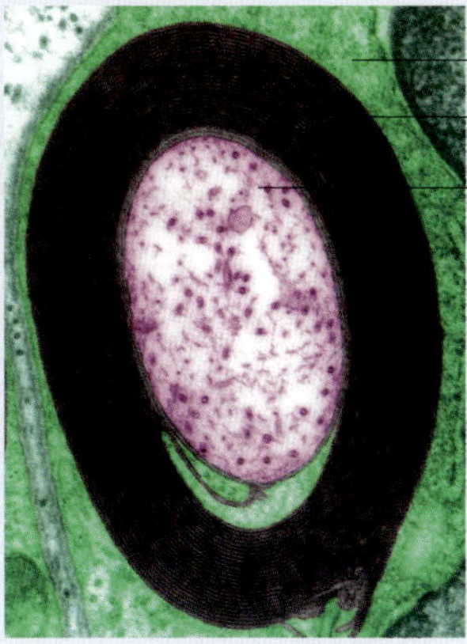

Schwann-Zelle

Myelinschicht

Axon

SCHWANN-ZELLE
Die Myelinscheide zur Isolierung einer Nervenfaser im peripheren Nervensystem wird von einer Schwann-Zelle produziert, die um den Körper des Axons gewunden ist.

NEURONENTYPEN

Form und Größe der Zellkörper der einzelnen Zelltypen unterscheiden sich sehr stark, ebenso wie Art, Anzahl und Länge ihrer Fortsätze. Neuronen werden nach der Anzahl ihrer Fortsätze eingeteilt. Bipolare Neuronen sind beim Embryo, bei Erwachsenen aber nur noch selten zu finden, z. B. in der Netzhaut des Auges und im Riechnerv in der Nase. Die meisten Neuronen in Gehirn und Rückenmark sind multipolar.

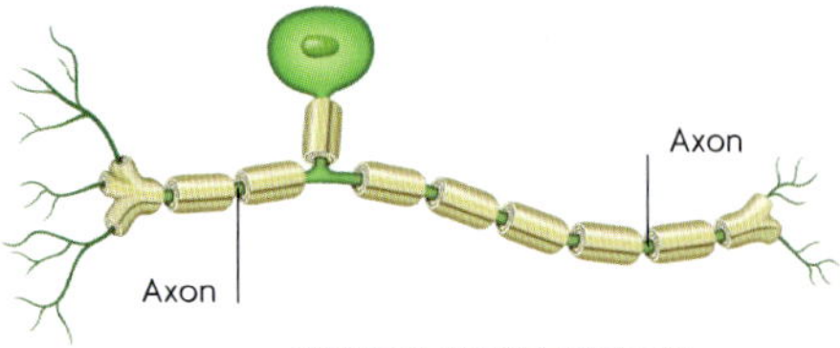

UNIPOLARES NEURON
Ein einziger Fortsatz, ein Axon, geht vom Zellkörper aus und teilt sich einmal.

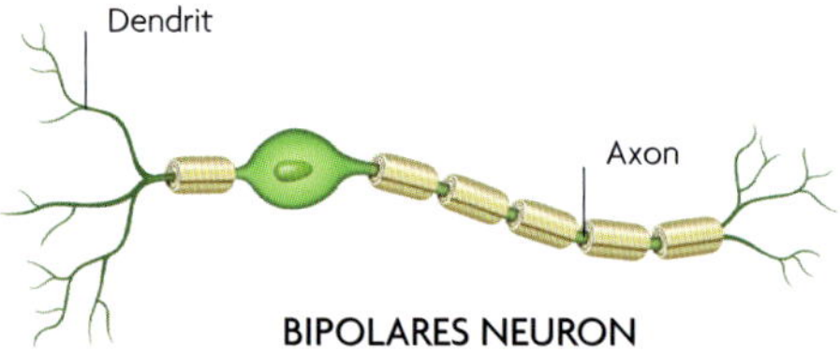

BIPOLARES NEURON
Der Zellkörper liegt zwischen zwei Fortsätzen – einem Axon und einem Dendriten.

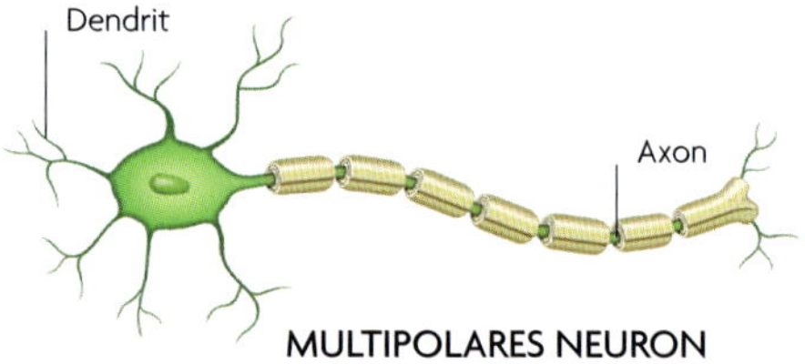

MULTIPOLARES NEURON
Drei oder mehr Fortsätze: mehrere Dendriten und ein Axon.

NERVEN

Nerven laufen wie Leitungen an allen Organen und Geweben des Körpers entlang und verzweigen sich in ihnen. Sie bestehen aus einem Faserbündel von Axonen (Faszikel). In den meisten Nerven verlaufen sowohl sensible (afferente) Nervenfasern, die Informationen aus den Rezeptoren der Sinnesorgane oder anderen Geweben an Rückenmark und Gehirn weiterleiten, als auch motorische (efferente) Nervenfasern, die Signale aus Gehirn und Rückenmark an Muskeln und Drüsen senden. Einige Nerven bestehen nur aus sensorischen Fasern (z. B. Sehnerv) und andere nur aus motorischen.

DAS INNERE EINES NERVS
Nervenfaserbündel sind zum Schutz vor Beschädigung in eine Bindegewebsschicht eingebettet.

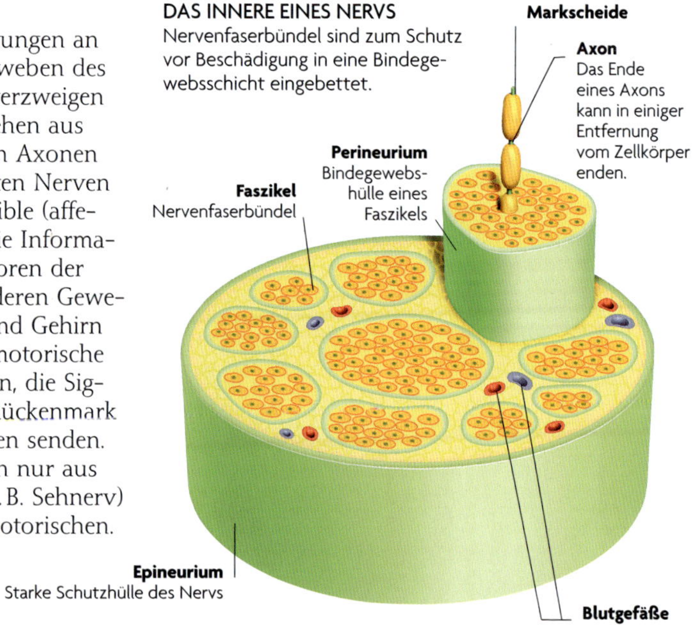

REGENERATION

Periphere Nervenfasern, die gequetscht oder durchtrennt wurden, können sich langsam regenerieren, wenn der Zellkörper unbeschädigt geblieben ist. Der zerstörte Teil der Nervenfaser degeneriert und hinterlässt eine hohle Markscheide. In diese beginnt der unbeschädigte Teil der Faser mit einer Geschwindigkeit von 1–2 mm pro Tag hineinzuwachsen. Die Nervenfasern im ZNS regenerieren sich normalerweise nicht; die Neuronen sind so spezialisiert, dass sie ihre hoch entwickelten Verbindungen nicht wiederherstellen können.

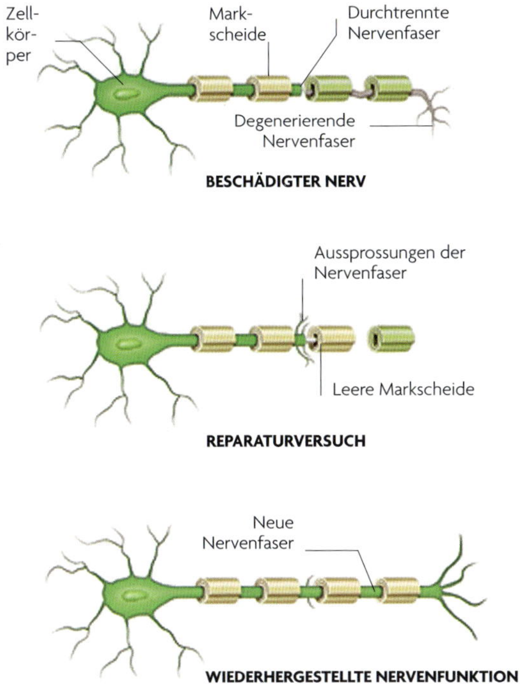

NACHWACHSEN

Der Stumpf eines beschädigten Nervs bildet mehrere Aussprossungen. Eine davon findet die leere, intakte Markscheide und wächst hinein.

GLIAZELLEN

Gliazellen bilden eine Art von »Nervenbindegewebe« (Neuroglia), das die Nervenzellen isoliert und ernährt. Die kleinsten Gliazellen sind die Mikroglia. Diese zerstören Mikroorganismen, Fremdkörper und Zelltrümmer von zerfallenen Neuronen. Ependymzellen kleiden die liquorgefüllten Hohlräume aus, die das Gehirn und das Rückenmark umgeben. Andere Gliazellen isolieren Axone und Dendriten oder regulieren den Liquorfluss.

ASTROZYTEN
Nach ihrem sternförmigen Aussehen benannt, sind sie an der Ernährung der Nervenzellen beteiligt.

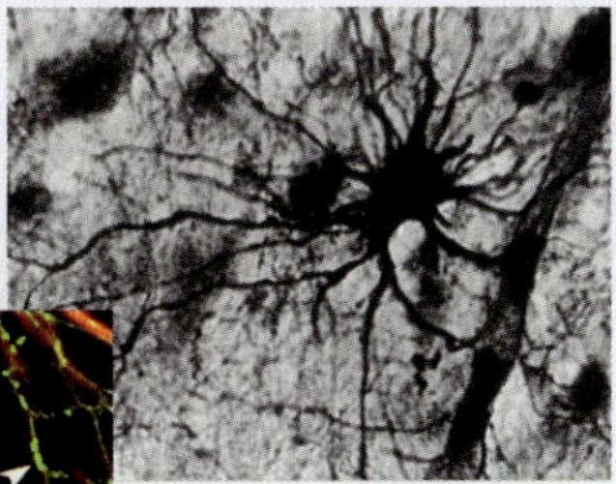

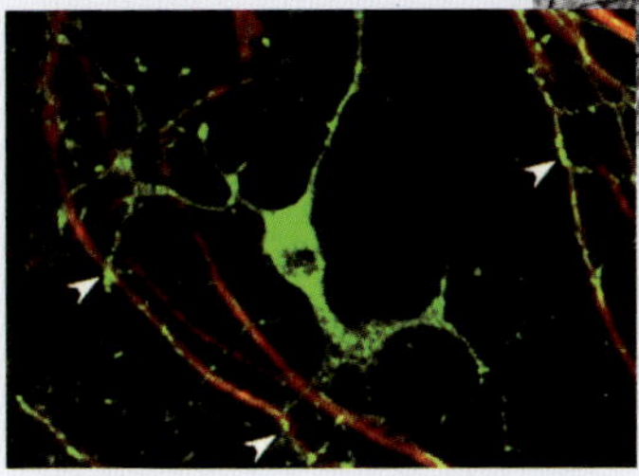

OLIGODENDROZYTEN
Bilden die Myelinschicht, die Markscheide der Axone im Zentralnervensystem

NERVENIMPULSE

WERDEN NERVENZELLEN (NEURONEN) STIMULIERT, FÜHREN PHYSIKALISCHE UND CHEMISCHE VERÄNDERUNGEN ZU KLEINEN ELEKTRISCHEN WELLEN – NERVENIMPULSEN.

Im gesamten Nervensystem werden Informationen als kleine elektrische Wellen (Impulse oder Aktionspotenziale) weitergeleitet. Diese haben eine Spannung von etwa 100 mV und dauern nur eine Millisekunde. Die Information, die dabei übermittelt wird, ist abhängig von ihrer Position im Nervensystem und von ihrer Frequenz – das reicht von einem Impuls alle paar Sekunden bis hin zu einigen hundert Impulsen pro Sekunde. Wenn ein Neuron genügend Impulse erhält, feuert es selbst einen Impuls in Form einer Welle von Ionen (elektrisch geladene Teilchen) ab. Die Impulse werden an Verbindungen, den Synapsen, von einem Neuron auf ein anderes übertragen.

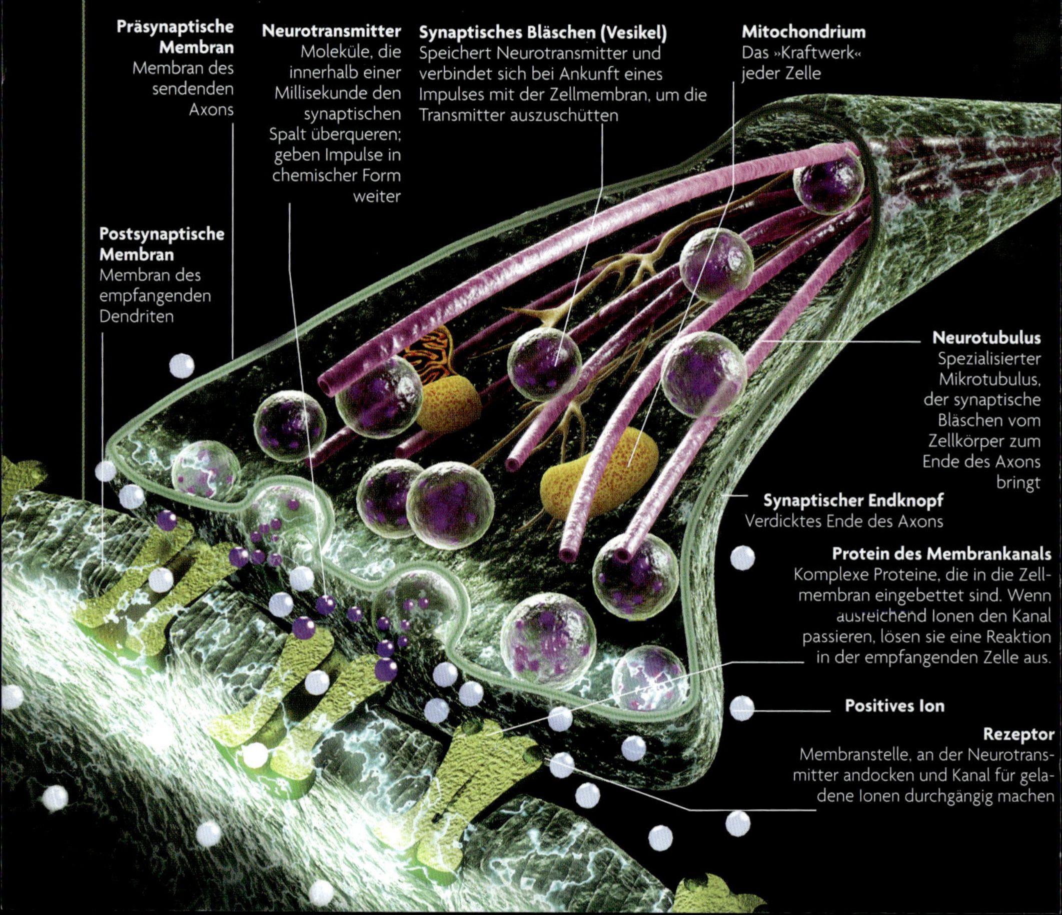

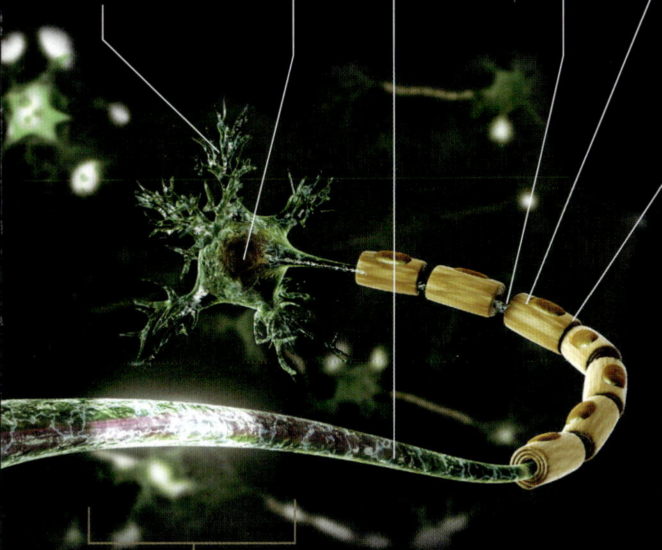
Dendriten
Fortsätze eines Neurons, die Impulse von Nerven oder sensorischen Nervenenden aufnehmen
Zellkörper des Neurons
Hauptbestandteil eines Neurons, enthält den Zellkern
Axon
Wichtigste Nervenfaser; leitet die Impulse vom Zellkörper an andere Zellen weiter
Ranvier-Schnürring
Myelinfreie Stelle des Axons, Impuls springt von Schnürring zu Schnürring
Markscheide
Auch Myelinscheide genannt; spiralförmig angeordnete Myelinschicht, die die Impulse beschleunigt und das Axon isoliert
Schwann-Zelle
Gliazelle, deren Membran sich um das Axon wickelt, um die Myelinschicht der Markscheide zu bilden

LEITUNG EINES IMPULSES IN DER NERVENZELLE

Der Nervenimpuls basiert hauptsächlich auf der Bewegung von positiv geladenen Natrium- und Kaliumionen durch die Zellmembran des Neurons. Die Geschwindigkeit eines Impulses liegt zwischen 1 und 120 m/s, je nach Nerventyp. Ist in Axonen mit Markscheiden wesentlich schneller.

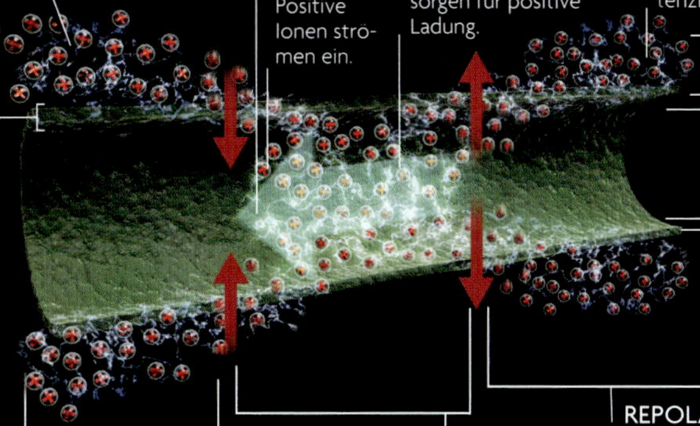

RUHEPOTENZIAL

Sind mehr positiv geladene (Natrium-)Ionen außerhalb der Zellmembran und mehr negativ geladene innen, entsteht elektrisches »Ruhepotenzial« von -70 mV.

DEPOLARISATION

Positiv geladene Ionen strömen ins Zellinnere. Membran wird zuerst depolarisiert, dann wird Polarisation umgekehrt, Zellinneres ist geladen mit »Aktionspotenzial« von +30 mV.

REPOLARISATION

Positiv geladene Kaliumionen strömen in die entgegengesetzte Richtung, um die Ladung auszugleichen. Dies stimuliert das angrenzende Stück der Zellmembran und der Impuls bewegt sich als Welle.

GEHIRN

DAS GEHIRN REGELT IN VERBINDUNG MIT DEM RÜCKENMARK UNBEWUSSTE PROZESSE UND KOORDINIERT DIE MEISTEN WILLKÜRLICHEN BEWEGUNGEN. ES IST DER ORT UNSERES BEWUSSTSEINS, DAS UNS DENKEN UND LERNEN ERMÖGLICHT.

AUFBAU DES GEHIRNS

Der größte Teil des Gehirns ist das Großhirn (Cerebrum), das über eine stark gefaltete Oberfläche verfügt, die bei jedem Menschen individuell ist. Die Furchen werden Sulci genannt und die Einschnitte Fissuren. Die Fissuren und einige größere Sulci definieren die vier funktionalen Bereiche, die Lobi. Man unterscheidet Lobus frontalis, parietalis, occipitalis und temporalis (s. S. 90). Eine Windung nennt man Gyrus. Im Zentrum des Gehirns befindet sich der Thalamus, die Schaltzentrale des Gehirns, um ihn herum die Komponenten des limbischen Systems (s. S. 94), das beim Selbsterhaltungstrieb, beim Verhalten und bei Gefühlen eine Rolle spielt und eng mit dem Hypothalamus (s. S. 95) verbunden ist, der die sensorischen Informationen erhält.

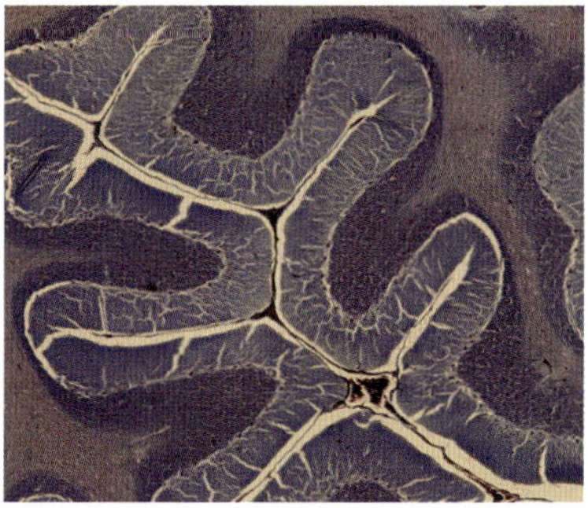

CEREBELLUM
Schnitt durch das Kleinhirn: Mit seinen Milliarden von Neuronen, die mit Bereichen von Gehirn und Rückenmark verbunden sind, erleichtert es präzise Bewegungen.

BLUTVERSORGUNG DES GEHIRNS

Das Gehirn macht 2 Prozent des Körpergewichts aus, benötigt aber 20 Prozent der Gesamtblutmenge. Ohne Sauerstoff und Glukose verschlechtert sich die Gehirnfunktion rapide: Schwindel, Verwirrtheit und Bewusstlosigkeit treten auf. Nur 4 bis 8 Minuten ohne Sauerstoff führen zu Schädigungen oder zum Tod. Das Gehirn wird durch ein Netzwerk aus Blutgefäßen versorgt, das sich aus den Kopfschlagadern verzweigt, die zu beiden Seiten des Halses verlaufen, und aus den beiden Arterien beidseits der Wirbelsäule.

ARTERIENRING
Ein Ring aus Arterien, der Circulus arteriosus cerebri (früher: Willis-Ring), umschließt die Hirnbasis. Aus ihm entsteht die gesamte Blutversorgung des Gehirns. Ist eine dieser Arterien blockiert, übernimmt eine andere die Versorgung.

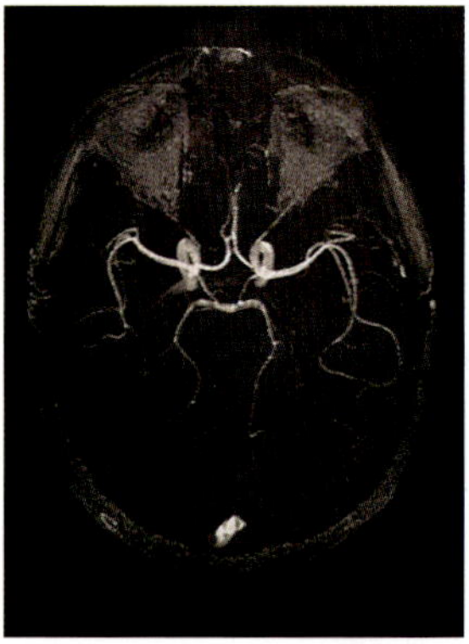

BLUTVERSORGUNG
Das Gehirn wird durch 2 vordere und 2 hintere Arterien intensiv mit Blut versorgt, wie in dieser dreidimensionalen Magnetresonanz-Angiografie (MRA) farbig dargestellt ist. Die Blutgefäße sind rot eingefärbt, die verschiedenen Bereiche, die sie mit sauerstoffhaltigem Blut versorgen, sind blau eingefärbt.

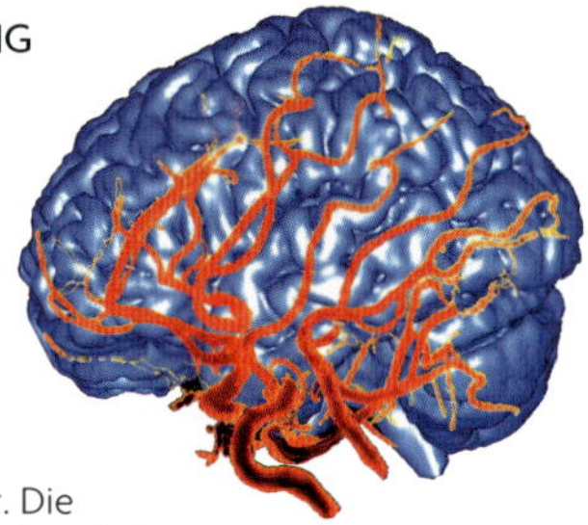

AUFBAU DES GEHIRNS

Ein Längsschnitt durch die Mitte des Gehirns zeigt seinen inneren Aufbau. Obwohl die einzelnen Komponenten unterschiedlich aussehen, sind sie aus demselben Gewebe, das aus Milliarden von Nervenzellen besteht. Man unterscheidet zwei Arten von Gewebe: graue und weiße Substanz.

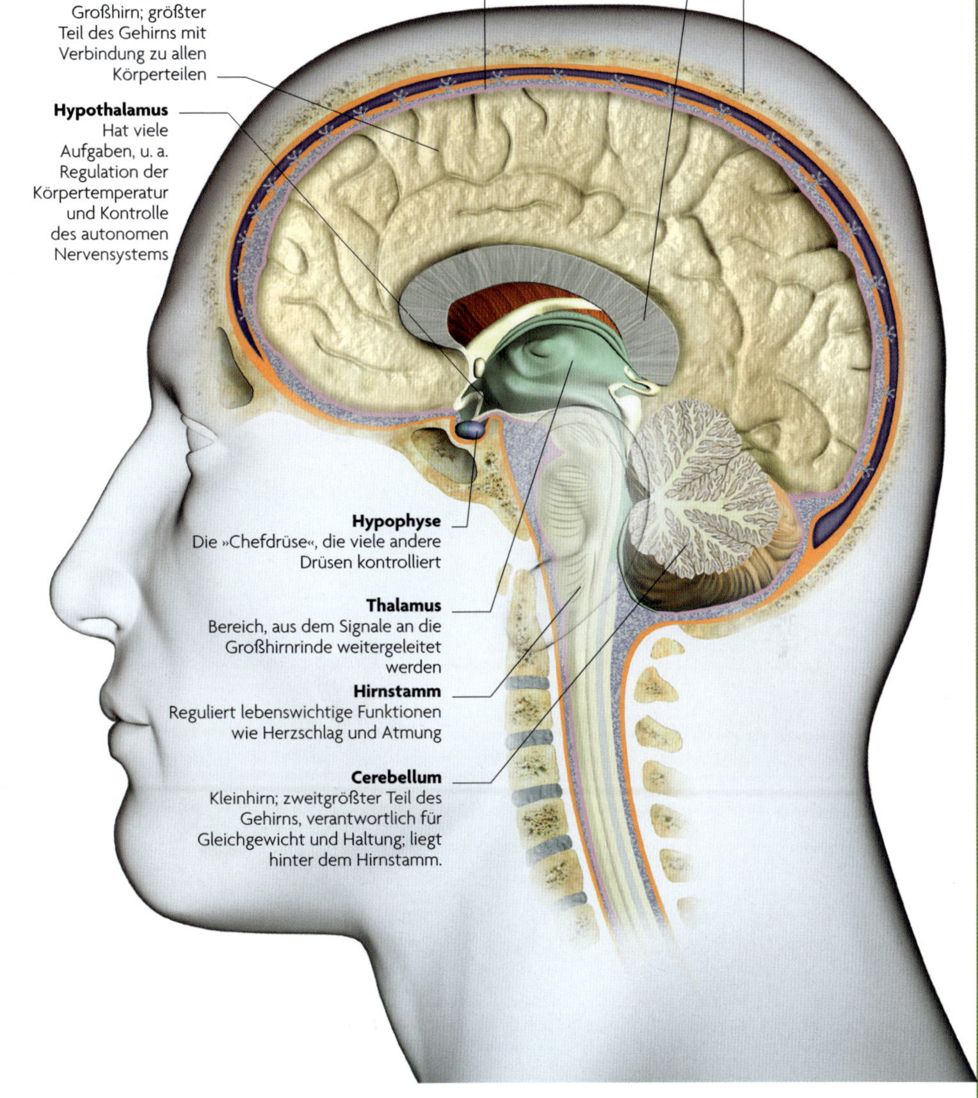

SCHUTZMECHANISMEN

Das Gehirn verfügt über mehrere Schutzmechanismen. Der wichtigste Schutz ist der Schädel (s. S. 48). Drei schützende Membranen zwischen Schädelknochen und Gehirn umgeben auch das Rückenmark (s. S. 98): Die Dura mater kleidet die Innenseite des Schädels aus und ist mit den Knochen verbunden, eine dicke, unelastische Membran, die Halt und Schutz bietet. Die Arachnoidea liegt unter der Dura mater und wurde nach ihrem Spinnennetz-ähnlichen Aussehen benannt. Die Pia mater liegt den Windungen des Großhirns an und versorgt das Gewebe mit Blutgefäßen. Auch der Liquor (s. gegenüber) im Subarachnoidalraum, zwischen Arachnoidea und Pia mater, bietet Schutz. Er mildert auf das Gehirn einwirkende Stöße ab, die sonst schwere Verletzungen verursachen würden. Zusammensetzung und Druck des Liquors sind aufschlussreich für die Diagnose zahlreicher Erkrankungen und Störungen von Gehirn und Rückenmark, wie z. B. Meningitis.

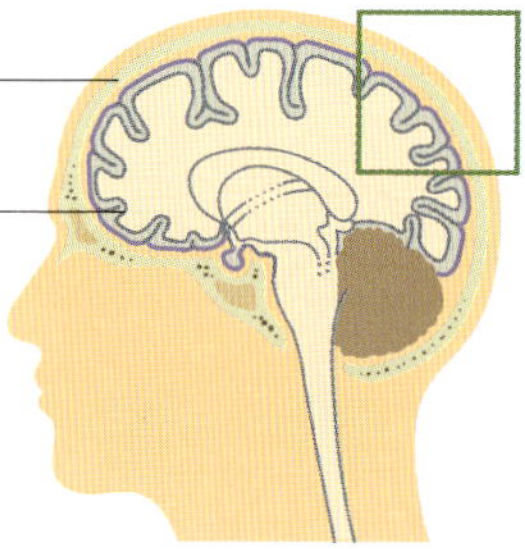

DIE MENINGEN

Die äußerste Hirnhaut, Dura mater, enthält Blutgefäße; die mittlere, Arachnoidea mater, besteht aus Bindegewebe, und die innerste Hirnhaut, Pia mater, liegt dem Gehirn am nächsten.

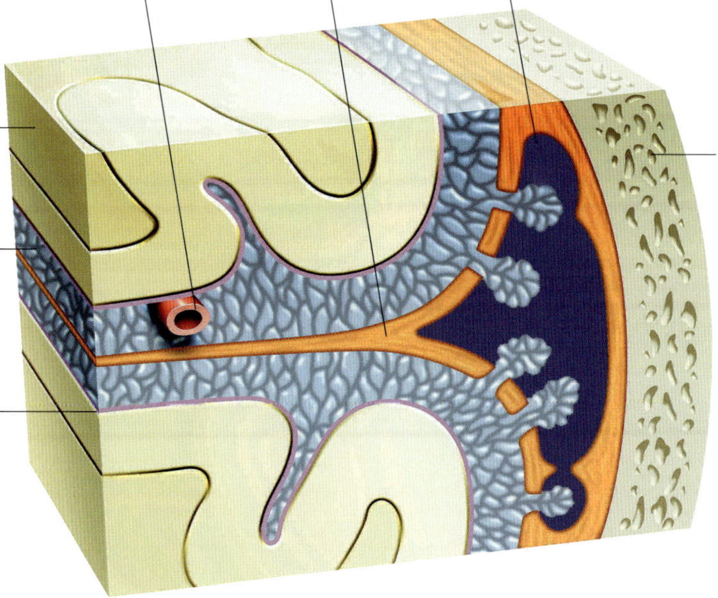

LIQUOR CEREBROSPINALIS

Das Gewebe des Gehirns schwimmt innerhalb des knöchernen Schädels im cerebrospinalen Liquor, dem Hirnwasser. Diese klare Flüssigkeit wird vier- bis fünfmal täglich erneuert. Er enthält Proteine und Glukose zur Energieversorgung der Gehirnzellen und Lymphozyten, die vor Infektionen schützen. Der Liquor schützt und ernährt sowohl das Gehirn als auch das Rückenmark, indem es beide umspült. Die Flüssigkeit wird von Adergeflechten (Plexus choroidei) in den lateralen Ventrikeln produziert und fließt in den dritten und dann in den vierten Ventrikel, der sich vor dem Kleinhirn befindet.

1 Orte der Liquorproduktion
Der Liquor in den Hirnkammern wird von dünnwandigen Adergeflechten (Plexus choroidei) produziert, die die Wände der Ventrikel auskleiden.

4 Ort der Resorption (Granulationes arachnoideae)
Der Liquor zirkuliert um Gehirn und Rückenmark und wird dann von den Zotten der Spinnwebhaut über den Sinus sagittalis (große Hirnvene, Blutleiter) ins venöse Blut geleitet.

2 Flussrichtung
Der Liquor fließt von den lateralen Ventrikeln in den dritten und vierten Ventrikel und an der Gehirnrückseite nach oben, dann nach unten um das Rückenmark herum und an der Vorderseite erneut aufwärts.

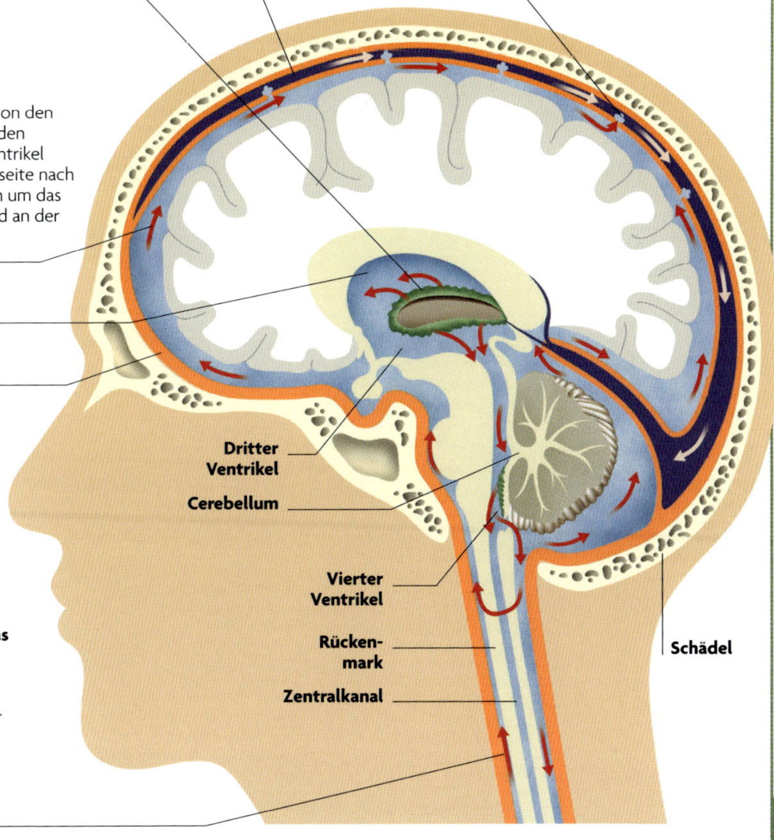

3 Zirkulation um das Rückenmark
Unterstützt durch die Bewegung der Wirbel fließt der Liquor an der Rückseite des Rückenmarks im Zentralkanal hinunter und dann an der Vorderseite wieder aufwärts.

AUFBAU DES GEHIRNS

DAS GEHIRN BESTEHT AUS VIER HAUPTTEILEN: DEM GEWÖLBTEN CEREBRUM (GROSSHIRN), DEM TIEFER GELEGENEN DIENCEPHALON (ZWISCHENHIRN, ZU DEM AUCH DER THALAMUS GEHÖRT), DEM CEREBELLUM UND DEM HIRNSTAMM AN DER BASIS.

ÄUSSERE MERKMALE DES GEHIRNS

Das Großhirn (Cerebrum) macht über vier Fünftel des gesamten Gehirns aus. Die gefaltete, gefurchte Oberfläche nennt man Gehirnrinde (Cortex). Das Großhirn umschließt teilweise Thalamus, Zwischenhirn und Hirnstamm. Das Kleinhirn bildet etwa ein Zehntel des Gesamtvolumens des Gehirns. Seine Hauptaufgabe ist die Organisation motorischer Informationen an die Muskeln, um kontrollierte Bewegungen zu ermöglichen.

Sulcus lateralis Furche entlang dem oberen Teil des Schläfenlappens

Lobus frontalis Hier verankert: Sprache, Bewegungskontrolle und Persönlichkeitsaspekte

Lobus parietalis In diesem Bereich werden Berührung, Temperatur, Druck und Schmerz empfangen und interpretiert.

Gyrus postcentralis Der Gyrus postcentralis ist ein wichtiger anatomischer Orientierungspunkt.

Fissura parieto-occipitalis Fissur, die die Grenze zwischen Scheitel- und Hinterhauptlappen bildet

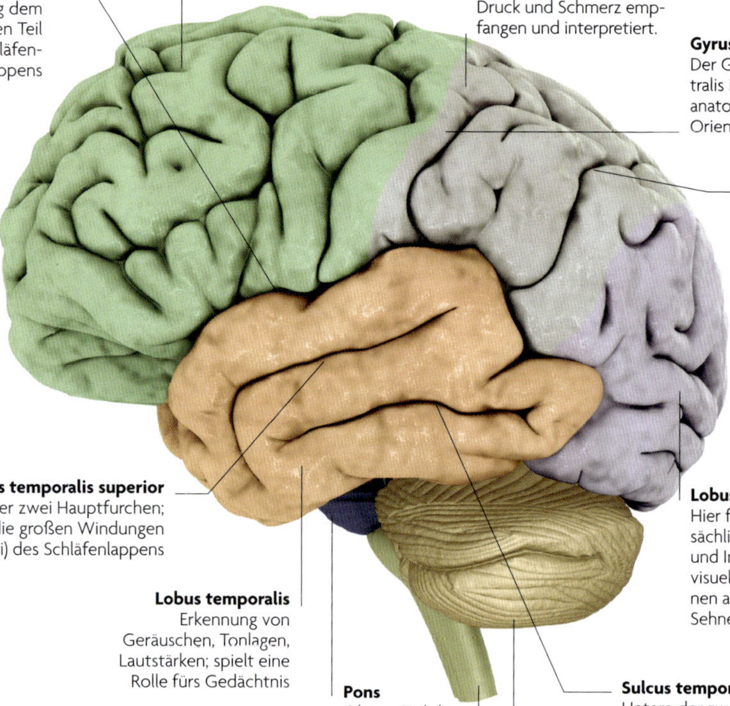

Sulcus temporalis superior Obere der zwei Hauptfurchen; trennt die großen Windungen (Gyri) des Schläfenlappens

Lobus occipitalis Hier finden hauptsächlich Analyse und Interpretation visueller Informationen aus Impulsen der Sehnerven statt.

Lobus temporalis Erkennung von Geräuschen, Tonlagen, Lautstärken; spielt eine Rolle fürs Gedächtnis

Pons Oberer Teil des Hirnstamms

Sulcus temporalis inferior Untere der zwei Hauptfurchen; trennt die großen Windungen (Gyri) des Schläfenlappens

Hirnstamm Unterster, hauptsächlich »automatischer« Bereich des Gehirns (s. S. 93)

Cerebellum Das Kleinhirn ist für »Timing« und Präzision von Bewegungen sowie für Gleichgewicht und Haltung zuständig.

HIRNLAPPEN

Traditionell ist die Gehirnoberfläche in vier Hauptlappen eingeteilt. Die Bezeichnungen der Lappen stimmen teilweise mit den Bezeichnungen der Schädelknochen überein (s. S. 48).

ÄUSSERE GEHIRNSTRUKTUREN

Das Großhirn ist durch die Fissura longitudinalis in zwei Hälften (Hemisphären) geteilt. Das Kleinhirn ist der kleinere, knollenartige Teil, der für die Muskelkontrolle verantwortlich ist. Daneben sitzt der Hirnstamm, der die Grundfunktionen des Körpers kontrolliert.

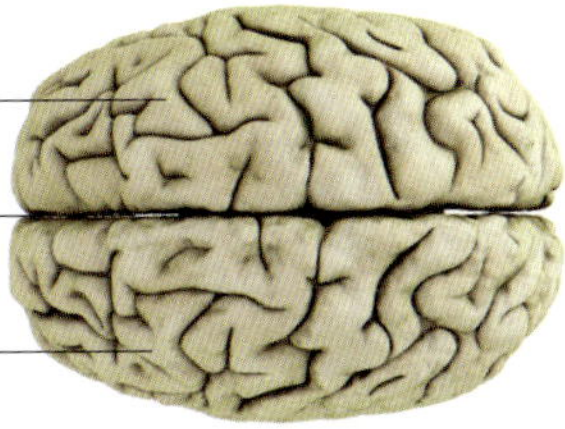

ANSICHT VON OBEN

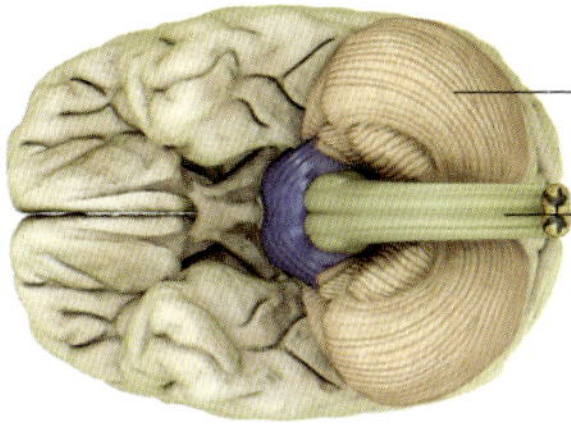

RÜCKANSICHT

DAS HOHLRAUMSYSTEM

Das Gehirn ist in gewisser Weise hohl; es enthält vier Hirnkammern, die Ventrikel, die mit cerebrospinalem Liquor gefüllt sind. Es gibt zwei laterale Ventrikel, einen in jeder Hemisphäre, dort wird der Liquor produziert. Von dort fließt er über eine Öffnung (Foramen interventriculare) in den dritten Ventrikel nahe dem Thalamus und dann über einen engen Kanal (Aqueductus cerebri) in den vierten, der zwischen Pons und Kleinhirn in den Rückenmarkskanal mündet. Das Gesamtvolumen des Liquors in den Ventrikeln beträgt ca. 25 ml. Die Zirkulation wird durch Kopfbewegungen und durch die pulsierenden Hirnarterien unterstützt.

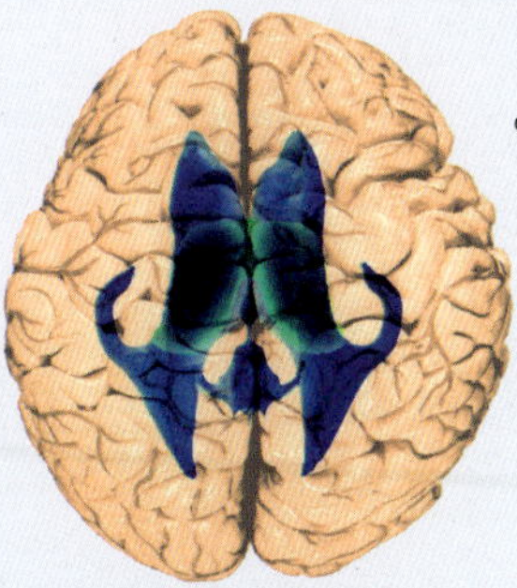

ANSICHT VON OBEN

Die lateralen Ventrikel haben Vorder-, Hinter- und Unterhörner (seitlich). In der Mitte liegt der dritte Ventrikel, wie diese Darstellung zeigt.

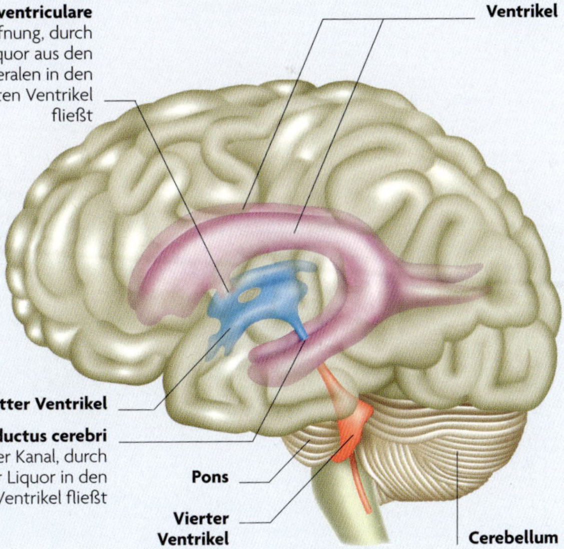

GRAUE UND WEISSE SUBSTANZ

Das Großhirn besteht aus zwei Hauptschichten. Die äußere, hellgraue Schicht, oft als »graue Masse« bezeichnet, ist die Großhirnrinde (Cortex cerebri). Sie umgibt und bedeckt die gesamte Fläche des Großhirns und ist ca 2–3 mm dick. Würde man sie flach auslegen, hätte sie ungefähr die Fläche eines Kopfkissens. Innerhalb der weißen Substanz befinden sich kleine Inseln grauer Substanz. Die graue Substanz besteht größtenteils aus Zellkörpern und impulsempfangenden Dendriten der Neuronen. Die hellere, weiße Substanz liegt liegt unter der Hirnrinde und besteht hauptsächlich aus Nervenfasern.

VERTIKALSCHNITT

Der vertikale Schnitt durch beide Hemisphären zeigt die paarige Anordnung der grauen und weißen Substanz. Der Corpus callosum mit mehr als 100 Millionen Nervenfasern ist die Hauptverbindung zwischen den Hemisphären.

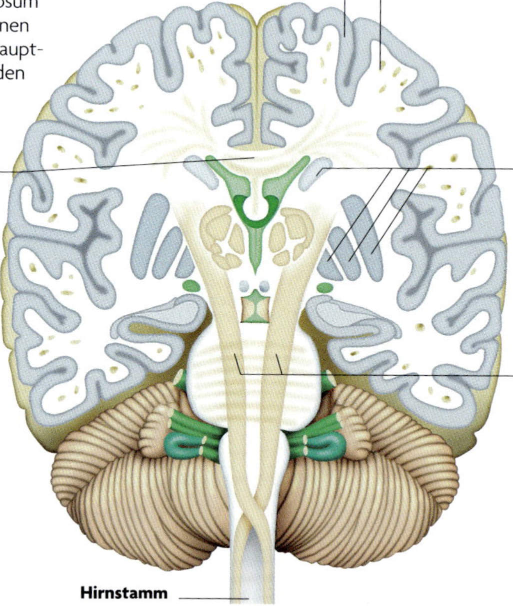

Graue Substanz
Die äußerste Schicht der Großhirnrinde enthält schätzungsweise 50 Milliarden Neuronen und vielleicht zehnmal so viele Hilfszellen.

Weiße Substanz
Hier befinden sich ankommende Axone aus tieferen Bereichen und abgehende Axone aus den Zellkörpern der Hirnrinde.

Corpus callosum
Das größte von einigen Nervenbündeln (Kommissurenfasern), der sog. Balken, die die beiden Hemisphären (Hirnhälften) des Großhirns miteinander verbinden

Basalganglien
»Inseln« aus grauer Substanz im Innern des Großhirns

Innere Kapsel
Gebildet aus dicken Faserbündeln, die sich im unteren Hirnstamm kreuzen und motorische Informationen an das Rückenmark weiterleiten

BASALGANGLIEN

Zu den Basalganglien gehören die Nuclei lentiformis, bestehend aus Putamen und Nucleus pallidus, caudatus, subthalamicus, und die Substantia nigra. Die Basalganglien sind komplexe Schnittstellen zwischen sensorischen Inputs und motorischen Fähigkeiten, besonders für halb automatische Bewegungen, wie das Gehen.

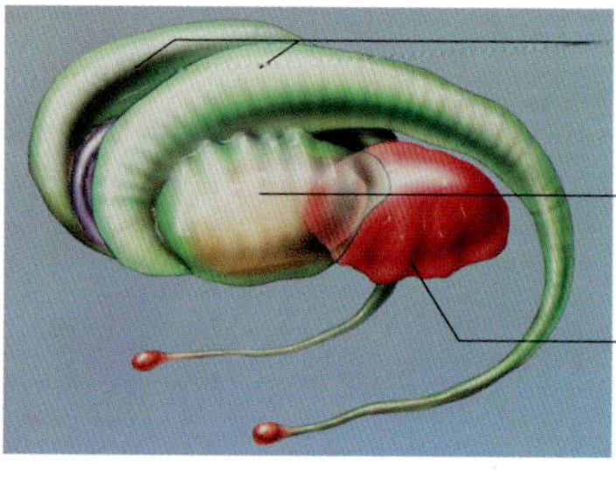

VERTIKALVERBINDUNGEN

Markhaltige Nervenfasern, die in dicken Bündeln Informationen zwischen Großhirnrinde, Rückenmark und anderen Bereichen des Zentralnervensystems vermitteln, nennt man Projektionsfasern. Die meisten von ihnen bilden die Capsula interna und passieren den Corpus callosum. Dagegen heißen die Faserbündel, die innerhalb einer Hemisphäre verschiedene Lappen durchziehen, Assoziationsfasern. Mithilfe dieser Fasern kommunizieren verschiedene Bereiche des Cortex direkt miteinander.

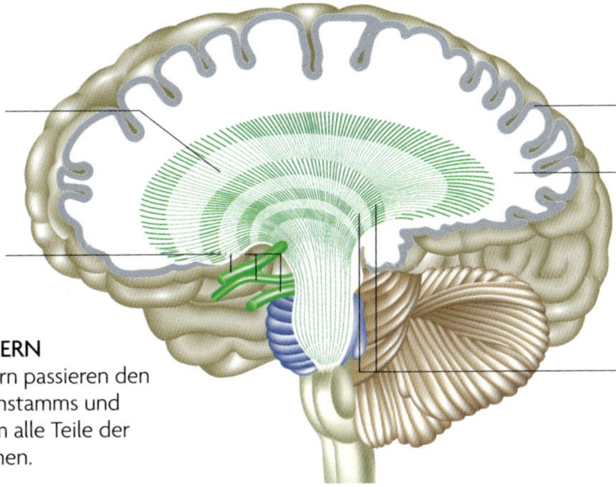

PROJEKTIONSFASERN
Die Projektionsfasern passieren den oberen Teil des Hirnstamms und fächern sich auf, um alle Teile der Hirnrinde zu erreichen.

THALAMUS UND HIRNSTAMM

Der Thalamus sitzt über dem Hirnstamm und ist wie zwei nebeneinanderliegende Eier geformt. Er befindet sich fast im »Herzen« des Gehirns und ist eine Schaltstelle, die ankommende Signale vor der Weiterleitung an die oberen Gehirnregionen bearbeitet. Der Hirnstamm enthält Regulationszentren für lebenswichtige Körperfunktionen wie Herzschlag, Atmung und Blutdruck sowie für reflexorische Handlungen wie Schlucken oder Erbrechen.

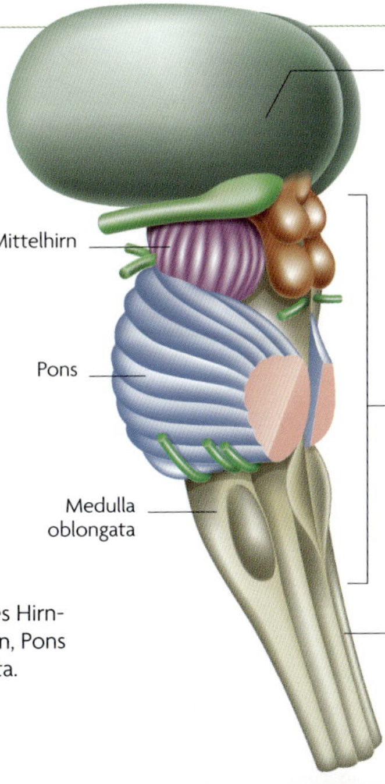

HIRNSTAMM
Die Hauptbereiche des Hirnstamms sind Mittelhirn, Pons und Medulla oblongata.

DAS PRIMITIVE GEHIRN

IN STRESS- ODER KRISENSITUATIONEN KÖNNEN TIEF SITZENDE INSTINKTE UNSER BEWUSSTSEIN BEHERRSCHEN. IN DIESEN SITUATIONEN KOMMT DAS »PRIMITIVE GEHIRN« ZUM EINSATZ, DAS HAUPTSÄCHLICH AUS DEM LIMBISCHEN SYSTEM BESTEHT.

DAS LIMBISCHE SYSTEM

Das limbische System beeinflusst das unbewusste, instinktive Verhalten, ähnlich dem Instinkverhalten der Tiere, die auf Überleben und Reproduktion ausgerichtet sind. Beim Menschen werden viele dieser angeborenen »primitiven« Verhaltensweisen durch rationale Erwägungen des Großhirns modifiziert. Dennoch überwiegen manchmal die Instinkte und das limbische System übernimmt die Führung. Ansonsten spielt es eine untergeordnete, aber wichtige Rolle im Ausdruck unserer Instinkte, Triebe und Emotionen.

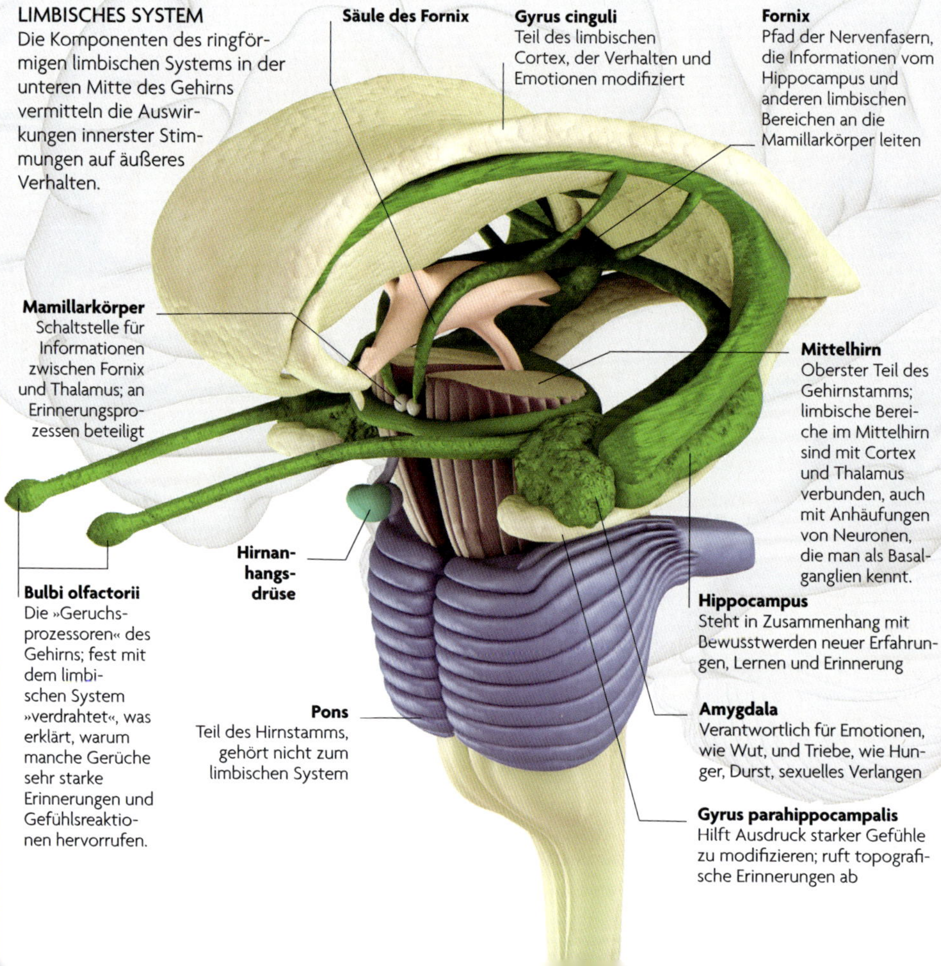

DER HYPOTHALAMUS

Der Hypothalamus (»unter dem Thalamus«) hat ungefähr die Größe eines Zuckerstücks und enthält zahlreiche kleine Neuronenbündel, die man Kerne (Nuclei) nennt. Er gilt als die höchste Instanz aller vegetativen Funktionen. Er ist über den Hypophysenstiel mit der Hirnanhangsdrüse (Hypophyse, s. S. 134), der übergeordneten Drüse des Hormonsystems, verbunden. Zusätzlich zu dieser wichtigen endokrinen Verbindung steht der Hypothalamus in komplexem Zusammenhang mit dem limbischen System und dem autonomen Teil des Nervensystems. Seine Funktionen sind unter anderem die Kontrolle und Regulation der Körpertemperatur, der Nahrungsaufnahme, des Wasserhaushalts, des Blutflusses, des Schlaf-wach-Zyklus und des Hormonspiegels. Der Hypothalamus initiiert Gefühle, Handlungen und Empfindungen wie Hunger, Durst, Wut und Angst.

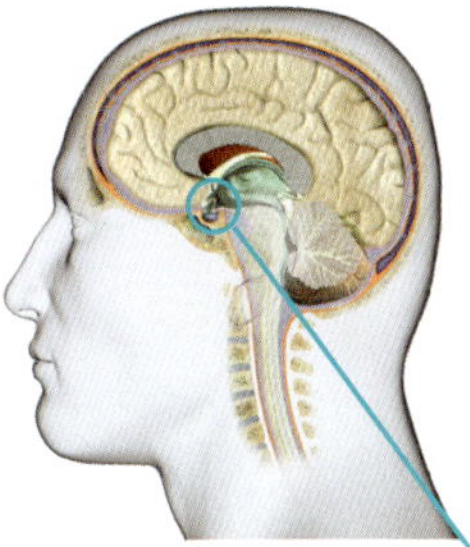

KERNE DES HYPOTHALAMUS

Die Rolle aller Kerne des Hypothalamus ist nicht klar. Dennoch weiß man, das z. B. der Nucleus ventromedialis für das Sättigungsgefühl verantwortlich ist. Eine Schädigung in diesem Bereich führt zum »Überessen«.

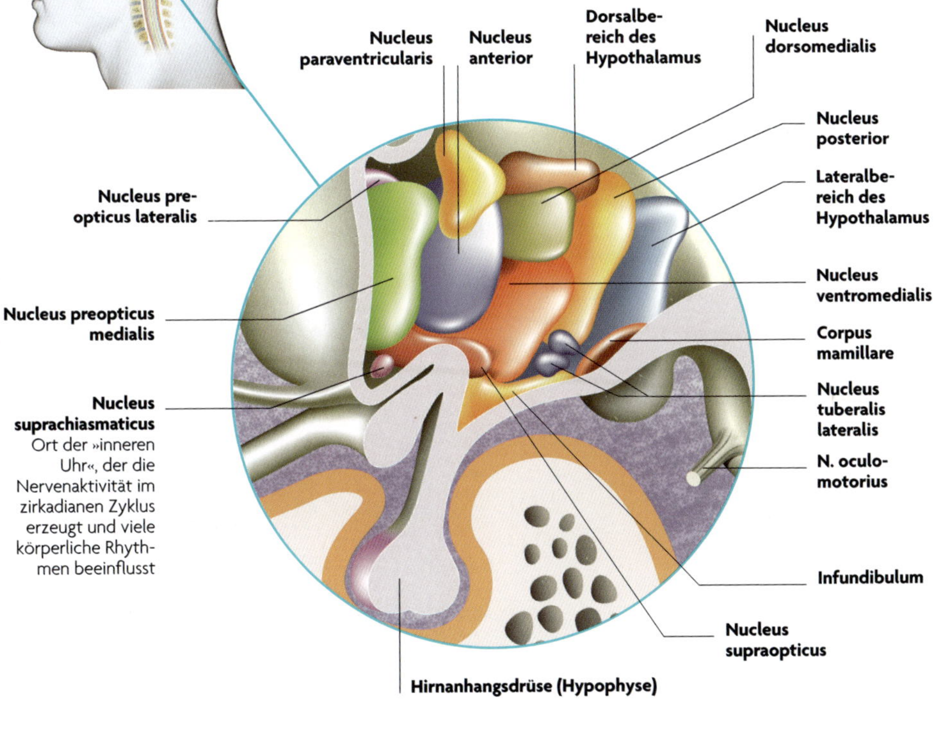

DAS RETIKULÄRE SYSTEM

Das retikuläre System besteht aus einer Reihe langer Nervenbahnen (die größtenteils im Hirnstamm (s. S. 93) verlaufen; einige Fasern enden im Kleinhirn dahinter, im Zwischenhirn darüber und im Rückenmark darunter) und diffus verteilter Ganglienzellen. Letztere sind zum Teil zu Kernen zusammengeschlossen. Das retikuläre System stellt auch eine Art Erregungssystem dar, das das Gehirn wach und aufmerksam hält, das sogenannte aufsteigende retikuläre aktivierende System (ARAS). Im retikulären System befinden sich wichtige Zentren, die die Herzfrequenz und die Atmung kontrollieren.

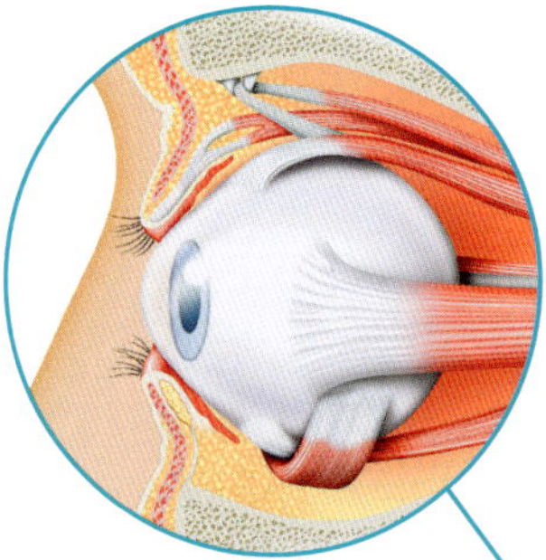

VISUELLE IMPULSE

Sensorische Informationen erreichen das ARAS über die Sehnerven und warnen vor möglichen Gefahren.

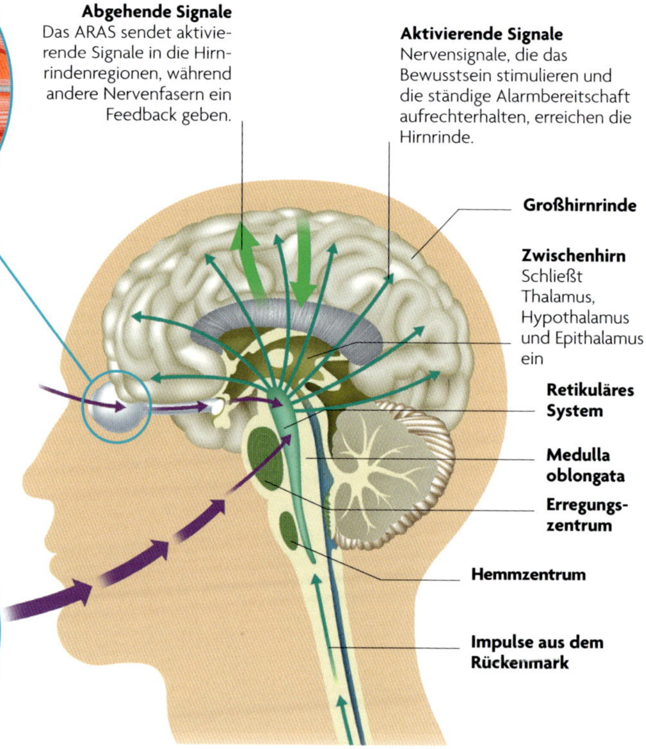

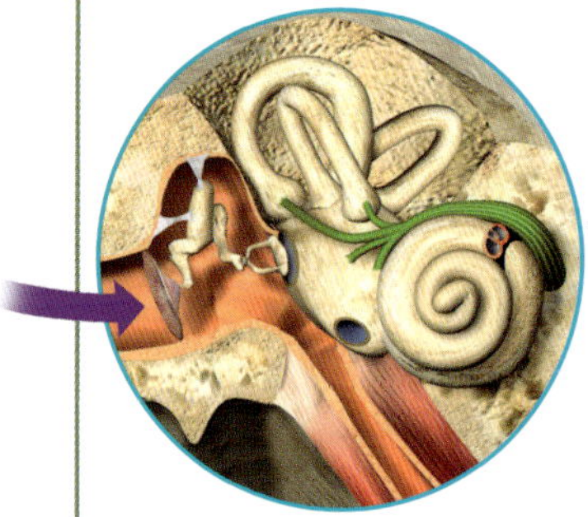

HÖRIMPULSE

Das ARAS filtert unbedeutende Informationen wie Hintergrundgeräusche aus und reagiert auf Veränderungen.

DAS RETIKULÄRE AKTIVIERENDE SYSTEM

Lange Nervenbahnen im retikulären System, das sich im Hirnstamm befindet, nehmen aus unterschiedlichen Quellen eingehende sensorische Informationen auf und senden aktivierende Signale an die höheren Zentren des Gehirns.

SCHLAFZYKLEN

Im Schlaf ruht der Körper, jedoch nicht das Gehirn. Seine Millionen von Neuronen senden weiterhin Signale, wie EEG-Aufzeichnungen zeigen. Der Schlaf besteht aus Zyklen: längere Phasen des REM-Schlafs (rapid eye movement), bei denen geträumt wird, und vier Phasen traumlosen NREM-Schlafs (non rapid eye movement). In Phase 1 ist der Schlaf leicht, die Gehirnwellen aktiv, schnelles Erwachen ist möglich. In Phase 2 werden die Gehirnwellen langsamer. In Phase 3 wechseln sich schnelle und langsame Wellen ab, und Phase 4, die Tiefschlafphase, besteht nur noch aus langsamen Gehirnwellen.

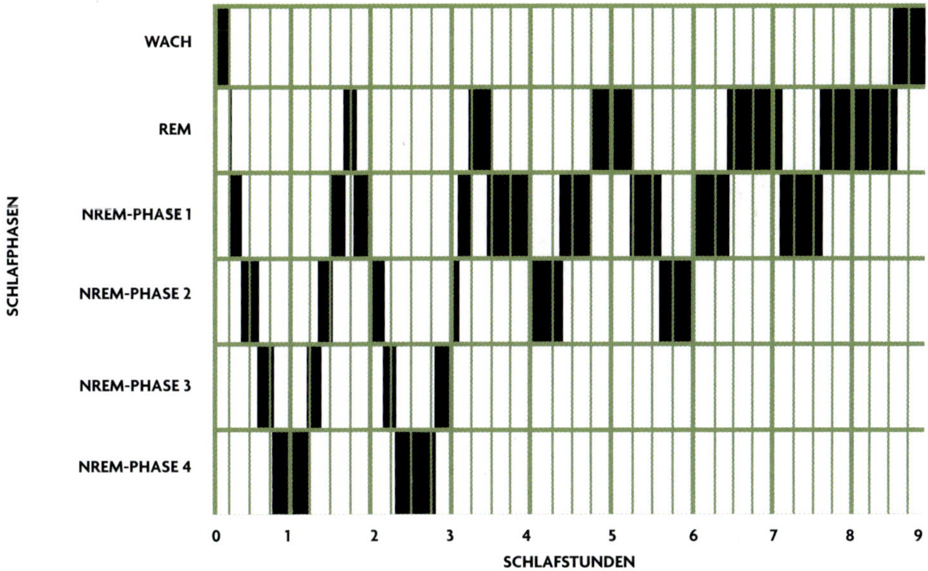

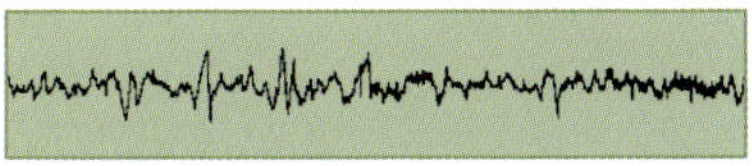

NREM-SCHLAF PHASE 1

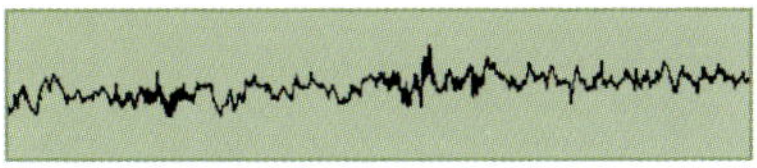

NREM-SCHLAF PHASE 2

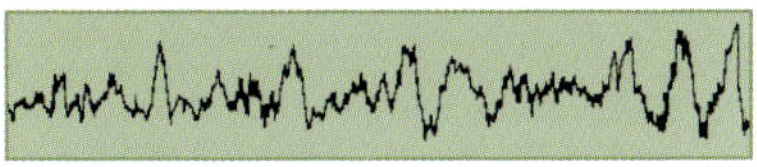

NREM-SCHLAF PHASE 3

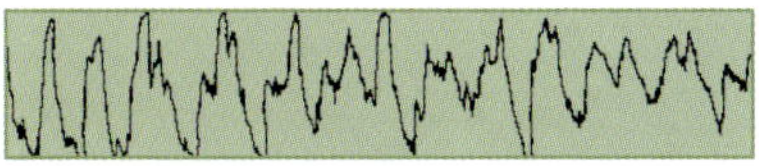

NNREM-SCHLAF PHASE 4

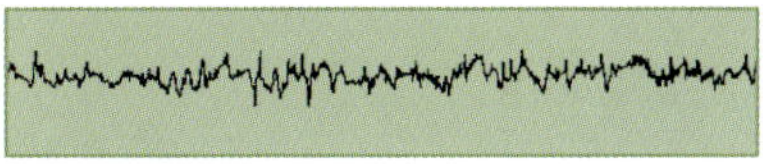

REM-SCHLAF

SCHLAFPHASEN

EEG-Aufzeichnungen zeigen in jeder Schlafphase einen eigenen Wellenverlauf, der einer unterschiedlichen Gehirnaktivität entspricht. In späteren Phasen sinken Körpertemperatur, Herz-, Atemfrequenz sowie Blutdruck. Während REM-Phasen steigen sie wieder leicht an und wir träumen.

RÜCKENMARK

DIE NERVENFASERN DES RÜCKENMARKS VERBINDEN DAS GEHIRN MIT RUMPF, ARMEN UND BEINEN. DAS RÜCKENMARK IST MEHR ALS NUR EINE PASSIVE SIGNALLEITUNG – WENN NÖTIG, KANN ES DAS GEHIRN UMGEHEN, Z. B. BEI REFLEXHANDLUNGEN.

ANATOMIE DES RÜCKENMARKS

Das ca. 40–45 cm lange Rückenmark besteht aus einem komplexen Nervenfaserbündel (Axone). Über seine gesamte Länge ist es kaum dicker als ein Bleistift und läuft in einer Art fransigem Schweif zum lumbosakralen Teil der Wirbelsäule aus. Aus dem Rückenmark zweigen 31 Spinalnervenpaare ab, die es mit Haut, Muskeln, Brust- und Bauchraum verbinden und sensorische Informationen über Zustand des Körpers sowie Tastsinns der Haut an das Rückenmark weiterleiten. Auch motorische Informationen werden übermittelt.

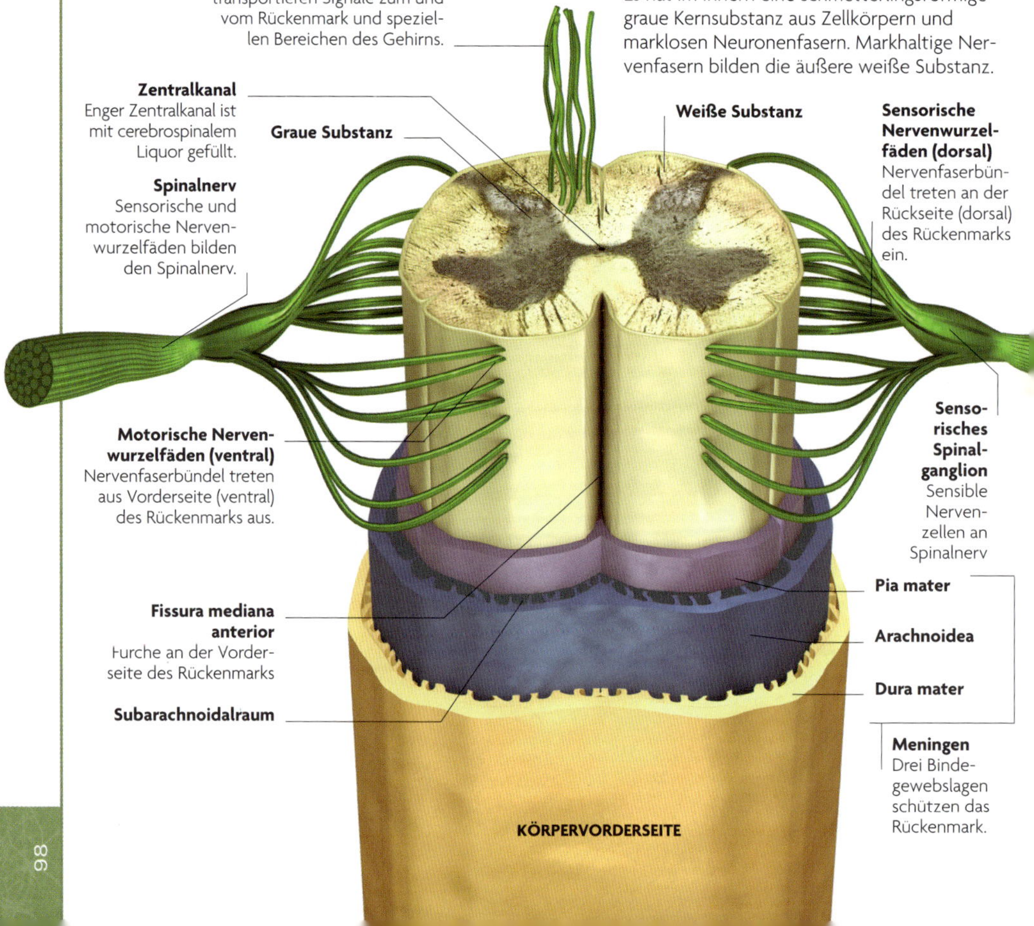

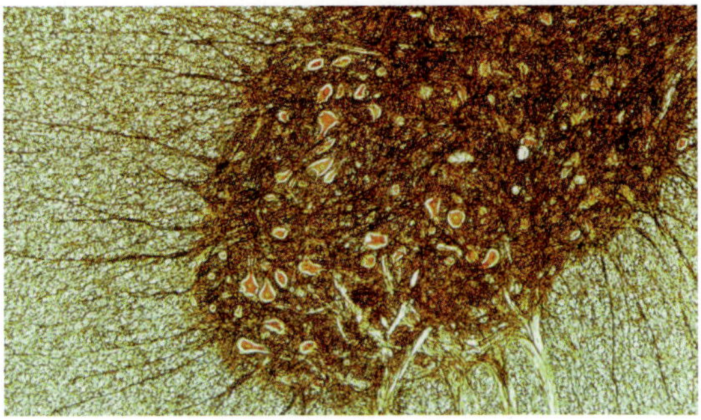

GRAUE SUBSTANZ DER WIRBELSÄULE
Die Mikroskopansicht eines Querschnitts des Rückenmarks zeigt einen braun eingefärbten »Flügel« der schmetterlingsförmigen grauen Masse im Zentrum des Rückenmarks.

NERVENKREUZUNGEN

Die Nervenfaserbündel (Axone) der rechten und linken Seite des Rückenmarks verlaufen nicht alle direkt nach oben in die rechte und linke Seite des Gehirns, sondern viele von ihnen kreuzen im oberen Bereich des Rückenmarks oder in der Medulla oblongata (s. S. 93) zur anderen Seite hinüber, von rechts nach links und von links nach rechts. So erreichen z. B. Signale über eine Berührung der Haut auf der linken Körperhälfte den somatosensorischen Cortex der rechten Hemisphäre, und umgekehrt kommen auch motorische Signale aus dem rechten motorischen Cortex und dem rechten Kleinhirn bei den Muskeln der linken Körperhälfte an. Verschiedene große Faserbündel kreuzen auf den Ebenen, etwa ein Zehntel von ihnen im oberen Rückenmark und der Rest in der Medulla oblongata.

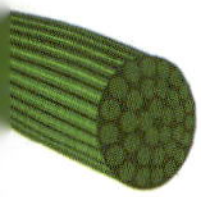

NERVENWURZELN
Die Spinalnerven bilden sich aus der vorderen und hinteren Wurzel, die durch die Zwischenwirbellöcher in das Rückenmark ein- bzw. austreten. Die hintere Wurzel führt sensorische Nervenfasern aus der Peripherie, die vordere motorische Fasern aus dem Rückenmark.

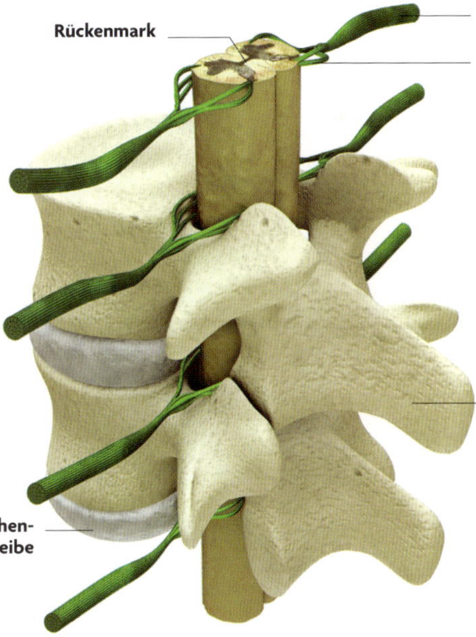

SCHUTZ DES RÜCKENMARKS

Das Rückenmark befindet sich im Wirbelkanal, ein langer Tunnel, der durch die übereinanderliegenden Wirbelknochen der Wirbelsäule entsteht. Die Wirbelsäule mit ihren starken Bändern und Muskeln dreht und beugt zwar das Rückenmark, schützt es aber auch vor direkten Stößen und Quetschungen. Der im Wirbelkanal zirkulierende Liquor fungiert als Stoßdämpfer, und der Epiduralraum ist eine polsternde Fett- und Bindegewebsschicht. Das Epiduralgewebe liegt zwischen Periost (Membran, die den Wirkelkanal auskleidet) und der Dura mater, der äußersten Lage der Meningen.

IM WIRBELKANAL

Ein Querschnitt in der Nackenregion zeigt, wie gut das Rückenmark in den gepolsterten, knöchernen Wirbelkanal eingebettet ist. Obwohl sich die Wirbelsäule bei Bewegungen des Rumpfs verschiebt, bleibt das Rückenmark gut geschützt und gestützt.

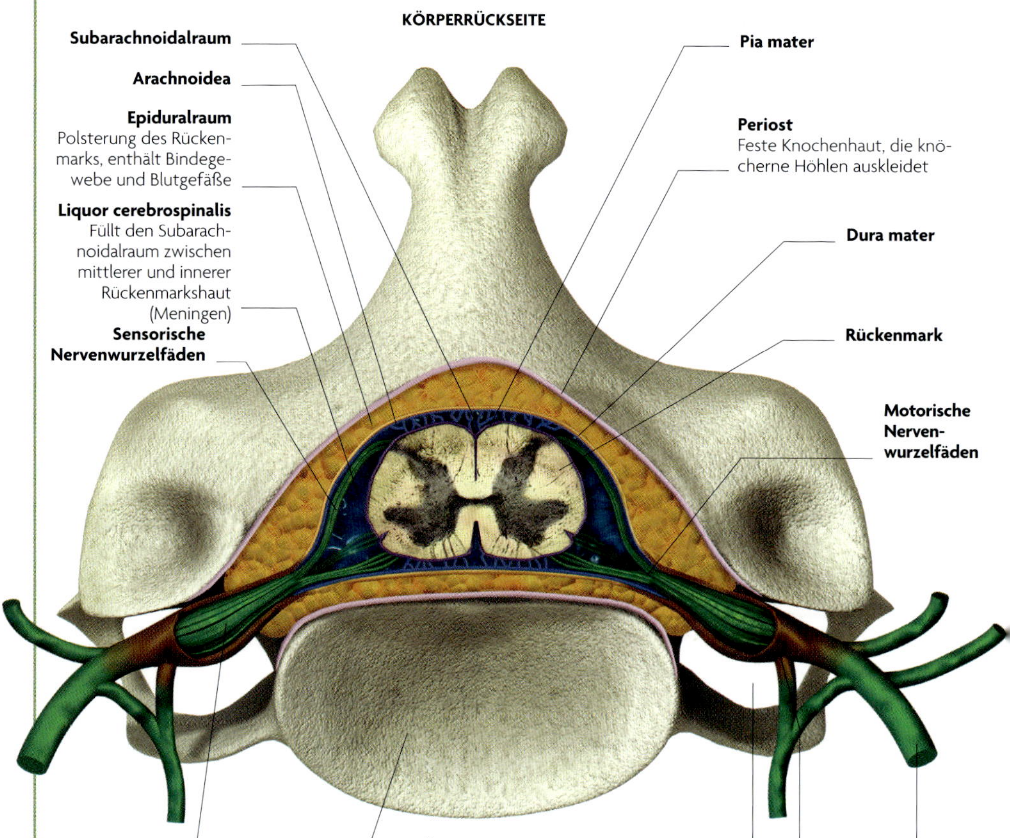

AUSDEHNUNG

Das Rückenmark wächst nicht so schnell wie die Wirbelsäule. Beim Erwachsenen erstreckt es sich vom Gehirn bis zum ersten Lendenwirbel (L1) in den unteren Rücken. Hier bildet es ein konisches Ende, das schweifähnlich im nervenzellfreien Filum terminale (Endfaden) ausläuft. Letzteres wiederum erstreckt sich vom lumbosakralen Teil der Wirbelsäule bis hinunter zum Steißbein.

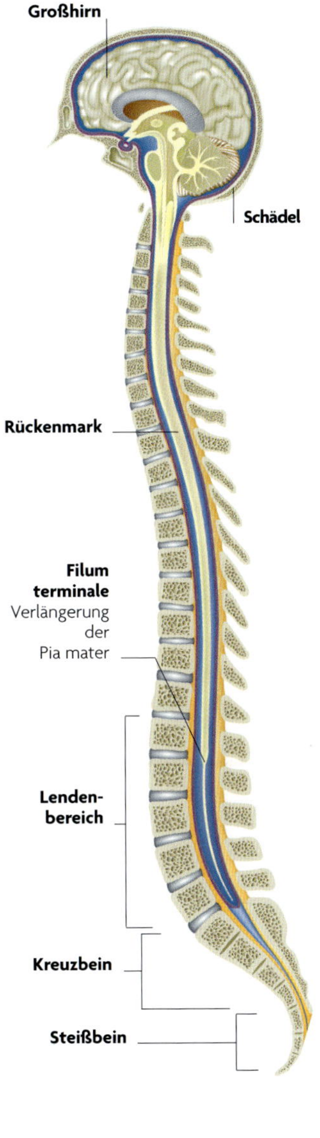

NERVENBAHNEN DES RÜCKENMARKS

In der weißen Substanz des Rückenmarks sind die Nervenfasern in Hauptbündeln gruppiert, je nach Richtung und Art der Signale, die sie übermitteln oder auf die sie reagieren, wie beispielsweise Schmerz oder Temperatur. Einige dieser Pfade sind verbunden und verschalten die Impulse zwischen einigen lokalen Spinalnervenpaaren, ohne sie an das Gehirn zu senden. Die graue Substanz ist in »Hörner« eingeteilt.

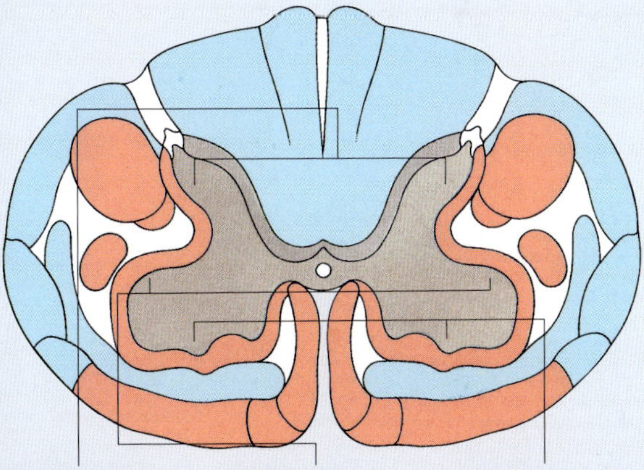

Hinterhörner
Diese Neuronen erhalten sensorische Informationen wie Berührung, Temperatur, Muskelaktivität, Gleichgewicht.

Seitenhörner
Diese Neuronen überwachen und steuern innere Organe, wie Herz, Lungen, Magen und Darm.

Vorderhörner
Diese Neuronen senden motorische Nervenfasern zur Skelettmuskulatur; geben Impulse für Kontraktion, Bewegung.

AUFSTEIGENDE BAHNEN
Diese Faserbündel leiten Informationen über körperliche Empfindungen, wie beispielsweise Schmerz, von den Sensoren zum Gehirn.

ABSTEIGENDE BAHNEN
Diese Faserbündel übermitteln motorische Impulse vom Gehirn zur Skelettmuskulatur, um gewollte Bewegungen auszuführen.

PERIPHERE NERVEN

DAS PERIPHERE NERVENSYSTEM KOMMUNIZIERT MIT GEHIRN UND RÜCKENMARK. SENSORISCHE NERVENFASERN ÜBERMITTELN INFORMATIONEN VON SINNES- UND INNEREN ORGANEN. MOTORISCHE FASERN KONTROLLIEREN MUSKELBEWEGUNG UND DRÜSENAKTIVITÄT.

HIRNNERVEN

Die zwölf Hirnnervenpaare sind direkt mit dem Gehirn verbunden und nicht mit dem Rückenmark. Einige Nerven haben sensorische, andere haben motorische Funktionen für Organe und Gewebe in Kopf und Hals. Auch die Nerven mit vornehmlich motorischen Fasern haben einige sensorische, um das Gehirn mit Informationen über Dehnungsgrad und Spannung der Muskeln, die sie kontrollieren, zu versorgen. Die meisten Hirnnerven sind nach den Körperteilen benannt, die sie versorgen, wie z. B. die optischen Nerven. Der Einfachheit halber werden den Hirnnerven römische Ziffern zugeordnet, so ist der Trigeminus der V. Hirnnerv.

N. olfactorius (I., sensorisch)
Leitet Geruchsinformationen aus dem Riechepithel im Naseninnern direkt über Nasenmuschel, Riechbahn und Riechzentrum zum limbischen System.

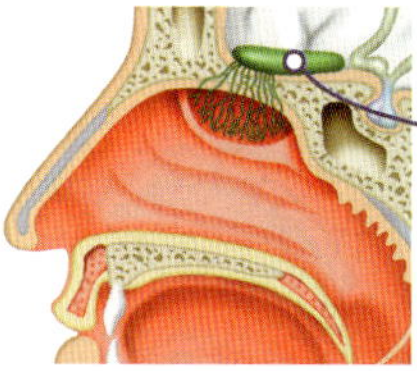

N. trigeminus (V., zwei sensorische und ein gemischter Ast)
Die Äste ophthalmicus und maxillaris erhalten Signale von Augen, Gesicht, Zähnen; der gemischte mandibularis kontrolliert Kaumuskeln; liefert Informationen aus Unterkiefer.

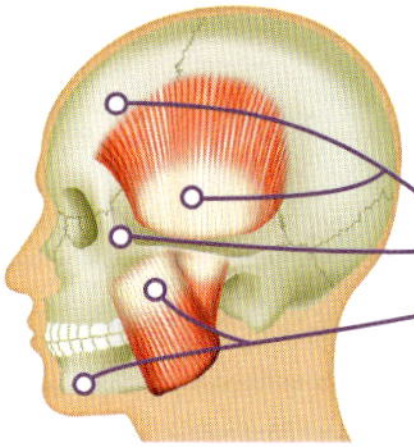

N. facialis (VII., gemischt)
Sensorische Äste kommen von den Geschmacksknospen aus den vorderen zwei Dritteln der Zunge, motorische Fasern kontrollieren Gesichtsausdruck, Speichel- und Tränendrüsen.

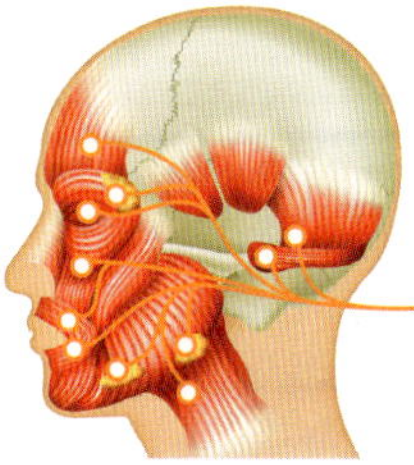

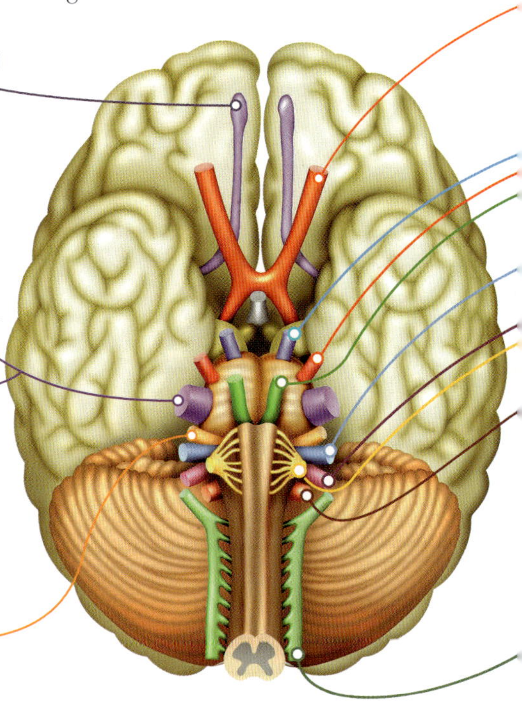

ANSICHT VON UNTEN

In dieser Ansicht sieht man, dass die Hirnnerven hauptsächlich mit den unteren Teilen des Gehirns verbunden sind. Einige dieser Nerven sind sensorisch und leiten Informationen an das Gehirn, andere sind motorisch und leiten Nervenimpulse des Gehirns an Muskeln und Drüsen. Manche Hirnnerven haben sowohl sensorische wie auch motorische Nervenfasern.

N opticus
(II., sensorisch)
Der Sehnerv liefert optische Informationen aus den Stäbchen und Zapfen der Netzhaut an den visuellen Cortex im Gehirn. Teile der beiden Sehnerven kreuzen im optischen Chiasma (s. S. 122). Jeder Nerv besteht aus einem Bündel von ca. einer Million Fasern – er transportiert die meisten Informationen von allen Hirnnerven.

Nn. oculomotorius, trochlearis und abducens
(III., IV., VI., vornehmlich motorisch)
Diese drei Nerven regulieren willkürliche Bewegungen der Augenmuskulatur, um Augapfel und Augenlider zu bewegen; der okulomotorische kontrolliert auch die Verengung der Pupille durch die Irismuskulatur und die Sehschärfe der Linse über die Ziliarmuskeln.

N. vestibulocochlearis
(VIII., sensorisch)
Der Vestibularis-Ast liefert Signale aus dem Innenohr über Gleichgewicht und Orientierung des Kopfs, der Cochlearis-Ast liefert Informationen aus der Hörschnecke.

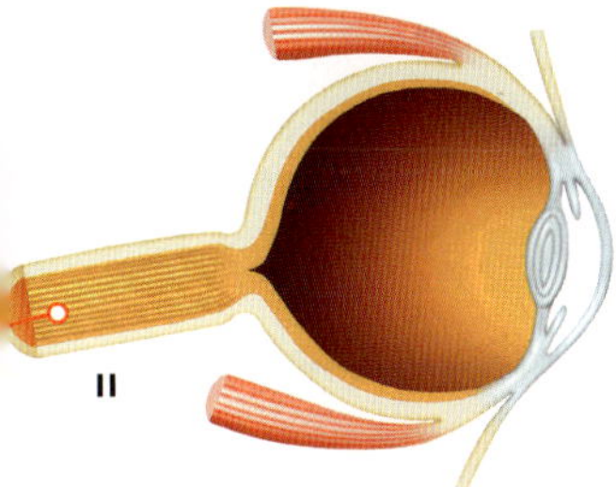

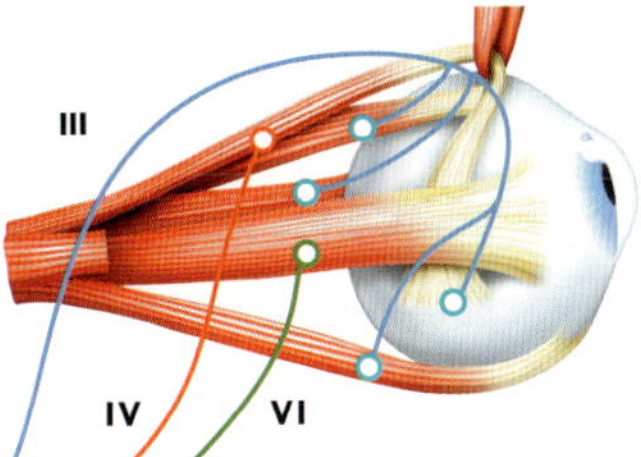

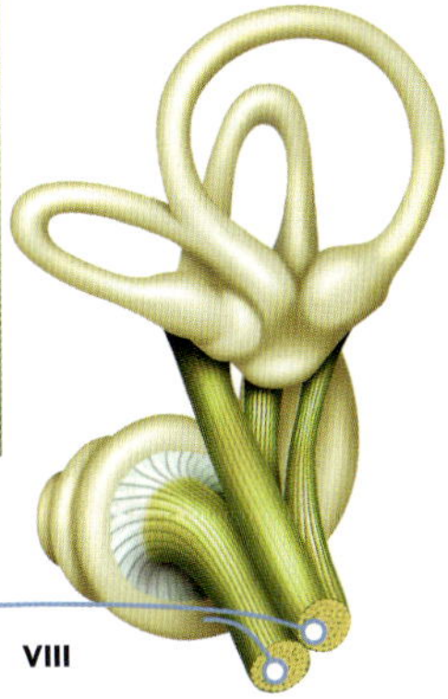

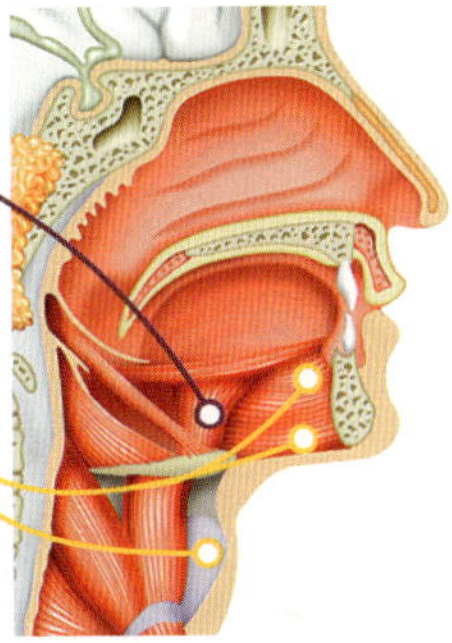

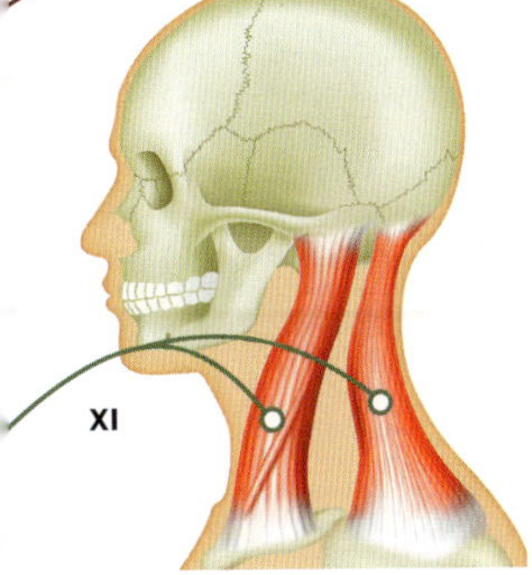

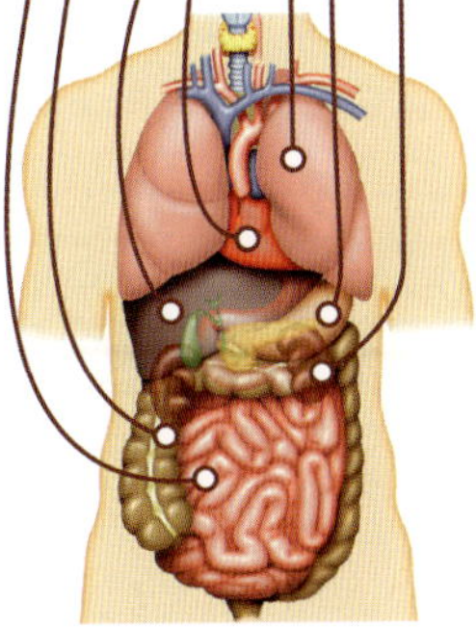

N. accessorius
(XI., vornehmlich motorisch)
Kontrolliert Kopf-, Hals- und Schultermuskeln. Der Nerv stimuliert ebenfalls die Muskeln von Kehlkopf und Rachen, die am Schlucken beteiligt sind.

N. vagus
(X., gemischt)
Vagusnerv, längster, am weitesten verzweigter Hirnnerv, hat sensorische, motorische und autonome Fasern, die an vielen lebenswichtigen Körperfunktionen beteiligt sind, wie Schlucken, Atmung, Herzschlag, Bildung der Magensäure.

Nn. glossopharyngeus und hypoglossus
(IX., XII., beide gemischt)
Motorische Fasern dieser Nerven sind an der Bewegung der Zunge und am Schlucken beteiligt, sensorische liefern Informationen über Geschmack, Berührung und Temperatur von Zunge und Rachen.

SPINALNERVEN

Die 31 peripheren Spinalnervenpaare treten durch Zwischenwirbellöcher aus der Wirbelsäule aus. Jeder Nerv teilt und verzweigt sich in viele Äste. Die dorsalen Äste kontrollieren die hinteren Körperbereiche, die ventralen Äste die Vorder- und Seitenbereiche. Die Äste eines Spinalnervs können mit anderen Nerven eine netzartige Verflechtung, einen Plexus, zum Informationsaustausch bilden. Diese Geflechte senden Signale über Sekundäräste an Bereiche komplexer Funktion oder Bewegung.

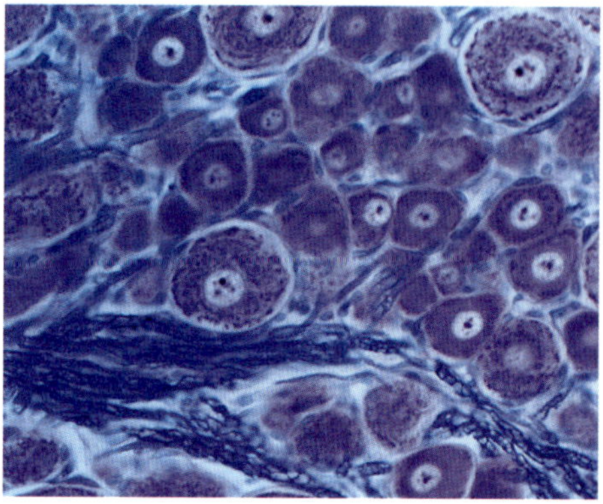

SPINALGANGLION

Die Mikroskopansicht zeigt einen Schnitt durch eine Ansammlung spinaler Nervenzellen (Ganglion), in denen Impulse koordiniert werden. Jedes Neuron (lila) ist von Hilfszellen (hellblau) umgeben.

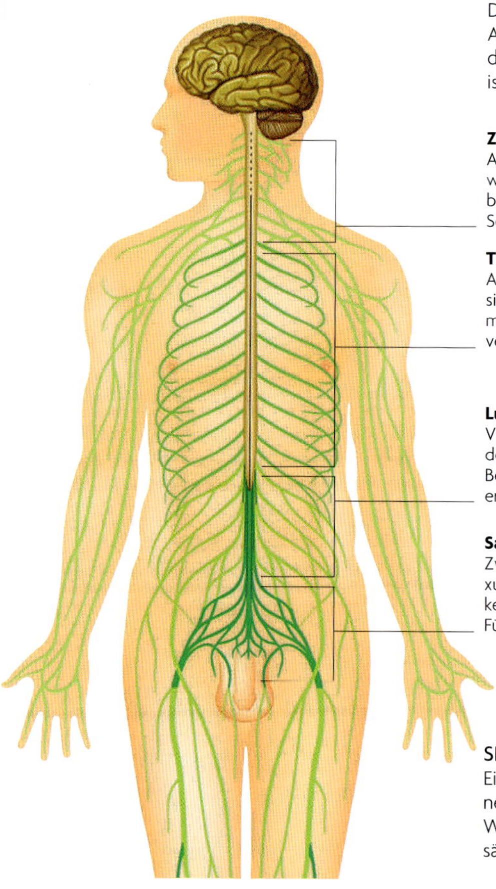

Zervikalbereich (C1–C8)
Acht zervikale Spinalnervenpaare bilden zwei Netzwerke, den Plexus cervicalis (C1–C4) und den Plexus brachialis (C5–C8). Diese enervieren Brust, Kopf, Hals, Schultern, Arme, Hände und Zwerchfell.

Thorakalbereich (T1–T12)
Außer T1, der zum Plexus brachialis gerechnet wird, sind die thorakalen Spinalnerven mit Zwischenrippenmuskeln, tiefen Rückenmuskeln und Darmmuskulatur verbunden.

Lumbalbereich (L1–L5)
Vier der fünf lumbalen Spinalnervenpaare (L1–L4) bilden den Plexus lumbalis, der die untere Bauchdecke und Bereiche der Beine enerviert. L4 und L5 sind mit den ersten vier Sakralnerven (S1–S4) verbunden.

Sakralbereich (S1–S5)
Zwei Geflechte, der Plexus sacralis (L5–L3) und der Plexus coccygeus (S4/S5/Co 1), senden Äste zu Oberschenkel, Gesäß, Muskulatur und Haut der Unterschenkel und Füße sowie zum Anal- und Genitalbereich.

SPINALBEREICHE

Einteilung und Nomenklatur der vier Hauptspinalnervenbereiche entsprechen den Bereichen der Wirbelsäule selbst – Hals-, Brust-, Lendenwirbelsäule, Kreuz- und Steißbein.

DERMATOME

Ein Dermatom ist eine Hautregion, die von den dorsalen (hinteren, sensorischen) Nervenwurzeln eines Spinalnervenpaars enerviert wird. Die Nervenäste leiten sensorische Informationen über Berührung, Druck, Temperatur und Schmerz von den Mikrosensoren der Haut dieser Zone entlang der sensorischen Nervenfasern der Spinalnervenäste an die Spinalnervenwurzel und ins Rückenmark. Eine »Hautkarte« zeigt die Begrenzungen der Dermatome, die in Wirklichkeit leicht überlappen.

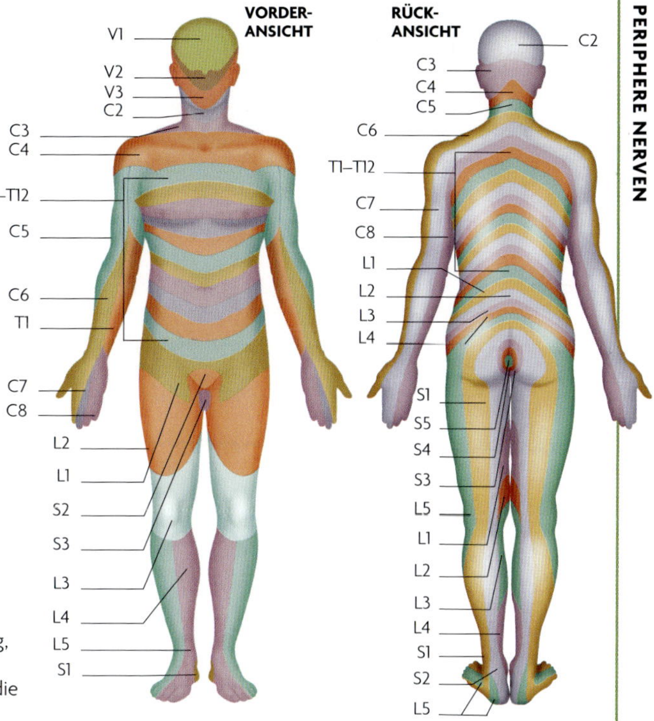

EINTEILUNG DER DERMATOME

Der Spinalnerv C1 fehlt in der Zeichnung, weil er keine sensorischen Fasern hat; Gesicht und Stirn senden Signale über die drei Trigeminusäste, hier V1–V3.

RÜCKENMARKSREFLEXE

Ein Reflex ist eine schnelle, unwillkürliche Reaktion auf einen Stimulus. Ein Regelkreis des Rückenmarks, der Reflexbogen, besteht aus sensorischen und aus motorischen Nervenfasern, auf die der Reflex im Rückenmark »geschaltet« wird. Letztere leiten den Bewegungsimpuls an die Muskulatur weiter.

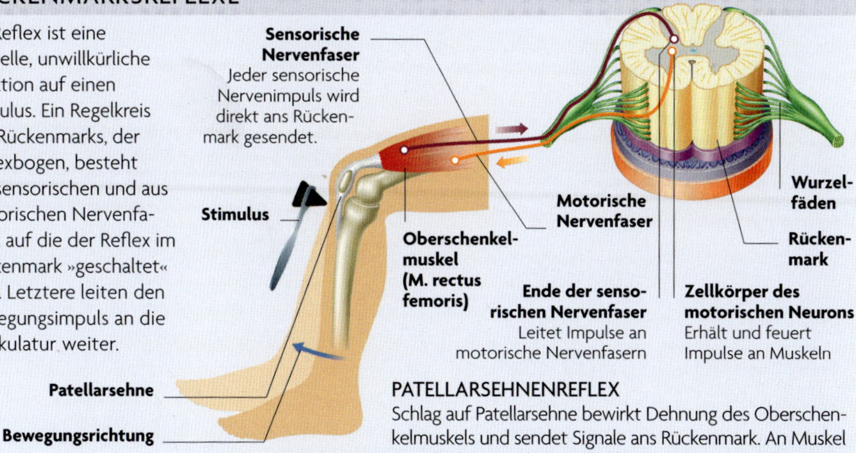

PATELLARSEHNENREFLEX

Schlag auf Patellarsehne bewirkt Dehnung des Oberschenkelmuskels und sendet Signale ans Rückenmark. An Muskel zurück übermittelte Impulse lassen Unterschenkel zucken.

AUTONOMES NERVENSYSTEM

HAUPTAUFGABE DES AUTONOMEN NERVENSYSTEMS (ANS) IST DIE AUFRECHTERHALTUNG DES INNEREN GLEICHGEWICHTS DES KÖRPERS, DER HOMÖOSTASE. DIE MEISTEN AKTIVITÄTEN DES ANS LAUFEN AUSSERHALB UNSERES BEWUSSTSEINS AB.

AUTOMATISCHE FUNKTIONEN

Das ANS teilt sich einige Nerven mit Zentral- und peripherem Nervensystem. Es hat eine eigene Ganglienkette, den Grenzstrang, zu beiden Seiten der Wirbelsäule. Sensorische Nervenfasern liefern Informationen über Organe und ihre Tätigkeit. Diese Informationen laufen in Hypothalamus, Hirnstamm oder Rückenmark zusammen. Das ANS gibt über motorische Nervensignale »Anweisungen« an die glatte Muskulatur von Organen und Blutgefäßen, die Herzmuskulatur und bestimmte Drüsen.

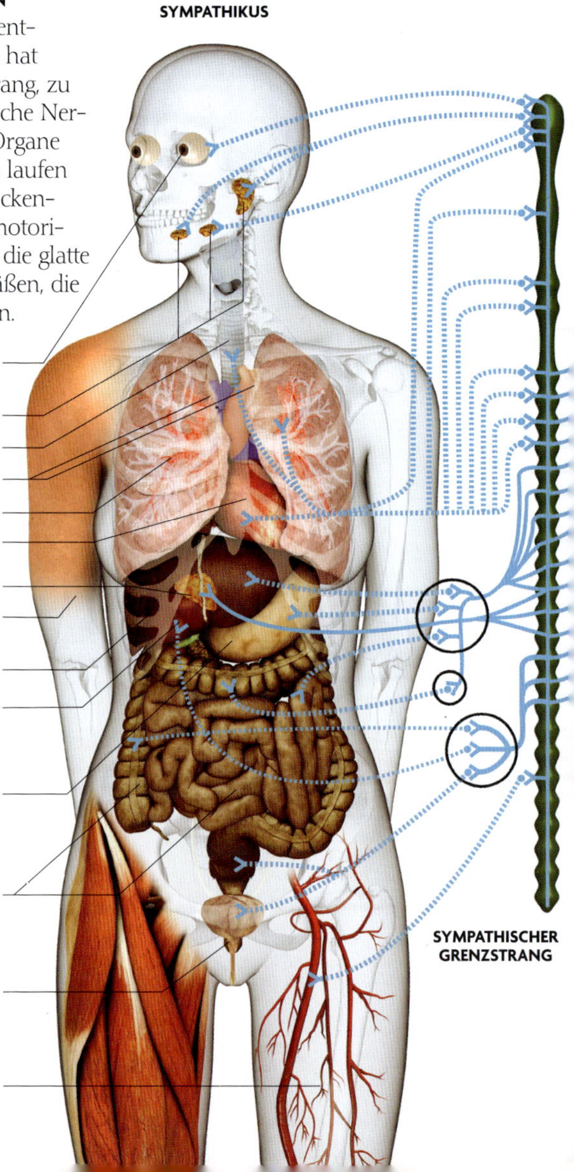

ZWEI GEGENSPIELER

Das ANS ist in zwei Einheiten gegliedert: Sympathikus und Parasympathikus. Die Ganglien des Sympathikus sind in zwei Ganglienketten, eine an jeder Seite der Wirbelsäule, angeordnet (hier ist nur eine dargestellt). Die parasympathischen Ganglien befinden sich in den Organen. Nur Haut und Blutgefäße erhalten Signale aus allen Bereichen des Rückenmarks.

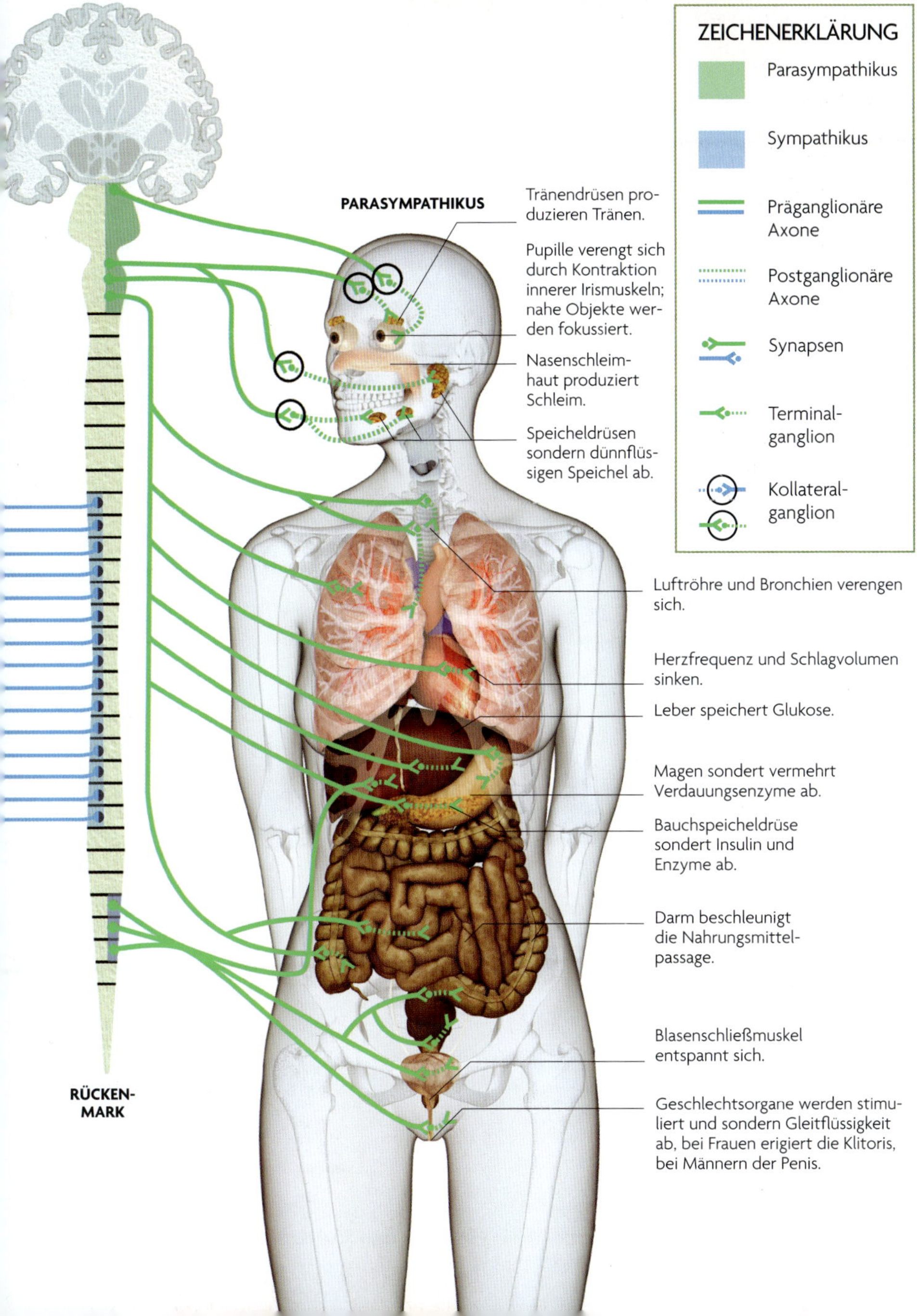
ZEICHENERKLÄRUNG
Parasympathikus
Sympathikus
Präganglionäre Axone
Postganglionäre Axone
Synapsen
Terminalganglion
Kollateralganglion
PARASYMPATHIKUS
Tränendrüsen produzieren Tränen.
Pupille verengt sich durch Kontraktion innerer Irismuskeln; nahe Objekte werden fokussiert.
Nasenschleimhaut produziert Schleim.
Speicheldrüsen sondern dünnflüssigen Speichel ab.
Luftröhre und Bronchien verengen sich.
Herzfrequenz und Schlagvolumen sinken.
Leber speichert Glukose.
Magen sondert vermehrt Verdauungsenzyme ab.
Bauchspeicheldrüse sondert Insulin und Enzyme ab.
Darm beschleunigt die Nahrungsmittelpassage.
Blasenschließmuskel entspannt sich.
Geschlechtsorgane werden stimuliert und sondern Gleitflüssigkeit ab, bei Frauen erigiert die Klitoris, bei Männern der Penis.
RÜCKENMARK

UNWILLKÜRLICHE REAKTIONEN

Es gibt zwei Kategorien unwillkürlicher Reaktionen, an denen das Bewusstsein nicht beteiligt ist. Das sind zum einen die Reflexe (s. S. 105), die bei den Muskeln auftreten, die normalerweise der Willkürmotorik unterliegen, und zum anderen autonome motorische Reaktionen. Die Nervenpfade für diese Reaktionen verlaufen zuerst über die Spinalnerven zum Rückenmark, dann entlang aufsteigender Nervenbahnen zu den unteren, autonomen Bereichen des Gehirns, zum Hypothalamus und zu Teilen des limbischen Systems. Hier werden die eingegangenen Informationen bewertet und verarbeitet, und über die autonomen Nervenpfade werden motorische Impulse an die entsprechenden Muskeln in den beteiligten Organen und Drüsen gesandt. Parasympathikus und Sympathikus haben separate Nervenpfade.

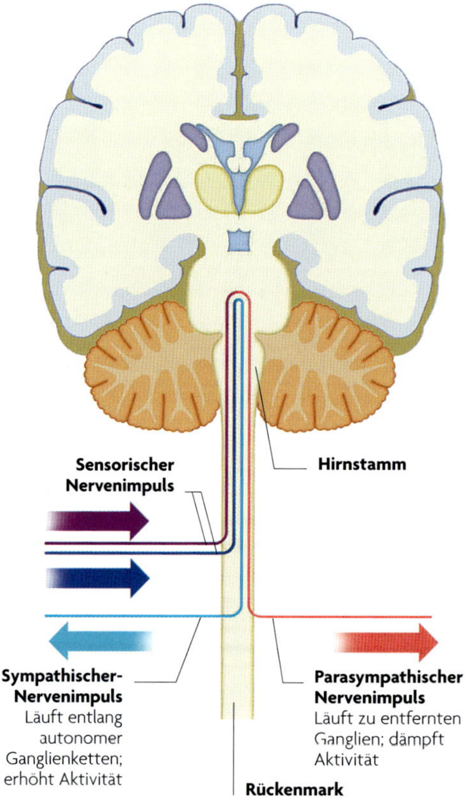

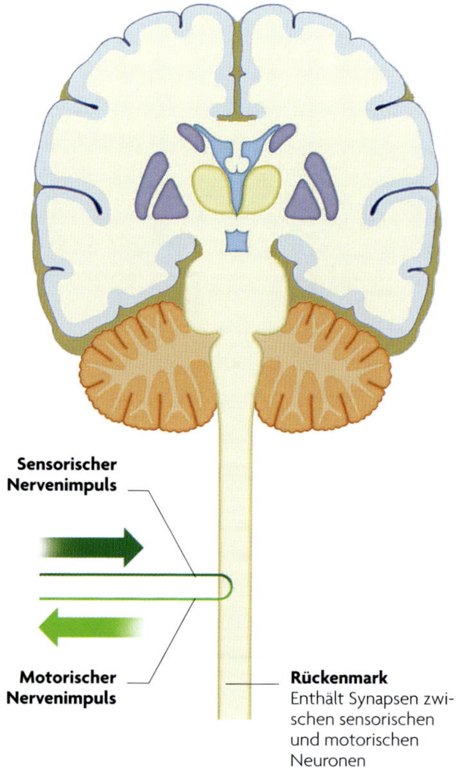

AUTONOME REAKTION

Nervensignale laufen die Spinalnerven entlang und das Rückenmark hoch zu den unteren, autonomen Bereichen des Gehirns, die mit motorischen Impulsen reagieren.

REFLEXE

Sensorische Signale kommen an und motorische gehen ab, alles im Rückenmark, ohne Beteiligung des Gehirns – die Wahrnehmung durch das Gehirn tritt kurz darauf ein.

WILLKÜRLICH KONTROLLIERTE REAKTIONEN

Willkürliche Reaktionen sind das Gegenteil von Reaktionen, die durch das ANS kontrolliert werden. Durch eingehende sensorische Informationen oder bewusst stimuliert, wird in der Großhirnrinde ein »Plan« für eine bestimmte Bewegung ausgearbeitet, Impulse werden an die entsprechenden Skelettmuskeln abgefeuert. Während der initiierten Bewegung kontrollieren sensorische Nervenenden in Muskeln, Sehnen und Gelenken deren Verlauf und senden die Information an das Kleinhirn, das die Großhirnrinde ständig »updatet«. So kann sie korrigierende motorische Signale an die Muskeln senden, um die Bewegung koordiniert und zielgerichtet auszuführen.

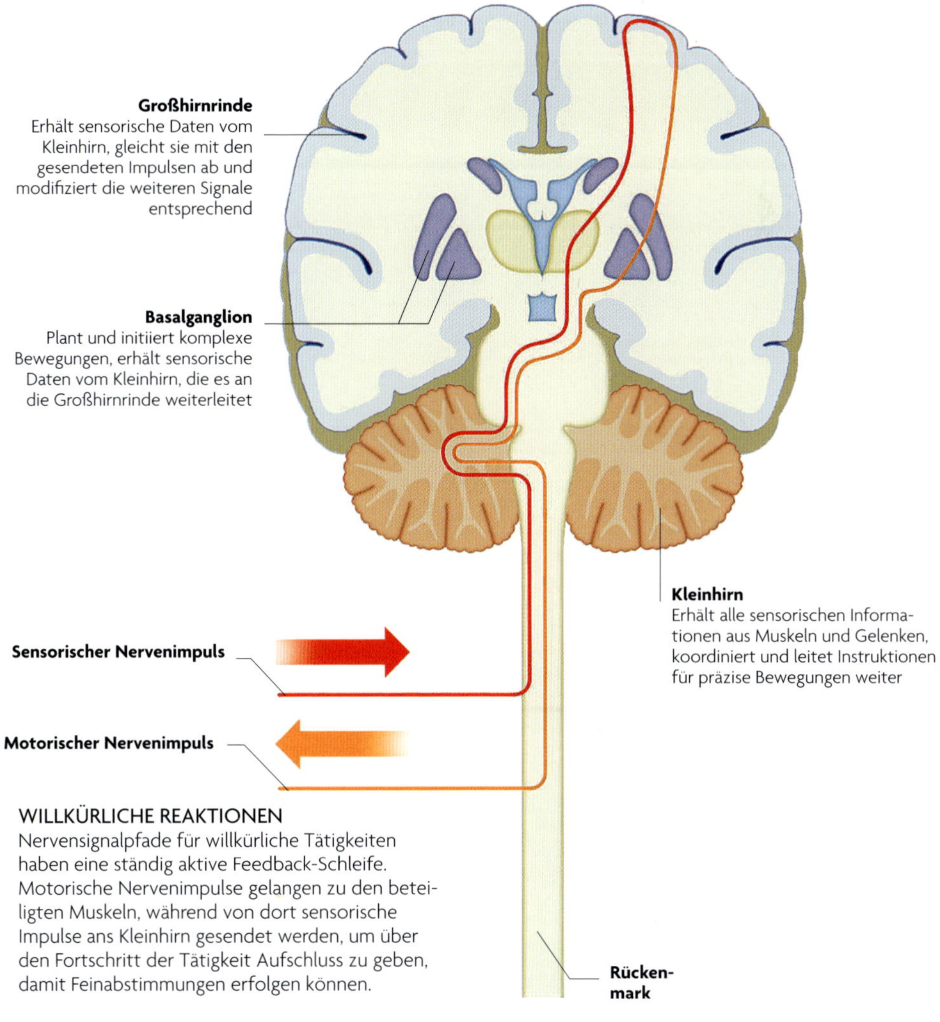

WILLKÜRLICHE REAKTIONEN

Nervensignalpfade für willkürliche Tätigkeiten haben eine ständig aktive Feedback-Schleife. Motorische Nervenimpulse gelangen zu den beteiligten Muskeln, während von dort sensorische Impulse ans Kleinhirn gesendet werden, um über den Fortschritt der Tätigkeit Aufschluss zu geben, damit Feinabstimmungen erfolgen können.

GEDANKEN, GEFÜHLE UND ERINNERUNGEN

VIELE AUFGABEN DES GEHIRNS WERDEN VON MEHREREN BEREICHEN AUSGEFÜHRT. ES GIBT KEIN BESTIMMTES »GEDÄCHTNISZENTRUM«; GEDANKEN, GEFÜHLE UND ERINNERUNGEN SIND MIT VIELEN AREALEN DES GEHIRNS VERBUNDEN.

RINDENBEREICHE

Bestimmte Bereiche der Großhirnrinde nennt man primäre sensorische Rindenfelder. Jedes davon erhält spezifische sensorische Informationen. Zu jedem dieser Felder gehören Assoziationszentren, in denen die spezifischen Daten mit den Daten anderer Sinne vernetzt, mit Erinnerungen und Erlerntem verglichen und mit Empfindungen und Gefühlen assoziiert werden. Auf diese Weise erlaubt uns das Betrachten einer bestimmten Szene, Dinge wiederzuerkennen, Objekte zu identifizieren und zu benennen, uns zu erinnern, wo wir sie schon gesehen haben, uns an bestimmte sensorische Zusammenhänge zu erinnern wie Geruch und die damit verbundenen Gefühle.

ZENTREN DER AKTIVITÄT

Bestimmte Gehirnrindenbereiche führen spezifische Funktionen aus, während andere generalisierter sind. Die Bereiche für Bewusstsein und Lernen konnten noch nicht exakt identifiziert werden.

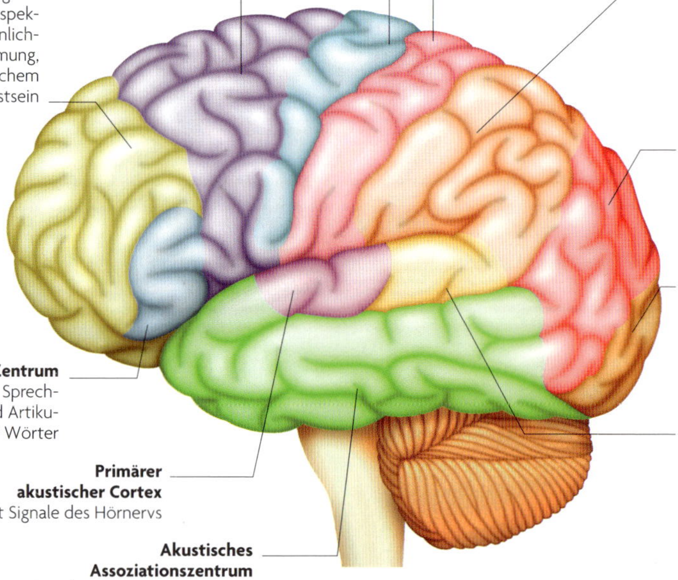

GEDÄCHTNIS UND ERINNERN

Das Gedächtnis ist der Informationsspeicher des Gehirns. Kein Bereich des Gehirns verarbeitet Erinnerungen so, wie sie aufgenommen wurden, oder dient als Speicherplatz für alle Erinnerungen. Die Prozesse sind abhängig von Zeitspanne der Erinnerung, ihrer emotionalen Bedeutung und ihrem Zusammenhang mit speziellen Sinnen wie dem Gesichtssinn.

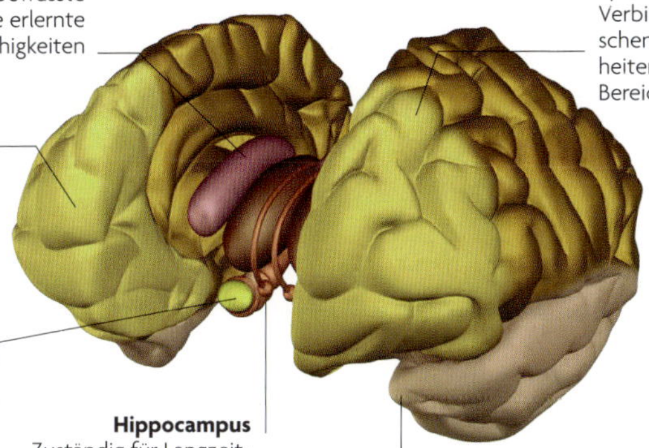

GEDÄCHTNISSPEICHER

Die graue Substanz der Großhirnrinde ist stark am Gedächtnis beteiligt. Der Hippocampus sorgt für den Transfer unmittelbarer Gedanken und Empfindungen in Kurz- und Langzeitgedächtnis. Wird er beschädigt, kann sich eine Person an Ereignisse vor der Beschädigung erinnern, aber nicht an Dinge, die nur Stunden zurückliegen .

DENKVORGANG

»Echtzeit-Scanning« mittels MRT-Methoden (Magnetresonanztomografie) zeigt stellenweise eine erhöhte Durchblutung (hämodynamische Aktivität), die darauf hinweist, welche Bereiche des Gehirns während klar definierter Tätigkeiten, wie dem Studieren optischer Details eines Bilds, dem Hören und Verstehen von Sprache.

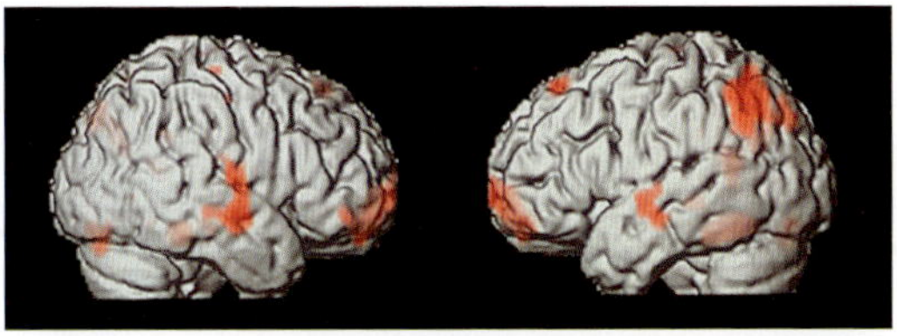

RECHTE HEMISPHÄRE **LINKE HEMISPHÄRE**

PLANEN EINER BEWEGUNG

Der Proband wurde gebeten, während dieser Aufnahme über die Erledigung einer Aufgabe nachzudenken. Die Aufnahme zeigt Aktivität im linken und rechten Präfrontalbereich sowie in der linken und rechten Hörrinde.

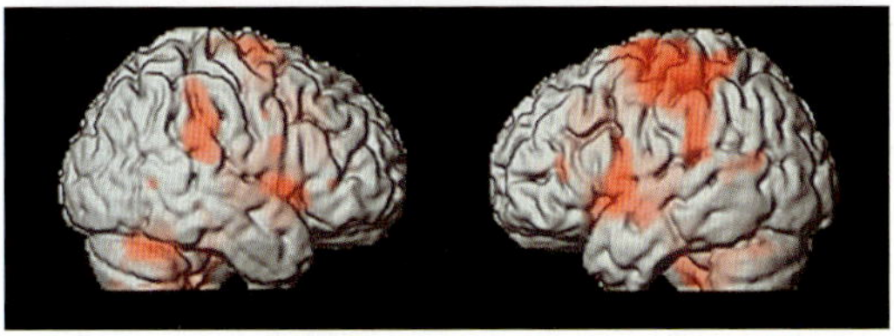

RECHTE HEMISPHÄRE **LINKE HEMISPHÄRE**

AUSFÜHREN DER BEWEGUNG

Bei der eigentlichen Ausführung der Aufgabe zeigen weite Bereiche des prämotorischen und motorischen Cortex der linken Hemisphäre Aktivität. Das Kleinhirn unterstützt die Steuerung präziser Muskelkoordination.

RIECHEN, SCHMECKEN, TASTEN

ÜBERALL IM KÖRPER BEFINDEN SICH REZEPTOREN FÜR DRUCK, SCHMERZ UND TEMPERATUR. GESCHMACK UND GERUCH HINGEGEN SIND »SPEZIELLE SINNE«, WEIL IHRE REZEPTOREN ÖRTLICH UND AUF BESTIMMTE REIZE FESTGELEGT SIND.

GERUCHSSINN

Der Geruchssinn kann (ebenso wie der Geschmackssinn) chemische Substanzen wahrnehmen. Geruchsmoleküle (Riechstoffe) gelangen mit der Atemluft auf die Riechschleimhaut der Nase. Beim Menschen ist der Geruchssinn wesentlich besser ausgebildet als der Geschmackssinn; er kann über 10 000 Riechstoffe unterscheiden. Er warnt uns davor, Rauch oder giftige, übel riechende Gase einzuatmen, und spielt bei der Nahrungsaufnahme eine entscheidende Rolle als Ergänzung des Geschmackssinns. Der Geruchssinn nimmt im Alter ab; junge Menschen können mehr Riechstoffe unterscheiden.

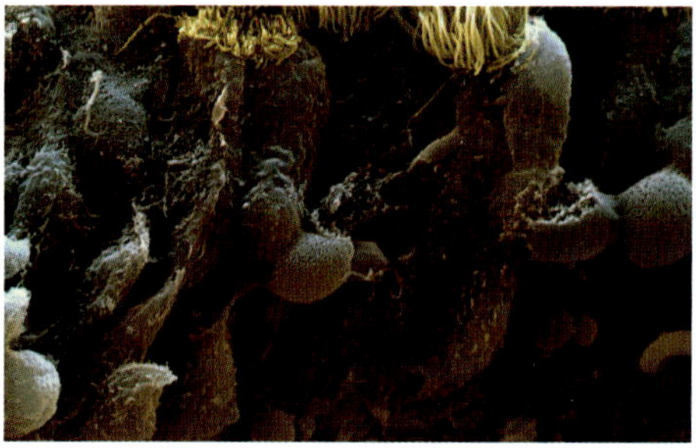

NASENSCHLEIMHAUT
Die Epithelzellen der Riechschleimhaut haben kleine Riechhärchen, die Schleim, der u. a. Bakterien bindet, in den Rachenraum befördert, damit er geschluckt werden kann.

WIE WIR RIECHEN

Ankommende Riechstoffe gelangen auf die Schleimhaut in der Nasenmuschel und berühren die Riechhärchen am Ende der Rezeptorzellen. Passt das Geruchsmolekül zum Rezeptor einer Riechzelle, wird ein Nervenimpuls ausgelöst, der synaptisch an das zweite Neuron der Riechbahn, den Glomeruli in der Endverdickung des Riechnervs (Bulbus olfactorius), weitergeleitet wird.

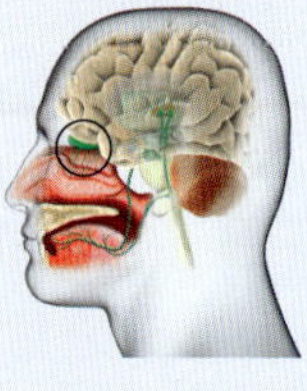

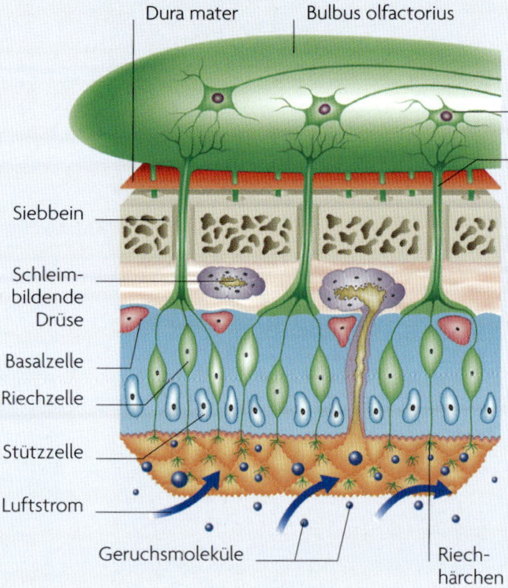

RIECHSCHLEIMHAUT
Riechstoffe, die in einen Rezeptor an den Riechhärchen der Riechzelle gelangen, lösen einen Nervenimpuls aus, der an Nervenfasern entlang durchs Siebbein nach oben zieht.

NERVENPFADE DES GERUCHS- UND GESCHMACKSSINNS

Riechsignale werden vom Bulbus olfactorius über den Riechnerv, der aus mehreren Faserbündeln besteht, zu einem Bereich der Großhirnrinde im Schläfenlappen geleitet. Geschmacksimpulse gelangen über Äste des N. glossopharyngeus und N. facialis zum Geschmackszentrum in der Großhirnrinde.

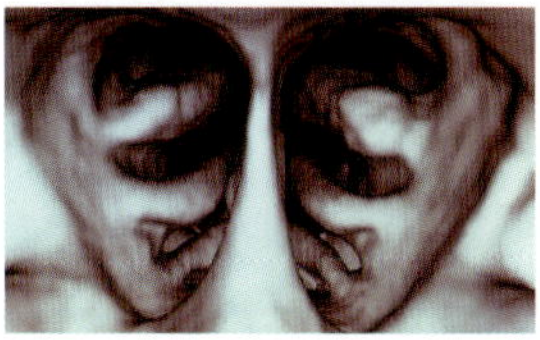

NASENHÖHLE
3-D-Scan zeigt beide Seiten der Nasenhöhle – geteilt durch teils knöchernes, teils knorpeliges Septum.

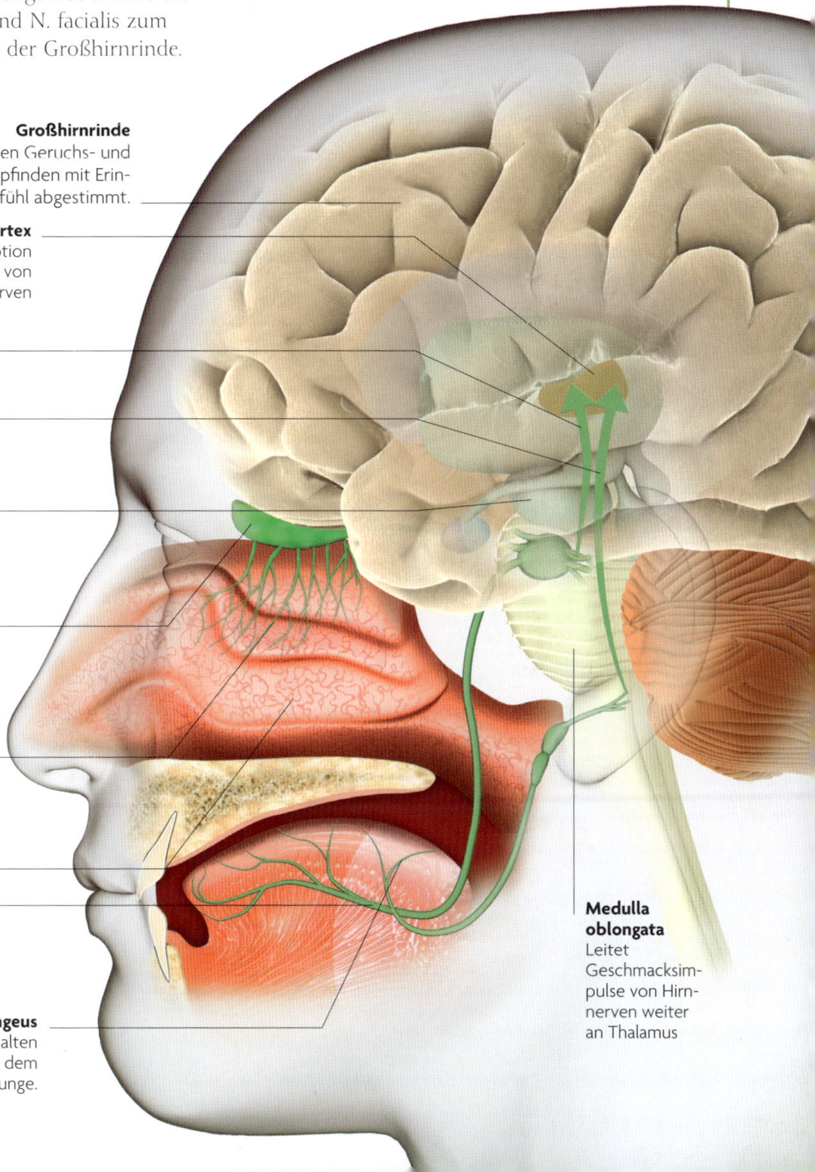

GESCHMACKSSINN

Der Geschmackssinn funktioniert ähnlich wie der Geruchssinn. Die einzelnen Geschmacksrezeptoren erfassen spezifische, zu den Rezeptoren passende Geschmacksstoffe, die im Speichel gelöst sind. Anhäufungen von Rezeptorzellen nennt man Geschmacksknospen. Ein Kind hat ungefähr 10 000 davon; mit zunehmendem Alter reduziert sich die Zahl auf unter 5000. Sie befinden sich in den Gräben der Geschmackspapillen auf der Zungenoberfläche, weitere auch in Gaumen und Kehldeckel (Epiglottis).

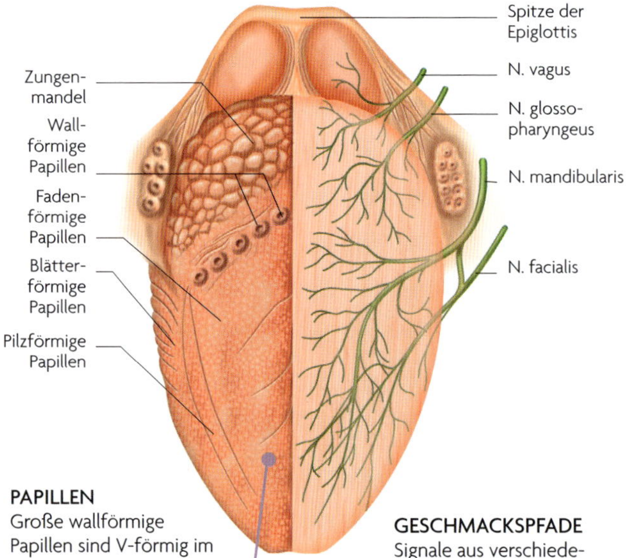

GESCHMACKSKNOSPEN

Jede Geschmacksknospe ist wie eine Orange strukturiert, in den einzelnen »Spalten« befinden sich ca. 25 Rezeptor- und zahlreiche Stützzellen. Erstere haben stiftchenartige Spitzen, die in die Geschmackspore hineinragen; ihre Nervenfasern vereinen sich an der Knospenbasis.

PAPILLEN

Große wallförmige Papillen sind V-förmig im hinteren Zungenbereich angeordnet. Faden- und pilzförmige Papillen sind wesentlich kleiner.

GESCHMACKSPFADE

Signale aus verschiedenen Bereichen der Zunge werden von den Ästen dreier Hirnnerven direkt an das Gehirn geleitet.

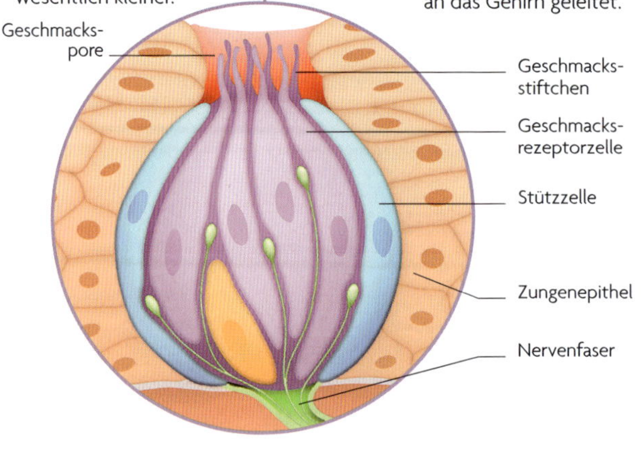

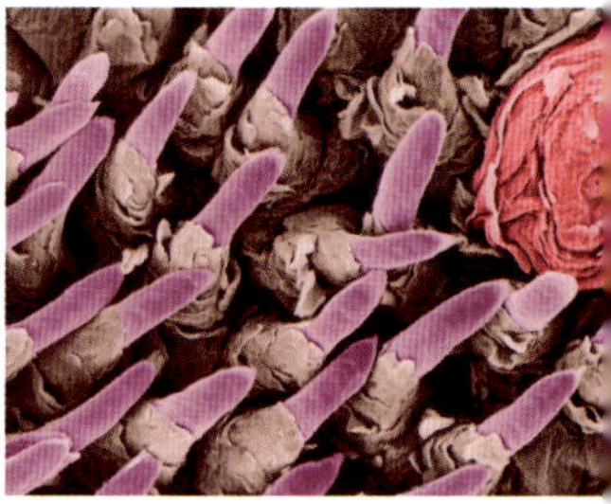

GESCHMACKSREZEPTOREN

Elektronenmikroskopaufnahme zeigt zwei verschiedene Papillentypen. Die lilafarbenen konischen Strukturen sind fadenförmige Papillen, die runde pinkfarbene Struktur ist eine pilzförmige Papille.

TASTSINN

Mikroskopische sensorische Rezeptoren (spezialisierte Nervenzellenenden) in der Haut und im tieferen Gewebe (s. S. 182) bilden den Tastsinn. Einige Rezeptorzellen sind von Bindegewebskapseln umgeben. Rezeptoren in unterschiedlicher Form und Größe erfassen eine Reihe von Stimuli, wie leichte Berührung, Hitze, Kälte, Druck und Schmerz, und leiten sie über Rückenmark und untere Gehirnregionen an einen Bereich der Großhirnrinde, den somatosensorischen Cortex, weiter.

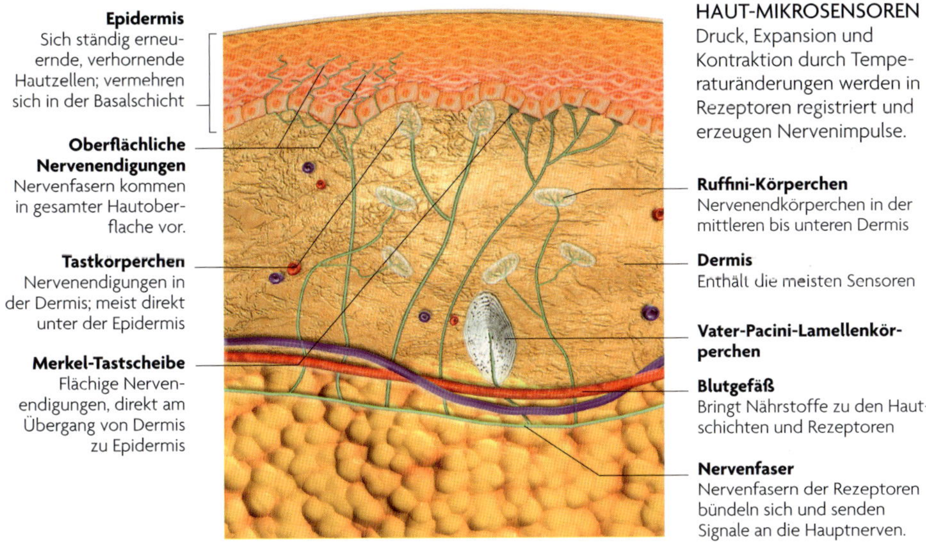

HAUT-MIKROSENSOREN

Druck, Expansion und Kontraktion durch Temperaturänderungen werden in Rezeptoren registriert und erzeugen Nervenimpulse.

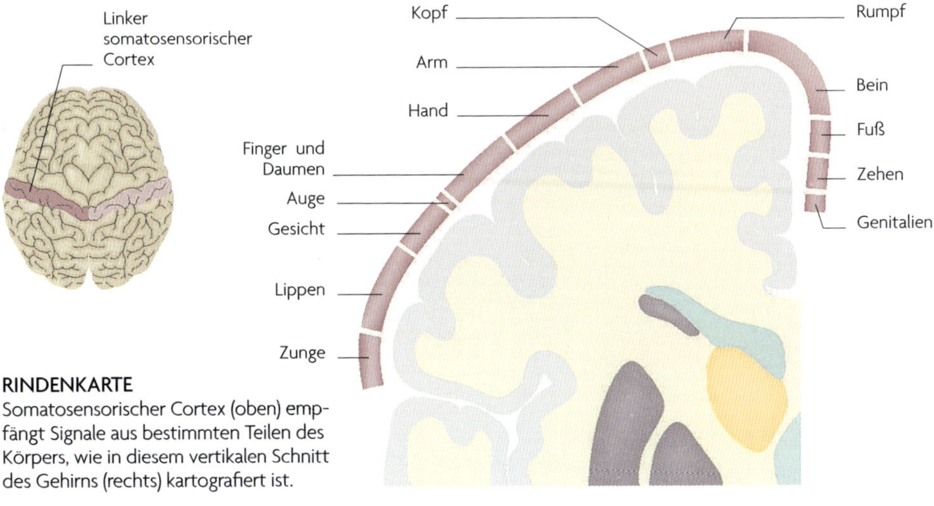

RINDENKARTE

Somatosensorischer Cortex (oben) empfängt Signale aus bestimmten Teilen des Körpers, wie in diesem vertikalen Schnitt des Gehirns (rechts) kartografiert ist.

OHREN, GEHÖR UND GLEICHGEWICHT

IN DEN OHREN BEFINDET SICH DER HÖRSINN; AUSSERDEM NEHMEN SIE POSITIONEN UND BEWEGUNGEN DES KOPFS WAHR – WICHTIG FÜR DIE BALANCE. DIE FUNKTION VON GEHÖR- UND GLEICHGEWICHTSORGAN BASIERT AUF HAARZELLENREZEPTOREN.

IM INNERN DES OHRS

Das Ohr wird in drei Bereiche unterteilt. Das äußere Ohr besteht aus der Ohrmuschel und dem leicht S-förmig gebogenen äußeren Gehörgang, der die Schallwellen in den nächsten Bereich, das Mittelohr, leitet. Die Bestandteile des Mittelohrs verstärken sie und übertragen sie auf die Flüssigkeit im Innenohr. Das Mittelohr besteht aus dem Trommelfell und den drei kleinsten Knochen des Körpers, den Gehörknöchelchen, die sich in der luftgefüllten Paukenhöhle befinden. Das flüssigkeitsgefüllte Innenohr wandelt die Schallwellen in der Gehörschnecke (Cochlea) in Nervenimpulse um. Das Mittelohr ist über die Eustachio-Röhre mit dem Rachen verbunden und dadurch mit der Außenluft. Diese Verbindung ermöglicht bei Änderungen des Luftdrucks den Druckausgleich zu beiden Seiten des Trommelfells und verhindert so dessen Ausbeulung.

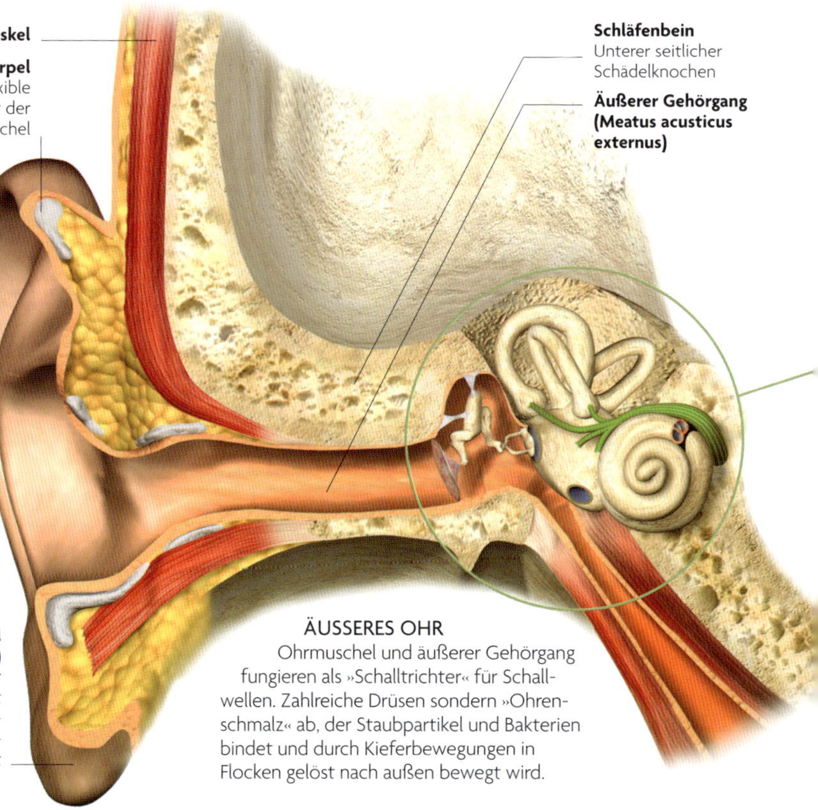

ÄUSSERES OHR

Ohrmuschel und äußerer Gehörgang fungieren als »Schalltrichter« für Schallwellen. Zahlreiche Drüsen sondern »Ohrenschmalz« ab, der Staubpartikel und Bakterien bindet und durch Kieferbewegungen in Flocken gelöst nach außen bewegt wird.

MITTEL- UND INNENOHR

Cochlea, Bogengänge und Vestibulum des Innenohrs sind miteinander verbunden. Sie sind flüssigkeitsgefüllt, werden vom kräftigen Schläfenbein umschlossen und geschützt und besetzen dort eine Reihe von Kanälen und Gängen, man spricht auch vom knöchernen Labyrinth. Die Gehörknöchelchen sind durch »Miniatur«-Bänder, Sehnen und -Gelenke miteinander verbunden.

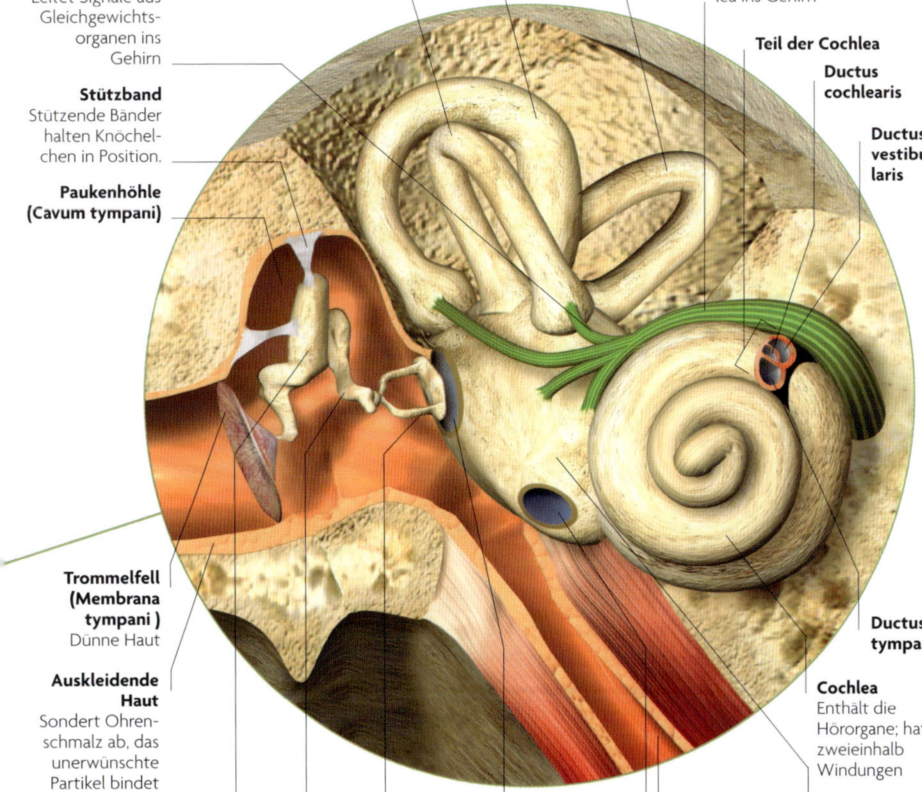

WIE WIR HÖREN

Die Ohren fungieren als Energiekonverter, sie wandeln die Druckdifferenzen in der Luft, die Schallwellen, in elektrochemische Impulse um. Die Schallwellen, die normalerweise als komplexes Frequenzmuster auftreten, versetzen das Trommelfell nach demselben Muster in Schwingungen, die sich über die Gehörknöchelchen fortsetzen und die Steigbügelplatte kolbenartig am flexiblen, ovalen Fenster der Cochlea hin- und herschwingen lassen. Diese Bewegungen erzeugen in der Perilymphe der Cochlea Wellen, durch die wiederum das spiralähnliche Corti-Organ in der Cochlea in Schwingungen versetzt werden.

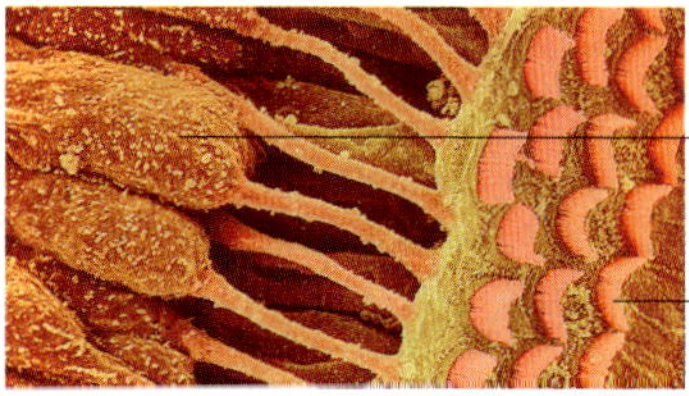

HAARZELLEN

Im Corti-Organ, hier mit entfernter Tektorialmembran, zeigt sich die kreisförmige Anordnung der 40 bis 100 Härchen jeder Haarzelle. Die Nervenfasern gehen von der Zellbasis ab.

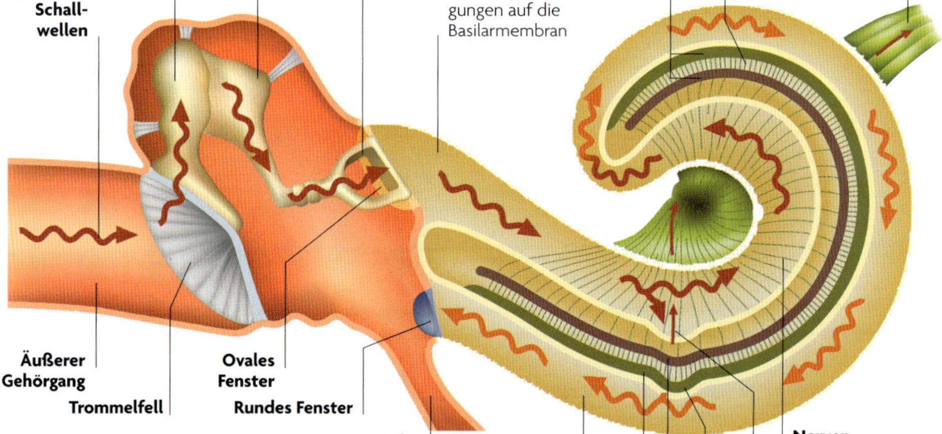

VIBRATIONSFORTPFLANZUNG

Die Vibrationen pflanzen sich vom ovalen Fenster über die Flüssigkeit im Ductus vestibularis fort und werden dort aufs Corti-Organ übertragen. Die Spitzen der Haarzellen vibrieren auf der Basilarmembran und stimulieren so die Härchen, Impulse zu produzieren, die an die Hörrinde zur Interpretation weitergeleitet werden. Die Vibration verlässt die Cochlea über den Ductus tympani und das runde Fenster.

DER GLEICHGEWICHTSSINN

Gleichgewicht ist ein Prozess aus Inputs, Analyse und Outputs. Sensorische Informationen kommen von Augen, Haut und Muskeln. Vestibulum und Bogengänge des Innenohrs spielen ebenfalls eine Schlüsselrolle. Das Vestibulum reagiert hauptsächlich auf die Position des Kopfs in Relation zur Schwerkraft (statisches Gleichgewicht), die Bogengänge auf Geschwindigkeit und Richtung von Kopfbewegungen (dynamisches Gleichgewicht).

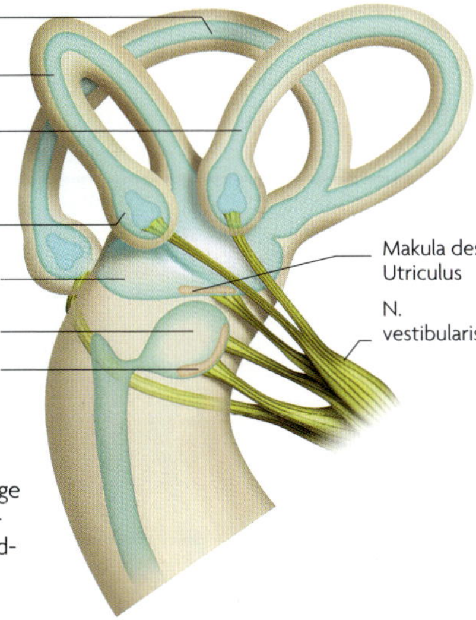

VESTIBULUM UND BOGENGÄNGE

Vestibulum und Bogengänge sind die Gleichgewichtsorgane. Rechtwinklig angeordnet reagieren Bogengänge auf jede Kopfbewegung.

VESTIBULUM

Die beiden Teile des Vestibulums, Utriculum und Sacculum, haben je einen Flecken, die Makula, der Haarzellen enthält. Bei gerader Kopfhaltung ist die Makula des Sacculus vertikal und die des Utriculum horizontal. Beim Vorwärtsneigen des Kopfs überwachen die Haarzellen die Position des Kopfs in Beziehung zum Erdboden.

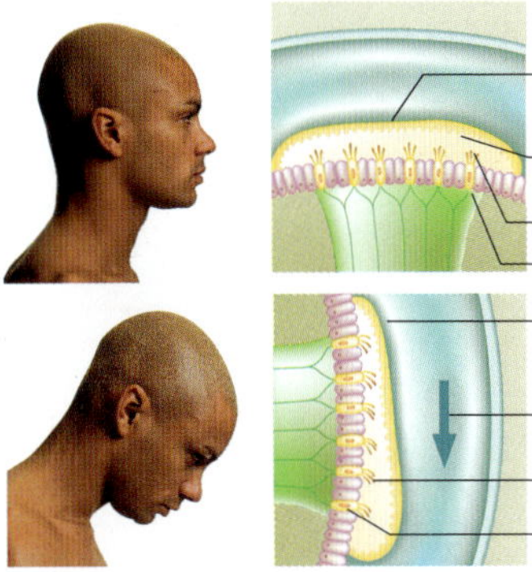

BOGENGÄNGE

Jeder Bogengang hat an einem Ende eine Verdickung, die Ampulla, die einen kleinen Hügel aus Haarzellen beherbergt, deren Spitzen in der gallertartigen Cupula sitzen. Bewegt sich der Kopf, fließt die Flüssigkeit in den Bogengängen zur Cupula und verformt sie. Dadurch werden die Härchen stimuliert, Nervenimpulse abzufeuern.

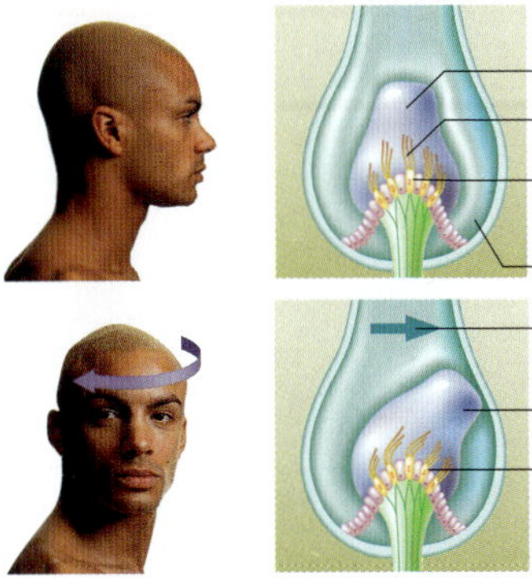

AUGEN UND SEHEN

DAS AUGENLICHT VERSORGT DAS GEHIRN MIT MEHR INPUT ALS ALLE ANDEREN SINNE ZUSAMMEN. MEHR ALS DIE HÄLFTE ALLER INFORMATIONEN GELANGEN ÜBER DIE AUGEN INS BEWUSSTSEIN.

DER GESICHTSSINN

Lichtstrahlen gelangen durch die klare, gewölbte Hornhaut (Cornea) vor dem Augapfel ins Auge. Sie passieren die transparente Linse, die ihre Form beim Fokussieren von Gegenständen verändert (s. rechts, Akkommodation) und projizieren ein auf den Kopf gestelltes Bild auf die Netzhaut (Retina). Die Netzhaut enthält über 120 Millionen Stäbchen- und ca. 7 Millionen Zapfenzellen, die die Lichtenergie, die auf sie trifft, in Nervensignale umwandeln. Die Stäbchen reagieren zwar auf Licht, können aber keine Farben unterscheiden; die Zapfen sind für das Farbsehen und Erkennen feiner Details verantwortlich. Der Sehnerv überträgt das Bild auf die Sehrinde im Gehirn.

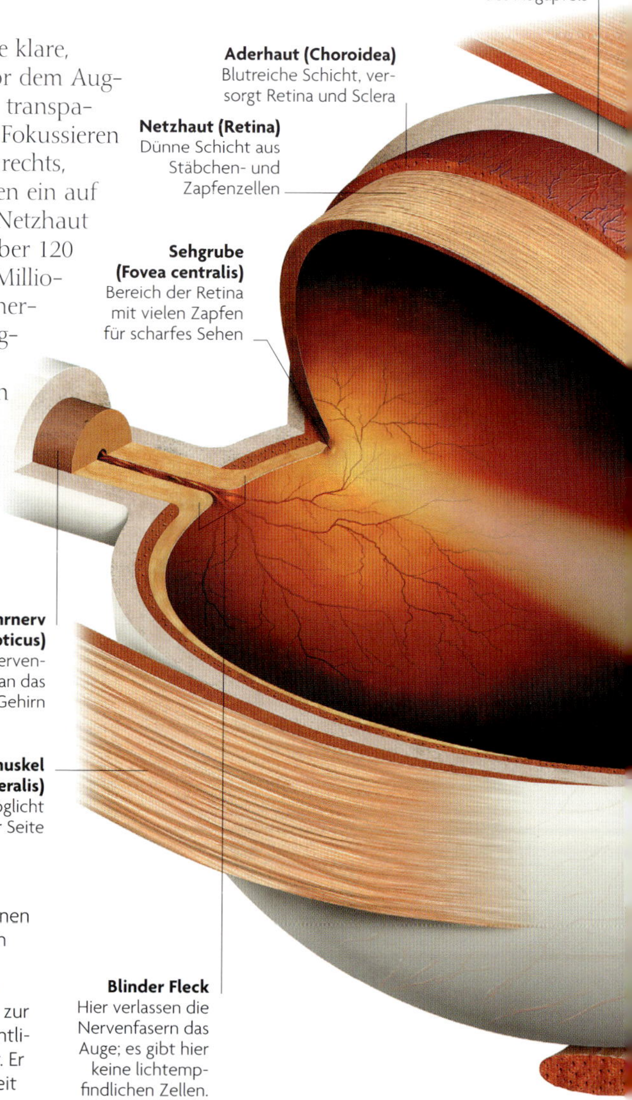

IM INNERN DES AUGES

Ein durchschnittlicher Augapfel weist einen Durchmesser von 25 mm auf und ist von drei Schichten ummantelt: Lederhaut, Aderhaut und Netzhaut. Das Weiße im Auge ist die Lederhaut, die über der Iris zur durchsichtigen Hornhaut wird. Das eigentliche Innere des Auges ist der Glaskörper. Er besteht aus einer gallertartigen Flüssigkeit und verleiht dem Auge seine Kugelform.

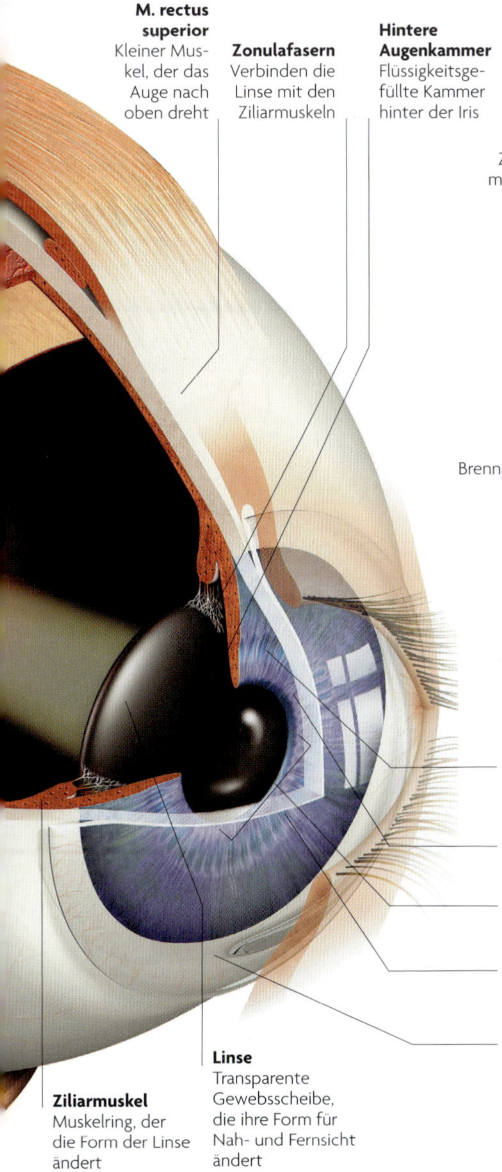

AKKOMMODATION

Hornhaut trägt Hauptanteil am »scharfen Sehen«, die Linse übernimmt Feinjustierung (Akkommodation). Durch Ziliarmuskeln kann sie kontrahieren, sich wölben, verdicken und Strahlen besser bündeln: Objekte in geringem Abstand werden »schärfer«. Entfernteres wird fokussiert, indem Muskeln erschlaffen, die Linse dadurch flacher und dünner wird.

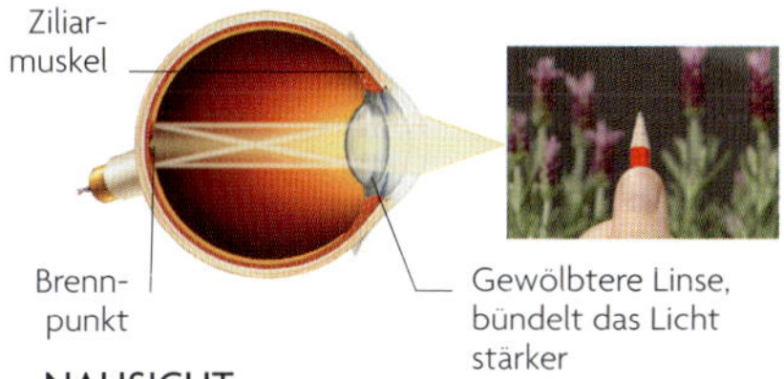

NAHSICHT

Lichtwellen von nahen Objekten streuen mehr, deshalb müssen sie durch eine dickere, stärker gewölbte Linse stärker gebündelt werden.

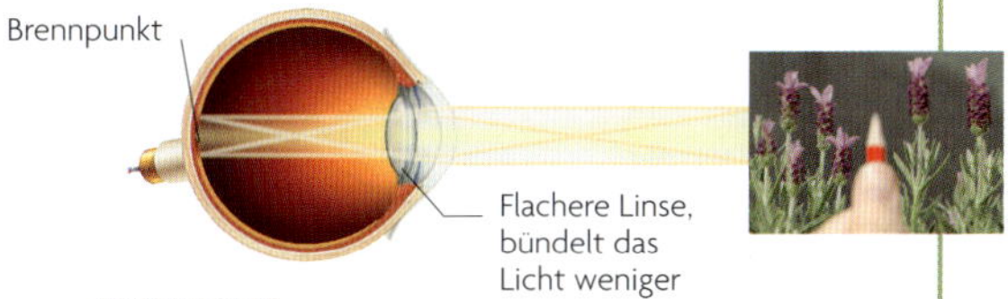

FERNSICHT

Lichtwellen von entfernten Objekten sind nahezu parallel und müssen nicht so stark gebündelt werden. Der Ziliarmuskel entspannt sich, die Linse wird flacher.

SEHBAHN

Nervenimpulse aus rechtem und linkem Sehnerv laufen an der Basis des Gehirns am Kreuzungspunkt, dem Chiasma opticum, zusammen. Hier vereinigen sich Nervenfasern aus beiden Sehnerven, die Signale aus der jeweils linken Netzhauthälfte weiterleiten, und bilden zusammen die linke Sehbahn, die zur linken Sehrinde führt. Entsprechend bilden Nervenfasern mit Signalen aus der rechten Netzhauthälfte die rechte Sehbahn. Weil die Augen auseinanderliegen, sieht jedes ein Objekt aus einer leicht anderen Perspektive. Die Kombination der Bilder beider Augen zu einem einzigen nennt man binokulares Sehen.

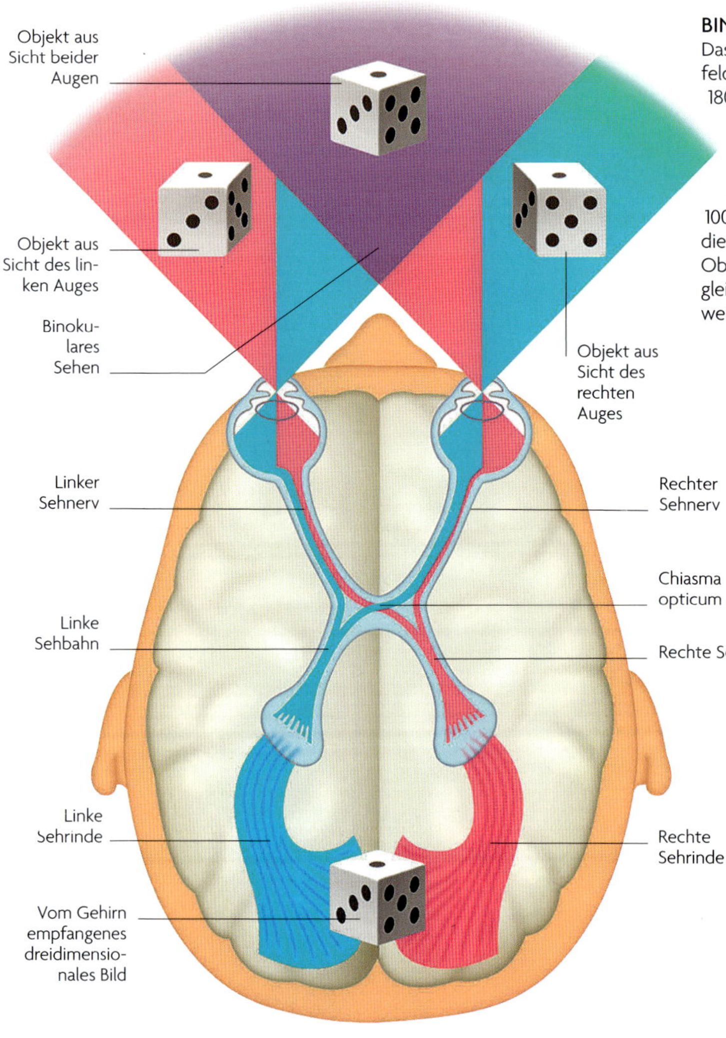

BINOKULARES SEHEN
Das komplette Gesichtsfeld beider Augen beträgt 180–200°. Jedes Auge hat ein Sichtfeld von 140–150°. Die Sichtfelder beider Augen überlappen um ca. 100° in der Mitte. Nur in diesem Bereich kann ein Objekt von beiden Augen gleichzeitig gesehen werden.

PUPILLEN

Die beiden Gegenspieler im autonomen Nervensystem (s. S. 106–107) senden Impulse an Muskeln und so findet die Anpassung der Pupillengröße an die Lichtverhältnisse kontinuierlich statt. Die Muskelfasern in der Iris sind an der Pupille ringförmig und am Irisrand strahlenförmig angeordnet. Sensorische Rezeptoren in den Augen reagieren auf Helligkeit und senden Impulse an die Irismuskeln, um die Pupillengröße anzupassen.

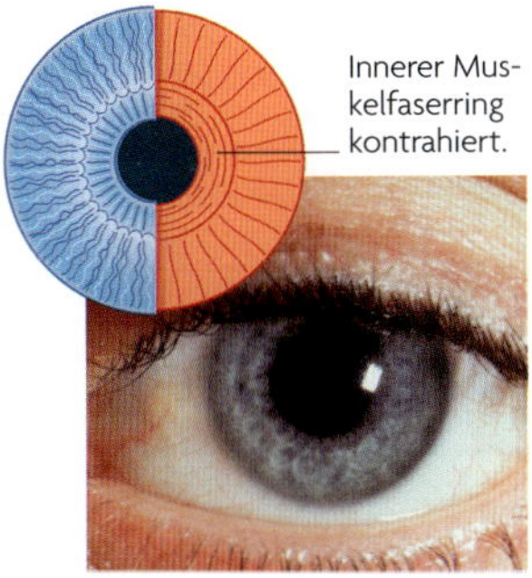

VERENGTE PUPILLE
Bei starker Helligkeit oder zur Betrachtung naher Objekte verengt sich die Pupille; der Parasympathikus stimuliert die Muskelfasern.

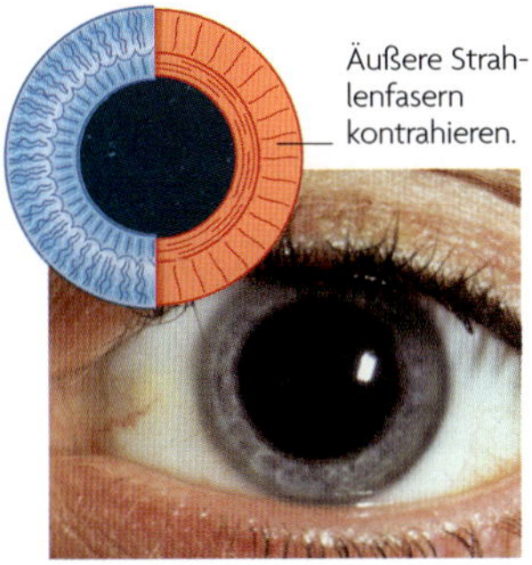

GEWEITETE PUPILLE
Geweitete Pupillen signalisieren erhöhte Alarmbereitschaft; der Sympathikus signalisiert den Muskelfasern, sich zu verkürzen.

RUND UMS AUGE

Der regelmäßige Lidschlag verteilt Tränenflüssigkeit auf der Bindehaut, um Schmutz- und Staubpartikel von der Augenoberfläche zu spülen und Schutz gegen Mikroben zu bieten. Um das Auge sind 6 schmale, riemenartige Muskeln, die an der Lederhaut ansetzen und bis zu einem Sehnenring in der Augenhöhle reichen. Durch ihr Zusammenspiel kann das Auge nach oben, unten, einwärts und auswärts bewegt werden.

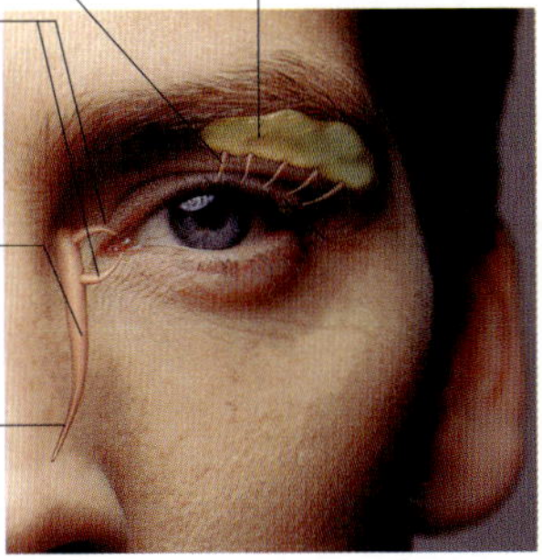

TRÄNENAPPARAT
Die Tränendrüse befindet sich unter dem Bindegewebe am äußeren Teil des Oberlids. Produziert täglich 1–2 ml Tränenflüssigkeit.

MUSKELN DES RECHTEN AUGES
Die 6 äußeren Augenmuskeln sind 30–35 mm lang. Durch Kontrahieren und Entspannen bewegen sie Augapfel in engem Zusammenspiel.

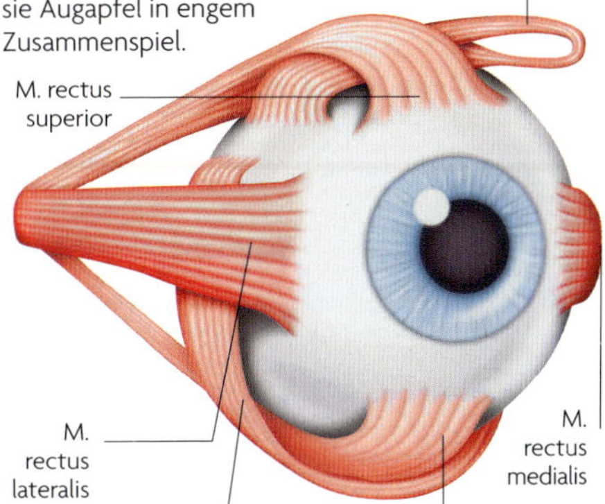

CEREBROVASKULÄRE STÖRUNGEN

STÖRUNGEN DES NERVENSYSTEMS KÖNNEN VERSCHIEDENE URSACHEN HABEN, WIE PROBLEME MIT DER BLUTVERSORGUNG DES GEHIRNS, DER VERFALL VON GEHIRNZELLEN, PRÄNATALE FEHLENTWICKLUNG, INFEKTIONEN, ZELLSCHÄDIGUNGEN ODER DER ALTERUNGSPROZESS.

SCHLAGANFALL

Ist die Blutversorgung zum Gehirn unterbrochen, können Nervenzellen nicht mehr mit den Körperbereichen, die sie versorgen, kommunizieren. Bei den meisten Menschen entwickeln sich Schlaganfallsymptome innerhalb von Minuten: Schwäche oder Lähmungen einer Körperseite, Seh-, Hör-, Gleichgewichtsstörungen und verwaschenes Sprechen. Sofortige Behandlung im Krankenhaus kann Dauerschäden verhindern helfen. Langzeitbehandlung zur Vermeidung weiterer Schlaganfälle erfolgt meist medikamentös. Rehabilitation durch Physiotherapie und Sprachtherapie sind oft notwendig. Ein Schlaganfall kann zu leichten bis dauerhaften Behinderungen führen.

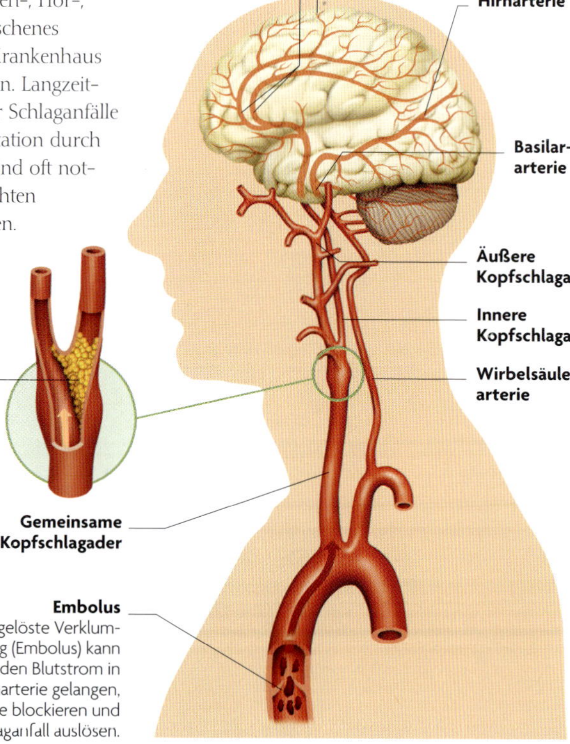

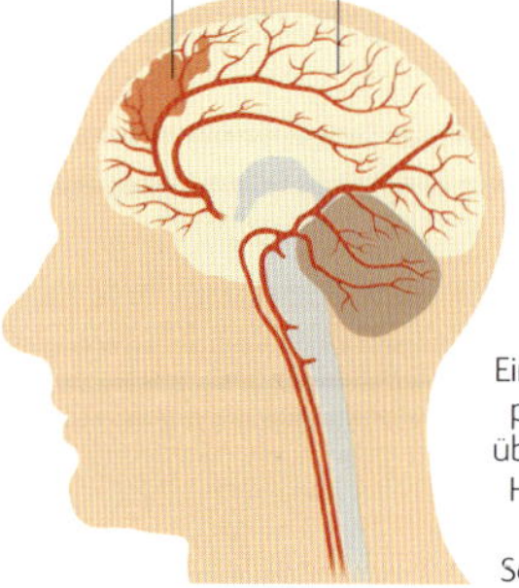

GEHIRNBLUTUNGEN

Eine Blutung im Gehirngewebe ist bei älteren Menschen mit Bluthochdruck eine Hauptursache des Schlaganfalls. Der erhöhte Druck kann die kleinen Blutgefäße im Gehirn so stark belasten, dass sie reißen.

BLOCKIERTE BLUTGEFÄSSE

Arterielle Blockaden, die zu einen Schlaganfall führen, können verschiedene Ursachen haben, z. B. stellenweise zerstörte kleine Blutgefäße im Innern des Gehirns oder eine Verklumpung, die von einer anderen Stelle ins Gehirn gelangt.

DEMENZ

Die Demenz ist eine Kombination aus Gedächtnisverlust, Verwirrung und allgemeinem geistigem Verfall. Sie tritt meist bei Personen ab dem 65. Lebensjahr auf, aber auch junge Menschen können betroffen sein. Im Frühstadium neigt der Betroffene zu Angst oder Depression, weil ihm der zunehmende Gedächtnisverlust bewusst wird. Das Fortschreiten der Demenz bringt meist zunehmende Abhängigkeit von anderen mit sich; auch betreuende Personen benötigen Unterstützung.

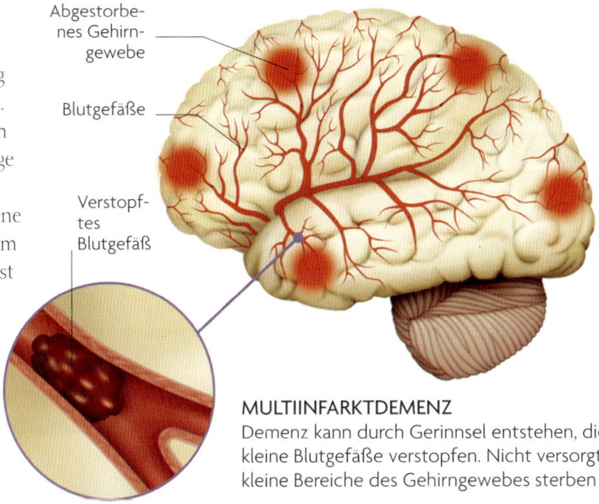

MULTIINFARKTDEMENZ
Demenz kann durch Gerinnsel entstehen, die kleine Blutgefäße verstopfen. Nicht versorgte kleine Bereiche des Gehirngewebes sterben ab.

ALZHEIMER-KRANKHEIT

Die häufigste Form der Demenz ist die Alzheimer-Krankheit; sie kann durch eine abnorme Produktion des Proteins Amyloid im Gehirn hervorgerufen werden. Bisher ist Heilung nicht möglich, aber der Prozess kann durch Medikamente verlangsamt werden.

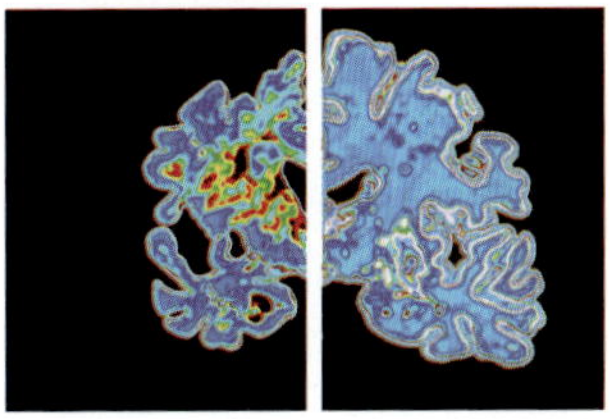

GEHIRN BEI ALZHEIMER-KRANKEN
Diese Computergrafik zeigt Schnitt durchs Gehirn eines Menschen mit Alzheimer-Krankheit im Vergleich zu dem eines Gesunden. Das Gehirn der erkrankten Person ist durch Degeneration und Untergang von Nervenzellen beträchtlich geschrumpft. Durch das geringere Volumen prägt sich Faltung der Gehirnrinde tiefer aus.

MIGRÄNE

Etwa einer von zehn Menschen leidet an Migräne mit Episoden schwerer Kopfschmerzen, Lichtempfindlichkeit, Übelkeit und Erbrechen. Die Ursache einer Migräne ist nicht bekannt, doch kann man dabei eine Veränderung im Durchmesser der Blutgefäße der Kopfhaut und des Gehirns feststellen. Nach neuesten Forschungen spielt eine Störung der Serotoninaktivität eine Rolle. Stress, ausgelassene Mahlzeiten, Schlafmangel und bestimmte Nahrungsmittel wie Käse und Schokolade sind bekannte Auslöser. Viele Frauen leiden in Verbindung mit der Menstruation an Migräne.

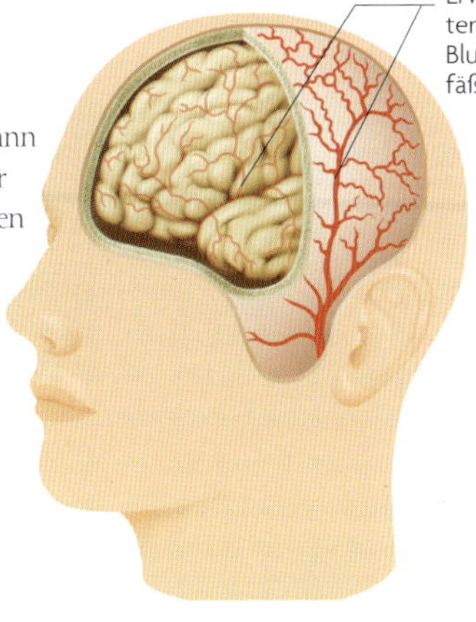

KOPFSCHMERZPHASE
Während der Kopfschmerzphase einer Migräne sind die Blutgefäße im Gehirn und in der Kopfhaut deutlich erweitert. Der Neurotransmitter Serotonin kontrolliert den Durchmesser der Gefäße.

INFEKTIONEN DES GEHIRNS

Verschiedene Viren, Bakterien und tropische Parasiten können Infektionen des Gehirns oder seiner Schutzhüllen verursachen. Eine Infektion des Gehirns (Enzephalitis) kann eine seltene Komplikation einer Virusinfektion wie Mumps oder Masern sein. Bei Babys und älteren Menschen ist das Risiko am höchsten, dass sie tödlich verläuft.

AUFTRETEN DER INFEKTION

Krankheitserreger können das Gehirn selbst befallen, die drei Meningen oder beides. Eine Infektion kann auch über den Blutstrom aus einer nahe gelegenen Infektion, z. B. einer Ohrenentzündung, oder durch eine Kopfverletzung ins Gehirn gelangen.

MENINGITIS

Eine Entzündung der Meningen (Hirnhäute) wird meist durch eine Viren- oder Bakterieninfektion verursacht. Anfangs können sich grippeähnliche Symptome einstellen, denen ausgeprägtere Symptome wie Kopfschmerzen, Fieber, Übelkeit und Erbrechen folgen. Eine von Meningokokken (Bakterien) verursachte Meningitis geht mit charakteristischem lila-rötlichem Ausschlag einher. Bei Verdacht auf Meningitis ist sofortige Einweisung in ein Krankenhaus dringend erforderlich. Es kann Monate dauern, bis eine bakterielle Meningitis vollständig abklingt. Sie kann trotz Behandlung tödlich verlaufen; die virale Form klingt meist ohne besondere Behandlung innerhalb von zwei Wochen ab.

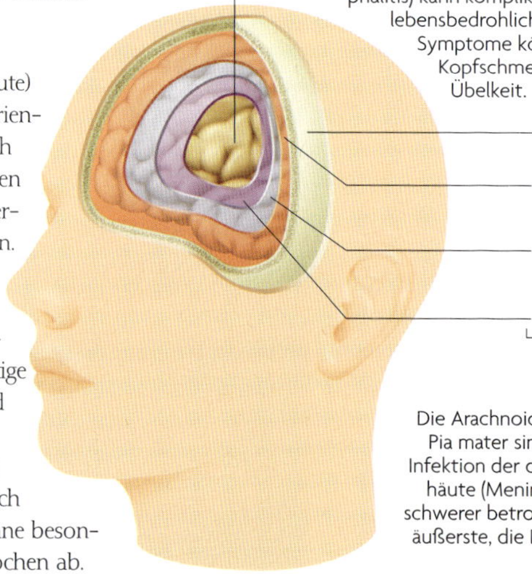

HIRNABSZESS

Hirnabszesse sind selten; sie werden durch eine bakterielle Infektion verursacht, die sich aufs Gehirn ausgebreitet hat. Die Behandlung besteht aus hoch dosierten Antibiotika, möglicherweise Kortison. Zur Drainage des Eiters kann ein chirurgischer Eingriff vonnöten sein, bei dem ein Loch in den Schädel gebohrt wird. Trotz großer Heilungschancen bei frühzeitiger Behandlung können sich bleibende Schäden entwickeln, wie Krampfanfälle, verwaschene Sprache oder Schwäche in einer Extremität.

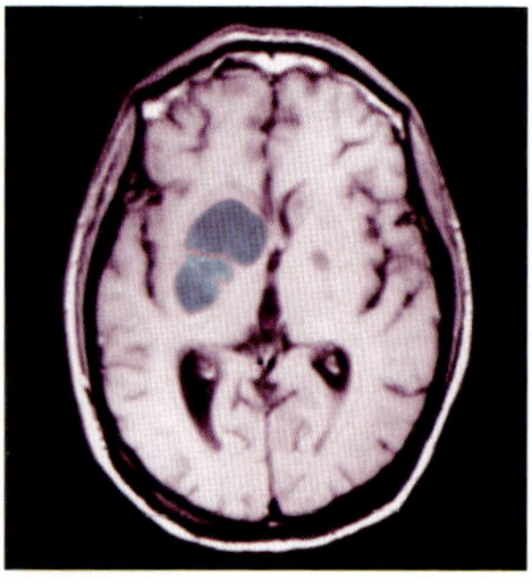

HIRNABSZESS
Gehirnscan zeigt einen Abszess (blau), verursacht von Pilzinfektion bei vorliegender Aidserkrankung. Menschen mit Aids haben ein erhöhtes Risiko für Hirnabszess.

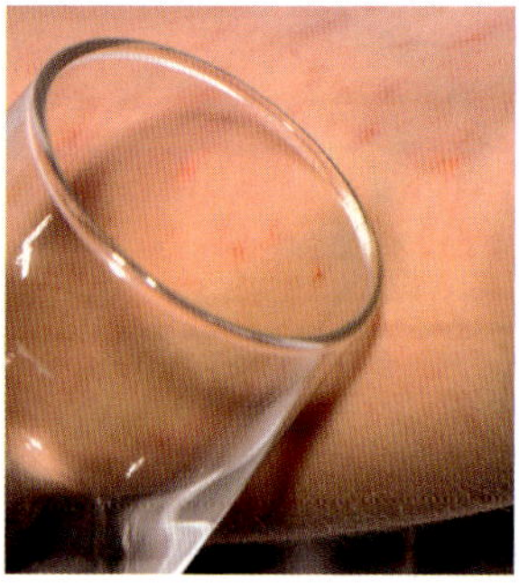

MENINGITIS-AUSSCHLAG
Bei Meningokokkenmeningitis kann das Bakterium einen dunkelroten bis lilafarbenen Ausschlag verursachen. Der Ausschlag verblasst nicht, wenn man Glas dagegen presst.

SPINA BIFIDA

Es gibt drei Hauptformen: Spina bifida occulta, Meningozele und Meningomyelozele. Bei Ersterer kann eine Operation erforderlich sein, um spätere Komplikationen zu vermeiden. Auch Meningozelen haben eine gute Prognose nach der Operation. Meningomyelozelen können u.a. Schwäche oder Lähmung der Beine, Urin- und Stuhlinkontinenz verursachen. Kinder mit dieser Form sind dauerhaft behindert und benötigen lebenslange Pflege. Folsäure kann zur Vermeidung einer Spina bifida hilfreich sein, Frauen sollten vor der Empfängnis und während der ersten 12 Schwangerschaftswochen Folsäurepräparate einnehmen.

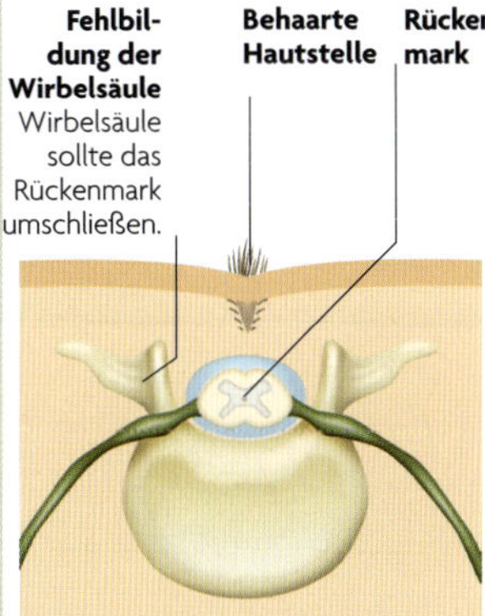

SPINA BIFIDA OCCULTA
Mildeste Form der Spina bifida: Ein oder mehrere Wirbel sind fehlgebildet, Rückenmark ist intakt. Mögliche äußere Zeichen: Grübchen, behaarte Hautstelle, Muttermal oder Lipom.

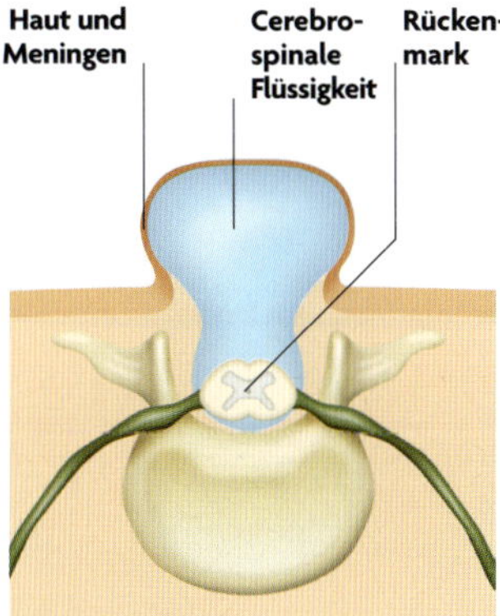

MENINGOZELE
Schützende Rückenmarkshäute treten durch Wirbelsäulenfehlbildung vor; bilden sichtbaren, mit cerebrospinaler Flüssigkeit gefüllten Sack. Rückenmark bleibt intakt, Defekt ist behebbar.

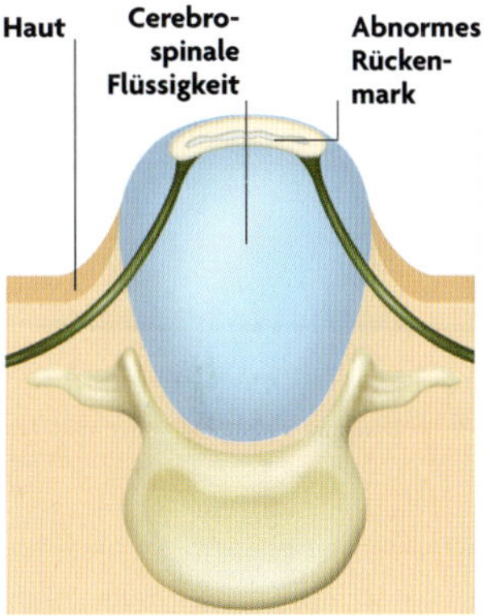

MENINGOMYELOZELE
Rückenmark tritt innerhalb eines Sacks mit cerebrospinaler Flüssigkeit durch Haut nach außen – schlimmste Form der Spina bifida; betroffene Kinder benötigen lebenslange Pflege.

MULTIPLE SKLEROSE

Multiple Sklerose (MS) schädigt Myelinschichten der Nervenfasern. Symptome der wohl Autoimmunerkrankung betreffen Gefühl, Bewegung, Körperfunktionen, Gleichgewichtssinn. Bei manchen halten Symptome tage- oder wochenlang an, verschwinden dann für Monate oder Jahre, in anderen Fällen verschlimmern sie sich. Medikamente können Schübe verkürzen, Abstände dazwischen verlängern.

FRÜHSTADIUM
Im Frühstadium sind nur kleine Bereiche zerstört. Makrophagen, Körper-»Fresszellen«, entfernen beschädigte Bereiche; entmarken so Nervenfasern, wodurch Nervenleitung gestört wird.

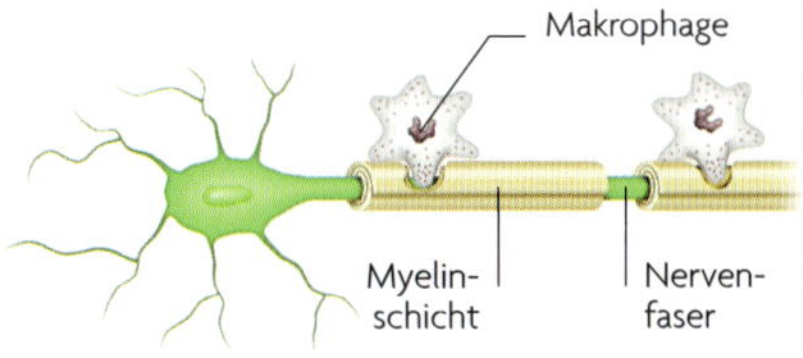

FORTGESCHRITTENES STADIUM
Fortschreitende MS schädigt Bereiche der Myelinschicht. Gestörte Impulsleitung und beschädigte Nervenfasern verschlimmern die Symptome.

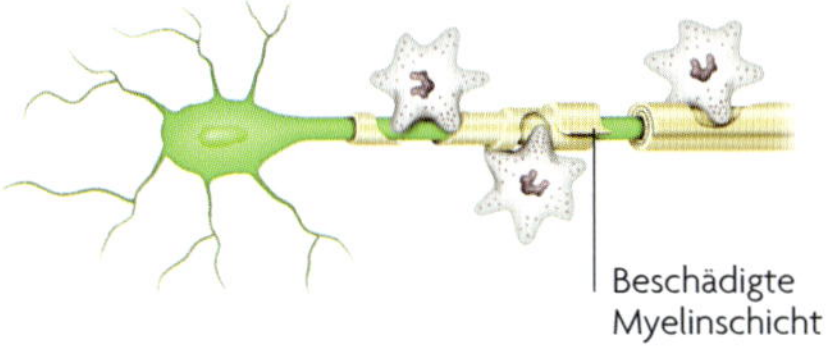

SCHWERHÖRIGKEIT

Man unterscheidet Schallleitungs- und Schallempfindungsschwerhörigkeit. Erstere resultiert aus einer gestörten Schallleitung zum Mittelohr und ist oft vorübergehend. Bei Kindern ist eine seromuköse Mittelohrentzündung ein häufiger Grund, bei Erwachsenen eine Blockade durch Ohrenschmalz. Infrage kommt auch ein Trommelfellschaden oder, seltener, eine Versteifung eines Gehörknöchelchens im Mittelohr, sodass der Schall nicht weitergeleitet werden kann. Schallempfindungsschwerhörigkeit tritt meist durch eine Cochleadegeneration bei älteren Menschen auf. Die Cochlea kann auch durch zu laute Geräusche oder Menière-Krankheit geschädigt sein. Seltener tritt Hörverlust durch ein Akustikusneurinom oder bestimmte Medikamente auf. Schallleitungsschwerhörigkeit ist oft durch einfache Maßnahmen, wie Entfernen des Ohrenschmalzes oder Gabe von Antibiotika, behebbar. Schallempfindungsschwerhörigkeit ist normalerweise nicht heilbar, hier bieten sich Hörhilfen an. Bei starker Schwerhörigkeit kann in einigen Fällen ein Cochleaimplantat abhelfen.

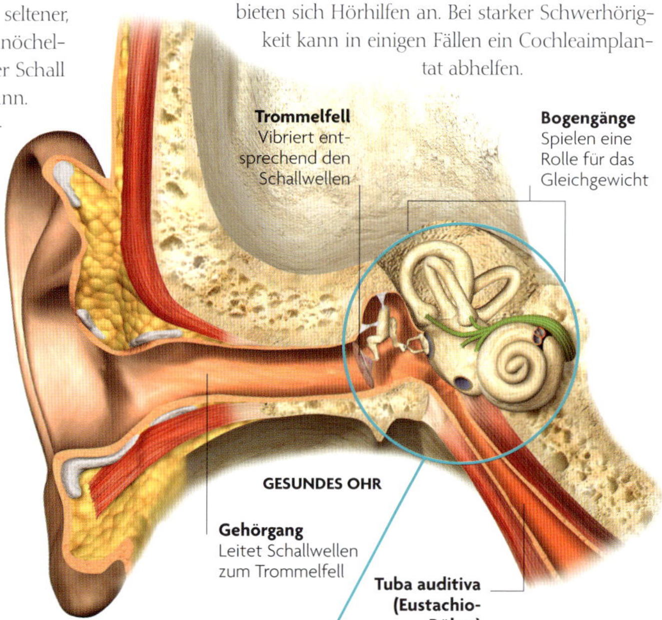

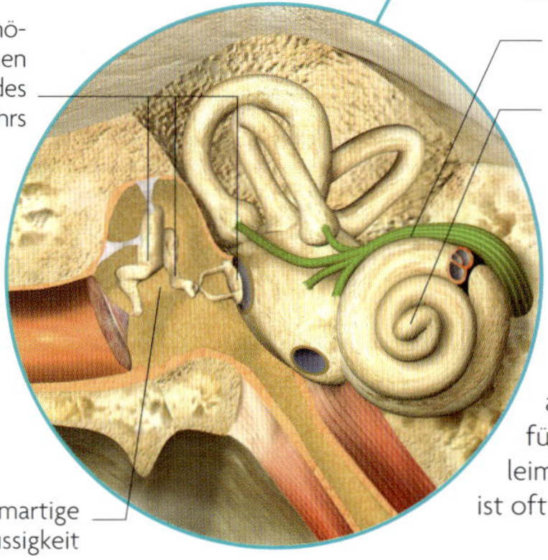

»LEIMOHR«
Seromuköse Mittelohrentzündung ist vor allem bei Kindern häufig Ursache von Hörproblemen. Eine Blockade der Tuba auditiva (Eustachio-Röhre) führt zu einer Ansammlung leimartiger Flüssigkeit. Ursache ist oft eine Infektion.

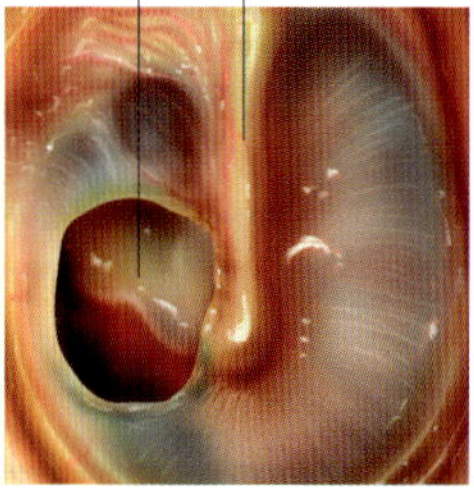

PERFORIERTES TROMMELFELL
Ein Riss oder ein Loch im Trommelfell kann bei einer Infektion durch den Druck von Eiter oder Flüssigkeit entstehen. Auch mangelnder Druckausgleich im Flugzeug kann die Ursache sein. Die Heilung dauert etwa einen Monat.

FEHLSICHTIGKEIT

Weitsichtigkeit (Hypermetropie) oder Kurzsichtigkeit (Myopie) hängen damit zusammen, dass der Augapfel zu kurz oder zu lang ist. Beim Astigmatismus ist die Sicht durch eine unregelmäßige Hornhautkrümmung verschwommen, die Linse des Auges schafft es nicht, alle Lichtstrahlen auf der Netzhaut zu bündeln. Der normale Alterungsprozess bringt oft eine Weitsichtigkeit mit sich, weil die Linse zunehmend unelastisch wird und ihre Fähigkeit zur Akkommodation nachlässt. Refraktionsfehler können meist durch Brillen oder Kontaktlinsen korrigiert oder mit speziellen Lasertechniken (LASIK, PRK) chirurgisch dauerhaft behoben werden – Hornhautschicht wird neu geformt (LASIK) oder abgeschliffen (PRK).

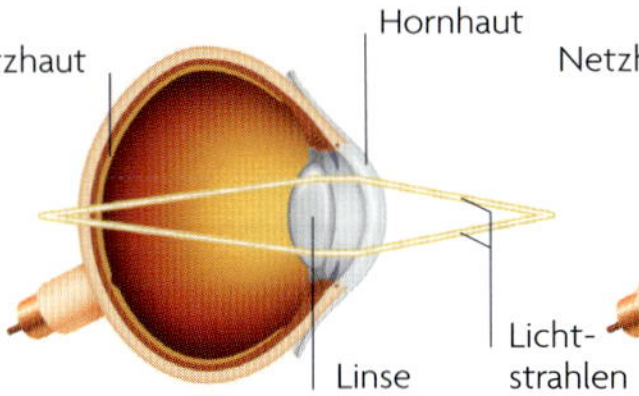

NICHT KORRIGIERTE WEITSICHTIGKEIT

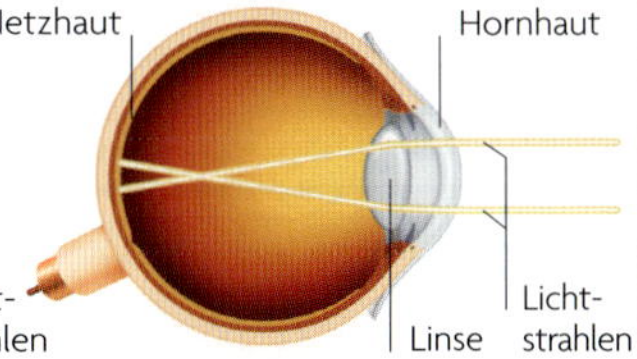

NICHT KORRIGIERTE KURZSICHTIGKEIT

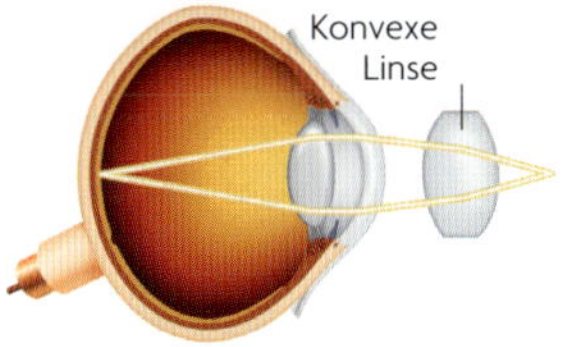

KORRIGIERTE WEITSICHTIGKEIT

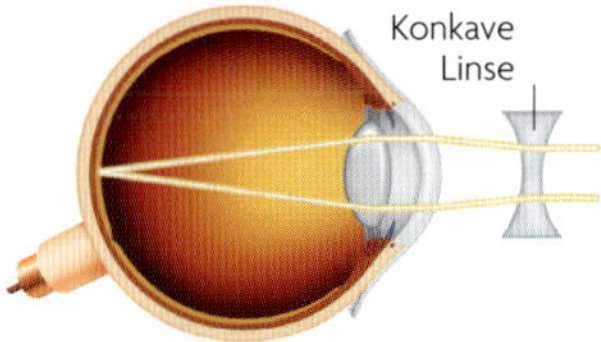

KORRIGIERTE KURZSICHTIGKEIT

WEITSICHTIGKEIT

Der Augapfel ist in Relation zum Fokussierungswinkel von Hornhaut und Linse zu kurz, die Lichtstrahlen werden hinter der Netzhaut gebündelt. Die Sicht ist unscharf. Konvexe Linsen konvergieren die Lichtstrahlen, die Sicht wird scharf.

KURZSICHTIGKEIT

Der Augapfel ist in Relation zum Fokussierungswinkel von Hornhaut und Linse zu lang, die Lichtstrahlen werden vor der Netzhaut gebündelt und die Sicht ist unscharf. Konkave Linsen divergieren die Lichtstrahlen, die Sicht wird scharf.

GLAUKOM

Glaukom (grüner Star) bezeichnet Erkrankungen des Auges, die mit erhöhtem Augeninnendruck einhergehen. Der Druck entsteht durch Flüssigkeitsansammlungen und schädigt mit der Zeit Netzhaut und Sehnerv. Ein Glaukom kann sich plötzlich sehr schmerzhaft entwickeln oder schleichend und schmerzfrei über Jahre hinweg.

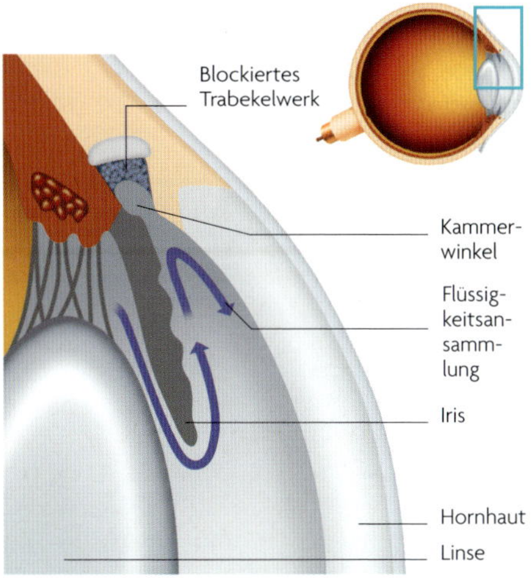

CHRONISCHES GLAUKOM

Das Kammerwasser fließt durch das Auge, um es zu ernähren und seine Form zu erhalten. Es wird im Kammerwinkel über das Trabekelwerk abgeleitet. Beim chronischen Glaukom ist meist das Trabekelwerk blockiert; Druck baut sich auf.

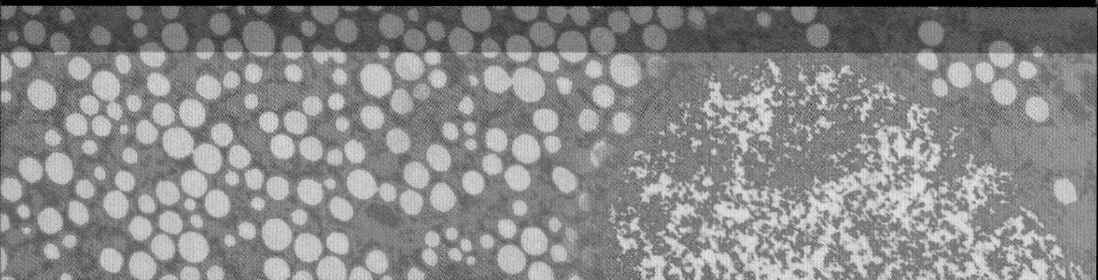

WIE GEHIRN UND NERVEN IST AUCH DAS ENDOKRINE SYSTEM AM INFORMATIONSFLUSS IM KÖRPER BETEILIGT. HORMONE ÜBERMITTELN WICHTIGE BOTSCHAFTEN, DIE WEITREICHENDE AUSWIRKUNGEN HABEN. SIE KONTROLLIEREN PROZESSE IN JEDEM BEREICH, VON DER ENERGIEAUFNAHME EINER EINZELNEN ZELLE BIS HIN ZU WACHSTUM UND ENTWICKLUNG DES GESAMTEN KÖRPERS. HORMONPRÄPARATE BEI UNTERAKTIVEN SOWIE HORMONBLOCKER BEI ÜBERAKTIVEN DRÜSEN SIND ERHÄLTLICH. DIE LISTE NEU ENTDECKTER HORMONE WIRD MITTLERWEILE IMMER LÄNGER.

ENDOKRINES SYSTEM

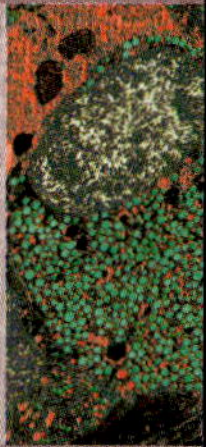

ANATOMIE DER DRÜSEN

DIE BIOCHEMISCHEN BOTENSTOFFE DES KÖRPERS, HORMONE, WERDEN VON DEN ENDOKRINEN DRÜSEN PRODUZIERT. HORMONE WIRKEN AUF BESTIMMTE GEWEBE.

Zum endokrinen System gehören eigenständige Strukturen aus Drüsengewebe, z. B. die Schilddrüse, sowie Drüsen innerhalb bestimmter Organe, wie Hoden, Eierstöcke und Herz. Diese Organe und Gewebe sondern Hormone ab, die die Körperfunktionen steuern und koordinieren. Hormone regeln Stoffwechselprozesse, Flüssigkeitshaushalt und Urinproduktion, Wachstum, Entwicklung und Fortpflanzung. Über den Blutstrom kann jedes Hormon jeden Bereich des Körpers erreichen, doch passt ihre spezielle molekulare Struktur nur in die Rezeptoren ihrer Zielorgane und -gewebe.

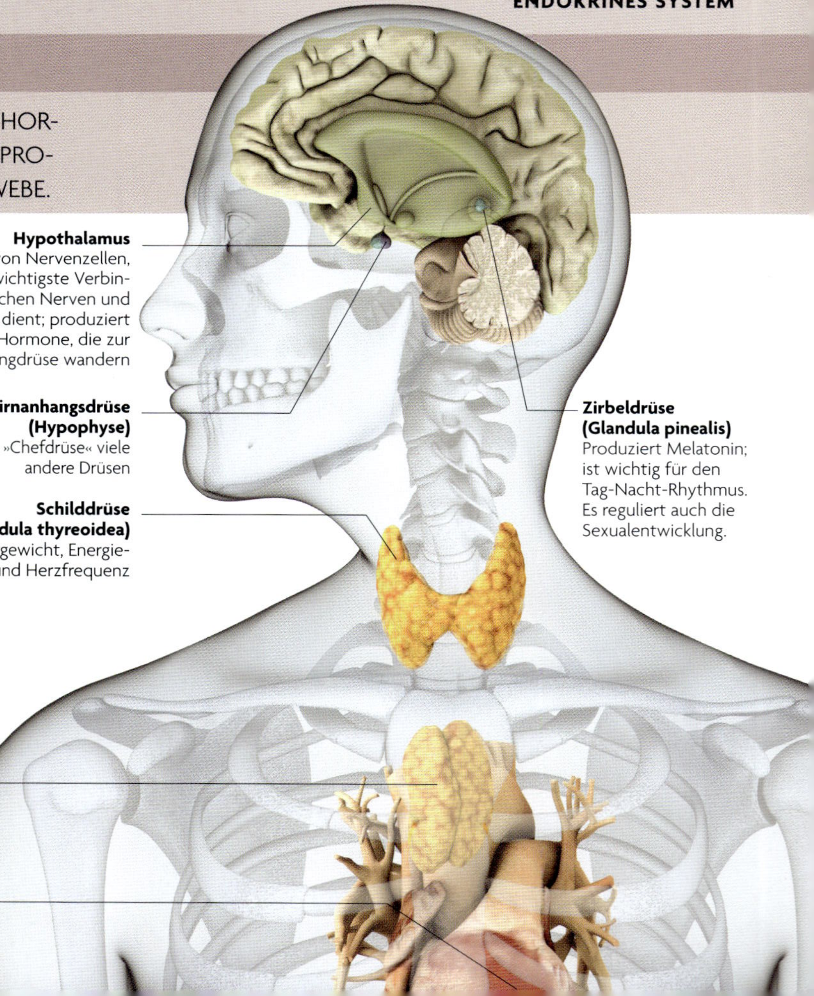

Hypothalamus
Ansammlung von Nervenzellen, die als wichtigste Verbindung zwischen Nerven und Hormonen dient; produziert Releasing-Hormone, die zur Hirnanhangdrüse wandern

Hirnanhangsdrüse (Hypophyse)
Kontrolliert als »Chefdrüse« viele andere Drüsen

Schilddrüse (Glandula thyreoidea)
Beeinflusst Körpergewicht, Energieverbrauch und Herzfrequenz

Zirbeldrüse (Glandula pinealis)
Produziert Melatonin; ist wichtig für den Tag-Nacht-Rhythmus. Es reguliert auch die Sexualentwicklung.

Thymusdrüse
Produziert drei Hormone, die an der Entwicklung weißer Blutkörperchen fürs Immunsystem, der T-Zellen, beteiligt sind

Herz
Das Herz produziert ein natriuretisches Hormon, das Blutvolumen und -druck reduziert und zur Flüssigkeitsregulation beiträgt.

Nebennieren (Glandulae suprarenales)
Hier werden Hormone der Steroidgruppe produziert, die Stoffwechsel sowie Wasserhaushalt regulieren. Im Nebennierenmark werden Adrenalin und Noradrenalin produziert.

Niere
Das Erythropoetin wird in der Niere gebildet und stimuliert die Produktion roter Blutkörperchen im Knochenmark.

Magen
Dort werden Hormone produziert, die die Produktion oder Freisetzung von Verdauungsenzymen stimulieren.

Bauchspeicheldrüse (Pankreas)
Zellansammlungen produzieren die Hormone Insulin und Glukagon, die den Blutzuckerspiegel kontrollieren.

Darm
Wie im Magen werden dort Hormone produziert, die die Produktion oder Freisetzung von Verdauungsenzymen stimulieren.

Eierstöcke (Ovarien)
Produzieren die weiblichen Geschlechtshormone Östrogen und Gestagen, die den Menstruationszyklus regulieren

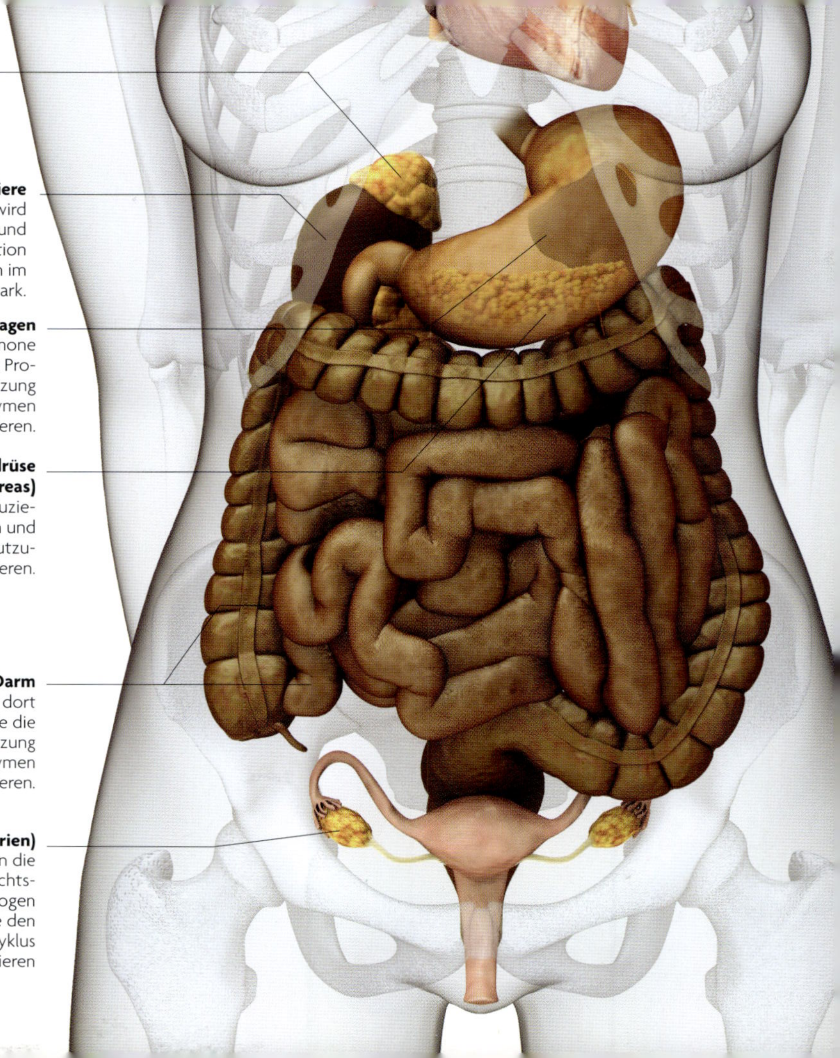

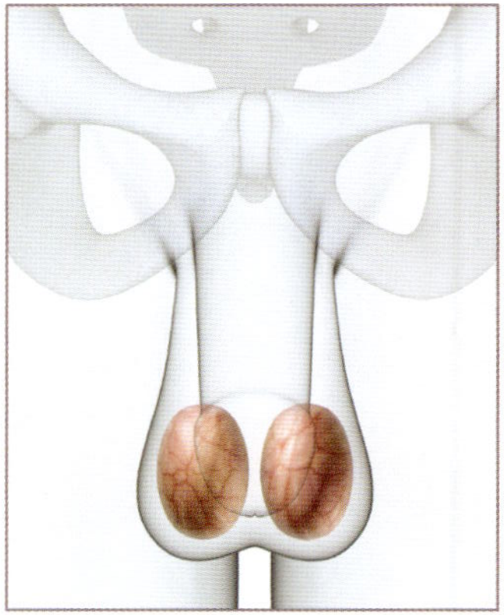

HODEN

Die männlichen Geschlechtshormone, die Androgene, zu denen auch Testosteron gehört, werden in den Hoden produziert. Androgene stimulieren Wachstum und Entwicklung der männlichen Geschlechtsorgane sowie Spermienproduktion. Sie beeinflussen auch sekundäre Geschlechtsmerkmale wie Bartwuchs und tiefe Stimme.

HORMONPRODUZENTEN

ÜBER HORMONE WIRD DIE ARBEITSGESCHWINDIGKEIT VON DRÜSEN UND ANDEREN ORGANEN GESTEUERT. HORMONPRODUZIERENDE ZELLEN FINDET MAN IM GANZEN KÖRPER. VIELE SIND IN DRÜSEN ZUSAMMENGESCHLOSSEN, DIE BESONDERE AUFGABEN HABEN.

DIE CHEFDRÜSE

Die Hirnanhangsdrüse oder Hypophyse ist die einflussreichste Drüse des endokrinen Systems. Eigentlich besteht sie aus zwei Elementen, aus dem größeren Hypophysenvorderlappen (Adenohypophyse) und dem Hypophysenhinterlappen (Neurohypophyse). Im Vorderlappen werden ihre acht wichtigsten Hormone produziert und von dort direkt in den Blutstrom abgegeben. Der Hinterlappen erhält seine beiden wichtigsten Hormone vom darüber gelegenen Hypothalamus, wo sie von neurosekretorischen Zellen produziert werden. Weitere solcher Zellen produzieren Steuerhormone, die über die Kapillaren in den Vorderlappen gelangen und dort die Hormonfreisetzung regulieren.

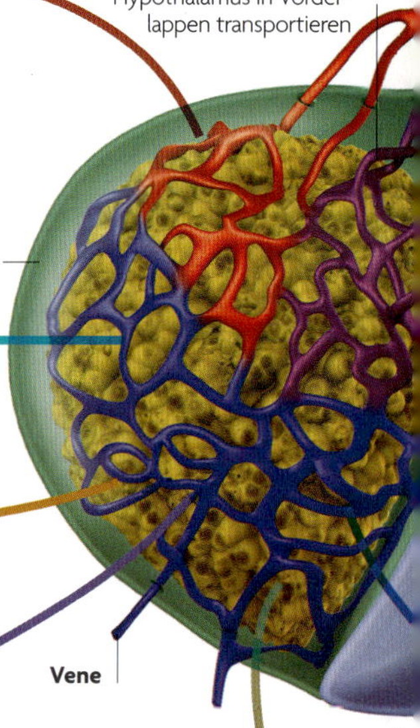

HAUT

Die Haut wird dunkler, wenn das melanozytenstimulierende Hormon (MSH), das in einer dünnen Schicht zwischen den Hypophysenlappen produziert wird, dazu anregt, mehr Melaninpigment zu produzieren.

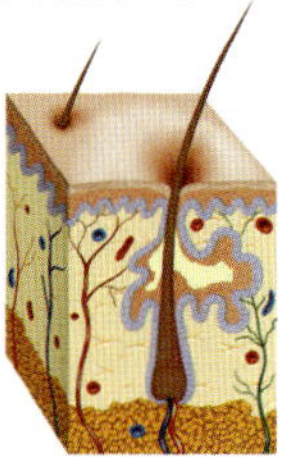

NEBENNIERE

Das adrenocorticotrope Hormon (ACTH) stimuliert die Nebennieren, steroide Hormone zu produzieren, die Stressreaktionen und den Mineralstoffverbrauch des Körpers steuern.

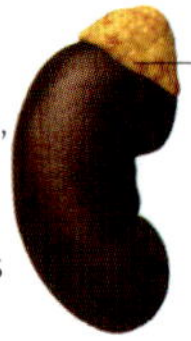

SCHILDDRÜSE

Das Hormon Thyrotropin aus dem Hypothalamus steuert die Freisetzung des thyroideastimulierenden Hormons (TSH), das die Schilddrüse anregt, die Stoffwechselrate zu steigern.

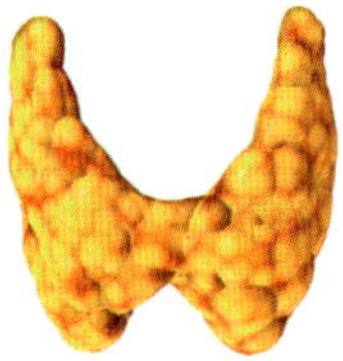

WACHSTUM UND ENTWICKLUNG

Wachstumshormon (STH) wirkt auf Körper; stimuliert Proteinproduktion, Knochenwachstum und lebenslange Bildung von neuem Gewebe; wichtig für Entwicklung von Kindern.

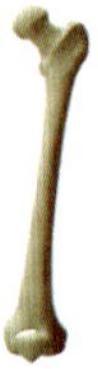

SEXUALDRÜSEN

Luteinisierendes Hormon (LH) und follikelstimulierendes Hormon (FSH) regen Sexualdrüsen an, ihre eigenen Hormone herzustellen sowie reife Eizellen bei Frauen und reife Samenzellen bei Männern zu produzieren.

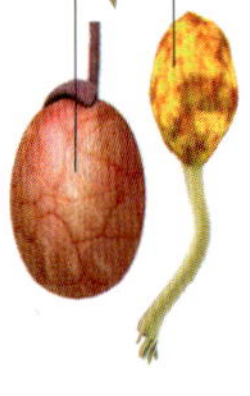

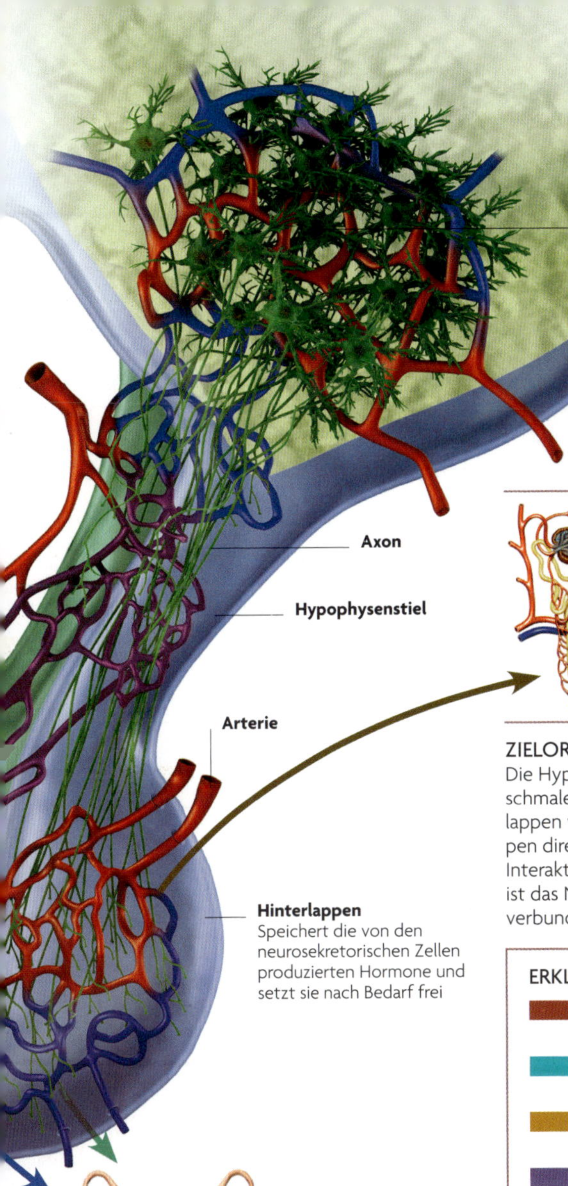

Neurosekretorische Zelle
Spezialisierte Nervenzellen im Hypothalamus; produzieren das antidiuretische Hormon und das Oxytocin, die über die Zellfasern (Axone) zum Hypophysenhinterlappen gelangen.

Hinterlappen
Speichert die von den neurosekretorischen Zellen produzierten Hormone und setzt sie nach Bedarf frei

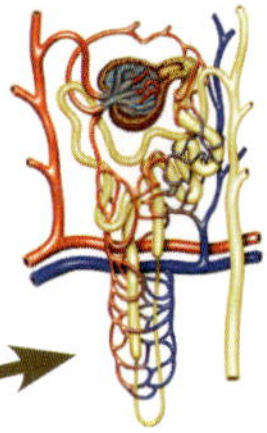

NIERENKANÄLCHEN

Das antidiuretische Hormon (ADH), auch Vasopressin genannt, kontrolliert Wassermenge, die von den Mikrofiltern (Nephronen) in den Nieren dem Blut entnommen wird; unterstützt auch Engstellung der kleinen Arterien, wenn Blutdruck fällt.

ZIELORGANE DER HYPOPHYSE

Die Hypophyse ist mit dem Hypothalamus durch den schmalen Hypophysenstiel verbunden. Der Vorderlappen wird vom Hypothalamus und der Hinterlappen direkt vom Herzen mit Blut versorgt. Durch die Interaktion zwischen Hypothalamus und Hypophyse ist das Nervensystem mit dem endokrinen System verbunden.

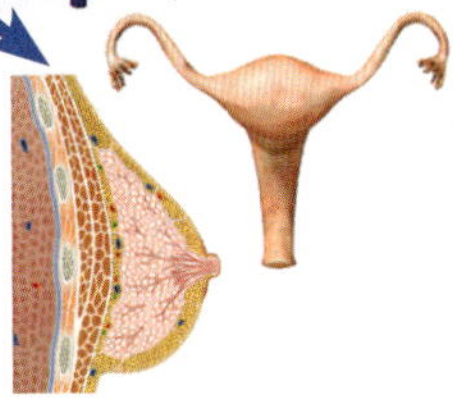

UTERUSMUSKELN UND BRUSTDRÜSEN

Oxytocin stimuliert Uteruskontraktion während der Wehen; löst – mit Prolaktin aus Hypophysenvorderlappen – Freisetzung der Milch aus Milchdrüsen aus.

ERKLÄRUNG DER PFEILE

- Melanozytenstimulierendes Hormon (MSH)
- Adrenocorticotropes Hormon (ACTH)
- Thyroideastimulierendes Hormon (TSH)
- Wachstumshormon (STH)
- Luteinisierendes (LH) und follikelstimulierendes Hormon (FSH)
- Oxytocin
- Antidiuretisches Hormon (ADH)
- Prolaktin

BAUCHSPEICHELDRÜSE

Die Bauchspeicheldrüse (Pankreas) hat exokrine und endokrine Aufgaben. Sie produziert Verdauungssäfte in den Azini-Zellen, während ihr endokriner Teil aus den Langerhans-Inseln besteht. Die Inselzellen produzieren Hormone, die bei der Kontrolle des Glukosespiegels eine Rolle spielen, und regeln so den Energiehaushalt. B-Zellen produzieren das Hormon Insulin, das die Glukoseaufnahme der Zellen und die Umwandlung von Glukose in speicherfähiges Glykogen fördert. Dadurch senkt das Insulin den Glukosespiegel im Blut. A-Zellen produzieren Glukagon, das eine antagonistische Wirkung hat und den Blutzuckerspiegel erhöht. D-Zellen stellen Somatostatin her, das die A- und B-Zellen kontrolliert.

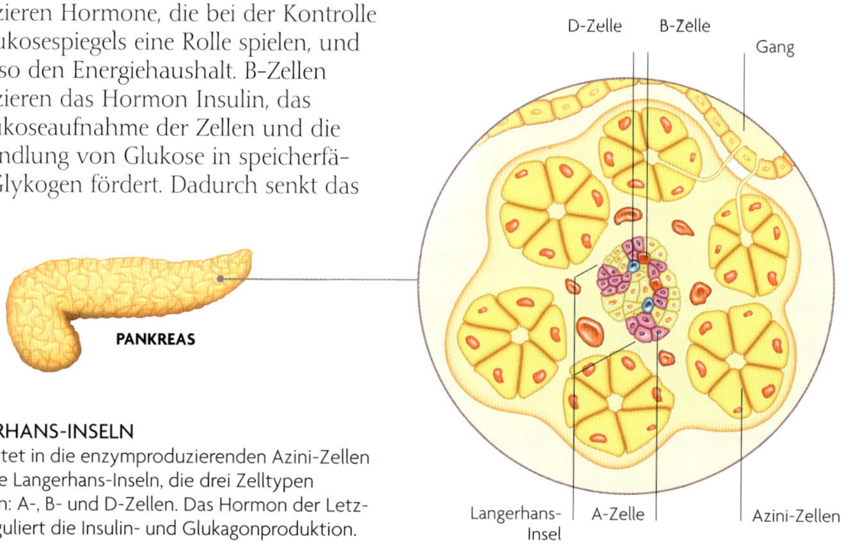

LANGERHANS-INSELN

Eingebettet in die enzymproduzierenden Azini-Zellen liegen die Langerhans-Inseln, die drei Zelltypen enthalten: A-, B- und D-Zellen. Das Hormon der Letzteren reguliert die Insulin- und Glukagonproduktion.

NEBENNIEREN

Das innere Mark und die äußere Rinde produzieren verschiedene Hormone. Die Rindenhormone bestehen aus Steroiden (s. S. 139), u. a. Glukokortikoiden wie Cortisol, das den Stoffwechsel beeinflusst, Mineralokortikoiden wie Aldosteron, das den Mineralhaushalt mit steuert, und Sexualhormonen, die auf Eierstöcke und Hoden wirken. Die Nervenfasern des inneren Nebennierenmarks sind mit dem sympathischen Nervensystem verbunden; es produziert u. a. das bekannte »Kampf-oder-Flucht-Hormon« Adrenalin.

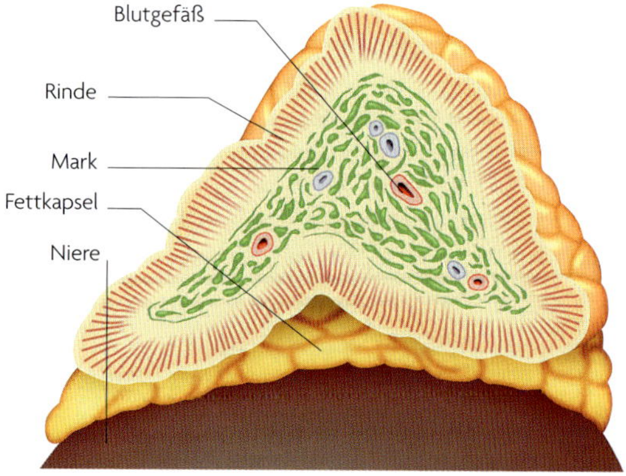

BAU DER NEBENNIERE

Jede Nebenniere sitzt kappenartig oben auf der Niere, vollständig von einer Fettkapsel umgeben. Die Drüsen bestehen aus zwei Teilen: der Rinde, die aus drei Lagen besteht, und dem Mark, das Nervenfasern und Blutgefäße enthält.

SCHILDDRÜSEN UND NEBENSCHILDDRÜSEN

Die Schilddrüse liegt unterhalb des Kehlkopfs, in die Rückseite ihrer Lappen sind die vier kleinen Nebenschilddrüsen eingebettet. Schilddrüsenhormone sorgen u. a. für die Aufrechterhaltung des Körpergewichts und die Energiegewinnung aus dem Blutzucker und beeinflussen die Herzfrequenz. Im Gegensatz zu anderen Drüsen kann die Schilddrüse ihre Hormone speichern. Die Nebenschilddrüsen produzieren das Parathormon (PTH), das den Kalziumspiegel im Blut erhöht. Das PTH bewirkt die Freisetzung von Kalzium aus den Knochen und hemmt die Kalziumausscheidung über die Nieren.

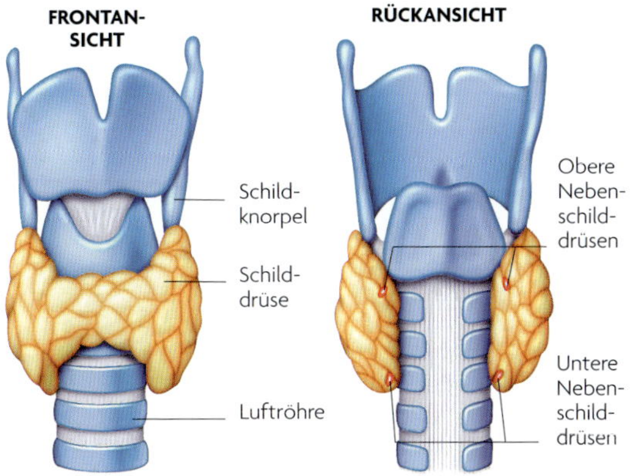

SCHILDDRÜSE
Die schmetterlingsförmige Schilddrüse umspannt Vorderseite der Luftröhre. Ihre ballförmigen Follikel produzieren Thyroxine (T4 und T3), die den Stoffwechsel regulieren.

NEBENSCHILDDRÜSEN
Die kleinen Nebenschilddrüsen sitzen am oberen bzw. unteren Rand in der Rückseite der Schilddrüsenlappen. Normalerweise sind es vier, doch Zahl und Lage variieren.

SEXUALORGANE UND -HORMONE

Die wichtigsten Sexualorgane sind die Eierstöcke und die Hoden. Die Sexualhormone, die sie produzieren, stimulieren die Eireifung bzw. die Spermienproduktion und beeinflussen die frühembryonale Geschlechtsentwicklung. Nach der Geburt bleibt ihr Spiegel bis zur Pubertät niedrig. Dann steigern die Hoden die Ausscheidung von Androgenen wie Testosteron bzw. die Eierstöcke ihre Östrogen- und Gestagenproduktion.

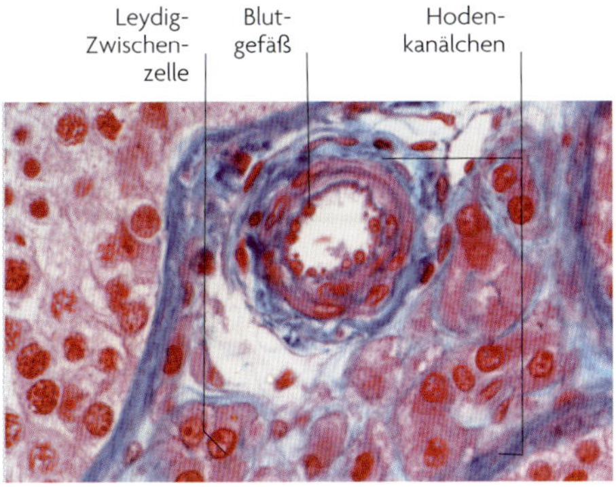

TESTOSTERONPRODUZENTEN
Diese Mikroskopaufnahme zeigt die Leydig-Zwischenzellen (pink), die in den Hoden Testosteron bilden. Sie sitzen im Bindegewebe zwischen Hodenkanälchen.

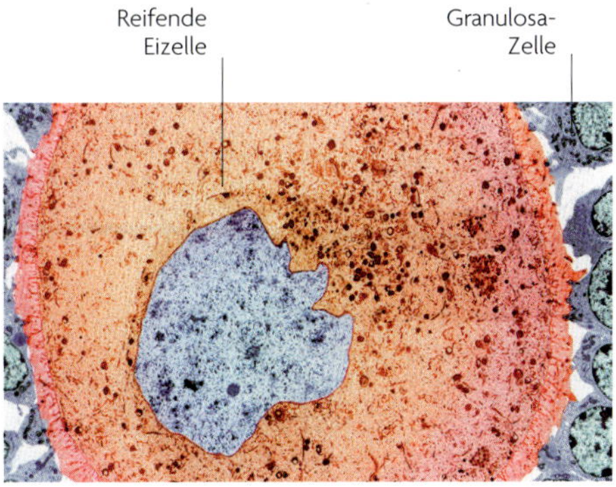

ÖSTROGENPRODUZENTEN
Diese Mikroskopaufnahme zeigt eine reifende Eizelle (pink) in einem Eierstock, umgeben von Granulosazellen (blau). Diese Zellen setzen Östrogen frei.

HORMONWIRKUNG

HORMONE STEUERN DIE FUNKTION IHRER ZIELZELLEN, INDEM SIE DIE REAKTIONSRATE IHRER BIOCHEMISCHEN PROZESSE REGULIEREN. UNTERSCHIEDLICHE HORMONE WERDEN DURCH UNTERSCHIEDLICHE MECHANISMEN FREIGESETZT.

HORMONAUSLÖSER

Die Stimuli, die eine endokrine Drüse dazu veranlassen, Hormone freizusetzen, variieren. In einigen Fällen reagiert die Drüse mithilfe eines Rückkopplungssystems direkt auf den Spiegel einer gewissen Substanz im Blut. In anderen Fällen ist ein weiterer Mechanismus zwischengeschaltet, z. B. der Hypothalamus-Hypophysen-Komplex. Die Nebenniere wird zweifach stimuliert. Der äußere Teil, die Rinde, wird vom adrenocorticotropen Hormon (ACTH) gesteuert, das auf Kommando des Hypothalamus von der Hypophyse freigesetzt wird. Das innere Mark wird über Nervenimpulse direkt vom Hypothalamus stimuliert. Die erbsengroße Zirbeldrüse in der Mitte des Gehirns produziert Melatonin, das für den Tag-Nacht-Rhythmus verantwortlich ist.

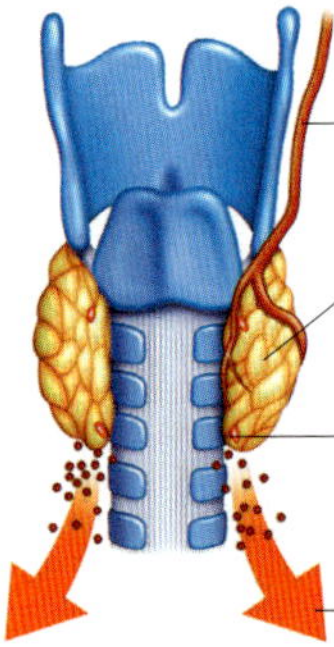

STIMULATION DER BLUTSPIEGEL

Ein sinkender Kalziumspiegel hemmt das Kalzitonin und stimuliert die Freisetzung des Parathormons aus der Nebenschilddrüse; der Kalziumspiegel steigt.

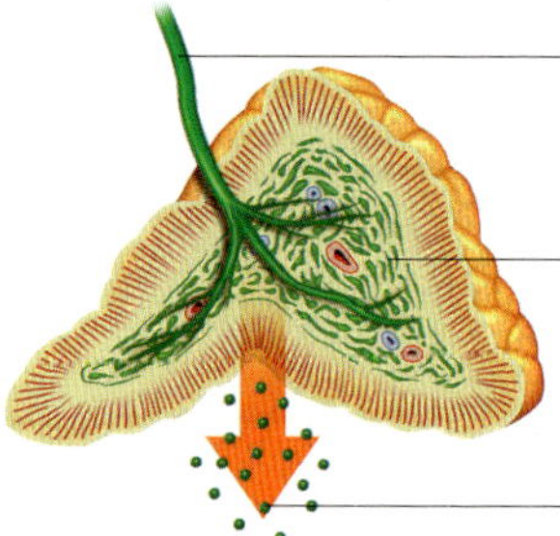

DIREKTE INNERVATION

Das Nebennierenmark wird über den Hypothalamus durch das sympathische Nervensystem innerviert.

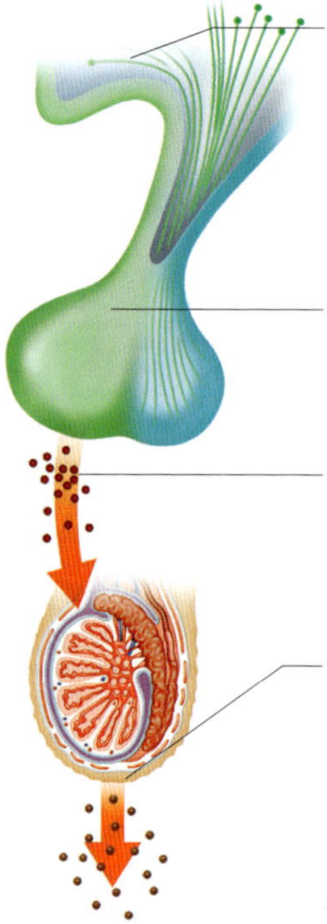

HYPOTHALAMUS UND HYPOPHYSE

Fällt der Sexualhormonspiegel, gibt der Hypothalamus Gonadotropin-Releasing-Hormone an die Hypophyse ab, die wiederum gonadotrope Hormone freisetzt.

KONTROLLMECHANISMEN

Es gibt zwei chemisch unterscheidbare Hauptgruppen von Hormonen: Die einen bestehen aus Protein- und Aminosäuremolekülen, die anderen aus Steroidmolekülen. Beide Gruppen beeinflussen biochemisch die Produktionsrate einer bestimmten Substanz. Während steroidale Hormone auf bewegliche Rezeptoren in der Zelle Einfluss nehmen, wirken proteinbasierte Hormone auf fixe Rezeptoren an der Zelloberfläche.

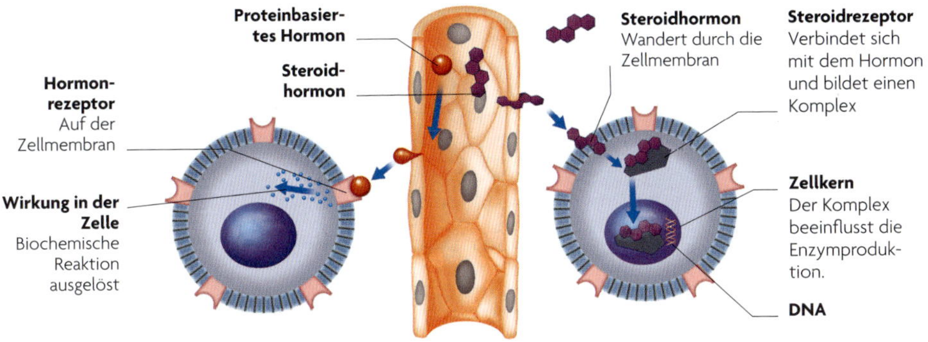

PROTEINBASIERTES HORMON

Diese Hormone können die fettreiche Zellmembran nicht passieren; docken an Rezeptoren auf der Membran an; aktivieren so biochemische Reaktion der Zelle.

STEROIDBASIERTES HORMON

Steroide gelangen in das Zytoplasma, binden sich an einen Rezeptor und dringen in den Zellkern, wo sie eine biochemische Reaktion stimulieren.

RÜCKKOPPLUNGSMECHANISMEN

Der Hormonspiegel im Blut wird durch ein Rückkopplungssystem kontrolliert. Die Menge eines bestimmten Hormons im Blut wird von Rezeptorzellen ermittelt und an die Kontrolleinheit weitergeleitet. Für viele Hormone ist dies der Hypothalamus-Hypophysen-Komplex im Gehirn, so für Schilddrüsenhormone (s.u.). Steigt oder fällt der Spiegel eines Hormons über Normalniveau, wird seine Produktion gedrosselt oder stimuliert.

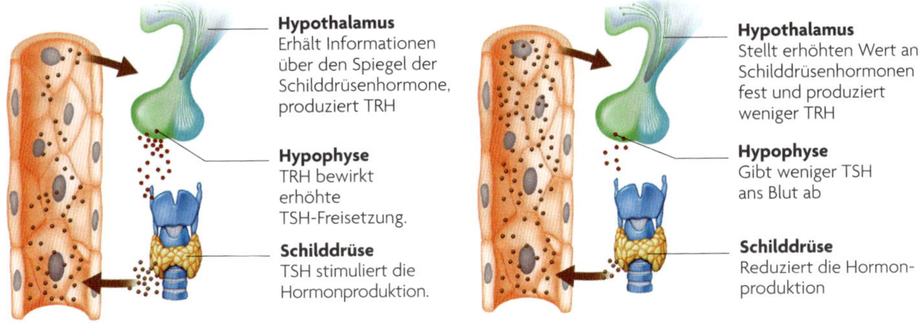

ERHÖHUNG DES HORMONSPIEGELS

Vom Hypothalamus produziertes Thyrotropin-Releasing-Hormon (TRH) stimuliert die Hypophyse, thyroideastimulierendes Hormon (TSH) ins Blut abzugeben.

SENKUNG DES HORMONSPIEGELS

Bei hohem Schilddrüsenhormonwert produziert Hypothalamus weniger TRH. Dadurch wird weniger TSH freigesetzt, die Schilddrüse produziert weniger Hormone.

HORMONELLE STÖRUNGEN

AUFGRUND DER WEITREICHENDEN WIRKUNG EINIGER HORMONE VERURSACHEN HORMONELLE STÖRUNGEN ERHEBLICHE PROBLEME IM GANZEN KÖRPER. »HYPER-« IMPLIZIERT EINEN HORMON-ÜBERSCHUSS UND »HYPO-« EINE ZU GERINGE HORMONWIRKUNG.

HYPOPHYSENTUMOREN

Die zentrale Rolle der Hypophyse im endokrinen System wird deutlich durch die Probleme, die ein Tumor verursacht, der sich an jeder Stelle der Hypophyse bilden kann. Tumoren im Hypophysenvorderlappen sind meist gutartig. Eine Auswirkung kann ein Überschuss an Wachstumshormonen sein, der eine Vergrößerung bestimmter Knochen und Gewebe zur Folge hat; eine vermehrte Körperbehaarung und eine tiefere Stimme können weitere Folgen sein. Diesen Zustand nennt man Akromegalie. Manche Tumoren verursachen eine vermehrte Prolaktinsekretion oder überstimulieren die Nebennierenrinde.

PROLAKTINOME

Durchschnittlich sind 4 von 10 Hypophysentumoren Prolaktinome – langsam wachsende, gutartige Tumoren, die die Prolaktinproduktion des Vorderlappens erhöhen. Normalerweise stimuliert dieses Hormon die Entwicklung der Brust und die Milchproduktion in der Schwangerschaft. Die Symptome beinhalten unregelmäßige Menstruation und geringere Fruchtbarkeit bei Frauen, Brustwachstum und erektile Dysfunktion bei Männern sowie allgemein Libidoverlust. In den meisten Fällen helfen Medikamente, aber auch Operation oder Strahlentherapie können erforderlich sein.

HYPOPHYSENTUMOR
Ein wachsender Tumor kann auf Sehnerven drücken, dabei Kopfschmerzen und Sehstörungen verursachen.

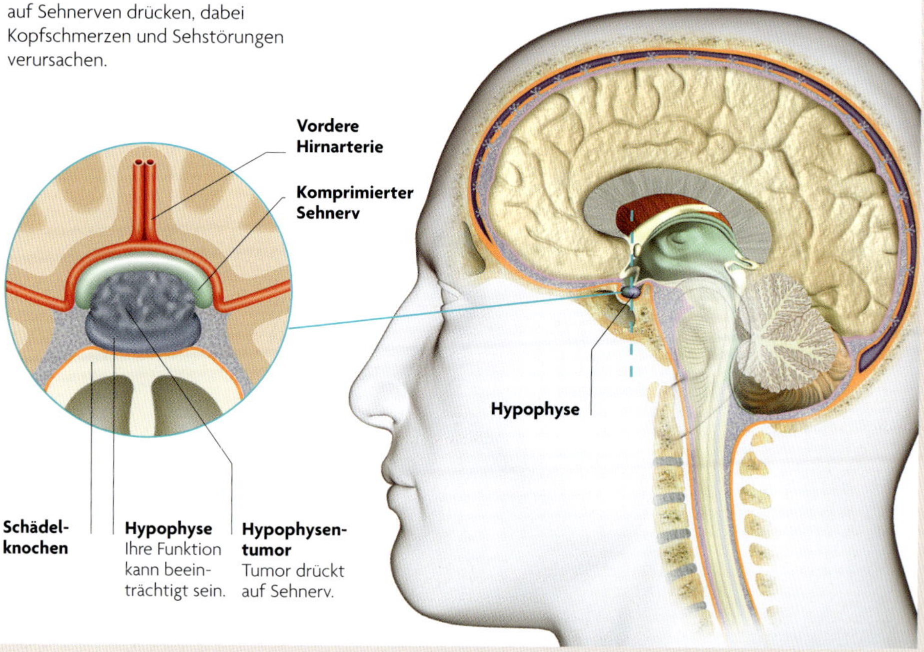

HYPERTHYREOSE

Drei Viertel aller Schilddrüsenüberfunktionen gehen auf die Basedow-Krankheit zurück, eine Autoimmunstörung, die vor allem bei Frauen zwischen dem 20. und 50. Lebensjahr zu den häufigsten Hormonstörungen gehört. Weniger oft sind hormonproduzierende Knoten (Adenome) in der Schilddrüse die Ursache. Der erhöhte Hormonspiegel steigert die Stoffwechselrate, es folgen Gewichtsverlust, Herzjagen, Zittern, Schwitzen, Anspannung, Schlaflosigkeit und häufiger Stuhlgang; die vergrößerte Schilddrüse wird durch eine Schwellung am Hals (Kropf) sichtbar. Medikamente helfen, die Symptome zu kontrollieren.

BASEDOW-KRANKHEIT
Eine Hyperthyreose durch die Basedow-Krankheit zeigt als typisches Symptom das »Glotzauge« mit möglichen Sehstörungen.

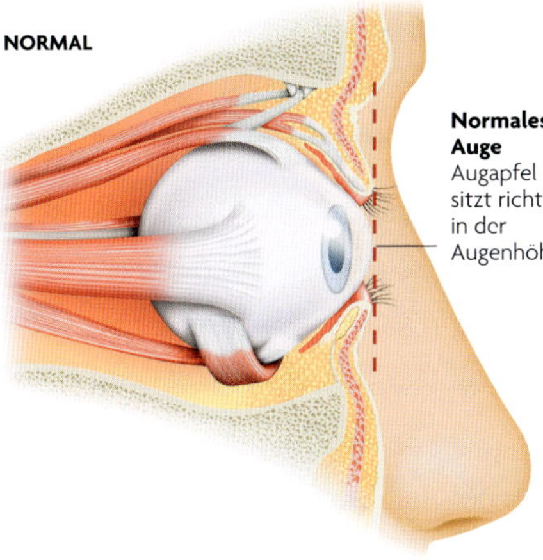

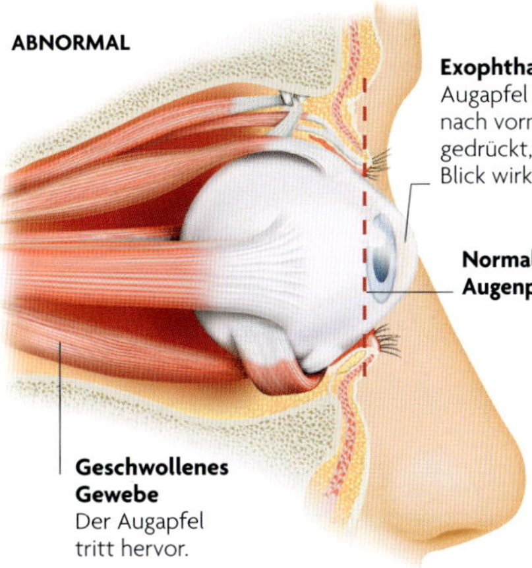

HYPOTHYREOSE

Bei der Hypothyreose wird zu wenig der Schilddrüsenhormone Trijodthyronin und Thyroxin produziert. Da sie die Stoffwechselrate steuern, führt ein Mangel zu einer Verlangsamung der Körperfunktionen. Die Symptome beinhalten Erschöpfung, Gewichtszunahme, Darmträgheit, Gesichtsschwellung, verquollene Augen, Hautverdickung, struppiges Haar, Heiserkeit und Empfindlichkeit gegen Kälte. Die häufigste Ursache ist eine Entzündung der Schilddrüse aufgrund einer Autoimmunerkrankung, die Hashimoto-Thyroiditis, bei der Antikörper die Drüse schädigen. Die Schilddrüse kann zu einem beträchtlichen Kropf anschwellen. Eine weitere Ursache kann Jodmangel sein; betroffen sind meist Frauen in Jodmangelgebieten. Jod wird zur Herstellung der Schilddrüsenhormone benötigt. Selten liegt ein Hypophysentumor vor.

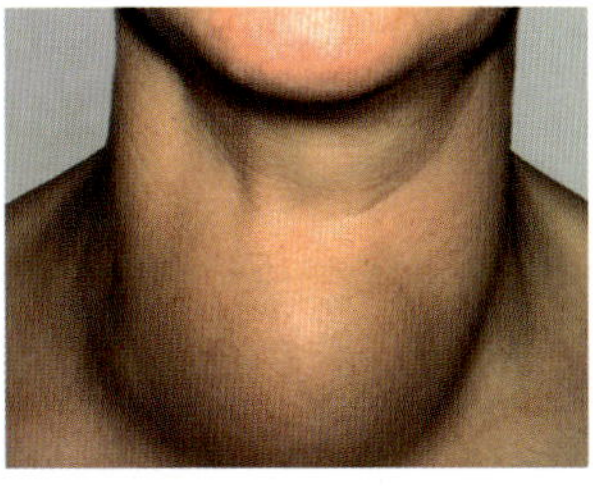

KROPF
Ein Kropf (Struma) kommt bei Thyroiditis, Hyper- und Hypothyreose, Knotenbildung oder Schilddrüsenkrebs vor.

DIABETES MELLITUS

DIE WICHTIGSTE ENERGIEQUELLE DER KÖRPERZELLEN IST GLUKOSE, DAS SIE MITHILFE VON INSULIN, EINEM HORMON, AUS DEM BLUT ABSORBIEREN. BEI DIABETES MELLITUS IST DIESER PROZESS GESTÖRT. ES GIBT ZWEI HAUPTTYPEN: DIABETES TYP 1 UND TYP 2.

TYP-1-DIABETES

Diabetes mellitus Typ 1 ist eine Autoimmunstörung mit noch unklarer Ursache. Das Immunsystem identifiziert die B-Zellen fälschlicherweise als Fremdkörper und zerstört sie. Diabetes Typ 1 entwickelt sich meist sehr schnell in Kindheit und Jugend. Die Symptome sind übermäßiger Durst, Mundtrockenheit, häufiges Urinieren, Erschöpfung, ververschwommenes Sehen und Gewichtsverlust. Wird er nicht behandelt, kann es zum diabetischen Koma kommen. Meist bilden sich Langzeitkomplikationen (siehe gegenüber, Typ 2) aus. Die lebenslange Behandlung besteht aus häufigen Insulininjektionen oder einer Insulinpumpe, kombiniert mit zusätzlichen Insulingaben.

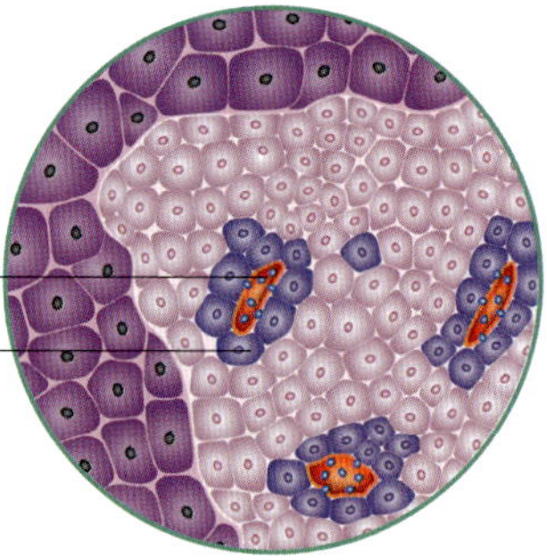

NORMALE B-ZELLEN-FUNKTION
Während der Nahrungsverdauung werden die B-Zellen durch die Anwesenheit von Glukose, Amino- und Fettsäuren im Darm stimuliert, Insulin über kleinste Blutgefäße, die Kapillaren, die die Langerhans-Inseln durchziehen, ins Blut abzugeben.

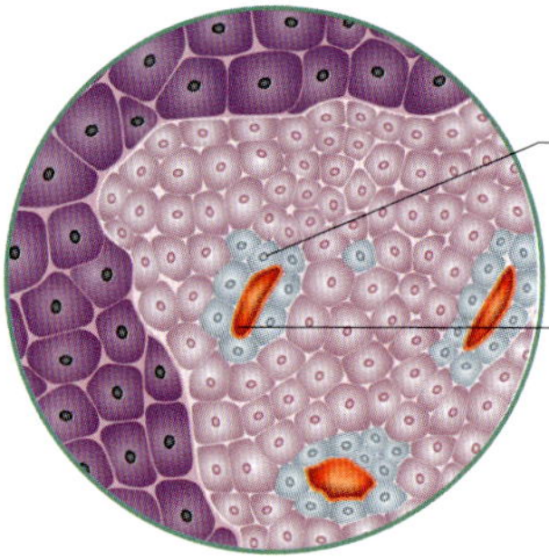

ZERSTÖRTE B-ZELLEN
Sind die Beta-Zellen zerstört, können sie kein Insulin abgeben. Als Folge können die Körperzellen die Glukose nicht aufnehmen; der Blutzuckerspiegel wird zu hoch. Der Mangel an Glukose in den Zellen stimuliert die Glukagonproduktion. Als Folge davon steigt der Blutzuckerspiegel weiter.

BLUTZUCKERREGULATION

Während der Verdauung spaltet der Körper Nährstoffe aus der Nahrung auf, um die Substanzen zu gewinnen, die die Zellen als Brennstoff und zur eigenen Reparatur benötigen. Wichtigste Energiequelle ist Glukose, die über den Blutkreislauf zu den Zellen gelangt. Überschüsse werden in Leber, Muskel- und Fettzellen gespeichert. Der Körper muss seinen Glukosespiegel stabil halten, fällt er zu stark, haben die Zellen zu wenig Energie, steigt er zu sehr, können Erkrankungen die Folge sein. Für die Blutzuckerregulation sind zwei Zellarten in der Bauchspeicheldrüse zuständig: B-Zellen geben Insulin ab, das zu hohe Werte korrigiert, A-Zellen setzen Glukagon frei, um die Werte bei Bedarf zu erhöhen.

TYP-2-DIABETES

Beim Diabetes Typ 2 wird zwar Insulin produziert, aber die Körperzellen sprechen nicht mehr darauf an. Diese Form des Diabetes steht mit Fettleibigkeit in Verbindung und ist ein wachsendes Problem der Wohlstandsgesellschaft. Symptome wie übermäßiger Durst, Erschöpfung und häufiges Urinieren können auftreten, in manchen Fällen bleibt der Diabetes jedoch über Jahre hinweg unbemerkt und Folgekomplikationen entwickeln sich. Ein anhaltend hoher Blutzuckerspiegel kann die kleinen Blutgefäße des Körpers zerstören. Typ-2-Diabetiker neigen auch eher zu hohen Cholesterinwerten, Arteriosklerose und Bluthochdruck. Der Zustand kann durch angepasste Ernährung, regelmäßigen Sport und tägliche Überwachung der Blutzuckerwerte kontrolliert werden. Dennoch sind oft Medikamente nötig, um die Insulinproduktion zu erhöhen und die Glukoseaufnahme zu ermöglichen.

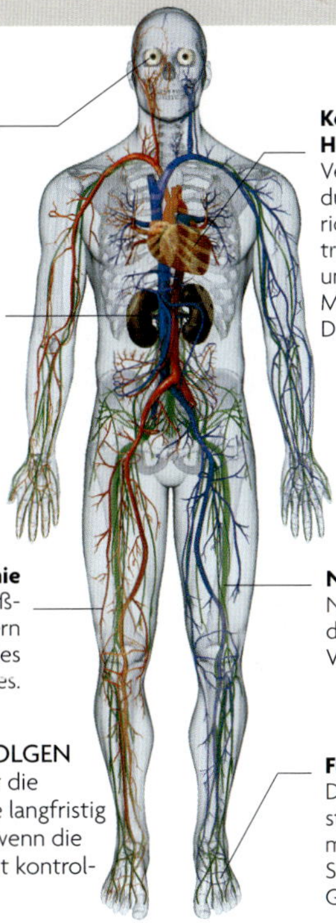

DIABETES – DIE FOLGEN
Die Abbildung zeigt die Komplikationen, die langfristig auftreten können, wenn die Erkrankung nicht gut kontrolliert wird.

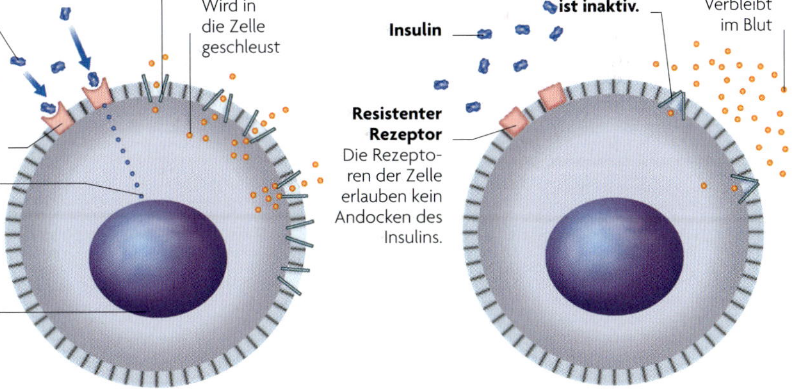

NORMALE REZEPTOREN
Insulin dockt an die Rezeptoren einer Zelle an; deren Transporter werden aktiviert und schleusen die Glukose in die Zelle.

REZEPTOREN MIT FEHLFUNKTION
Typ-2-Diabetiker haben genügend Insulin, aber die Rezeptoren sind dagegen resistent; die Glukose gelangt nicht in die Zelle.

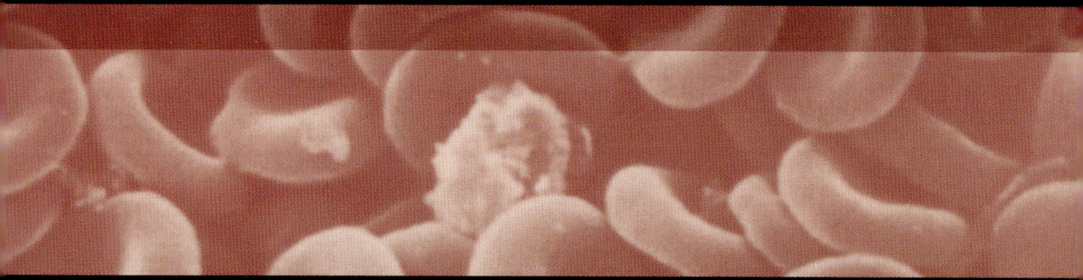

EIN SCHLAGENDES HERZ, PULSIERENDE ADERN, AUS EINER WUNDE FLIESSENDES BLUT – DAS HERZ-KREISLAUF-SYSTEM BEEINFLUSST AUCH UNSER BEWUSSTSEIN. JEDER TEIL UNSERES KÖRPERS IST VON DER STÄNDIGEN ZIRKULATION DES LEBEN SPENDENDEN BLUTS ABHÄNGIG. DIE WICHTIGSTE ALLER PUMPEN, DAS HERZ, BESTEHT FAST NUR AUS MUSKEL, UND WENN ES NICHT GUT BEHANDELT WIRD, WIRD ES SCHWACH UND VERBRAUCHT UND GEFÄHRDET SEINE EIGENE BLUTVERSORGUNG. URSACHE VON HERZ-KREISLAUF-ERKRANKUNGEN SIND RAUCHEN, ÜBERMÄSSIGES ESSEN UND ZU WENIG BEWEGUNG.

HERZ-KREISLAUF-SYSTEM

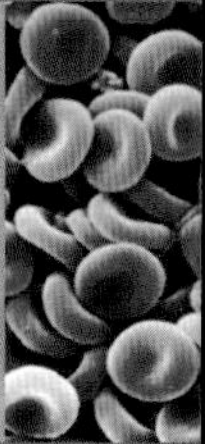

ANATOMIE DER GEFÄSSE

DER KREISLAUF (ODER: DAS HERZ-KREISLAUF-SYSTEM) VERSORGT PRAKTISCH JEDE KÖRPERZELLE. MIT SAUERSTOFF UND NÄHRSTOFFEN UND TRANSPORTIERT KOHLENDIOXID UND ABFALLSTOFFE AB.

Zum Herz-Kreislauf-System gehören Herz, Blut und Gefäße. Das Herz ist eine Muskelpumpe; seine regelmäßigen Kontraktionen pumpen Blut in kräftige, elastische Schläuche, die Arterien, die sauerstoffreiches Blut in den gesamten Körper transportieren. Schließlich verzweigen sich die Arterien zu kleinsten Kapillaren, die so dünne Wände haben, dass Sauerstoff, Nährstoffe und weitere Substanzen passieren können und so die umgebenden Zellen erreichen. Abfallprodukte werden aufgenommen und abtransportiert. Die Kapillaren verbinden sich und werden zu immer größeren Schläuchen, den Venen, die das Blut zurück zum Herzen transportieren. Blutgefäße, die sauerstoffreiches Blut transportieren (normalerweise Arterien) sind rot dargestellt und Gefäße mit sauerstoffarmem Blut (normalerweise Venen) blau. Dieses komplizierte Netzwerk hat eine Länge von 150 000 km – das entspricht fast vier Erdumrundungen.

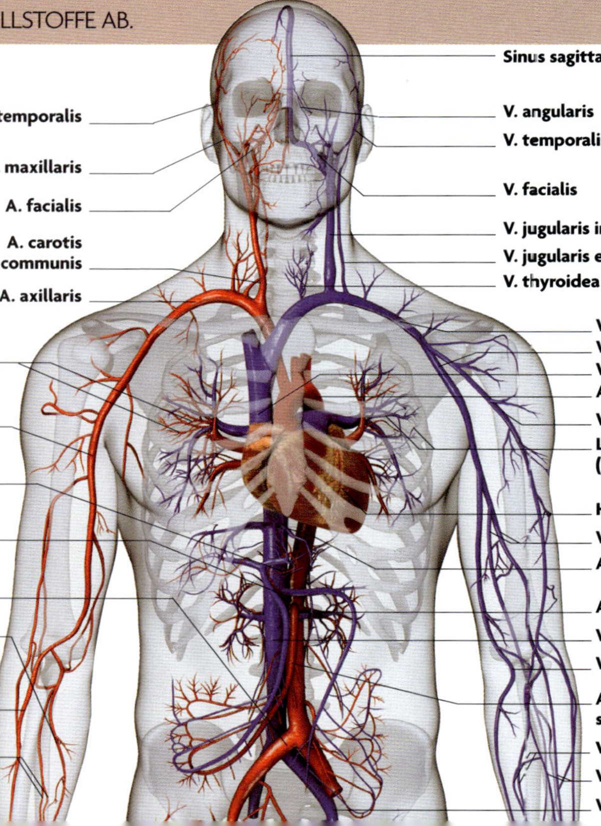

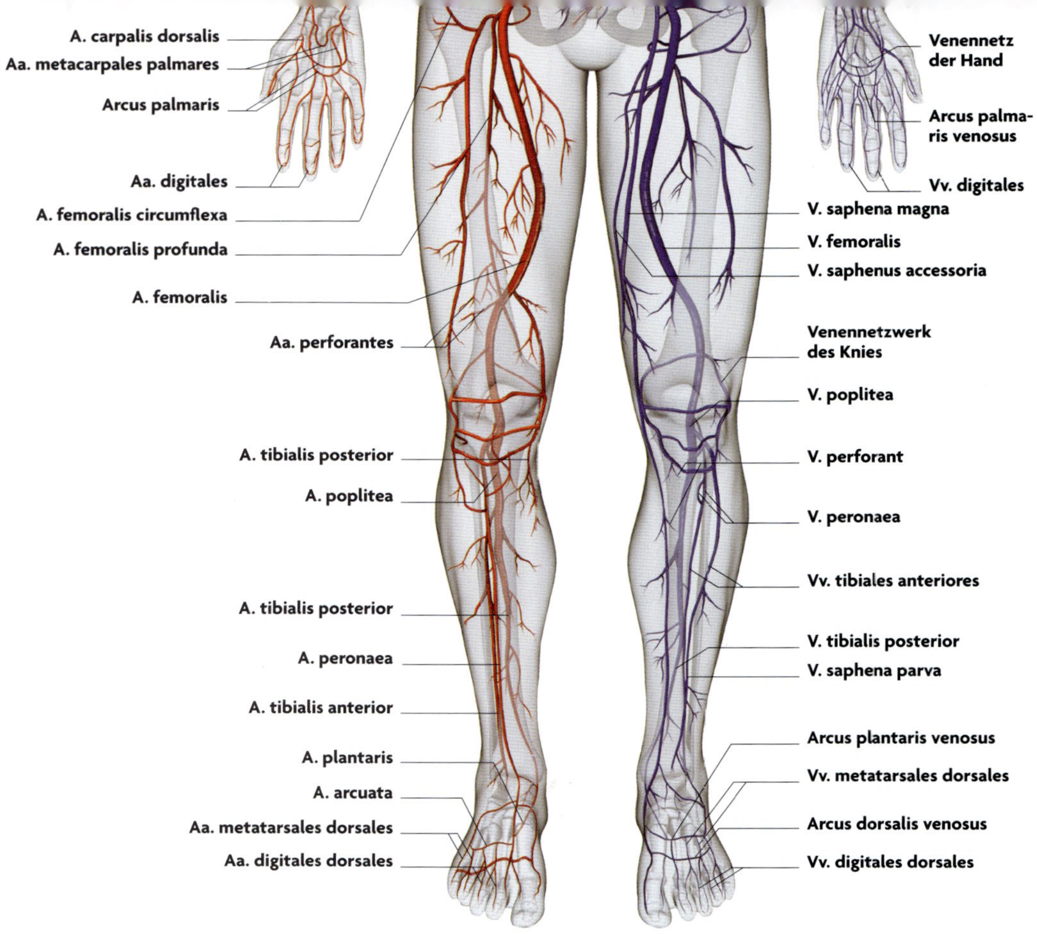

A. carpalis dorsalis
Aa. metacarpales palmares
Arcus palmaris
Aa. digitales
A. femoralis circumflexa
A. femoralis profunda
A. femoralis
Aa. perforantes
A. tibialis posterior
A. poplitea
A. tibialis posterior
A. peronaea
A. tibialis anterior
A. plantaris
A. arcuata
Aa. metatarsales dorsales
Aa. digitales dorsales
Venennetz der Hand
Arcus palmaris venosus
Vv. digitales
V. saphena magna
V. femoralis
V. saphenus accessoria
Venennetzwerk des Knies
V. poplitea
V. perforant
V. peronaea
Vv. tibiales anteriores
V. tibialis posterior
V. saphena parva
Arcus plantaris venosus
Vv. metatarsales dorsales
Arcus dorsalis venosus
Vv. digitales dorsales

BLUT UND BLUTGEFÄSSE

BLUT BESTEHT AUS VERSCHIEDENEN SPEZIALISIERTEN ZELLEN IN EINER BLASSGELBEN FLÜSSIGKEIT, DEM PLASMA. DAS BLUT VERSORGT DEN KÖRPER MIT SAUERSTOFF UND NÄHRSTOFFEN, TRANSPORTIERT ABFALLSTOFFE, VERTEILT HORMONE UND WÄRME.

WAS IST BLUT?

Der Körper eines Erwachsenen enthält rund 5 Liter Blut. Ungefähr 50–55 Prozent davon sind Plasma, die Flüssigkeit, in der die zellulären Anteile sich verteilen. Das Plasma besteht zu 90 Prozent aus Wasser und enthält gelöste Substanzen wie Glukose, Hormone, Enzyme und Abfallprodukte wie Harn- und Milchsäure. Im Plasma befinden sich auch Proteine wie Albumine, Fibrinogen (wichtig für die Blutgerinnung) und Globuline. Alpha- und Beta-Globuline dienen dem Transport von Blutfetten (Lipiden, z. B. Cholesterin). Gamma-Globuline sind hauptsächlich Abwehrstoffe (Antikörper). Die verbleibenden 45–50 Prozent des Bluts bestehen aus drei spezialisierten Zelltypen. Rote Blutkörperchen (Erythrozyten) transportieren Sauerstoff, verschiedene weiße Blutkörperchen (Leukozyten) sind Teil des Immunsystems, und die Blutplättchen (Thrombozyten) spielen eine wichtige Rolle in der Blutgerinnung.

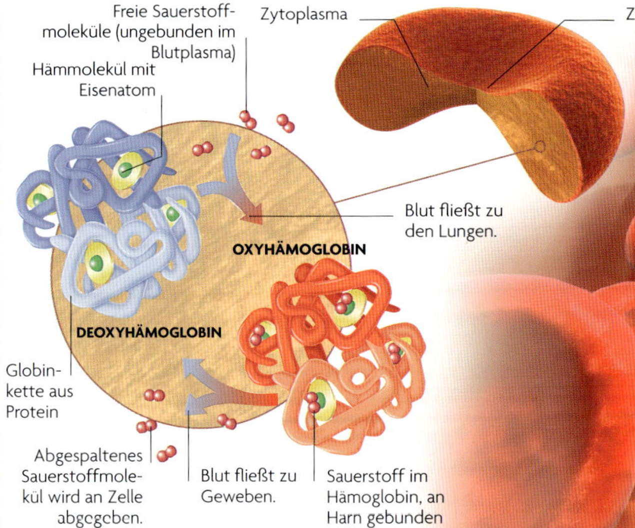

ROTE BLUTKÖRPERCHEN UND HAEMOGLOBIN

Jedes rote Blutkörperchen, bikonkave Scheibe ohne Zellkern, enthält 300 Millionen Hämoglobinmoleküle. Hämoglobin besteht aus Häm, dem eisenhaltigen Farbstoff, und Globin, bandähnlichen Proteinketten. Sauerstoff wird in der Lunge an Häm gebunden, es entsteht oxygeniertes Hämoglobin. So wird der Sauerstoff zu allen Körperteilen transportiert.

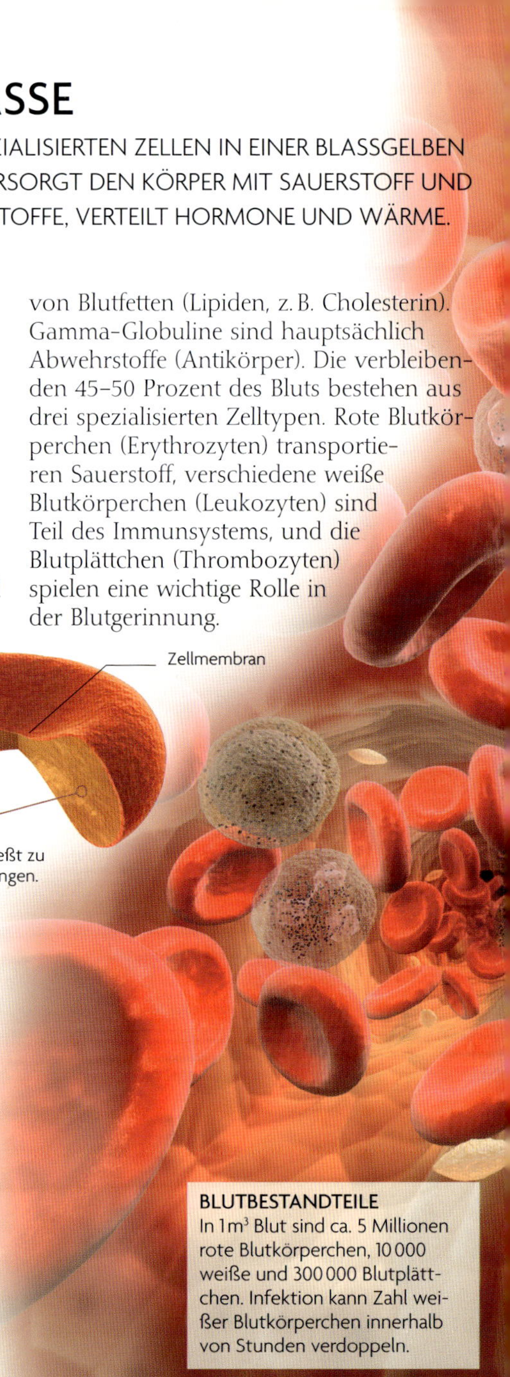

BLUTBESTANDTEILE

In 1m³ Blut sind ca. 5 Millionen rote Blutkörperchen, 10 000 weiße und 300 000 Blutplättchen. Infektion kann Zahl weißer Blutkörperchen innerhalb von Stunden verdoppeln.

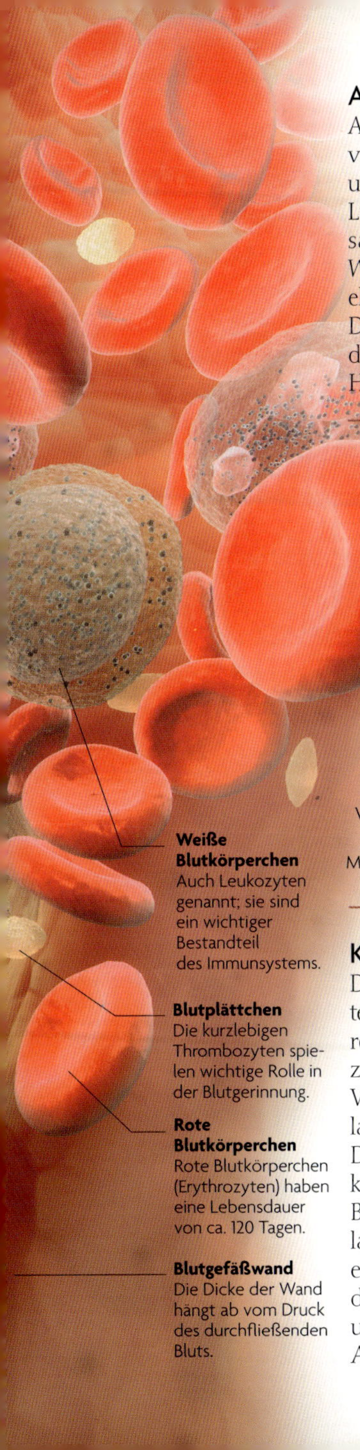

Weiße Blutkörperchen
Auch Leukozyten genannt; sie sind ein wichtiger Bestandteil des Immunsystems.

Blutplättchen
Die kurzlebigen Thrombozyten spielen wichtige Rolle in der Blutgerinnung.

Rote Blutkörperchen
Rote Blutkörperchen (Erythrozyten) haben eine Lebensdauer von ca. 120 Tagen.

Blutgefäßwand
Die Dicke der Wand hängt ab vom Druck des durchfließenden Bluts.

ARTERIEN

Arterien transportieren Blut vom Herzen zu Organen und Geweben. Außer den Lungenarterien enthalten alle sauerstoffreiches Blut. Ihre Wände haben Muskel- und elastische Schichten, die den Druck aushalten können, der durch die Kontraktion des Herzens entsteht.

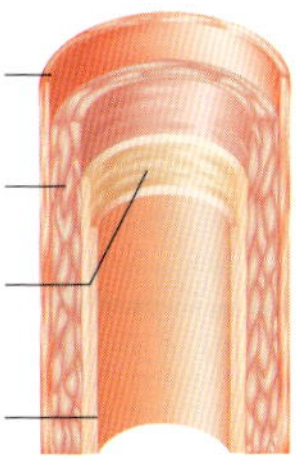

ARTERIENSCHNITT
In Arterienwand findet man vier verschiedene Schichten; im inneren Hohlraum (Lumen) fließt Blut.

VENEN

Venen sind flexibler als Arterien und ihre Wände wesentlich dünner. Das Blut hat hier einen relativ niedrigen Druck, deshalb fließt es langsamer und gleichmäßiger. Viele größere Venen, besonders die langen Beinvenen, besitzen Venenklappen, die verhindern, dass das Blut zurück in die Beine läuft. Muskeln um die Venen helfen durch ihre Kontraktion dabei mit.

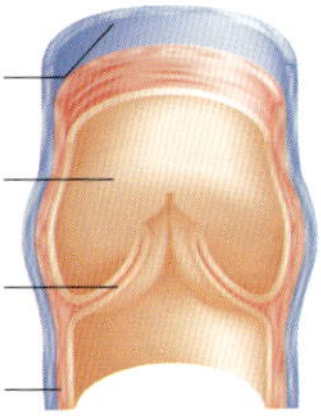

VENENSCHNITT
Die dünne Muskelschicht einer Vene liegt zwischen der äußeren Schicht und der Auskleidung.

KAPILLAREN

Die kleinsten und zahlreichsten Blutgefäße, die Kapillaren, sorgen für Blutaustausch zwischen Arterien und Venen. Eine typische Kapillare ist höchstens 1 mm lang, Durchmesser ca. 0,01 mm; kaum mehr als ein rotes Blutkörperchen. Viele Kapillaren dringen ins Gewebe ein, um »Kapillarbett« zu bilden – dort werden Sauerstoff und Nährstoffe abgegeben, Abfallstoffe aufgenommen.

KAPILLARBETT
Kapillaren verbinden den Arteriolen mit Venülen.

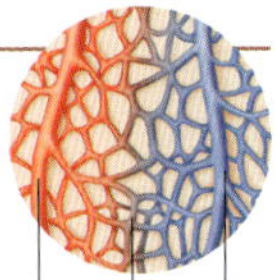

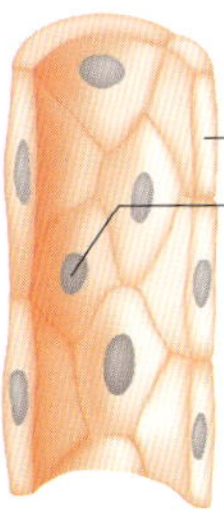

KAPILLARSCHNITT
Dünne Kapillarwand ermöglicht reibungslosen Stoffaustausch mit umliegendem Gewebe.

BAU DES HERZENS

DAS HERZ IST EIN KRÄFTIGES, FAUSTGROSSES ORGAN UND BEFINDET SICH LINKS IN DER MITTE ZWISCHEN DEN LUNGEN. ES ARBEITET WIE ZWEI KOORDINIERTE PUMPEN, DIE DAFÜR SORGEN, DASS DAS BLUT IM KÖRPER ZIRKULIERT.

DIE BLUTVERSORGUNG DES HERZENS

Die Muskelwand des Herzens, das Myokard, ist ständig aktiv und muss gut mit Sauerstoff und Energie aus dem Blut versorgt werden. Um das sicherzustellen, hat das Herz seine eigenen Blutgefäße, die Koronararterien. Diese beiden Arterien zweigen von der Hauptschlagader, der Aorta, ab, gleich nachdem sie das Herz verlässt. Die kleinen Blutgefäße enden im Herzmuskel. Dessen Abfallprodukte werden von Koronarvenen abtransportiert – vor allem vom Sinus coronarius, einer großer Vene an der Herzhinterwand.

HERZKRANZGEFÄSSE

Es gibt viele verbindende Blutgefäße zwischen den Koronararterien. Dadurch kann das Blut im Fall der Blockade einer Arterie eine Alternativroute nehmen.

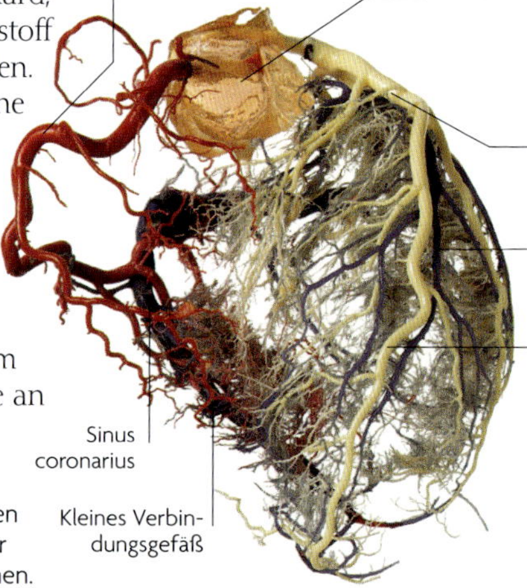

HERZSKELETT

Vier Faserringe im oberen Teil des Herzens bilden das Herzskelett; die Faserringe selbst fungieren als Befestigung für die Herzklappen und trennen Vorhof- von Kammermuskulatur. Die Anordnung der Muskelfasern in den Kammerwänden und Timing ihrer Kontraktion erlauben den Herzkammern, das Blut von der Herzspitze nach oben durch die Pulmonal- und Aortenklappe auszutreiben. So wird verhindert, dass Blut nach unten in die Herzspitze gedrückt wird.

FASERGERÜST

Die Festigkeit der vier Faserringe im Herzmuskel – das Herzskelett – verhindert, dass sich die Herzklappen verformen.

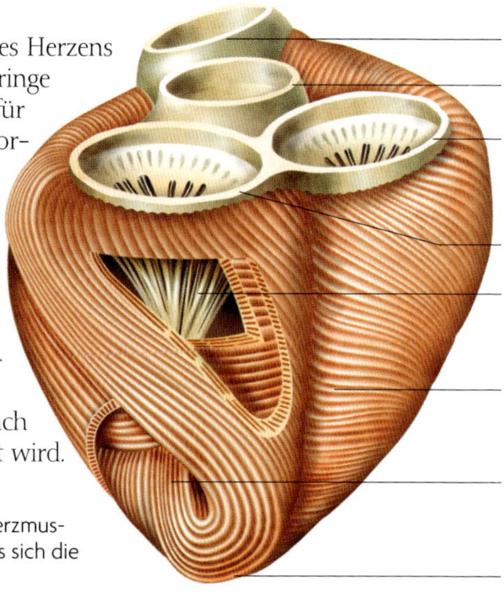

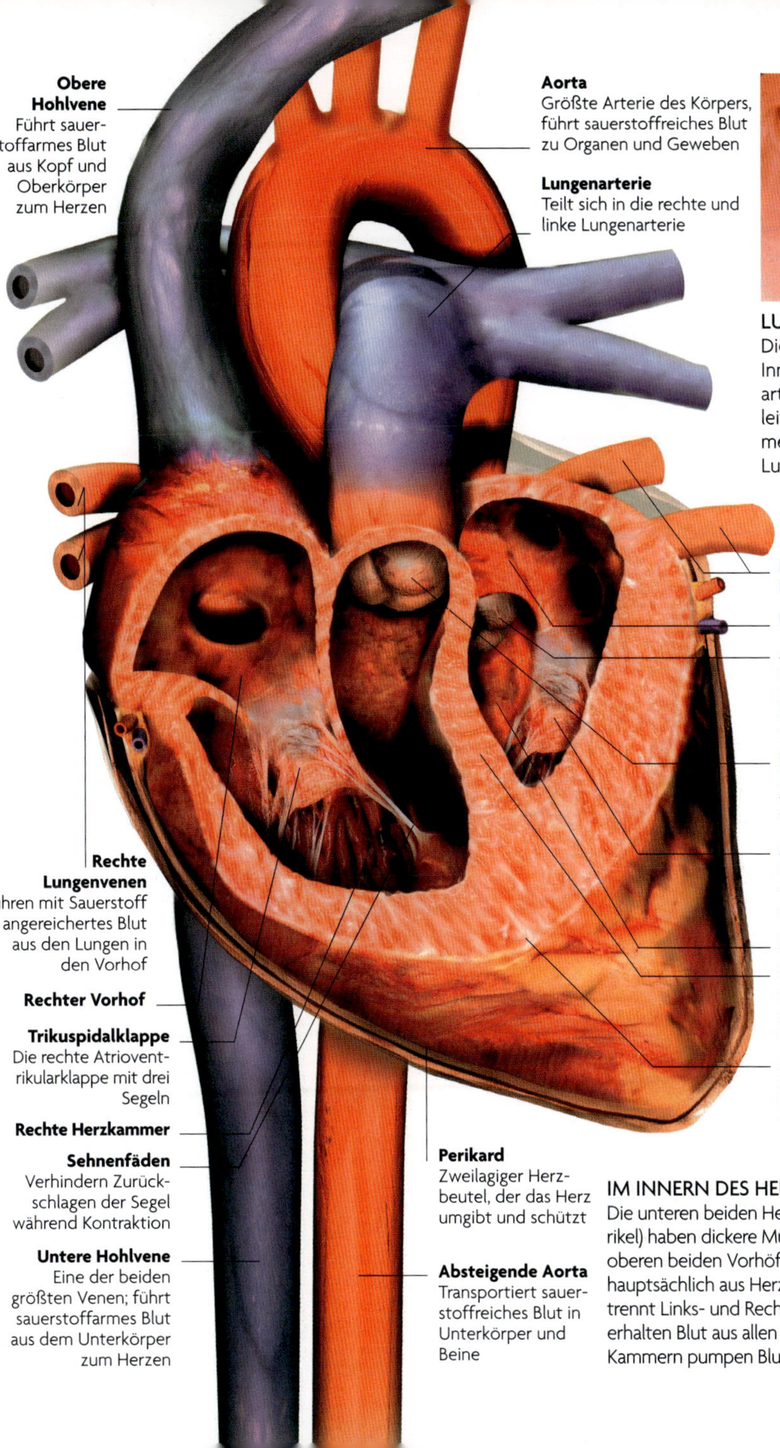

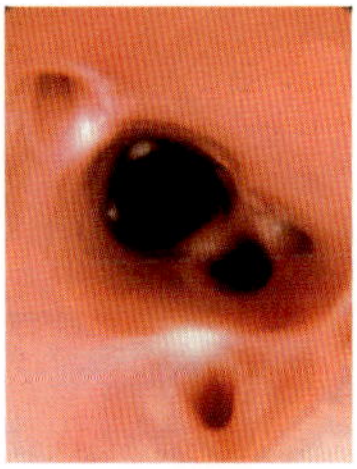

LUNGENARTERIE
Dieses Bild zeigt das Innere der Lungenarterie. Die Arterie leitet sauerstoffarmes Blut in beide Lungen.

IM INNERN DES HERZENS

Die unteren beiden Herzkammern (Ventrikel) haben dickere Muskelwände als die oberen beiden Vorhöfe. Das Septum, das hauptsächlich aus Herzmuskel besteht, trennt Links- und Rechtsherz. Vorhöfe erhalten Blut aus allen Teilen des Körpers; Kammern pumpen Blut in beide Kreisläufe.

HERZKLAPPEN

Das Herz hat vier Klappen, um den Blutfluss zu kontrollieren; ihre Strukturen sind ähnlich. Die beiden Segelklappen (Atrioventrikularklappen) befinden sich je zwischen Vorhof und Kammer. Die Mitralklappe im Linksherz ist zweizipflig, die Trikuspidalklappe dreizipflig. Die beiden Taschenklappen (Seminularklappen) befinden sich an den Kammerausgängen, die Pulmonalklappe zwischen rechter Kammer und Lungenarterie, die Aortenklappe zwischen linker Kammer und Aorta.

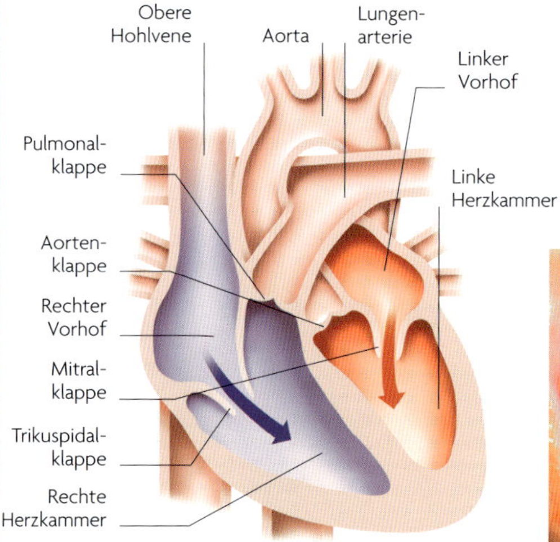

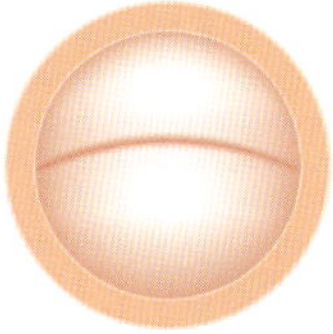

ZWEI ZIPFEL

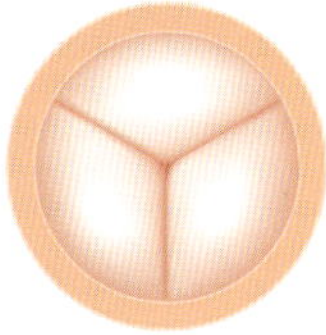

DREI ZIPFEL

FUNKTION DER HERZKLAPPEN

Die Trikuspidalklappe kontrolliert den Blutfluss vom rechten Vorhof zur rechten Herzkammer; die Pulmonalklappe von der rechten Herzkammer in die Lungenarterie; die Mitralklappe vom linken Vorhof zur linken Herzkammer und die Aortenklappe von der linken Herzkammer in die Aorta.

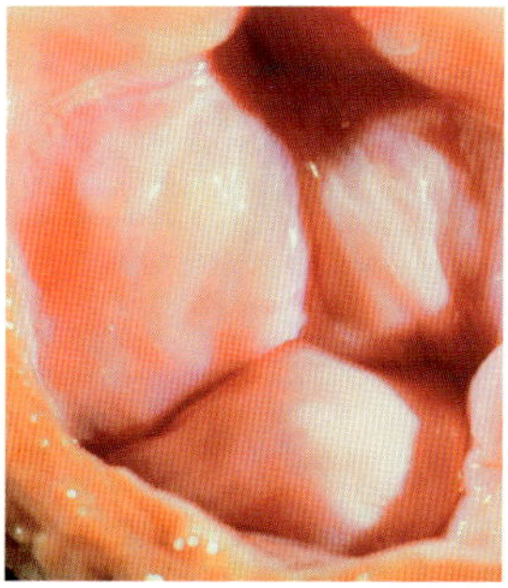

PULMONALKLAPPE

Die Pulmonalklappe liegt zwischen der rechten Herzkammer und der Lungenarterie. Sie öffnet sich, wenn die rechte Herzkammer kontrahiert und das Blut in Richtung Lungen austreibt.

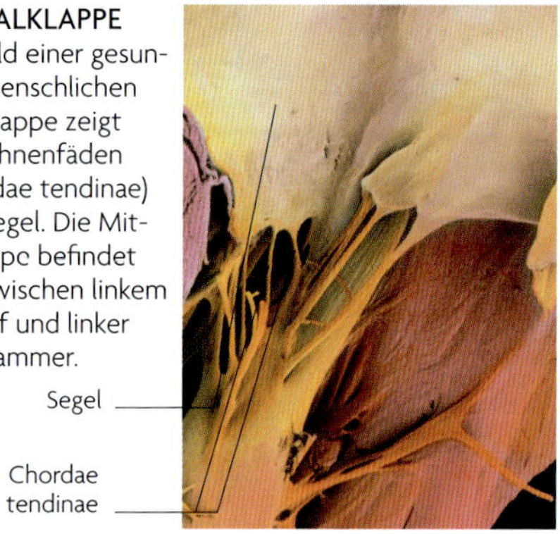

MITRALKLAPPE

Das Bild einer gesunden menschlichen Herzklappe zeigt die Sehnenfäden (Chordae tendinae) und Segel. Die Mitralklappe befindet sich zwischen linkem Vorhof und linker Herzkammer.

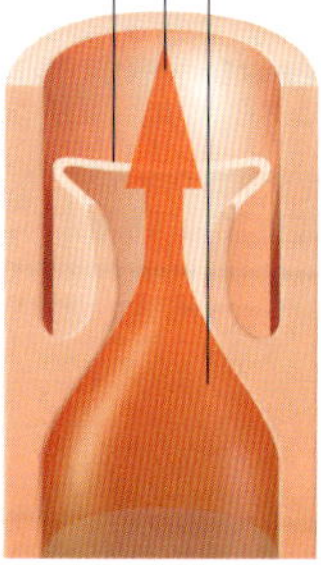

OFFENE HERZKLAPPE

Segel werden bei der Kontraktion durch den Druck des Bluts auseinandergedrückt.

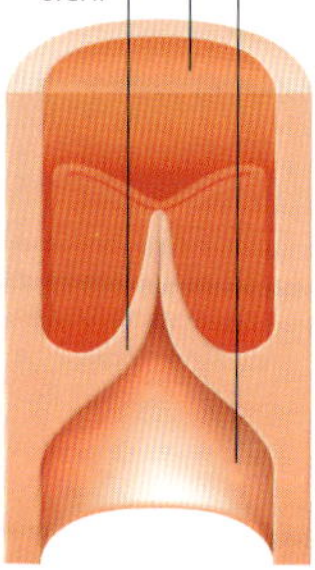

GESCHLOSSENE HERZKLAPPE

Der Druck des Rückstroms bewirkt den Schluss der Segel.

HERZMUSKEL

Die muskulösen Wände des Herzens bestehen aus besonderem Muskelgewebe, das nur im Herz zu finden ist. Im Gegensatz zu anderen Muskelarten kann der Herzmuskel wiederholt kontrahieren, ohne zu ermüden. Um diese ununterbrochene Muskelaktivität aufrechtzuerhalten, bedarf es jedoch ausreichender Versorgung mit sauerstoffreichem Blut durch die Koronararterien.

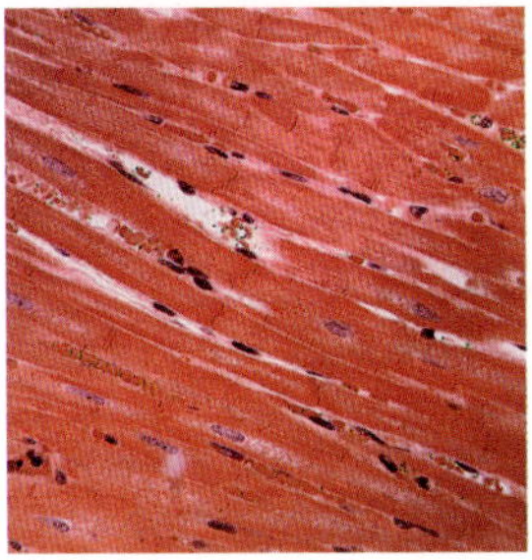

ZWEI KREISLÄUFE

Im Lungenkreislauf pumpt die rechte Herzkammer (Ventrikel) Blut zur Sauerstoffaufnahme in die Lungen und dann zurück in den linken Vorhof (Atrium) des Herzens. Im Körperkreislauf pumpt die linke Herzkammer sauerstoffreiches Blut in den gesamten Körper. Das sauerstoffarme Blut gelangt über die Venen dann wieder in die rechte Herzkammer.

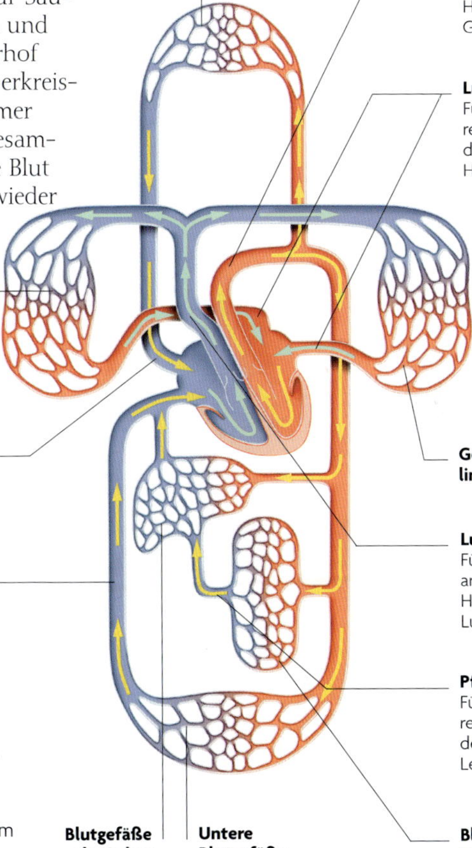

DURCHBLUTUNG DES KÖRPERS

Der Blutkreislauf des Körpers besteht aus zwei verbundenen Teilen: dem Lungenkreislauf zu und von den Lungen und dem Durchblutungssystem des restlichen Körpers.

WIE DAS HERZ SCHLÄGT

DAS HERZ IST EINE UNERMÜDLICH ARBEITENDE DOPPELPUMPE, DIE DAS BLUT DURCH DAS ENORME NETZWERK DER BLUTGEFÄSSE TREIBT – WÄHREND EINES LANGEN MENSCHENLEBENS MEHR ALS DREI MILLIARDEN MAL.

Die Kraft des Herzens kommt aus den Herzkammern (Ventrikel); ihre dicken Muskelwände ziehen sich zusammen und treiben das Blut in die Arterien. Die Vorhöfe (Atrien) darüber haben dünnere Wände und dienen zum Teil als Reservoir für das Blut, das aus den großen Venen ins Herz gelangt. Jeder Herzschlag hat zwei Hauptphasen. Während der ersten (Diastole) entspannt sich das Herz und füllt sich mit Blut; in der zweiten (Systole) kontrahiert es und treibt das Blut aus. Der Gesamtzyklus dauert weniger als eine Sekunde. Bei großer Anstrengung oder Stress erhöhen sich Herzfrequenz und Schlagvolumen stark.

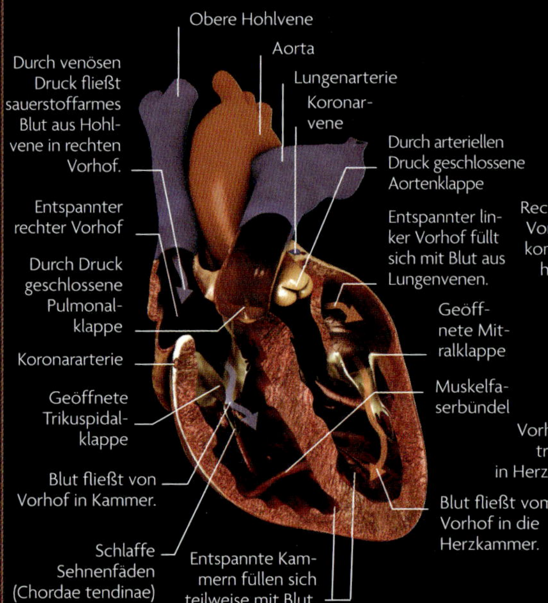

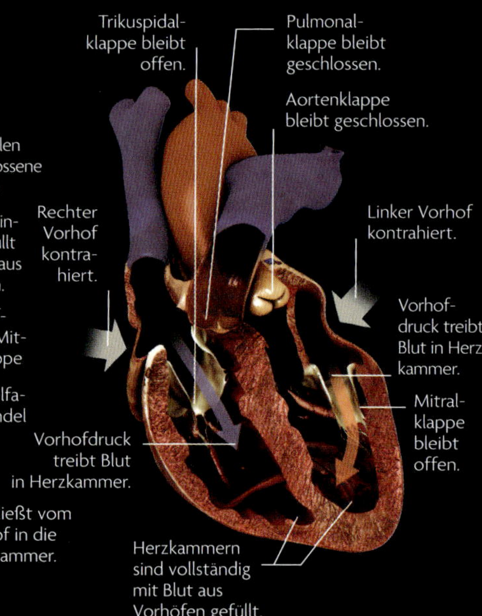

1 ENTSPANNUNGSPHASE (SPÄTE DIASTOLE)

Während dieser Phase des Herzzyklus entspannen sich die Herzmuskelwände. Die Vorhöfe dehnen sich etwas, während sie sich mit Blut füllen, das unter leichtem Druck aus den Hauptvenen kommt. Sauerstoffarmes Blut aus dem Körper fließt in den rechten Vorhof, während sauerstoffreiches Blut aus den Lungen in den linken Vorhof fließt. Ein Teil fließt aus den Vorhöfen in die Kammern. Am Ende dieser Phase sind die Kammern zu 80 Prozent mit Blut gefüllt.

2 KONTRAKTION DER VORHÖFE (VORHOFSYSTOLE)

Der natürliche Schrittmacher des Herzens, der Sinusknoten, befindet sich im oberen Bereich des rechten Vorhofs. Er feuert Impulse, ähnlich denen der Nerven, ab, die die Kontraktionsphase einleiten. Einige Impulse verteilen sich über die Vorhofwände und stimulieren das Vorhofmyokard zur Kontraktion. Dadurch wird Blut über Atrioventrikularklappen (Mitral- und Trikuspidalklappe) in die Kammern getrieben; das Kammermyokard ist entspannt.

SYNCHRONISATION DES HERZSCHLAGS

Die Kontraktionen der Vorhöfe und Kammern werden durch elektrische Impulse aus dem Sinusknoten synchronisiert, dem natürlichen Schrittmacher des Herzens. Kurz vor Ende der Diastole feuert der Sinusknoten elektrische Impulse, die sich über die Vorhöfe ausbreiten und ihre Kontraktion stimulieren (Vorhofsystole). Einige Impulse wandern zum Atrioventrikularknoten, dann über Leitungsbahnen in die Kammern, die in der Folge kontrahieren (Kammersystole). Die Impulse wandern wieder zu den Vorhöfen und dem Sinusknoten, der erneut feuert, um den Zyklus wieder zu beginnen.

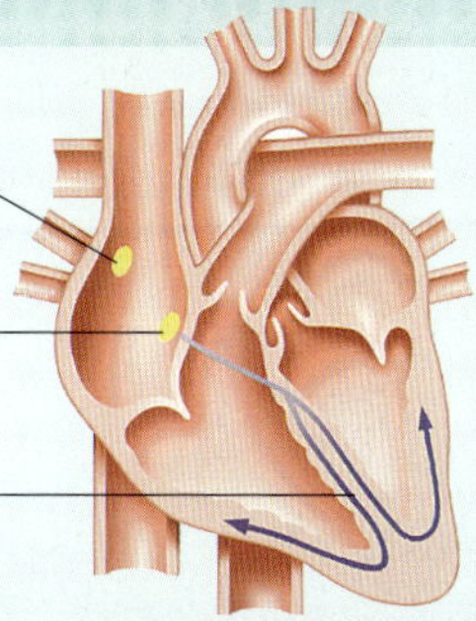

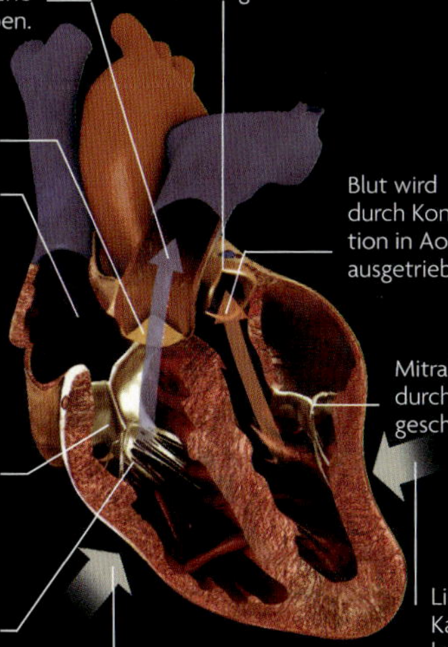

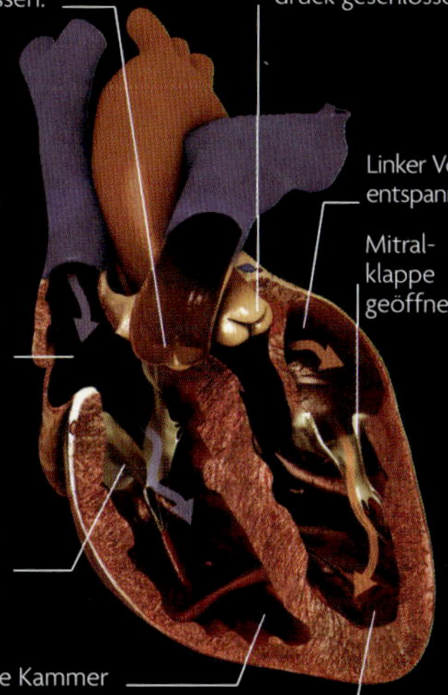

Pulmonalklappe bleibt durch den Rückflussdruck geschlossen.
Aortenklappe bleibt durch den Rückflussdruck geschlossen.
Linker Vorhof entspannt.
Mitralklappe geöffnet
Rechter Vorhof entspannt.
Geöffnete Trikuspidalklappe
Rechte Kammer entspannt.
Linke Kammer entspannt.

3 KAMMERKONTRAKTION (SYSTOLE)

Während dieser aktivsten und stärksten Phase des Herzschlags kontrahiert das durch elektrische Impulse vom Atrioventrikularknoten stimulierte Myokard in den Kammerwänden. Dadurch wird der Kammerdruck erhöht, die Aortenklappe und die Pulmonalklappe öffnen sich. Das Blut wird in die Hauptarterien ausgetrieben und die Atrioventrikularklappen schließen sich wieder.

4 ENTSPANNUNG (FRÜHE DIASTOLE)

Die Kammerwände beginnen sich zu entspannen, der Kammerdruck lässt nach. Der Druck der gefüllten Hauptarterien ist jetzt höher. Dadurch schließen sich die Aorten- und Pulmonalklappe, um einen Rückfluss in die Kammern zu verhindern. Der Druck auf die Atrioventrikularklappen lässt nach, sie öffnen sich. Dadurch sinkt der Druck in den Vorhöfen, Blut kann wieder aus den Hauptvenen einströmen.

KORONARE HERZKRANKHEITEN

STÖRUNGEN DES HERZ-KREISLAUF-SYSTEMS KÖNNEN DAS HERZ SELBST BETREFFEN UND SCHÄDEN ODER RHYTHMUSSTÖRUNGEN VERURSACHEN. BLOCKADEN IN DEN BLUTGEFÄSSEN KÖNNEN SAUERSTOFFVERSORGUNG DER GEWEBE UNTERBRECHEN UND ZU ERNSTEN PROBLEMEN IM KÖRPER FÜHREN.

HERZINFARKT

Ein Herzinfarkt (Myokardinfarkt) ist das Ergebnis einer koronaren Herzkrankheit aufgrund von Arteriosklerose und der daraus folgenden Bildung eines Thrombus. Ein solcher Thrombus kann die Blutzufuhr eines Bereichs des Herzmuskels komplett blockieren, was zum Untergang (Nekrose) des Gewebes führt. Die Blutzufuhr muss so schnell wie möglich wiederhergestellt werden. Ein Herzinfarkt tritt meist plötzlich, ohne Vorwarnung, auf. Die Brustschmerzen sind ähnlich denen der Angina pectoris, jedoch stärker, und es muss keine Anstrengung vorangegangen sein. Die Schmerzen dauern auch im Ruhezustand an und gehen mit Schwitzen, Kurzatmigkeit, Übelkeit und Bewusstlosigkeit einher.

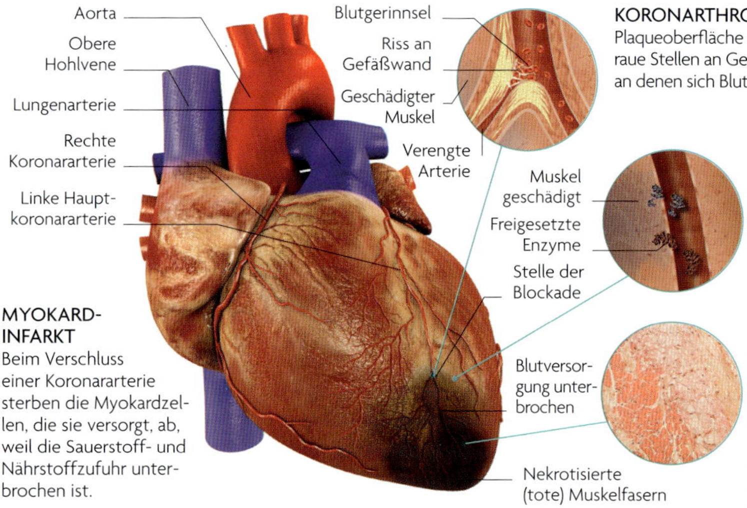

KORONARTHROMBOSE
Plaqueoberfläche kann einreißen und raue Stellen an Gefäßwand verursachen, an denen sich Blutplättchen anlagern.

ENZYMFREISETZUNG
Degenerierende Muskelfasern geben Enzyme ins Blut ab. Bluttest zeigt Ausmaß der Myokardschädigung an.

MYOKARDINFARKT
Beim Verschluss einer Koronararterie sterben die Myokardzellen, die sie versorgt, ab, weil die Sauerstoff- und Nährstoffzufuhr unterbrochen ist.

ZERSTÖRTES MYOKARDGEWEBE
Erhalten Muskelzellen weder Sauerstoff noch Nährstoffe, degenerieren sie. Wird Blutversorgung nicht sofort wiederhergestellt, stirbt das Gewebe ab (Nekrose).

ANGINA PECTORIS

Angina pectoris wird durch eine unzureichende Sauerstoffversorgung des Herzmuskels verursacht, die meist durch eine arterielle Verengung bei Arteriosklerose auftritt. Der Schmerz tritt auf, wenn das Herz Mehrarbeit leisten muss, z. B. beim Sport, verschwindet aber durch Ruhe meist wieder. Weitere Auslöser sind Stress, Kälte und schwere Mahlzeiten. Angina-pectoris-Attacken beginnen typischerweise mit starken Schmerzen hinter dem Brustbein und Engegefühl. Die Schmerzen können bis in die Hals-Unterkiefer-Region und den linken Arm ausstrahlen. Der Anfall legt sich für gewöhnlich nach 10 bis 15 Minuten. Gegen Angina-pectoris-Schmerzen nimmt man oft gefäßerweiternde Medikamente ein.

ARTERIOSKLEROSE

Der Prozess, der zu Arteriosklerose führt, beginnt meist mit zu hohen Blutfettwerten (Cholesterin). Die Fette infiltrieren die Stellen der Arterienwände, die mikroskopische Läsionen aufweisen, lagern sich dort an und bilden die sog. atheromatöse Plaque. Davon kann jede Arterie betroffen sein, auch die, die das Gehirn mit Sauerstoff versorgen; das Ergebnis ist oft ein Schlaganfall. Die Plaques bestehen aus vermehrten Fettansammlungen in den Arterienwänden, die Kappen aus fibrösem Gewebe bilden. Diese Plaques verengen den Raum innerhalb der Arterie, der Blutfluss wird behindert, die Gewebe nach der verengten Stelle sind schlechter versorgt. An den Verengungen entstehen Verwirbelungen im Blutstrom, die Thrombenbildung (Blutklumpen) begünstigen. Größte Risikofaktoren für Arteriosklerose: Rauchen, Ernährung mit hohem Anteil an gesättigten Fettsäuren, Bewegungsmangel, Übergewicht.

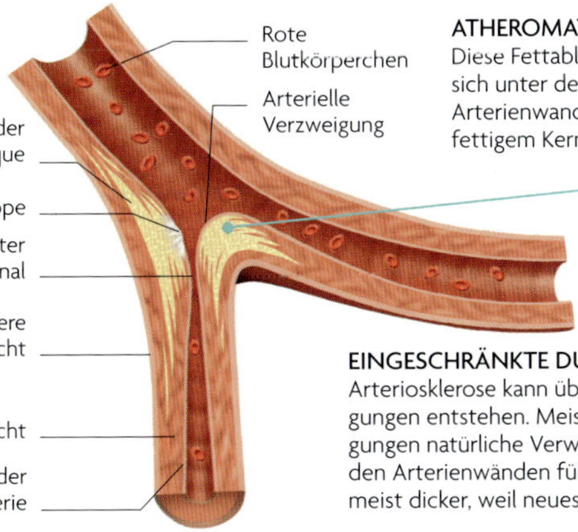

ATHEROMATÖSE PLAQUES

Diese Fettablagerungen bilden sich unter der Auskleidung in der Arterienwand. Sie bestehen aus fettigem Kern mit fibröser Kappe.

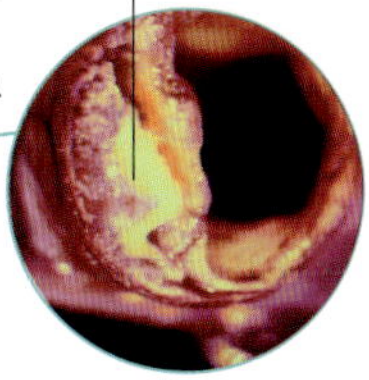

EINGESCHRÄNKTE DURCHBLUTUNG

Arteriosklerose kann überall in den Arterien und ihren Verzweigungen entstehen. Meist bildet sie sich dort, wo durch Verzweigungen natürliche Verwirbelungen entstehen, die zu Läsionen in den Arterienwänden führen können. Die Arterienwände werden meist dicker, weil neues Muskelgewebe in die Plaque einwächst.

HERZKLAPPENFEHLER

Bei der Klappenstenose ist die Klappenöffnung zu eng; das schränkt den Blutfluss ein. Dieser Defekt kann angeboren sein oder durch Infektionen oder als Teil des natürlichen Alterungsprozesses eintreten. Bei der Klappeninsuffizienz schließt die Klappe nicht richtig, das Blut fließt zurück. Dieser Defekt tritt nach einem Herzinfarkt oder einer Infektion der Herzklappe auf.

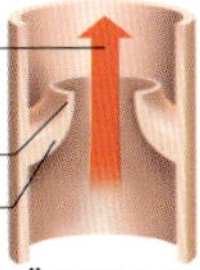

NORMALE KLAPPENÖFFNUNG

Bei der Kammerkontraktion werden Segel durch hohen Druck auseinandergedrückt, das Blut kann passieren.

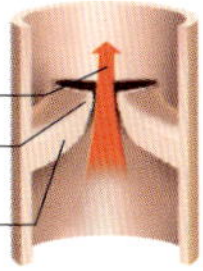

STENOSE

Klappengewebe ist verhärtet, Blutpassage eingeschränkt. Herz schlägt kräftiger, um Durchblutung zu sichern.

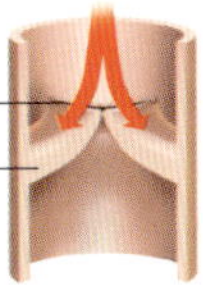

NORMALER KLAPPENSCHLUSS

Der Druck durch den Rückfluss erhöht sich und drückt Klappensegel zurück, sodass sie fest verschlossen sind.

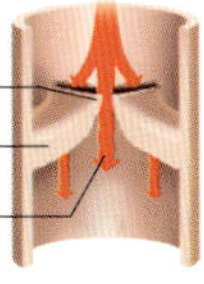

KLAPPENINSUFFIZIENZ

Klappensegel schließen nicht richtig, Rückfluss des Bluts findet statt. Herz muss für Blutzirkulation mehr arbeiten.

EMBOLIE

Die meisten Emboli sind Teile eines Thrombus (Blutgerinnsel), der sich von seinem Entstehungsort gelöst hat und mit dem Blutstrom in ein Gefäß gelangt, in dem er stecken bleibt. Ein Embolus kann auch aus fettigem Material bestehen, das sich aus einer Plaque an der Arterienwand gelöst hat, aus Cholesterinkristallen, fettigem Knochenmark (bei einer Fraktur), aus einer Luftblase oder Fruchtwasser. Bei der Lungenembolie gelangt meist ein Thrombus über die Venen in eine Lunge. Thromben, die sich im Herzen oder in den Arterien bilden, können Gefäßverschlüsse im ganzen Körper bewirken; ein Verschluss schneidet dem Gewebe dahinter die lebenswichtige Sauerstoffversorgung ab. Die Symptome hängen von der Lage der betroffenen Stelle ab, ein Embolus, der z. B. eine Hirnarterie blockiert, kann einen Schlaganfall auslösen.

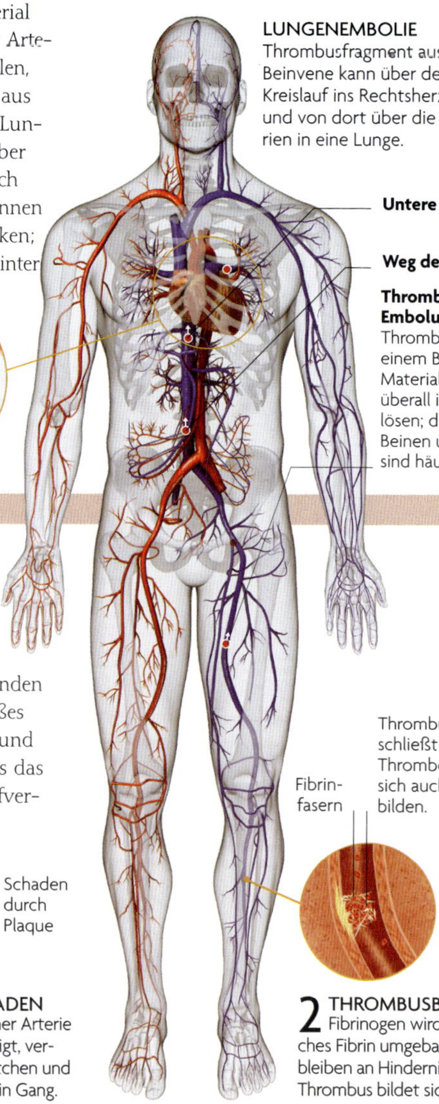

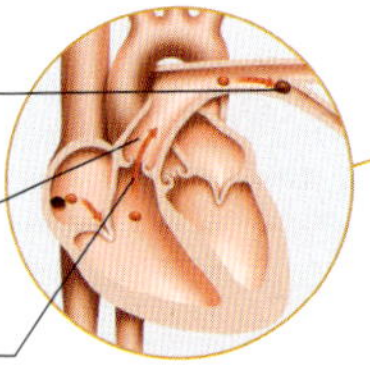

THROMBOSE

Eine Thrombose tritt am häufigsten dort auf, wo der normale reibungslose Blutfluss gestört ist. Die Störung kann durch Fettablagerungen in den Arterienwänden oder durch die Entzündung eines Blutgefäßes verursacht sein. Das Blutgerinnsel verengt und blockiert schließlich die Blutpassage, sodass das Gewebe von der Sauerstoff- und Nährstoffversorgung abgeschnitten ist.

THROMBUSBILDUNG

Eine Thrombose kann in Arterien und Venen entstehen, tritt aber meist bei der Arteriosklerose in den Arterienwänden auf.

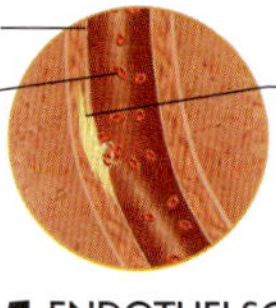

1 ENDOTHELSCHADEN Ist das Endothel einer Arterie durch Plaque beschädigt, verklumpen sich Blutplättchen und setzten Verklumpung in Gang.

2 THROMBUSBILDUNG Fibrinogen wird in unlösliches Fibrin umgebaut. Blutzellen bleiben an Hindernis hängen; Thrombus bildet sich aus.

RHYTHMUSSTÖRUNGEN

Bei Rhythmusstörungen ist die Herzfrequenz besonders langsam, schnell oder unregelmäßig. Ein normaler Herzschlag wird von spezialisierten Zellen im natürlichen »Schrittmacher«, dem Sinusknoten, angestoßen. Sie senden elektrische, einem Nervenimpuls ähnliche Signale in das Muskelgewebe des Vorhofs und stimulieren es zur Kontraktion. Dann werden die Signale über den Atrioventrikularknoten (AV) entlang der »Tawara-Schenkel« im Kammerseptum an die kräftige Kammermuskulatur weitergeleitet. Eine Störung dieser Reizleitung kann zu Herzrhythmusstörungen führen.

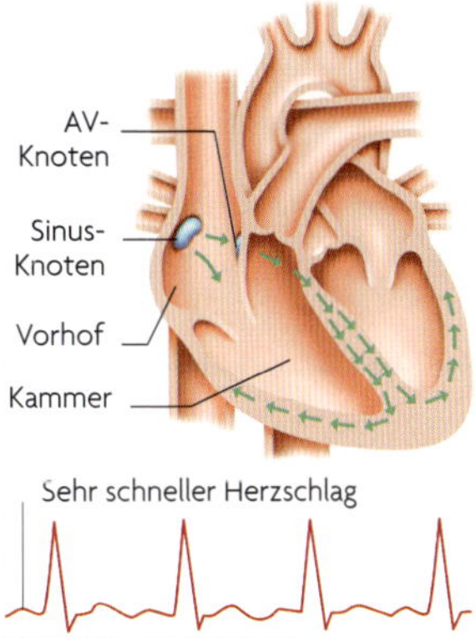

SINUSTACHYKARDIE

Bei der Sinustachykardie schlägt das Herz regelmäßig, aber zu schnell, meist über 100-mal pro Minute.

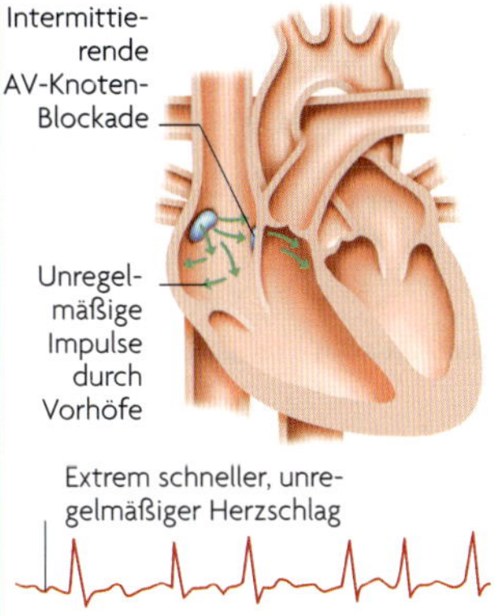

VORHOFFLIMMERN

Extrem schnelle, schwache, unkoordinierte Kontraktionen mit Frequenz von bis zu 500-mal pro Minute.

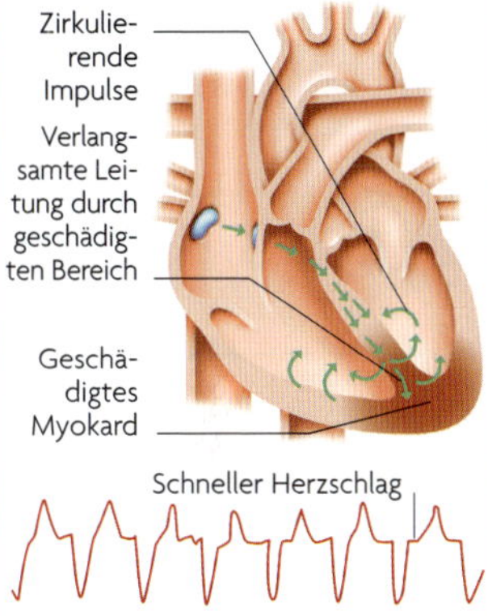

KAMMERTACHYKARDIE

Sehr schnelle Kammerkontraktionen können durch geschädigten Herzmuskel, z. B. durch Herzinfarkt, auftreten.

HYPERTONIE

Durch die Pumptätigkeit des Herzens baut sich ein gewisser Blutdruck in den Arterien und den Venen auf. Bei der Hypertonie ist dieser Blutdruck höher als normal. Sie verläuft anfangs symptomlos, erhöht aber mit der Zeit das Risiko für einen Schlaganfall, für Herzkrankheit, Niereninsuffizienz und weitere ernste Erkrankungen. Es gibt keinen offensichtlichen Grund für Hypertonie, aber genetische Faktoren, Übergewicht, Alkoholmissbrauch, Rauchen und eine salzreiche Ernährung spielen sicherlich eine Rolle bei der Entstehung des Krankheitsbilds. Bluthochdruck tritt am häufigsten bei Menschen mittleren und höheren Alters auf. Stress kann den Zustand verschlimmern.

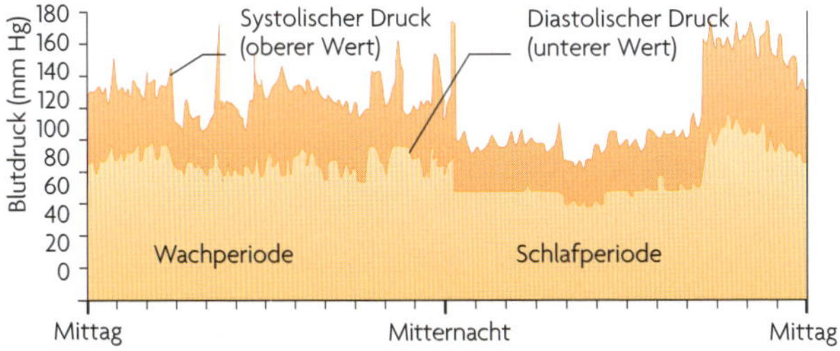

BLUTDRUCKDIAGRAMM

Ein normaler Blutdruck variiert je nach Aktivität. Das Diagramm zeigt, dass der systolische wie auch der diastolische Blutdruck (s. S. 154–155 f.) während des Schlafs absinken.

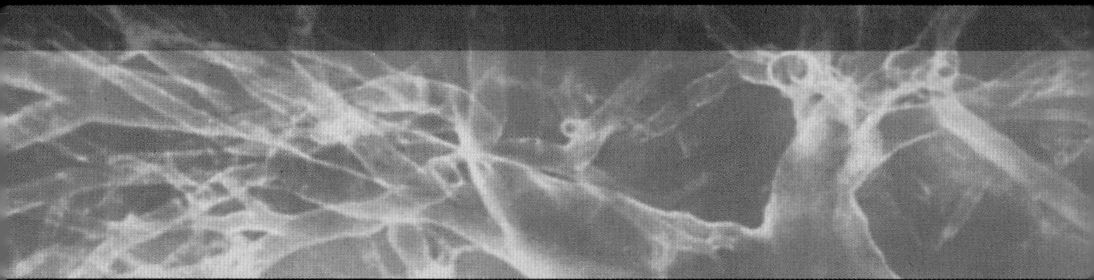

SAUERSTOFF IST LEBENSWICHTIG. DER ATEMTRAKT TRANSPORTIERT DEN SAUERSTOFF INS BLUT, DAMIT IHN DAS HERZ-KREISLAUF-SYSTEM VERTEILEN KANN, UND DER BEWEGUNGSAPPARAT SORGT FÜR DIE ATEMBEWEGUNGEN. DIE LUFT IST OFT MIT STAUBPARTIKELN, SCHÄDLICHEN MIKROBEN, ALLERGENEN UND GEFÄHRLICHEN, ÄTZENDEN UND KREBSERREGENDEN CHEMIKALIEN VERSCHMUTZT. ALL DIESE SCHÄDLICHEN EINFLÜSSE KÖNNEN DEN EMPFINDLICHEN ATEMTRAKT STÖREN UND MACHEN ERKRANKUNGEN DES ATEMTRAKTS ZU DEN HÄUFIGSTEN ALLER KRANKHEITEN

ATEMTRAKT

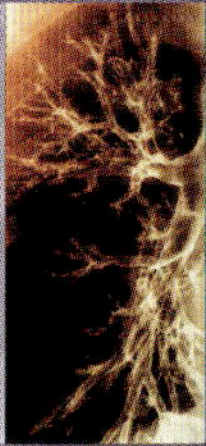

ANATOMIE DES ATEMTRAKTS

DER ATEMTRAKT IST ZUSAMMEN MIT DEM BLUTKREISLAUF FÜR DIE VERSORGUNG ALLER KÖRPERZELLEN MIT LEBENSWICHTIGEM SAUERSTOFF UND DEN ABTRANSPORT DES POTENZIELL SCHÄDLICHEN KOHLENDIOXIDS VERANTWORTLICH.

Die Luft gelangt größtenteils über die Nase in den Körper. Die Nasenlöcher führen in die Nasenhöhle, die sich innerhalb des Schädels vergrößert und in den Rachen (Pharynx) übergeht. Der Kehlkopf (Larynx), der die Stimmbänder beherbergt, verbindet den Rachen mit der Luftröhre (Trachea). Die Luftröhre teilt sich in der Brust in linken und rechten Hauptbronchus, die jeweils in die linke und rechte Lunge führen. Jeder Hauptbronchus verzweigt sich in Lappenbronchien, jene in Segmentbronchien, die schließlich zu kleinsten Bronchioli werden.

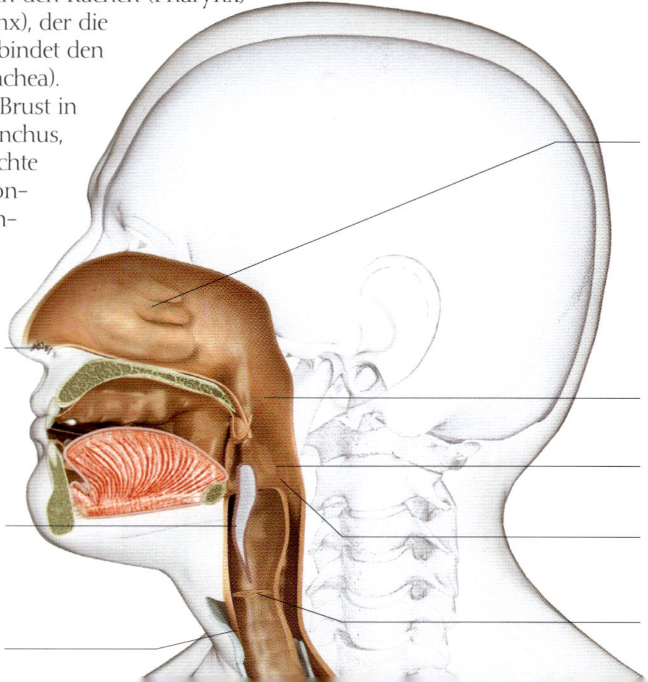

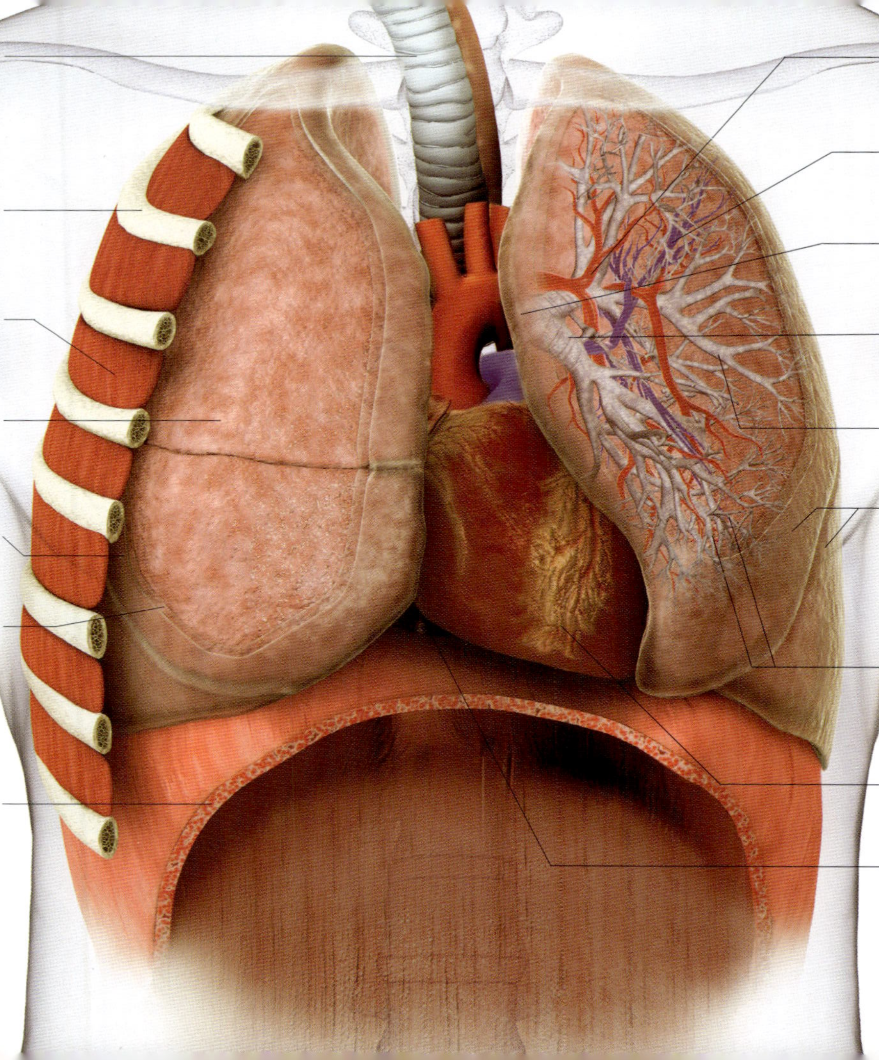
Trachea
Luftröhre, Hauptluftweg in die Lungen. Sie ist etwa 11 cm lang, C-förmige Knorpelringe halten sie in Form und verhindern, dass sie durch inneren Druck einfällt.
Rippe
Die zwölf Rippenpaare des Brustkorbs bilden einen schützenden Käfig für Lungen und Herz.
Zwischenrippenmuskulatur
Doppelte Muskelschicht zwischen jedem Rippenpaar; wird bei Atmung gebraucht
Rechte Lunge
Ist leicht größer als linke Lunge; stellt im Durchschnitt 55 bis 60 % des Gesamtlungenvolumens
Brustfellhöhle
Von Lunge eingenommener Raum, ist mit zweilagigem Brustfell ausgekleidet
Brustfell
Aus zwei dünnen Membranen bestehender Sack, der jede Lunge umschließt. Eine Membran gibt Flüssigkeit ab, das ermöglicht während Atmung sanftes Aneinandergleiten.
Zwerchfell (Diaphragma)
Muskulöse, kuppelförmige Scheidewand zwischen Brust- und Bauchraum; verfügt über Öffnungen für Speiseröhre und große Blutgefäße; bildet mit Zwischenrippenmuskeln wichtigste Atemmuskulatur
Lungenvene (rot)
Durch sie gelangt mit Sauerstoff angereichertes Blut aus der Lunge.
Lungenarterie (blau)
Blutgefäß, transportiert sauerstoffarmes Blut vom Herzen zur Lunge
Hauptbronchus
Einer der beiden Hauptbronchien, die jeweils eine Lunge versorgen
Lappenbronchus
Aus einer der beiden Hauptbronchien hervorgegangen
Segmentbronchus
Aus Lappenbronchus hervorgegangen
Lappen der linken Lunge
Um Platz für das Herz zu schaffen, hat die linke Lunge nur zwei Lungenlappen; die rechte ist in drei aufgeteilt.
Bronchiolen
Kleinste Äste der Bronchien; an ihrem Ende befinden sich kleine Bläschen (Alveolen), in denen Gasaustausch stattfindet.
Herz
Ist in Herzbeutelhöhle eingebettet.
Herzbeutelhöhle
Wird hauptsächlich durch die schaufelähnliche Form der linken Lunge gebildet

LUNGEN

DIE BEIDEN SCHWAMMÄHNLICHEN LUNGEN FÜLLEN DEN GRÖSSTEN TEIL DES BRUSTRAUMS AUS. IHRE HAUPTFUNKTION IST DER GASAUSTAUSCH – DIE AUFNAHME VON SAUERSTOFF UND DIE ABGABE VON KOHLENDIOXID.

BAU DER LUNGE

Die Luft gelangt über die Luftröhre (Trachea) in die Lungen. Sie teilt sich an ihrem Ende in die beiden Hauptbronchien, von denen jeder am Lungenhilus zusammen mit den großen Blutgefäßen in eine Lunge eintritt. Der Hauptbronchus teilt sich in immer kleiner werdende Lappen- und Segmentbronchien. Nach vielen weiteren Teilungen entstehen die Bronchiolen, die kleinsten Luftwege, die die Atemluft zu den Alveolen leiten. Dieses komplexe Netzwerk der Luftwege ähnelt einem auf den Kopf gestellten Baum, mit der Luftröhre als Stamm, dem Bronchialbaum.

ALVEOLEN

Die mikroskopisch kleinen Alveolensäckchen bestehen aus mehreren elastischen, dünnwandigen Alveolen, die sich am Ende der respiratorischen Bronchiolen befinden. Die Alveolen sind von einem Kapillarnetz umgeben. Der Sauerstoff gelangt mit der Atemluft in die Alveolen und diffundiert in die Kapillaren (s. S. 166). Kohlendioxid geht aus dem Blut in die Alveolen über. Mehr als 300 Millionen Alveolen bilden eine riesige Oberfläche für den Gasaustausch, ungefähr 40-mal die Oberfläche des Körpers.

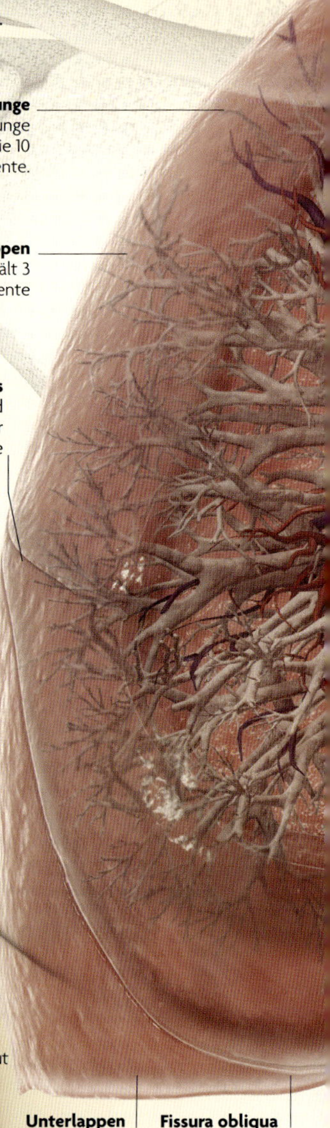

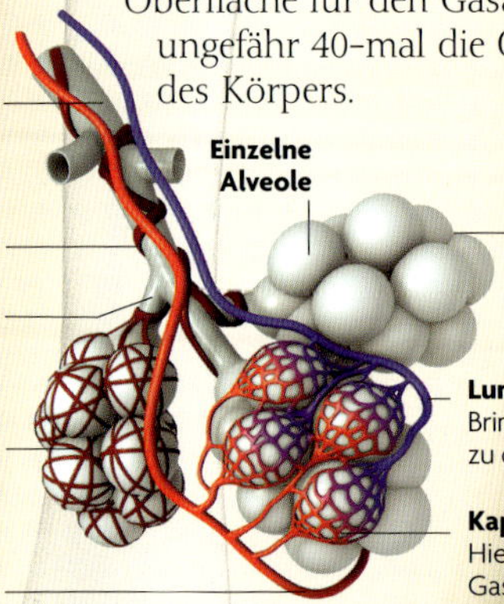

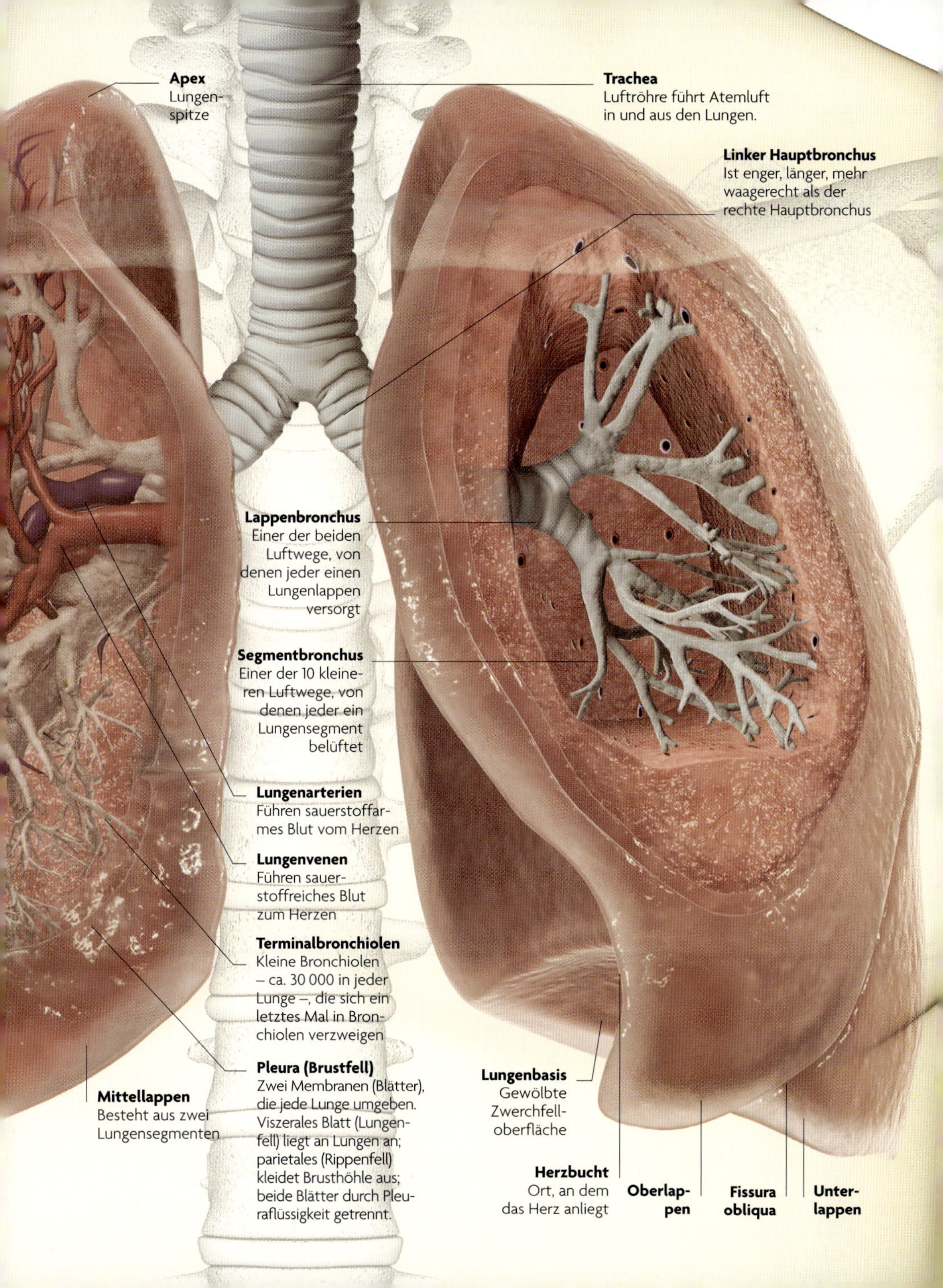
Apex
Lungenspitze
Trachea
Luftröhre führt Atemluft in und aus den Lungen.
Linker Hauptbronchus
Ist enger, länger, mehr waagerecht als der rechte Hauptbronchus
Lappenbronchus
Einer der beiden Luftwege, von denen jeder einen Lungenlappen versorgt
Segmentbronchus
Einer der 10 kleineren Luftwege, von denen jeder ein Lungensegment belüftet
Lungenarterien
Führen sauerstoffarmes Blut vom Herzen
Lungenvenen
Führen sauerstoffreiches Blut zum Herzen
Terminalbronchiolen
Kleine Bronchiolen – ca. 30 000 in jeder Lunge –, die sich ein letztes Mal in Bronchiolen verzweigen
Pleura (Brustfell)
Zwei Membranen (Blätter), die jede Lunge umgeben. Viszerales Blatt (Lungenfell) liegt an Lungen an; parietales (Rippenfell) kleidet Brusthöhle aus; beide Blätter durch Pleuraflüssigkeit getrennt.
Mittellappen
Besteht aus zwei Lungensegmenten
Lungenbasis
Gewölbte Zwerchfelloberfläche
Herzbucht
Ort, an dem das Herz anliegt
Oberlappen
Fissura obliqua
Unterlappen

GASAUSTAUSCH

DER KÖRPER KANN SAUERSTOFF NICHT SPEICHERN UND BRAUCHT STÄNDIGE VERSORGUNG. AUCH PRODUZIERT ER STÄNDIG KOHLENDIOXID ALS ABFALLPRODUKT. EIN AUSTAUSCH BEIDER ERFOLGT IN LUNGE UND GEWEBE.

Sauerstoff wird durch Erweiterung des Brustkorbs in die Lungen gesogen. Wenn er die Lungenbläschen am Ende der Bronchiolen erreicht, lagert er sich am Flüssigkeitsfilm der Alveolarwände an und gelangt in den Blutstrom, der den Sauerstoff an jede Körperzelle weiterleitet. Bei dieser »Zellatmung« wird mithilfe des Sauerstoffs Glukose zur Energiegewinnung gespalten; dabei wird Kohlendioxid als Abfallprodukt freigesetzt und durch Gasaustausch an die Umgebungsluft abgegeben. Gase diffundieren Lunge und Gewebe.

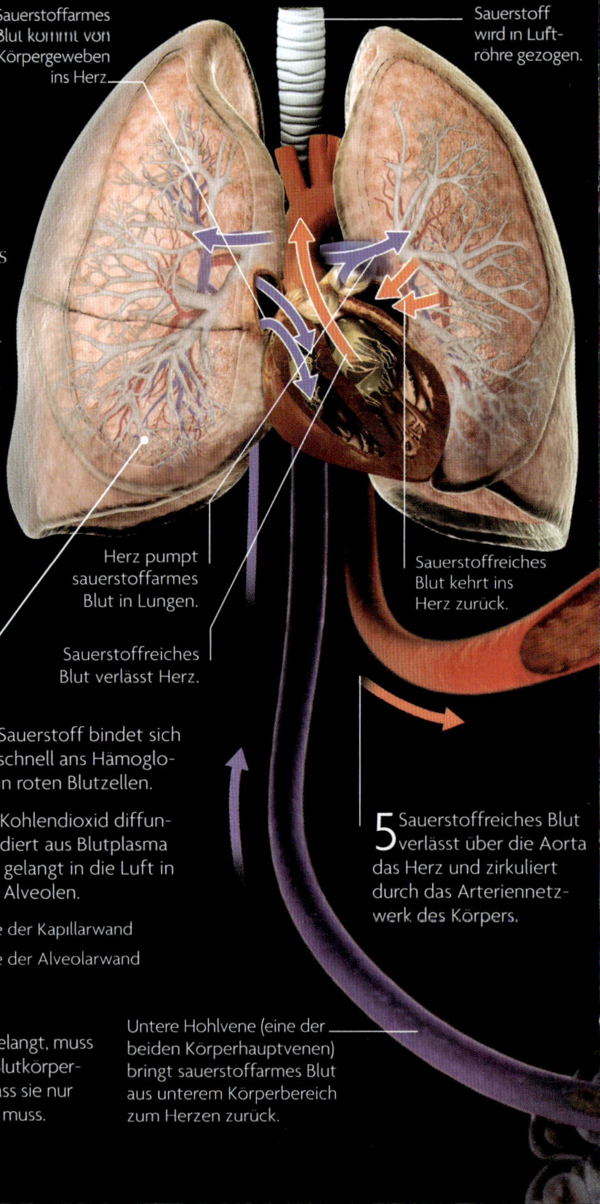

1 Sauerstoff lagert sich an Flüssigkeitsfilm der Alveolarwände an und diffundiert durch Alveolar- und Kapillarwand .

2 Sauerstoff gelangt ins Blutplasma in der Kapillare.

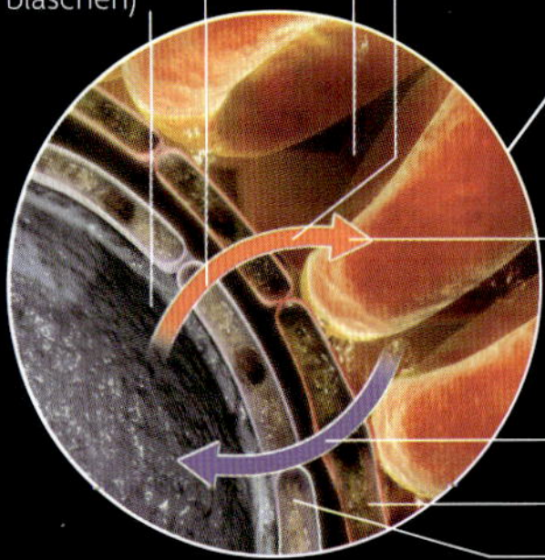

3 Sauerstoff bindet sich schnell ans Hämoglobin in roten Blutzellen.

4 Kohlendioxid diffundiert aus Blutplasma und gelangt in die Luft in den Alveolen.

5 Sauerstoffreiches Blut verlässt über die Aorta das Herz und zirkuliert durch das Arteriennetzwerk des Körpers.

GASAUSTAUSCH IN DEN LUNGEN
Wenn sauerstoffreiche Luft in die Alveolen gelangt, muss sie einige Schichten passieren, um die roten Blutkörperchen zu erreichen. Die Lagen sind so dünn, dass sie nur einen Gesamtweg von 0,001mm zurücklegen muss.

GASAUSTAUSCH IN DEN KÖRPERGEWEBEN

Die Sauerstoffanteile sind im Blut höher als im umliegenden Gewebe. Der Unterschied in der Konzentration zwingt den Sauerstoff dazu, sich vom Hämoglobin abzuspalten und aus den Blutgefäßen in die umliegenden Gewebe zu diffundieren. Auf die gleiche Weise gelangt Kohlendioxid ins Blutplasma.

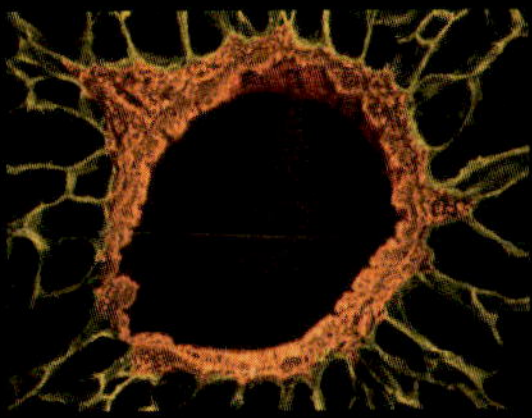

BRONCHIOLEN UND ALVEOLEN

Querschnitt einer Bronchiole (rot), die von Alveolen umgeben ist; durch den Querschnitt sehen sie aus wie Bläschen eines Schwamms.

6 Sauerstoffreiches Blut wird in haarfeinen Kapillaren durchs Gewebe transportiert.

7 Ankommende rote Blutkörperchen sind reich an Sauerstoff, der ans Hämoglobin gebunden ist.

8 Sauerstoff verlässt Hämoglobin in roten Blutkörperchen und diffundiert durch Kapillarwände in Gewebszellen.

9 Kohlendioxid diffundiert durch die Kapillarwand aus der Gewebszelle ins Blutplasma.

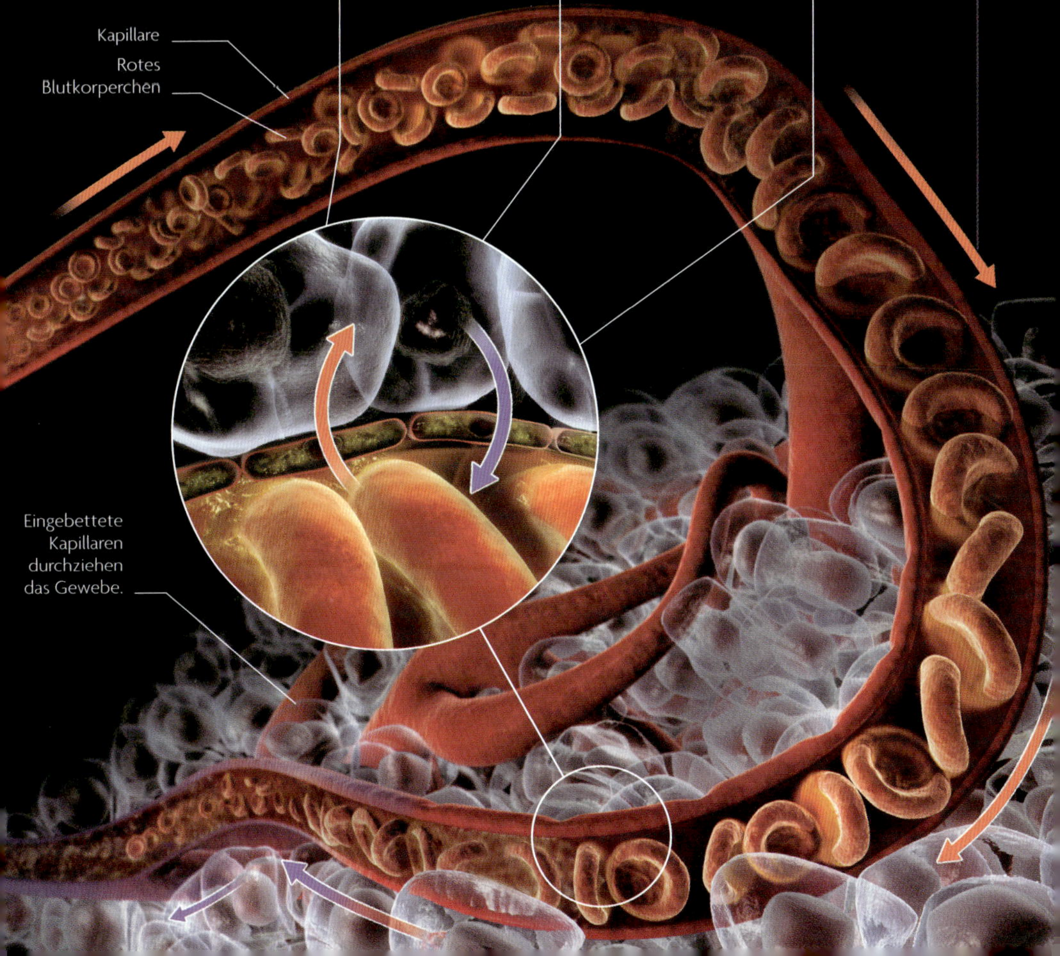

ATMUNG UND STIMMBILDUNG

DIE ATEMBEWEGUNGEN BEI DER SOGENANNTEN KÖRPERATMUNG BRINGEN FRISCHE, SAUERSTOFFHALTIGE LUFT TIEF IN DIE LUNGEN UND BEFÖRDERN DIE VERBRAUCHTE, KOHLENDIOXIDREICHE LUFT NACH AUSSEN.

ATMUNG

Die Bewegung der Luft in die und aus den Lungen wird durch den Druckunterschied in den Lungen im Vergleich zum atmosphärischen Umgebungsdruck erzeugt. Durch Muskelanspannung wird der Brustkorb geweitet, es entsteht Unterdruck in den Lungen (Einatmung); Muskelentspannung sorgt für Überdruck (Ausatmung). Tiefe und Frequenz der Atmung können bewusst verändert werden. Der Atemreiz selbst unterliegt jedoch der Steuerung des Atemzentrums in der Medulla oblongata im Hirnstamm; steigt der Kohlendioxidwert im Blut an, wird unbewusst der Atemreiz ausgelöst.

INHALATION

Die wichtigsten Muskeln bei der Ruheatmung sind die Muskeln des Zwerchfells unterhalb der Brust und die äußeren Zwischenrippenmuskeln. Bei verstärkter Atmung unterstützen weitere Muskeln das Heben und Weiten des Brustkorbs, um zusätzliches Lungenvolumen zu schaffen.

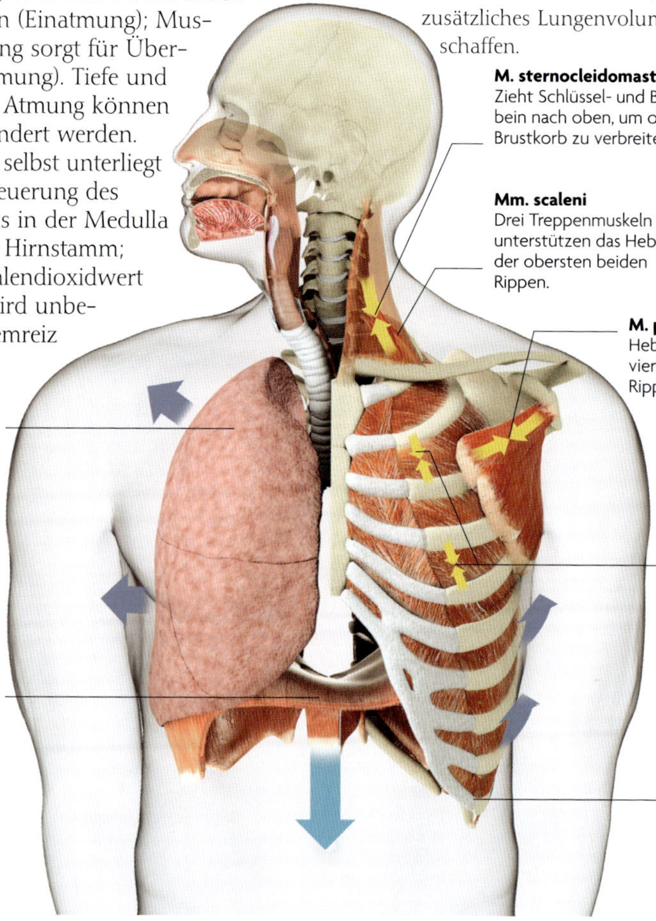

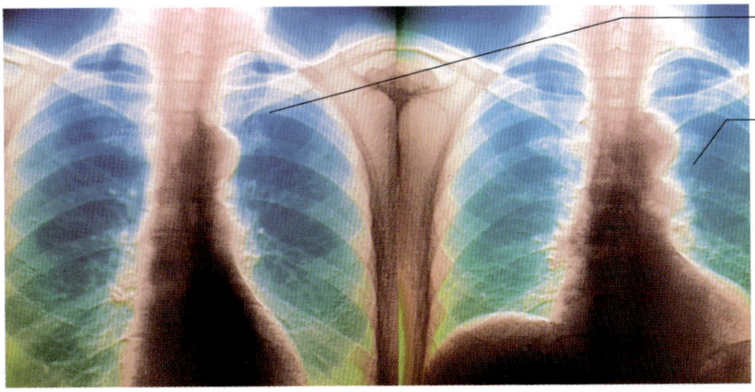

ZWERCHFELLBEWEGUNG

Die Organe des Bauchraums werden durch Zwerchfellmuskeln beim Einatmen nach unten gedrückt (links) und breiten sich beim Ausatmen wieder aus (rechts).

EXHALATION

Das Ausatmen verläuft weitgehend passiv. Wie ein gedehntes Gummiband ziehen sich die Lungen wieder zusammen, wenn sich die Atemmuskeln entspannen und sich das Zwerchfell durch den Druck des Bauchraums wölbt. Kräftige Ausatmung bringt weitere Muskeln ins Spiel, um die Lungen aktiv unter ihr normales Ruhevolumen zu komprimieren.

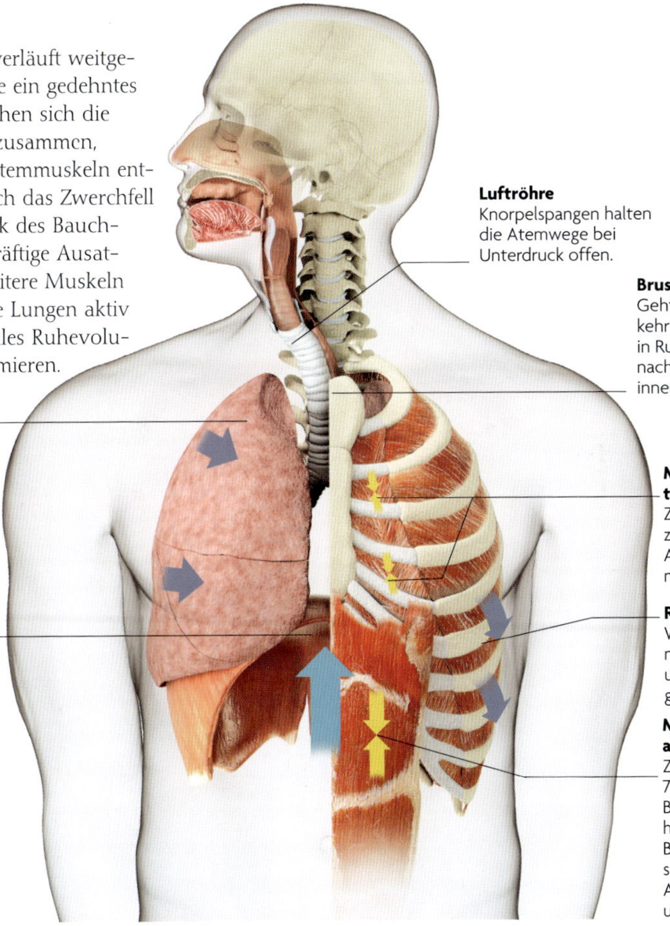

VOLUMEN UND DRUCK

Die Atmung verändert das Volumen des Brustraums. Die Lungen haften an der Brustkorbinnenfläche; weitet sich der Brustkorb, vergrößern sie ihr Volumen. Die wichtigste Atemmuskulatur bilden die Zwerchfell- und die Zwischenrippenmuskeln. In der Ruheatmung ist fast nur das Zwerchfell aktiv, es werden ca. 0,5 l pro Atemzug ein- und ausgeatmet (12- bis 17-mal pro Minute). Frequenz und Volumen erhöhen sich automatisch, wenn der Körper mehr Sauerstoff benötigt, z. B. beim Sport. Durch tiefes Einatmen lässt sich das Atemzugvolumen noch um 2 l steigern und durch kräftiges Ausatmen wird fast ebenso viel wieder an die Außenluft abgegeben. Die Frequenz der Atmung kann verdreifacht werden, wodurch sich der Gesamtgasaustausch im Vergleich zur Ruheatmung auf das 20-Fache erhöht.

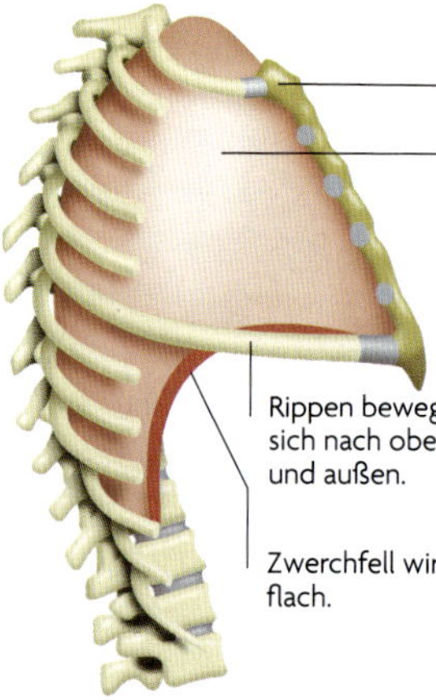

INHALATION

Das Zwerchfell zieht sich zusammen, Rippen und Sternum heben sich und durch die Schrägstellung der Rippen wird der Brustkorb erweitert.

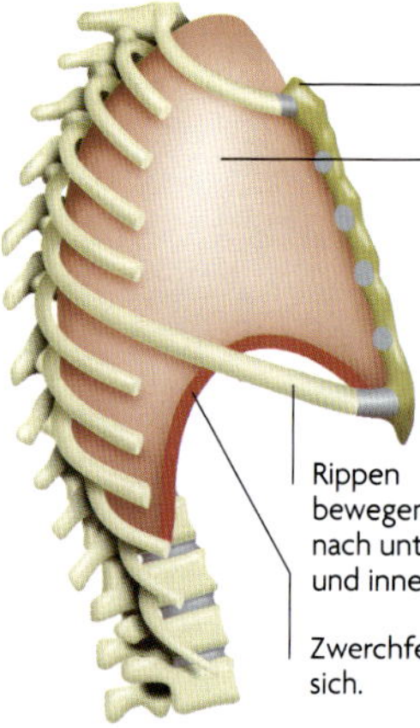

EXHALATION

Das Zwerchfell entspannt sich und die Lungen ziehen sich wieder zusammen. Die Rippenmuskeln entspannen sich, der Brustkorb senkt sich und wird schmaler.

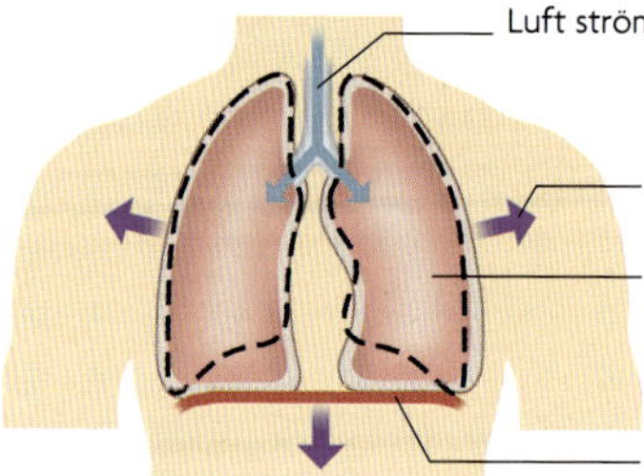

UNTERDRUCK

Mit zunehmendem Lungenvolumen nimmt der Luftdruck in den Lungen ab. Der äußere atmosphärische Druck ist jetzt höher, die Luft wird die Atemwege hinunter in die Lungen gesogen.

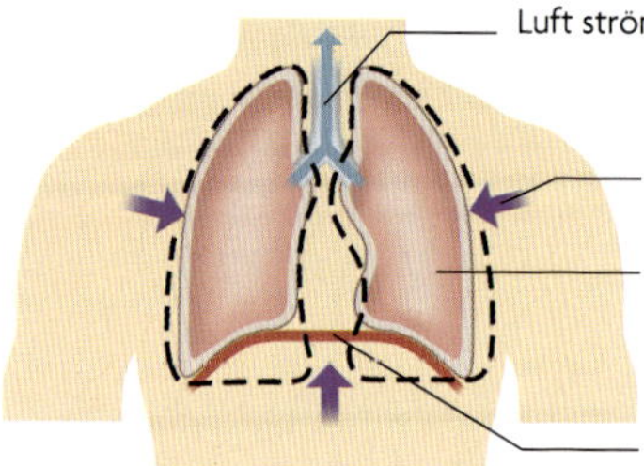

ÜBERDRUCK

Verringert sich das Lungenvolumen beim Ausatmen, steigt der Druck in den Lungen; die Luft wird über Mund und Nase wieder zurück nach draußen geschoben.

STIMMBILDUNG

Beide Stimmbänder im Kehlkopf bestehen überwiegend aus elastischen Fasern. Beim normalen Atmen stehen sie V-förmig auseinander. Töne werden durch Atemluft erzeugt, die die Stimmritze passiert und die Bänder zum Vibrieren bringt. Je gespannter die Stimmbänder, desto höher der Ton. Die falsche Stimmfalte unterstützt nur das Schließen des Kehldeckels beim Schlucken.

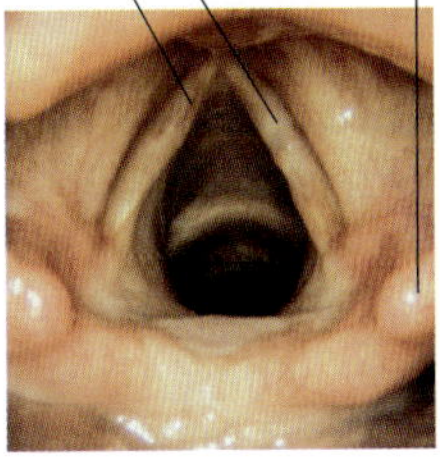

ERWEITERTE STIMMRITZE
Blick durchs Laryngoskop zeigt die V-förmige Position der Stimmbänder beim Atmen.

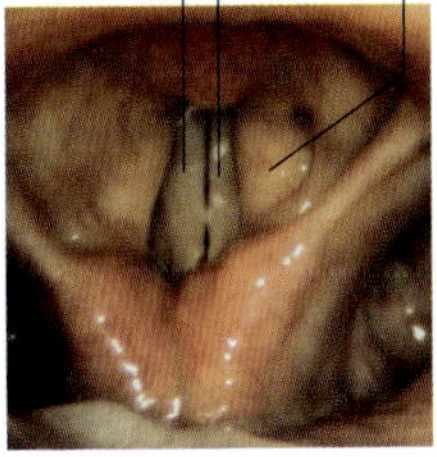

VERENGTE STIMMRITZE
Kehlkopfmuskeln bewegen die Stellknorpel und bringen die Stimmbänder nebeneinander.

SCHUTZREFLEXE

Die beiden Schutzreflexe Husten und Niesen dienen dazu, überschüssigen Schleim, Staub, Reizstoffe, störende Partikel auszublasen – durch Husten aus unterem Rachen, Kehlkopf und Luftröhre, durch Niesen aus Nasenmuscheln und oberem Rachen. Um zu husten, schließen sich unterer Rachen, Kehldeckel und Kehlkopf, damit sich in den Lungen Druck aufbauen und die Luft explosionsartig freigesetzt werden kann. Beim Niesen verschließt die Zunge den Mund, sodass die Luft durch die Nase entweicht.

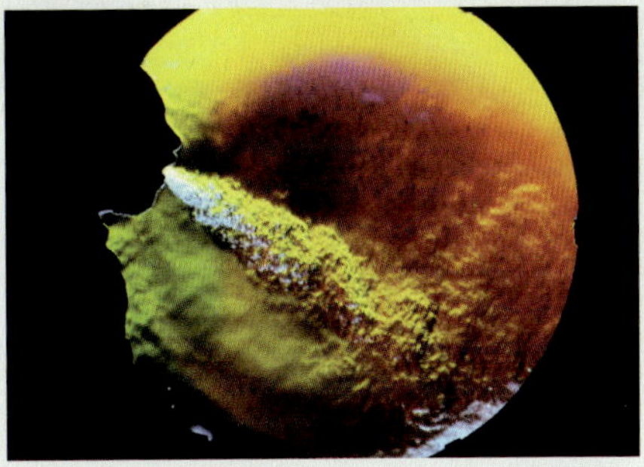

SCHLEIMSPRÜHNEBEL
Sowohl beim Husten (s. Aufnahme) als auch beim Niesen werden kleinste Schleimtröpfchen bis zu 3 m weit aus den Luftwegen geschleudert.

DER KEHLKOPF

Der Kehlkopf (Larynx) sitzt zwischen Rachen und Luftröhre. Er hat ein Skelett aus 9 Knorpeln: die paarigen Stell-, Kegel- und Spitzenknorpel sowie Kehldeckel, Schild- und Ringknorpel. Der Schildknorpel bildet in der Mitte des Halses eine Vorwölbung, den Adamsapfel, der bei erwachsenen Männern deutlich ausgeprägter ist. Die Knorpel werden von zahlreichen Muskeln und Bändern in Position gehalten.

AUFBAU

Der Kehlkopf bildet eine hohle Kammer, durch die die Atemluft geräuschlos strömt und die durch Kippen ihrer Knorpel die Stimmbänder zur Stimmbildung spannen kann.

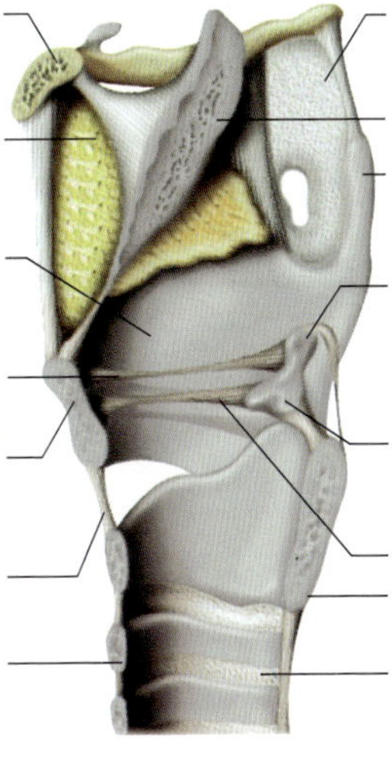

ATEMWEGSERKRANKUNGEN

SELBST IN DER SAUBERSTEN LUFT SIND MILLIONEN VON MIKROBEN VORHANDEN, DIE MIT JEDEM ATEMZUG IN UNSEREN ATEMTRAKT GELANGEN UND DAS RISIKO EINER INFEKTION ERHÖHEN. WEITERE AUSLÖSER FÜR ATEMWEGSERKRANKUNGEN SIND ALLERGIEN, REIZSTOFFE UND KREBS.

EINFACHE ERKÄLTUNG

Die gewöhnliche Erkältung ist eine der häufigsten Erkrankungen und im Allgemeinen auch eine der ungefährlichsten. Sie kann von mehr als 200 verschiedenen, höchst ansteckenden Viren verursacht werden. Sie verbreiten sich über die kleinen Schleimtröpfchen, die Betroffene durch Husten oder Niesen an die Umgebungsluft abgeben (Tröpfcheninfektion), aber auch durch Körperkontakt wie Händeschütteln oder durch gemeinsame Nutzung von Gegenständen wie Tassen. Als Symptome zeigen sich häufiges Niesen und laufende Nase, zuerst ist der Schleim klar und dünnflüssig, später dicker und grüngelb, Kopfschmerzen, leicht erhöhte Temperatur, vielleicht mit einer Halsentzündung, Husten und entzündeten, geröteten Augen einhergehend. Antibiotika sind in diesen Fällen nutzlos, da sie bei Viren nicht wirken. Schnupfenviren verändern ihre Oberfläche so schnell, dass selbst Virustatika, die für bestehende Kulturen gemacht wurden, bei den neuen nicht wirken. Die meisten Erkältungsmittel, z. B. gegen verstopfte Nase, behandeln die Symptome, während das Immunsystem des Körpers eingedrungene Mikroben angreift.

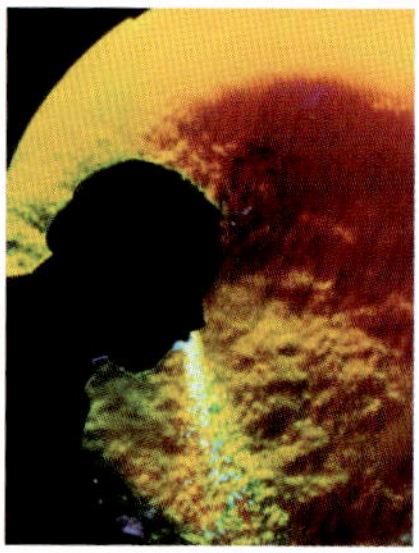

INFEKTIONSWEGE Husten und Niesen verbreiten Erkältungsviren, die in Schleimtröpfchen über 3 m weit in die Umgebung geschleudert werden.

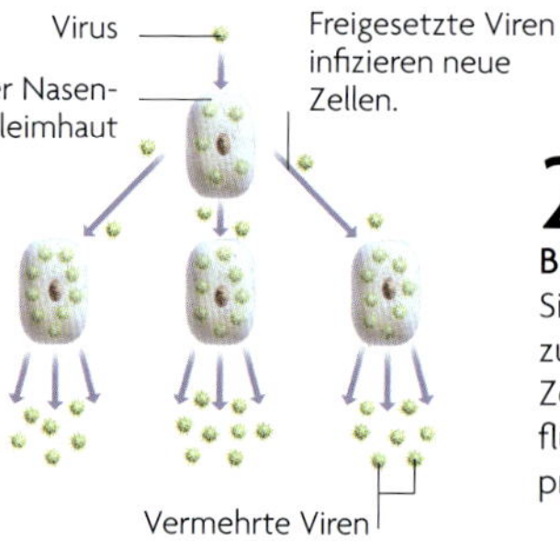

1 VIRUS DRINGT IN ZELLE Viren aus der Luft gelangen in die Zellen der Nasen- und Rachenauskleidung. Sie vermehren sich schnell und töten ihre Wirtszellen.

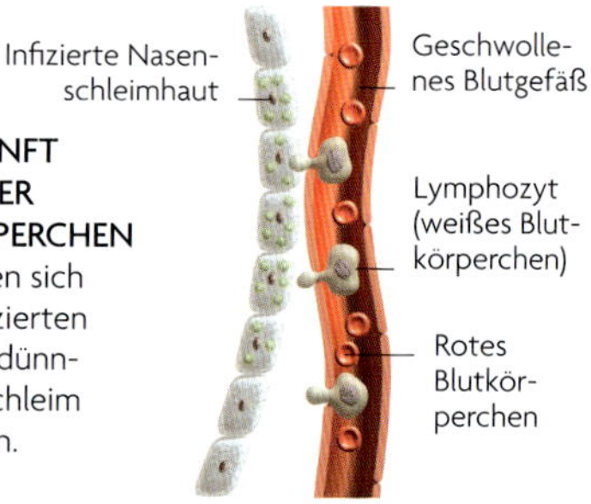

2 ANKUNFT WEISSER BLUTKÖRPERCHEN Sie bewegen sich zu den infizierten Zellen, die dünnflüssigen Schleim produzieren.

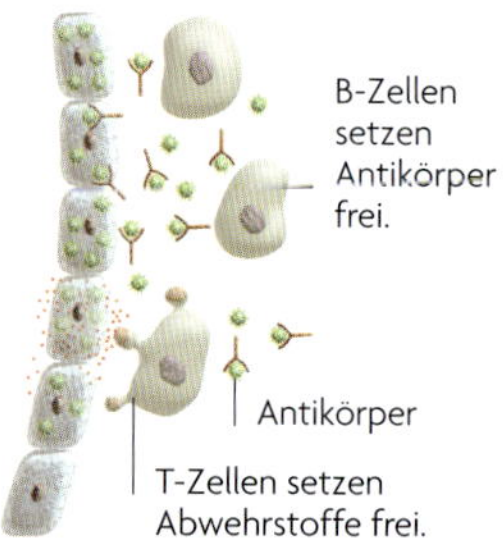

3 ANTIKÖRPERPRODUKTION Weiße Blutkörperchen (B-Zellen) produzieren Antikörper, die den Virus lahmlegen, andere zerstören infizierte Zellen.

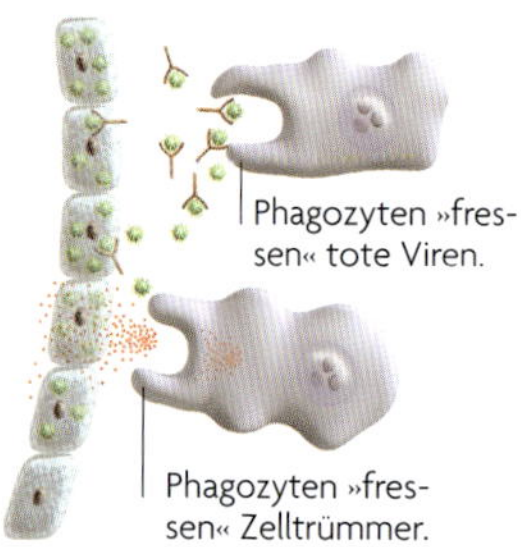

4 HEILUNG Andere weiße Blutkörperchen (Phagozyten) »fressen« Viruspartikel, zerstörte Zellen der Nasenschleimhaut und andere Partikel.

INFLUENZA

Die Influenza ist in erster Linie eine Infektion der oberen Atemwege, verursacht aber körperweite Symptome: erhöhte Temperatur, Schüttelfrost, Muskelschmerzen und Abgeschlagenheit. Auch nachdem die Infektion abgeklungen ist, können Depression und Erschöpfung noch andauern. Die Influenzaviren sind in die Typen A, B und C unterteilt und höchst ansteckend. Typ A bricht regelmäßig aus und kann auch Haustiere wie Schweine, Pferde und Geflügel befallen. Mit dem Typ B steckt man sich seltener an, meist an Orten großer Menschenansammlungen. Typ C verursacht meist weniger ernste Symptome. Der Virus Typ A mutiert häufig. Menschen, die bei einer Grippe Komplikationen, z. B. durch bereits bestehende Erkrankungen, befürchten, können sich vor dem Saisonstart im Herbst impfen lassen. Weil der Virus mutiert, gibt es jährlich neue Influenza-Impfstoffe.

AKUTE BRONCHITIS

Eine akute Bronchitis entwickelt sich schnell, innerhalb von 24 bis 48 Stunden. Die Symptome beinhalten einen anhaltenden Reizhusten mit klarem Sputum, Brustenge, keuchendem Atem und möglicherweise Kurzatmigkeit, Schmerzen beim Husten und oft auch eine leicht erhöhte Temperatur.

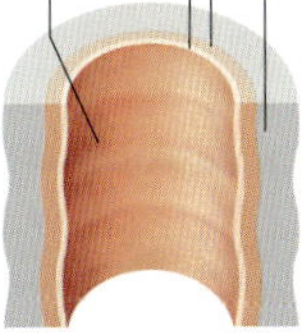

NORMALER BRONCHUS
Schleimhaut produziert dünne Schleimschicht. Durch das große Lumen strömt Luft hinaus.

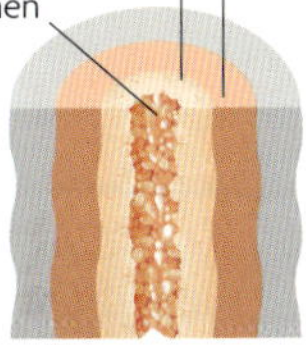

ENTZÜNDETER BRONCHUS
Schleimhaut schwillt an, produziert viel Schleim, der teilweise abgehustet wird.

ASTHMA

Asthma ist eine entzündliche Lungenerkrankung, die wiederkehrende Anfälle schwerer Atemnot durch Verengung der Luftwege hervorruft. Einige Menschen haben gelegentlich eine leichte Attacke, andere neigen zu lebensbedrohlichen Anfällen. Die Muskeln in den Wänden der Luftwege kontrahieren krampfartig, die Atemwege sind verengt. Die Verengung wird durch erhöhte Schleimsekretion zusätzlich verstärkt. Die meisten Fälle entwickeln sich in der Kindheit und können mit Allergien zusammenhängen. Bei vielen Kindern ist eine allergische Reaktion auf eine fremde Substanz, wie eingeatmete Pollenpartikel, Tierhaare oder Hausstaubmilbenkot, der Auslöser für einen Anfall.

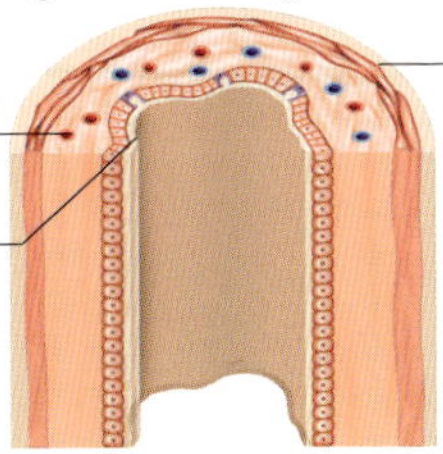

GESUNDER LUFTWEG
Eine Bronchiole hat in ihren Wänden entspannte, glatte Muskulatur und ist mit einer dünnen Schleimschicht ausgekleidet. Die Luft kann ungehindert passieren.

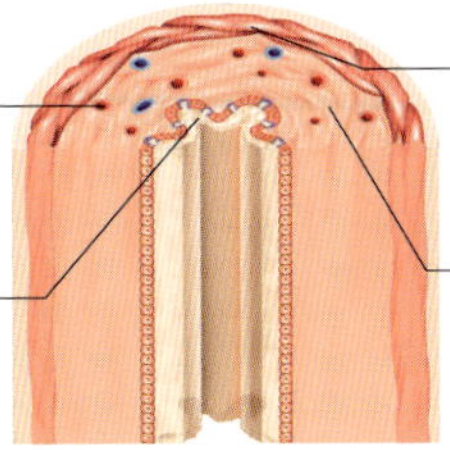

ASTHMATISCHER LUFTWEG
Während eines Asthmaanfalls kontrahiert die glatte Muskulatur. Das Gewebe der Luftwegswand schwillt an, die Schleimschicht wird dicker und das Lumen verengt sich.

LUNGENKREBS

Die häufigste Ursache von Lungenkrebs – verantwortlich für fast 9 von 10 Fällen – ist Tabakrauch. Früher trat Lungenkrebs häufiger bei Männern auf, weil mehr Männer rauchten. Die Krebsrate stieg bei Frauen jedoch in den letzten Jahrzehnten des 20. Jahrhunderts rapide an. Die Fälle häufen sich zunehmend in den Entwicklungsländern durch steigenden Tabakkonsum und wachsende Zuwanderung in die Städte. Viele eingeatmete Reizstoffe können das Wachstum abnormer Zellen in den Lungen auslösen, aber Zigarettenrauch enthält Tausende bekannte krebserregende Substanzen. In seltenen Fällen wird der Lungenkrebs durch Asbestose, giftige Chemikalien und radioaktive Strahlung ausgelöst. Ein anhaltender Husten ist meist das erste Symptom. Weil die meisten, die einen Lungenkrebs entwickeln, Raucher sind, wird dies meist als »Raucherhusten« abgetan. Weitere Symptome sind Bluthusten, Keuchen, Gewichtsverlust, ständige Heiserkeit und Schmerzen in der Brust. Ist ein Lungenkrebs diagnostiziert, wird möglicherweise eine Lobektomie (Entfernung des Lungenlappens) oder eine Pneumektomie (Entfernung einer ganzen Lunge) durchgeführt, wenn der Tumor klein ist und noch keine Metastasen gebildet hat. Die Heilungsaussichten durch eine Chemo- oder Strahlentherapie sind gering.

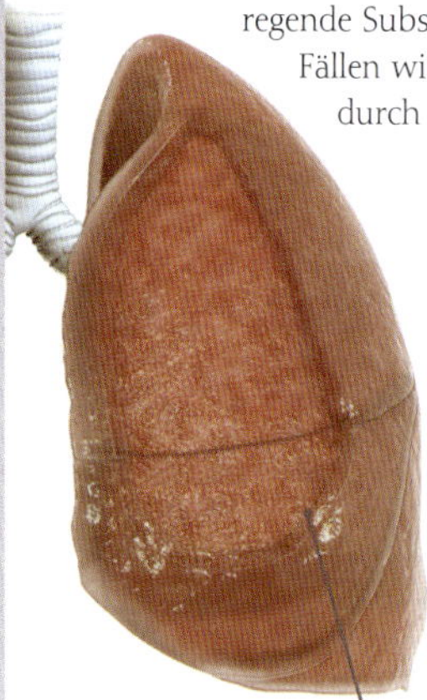

SICH VERBREITENDE KREBSZELLEN
Kleine karzinogene Partikel aus der Luft verbleiben in den Luftwegen und tragen zur Entwicklung von Krebszellen bei. Einige dieser Zellen können in den Blut- oder Lymphstrom gelangen und Sekundärtumoren verursachen.

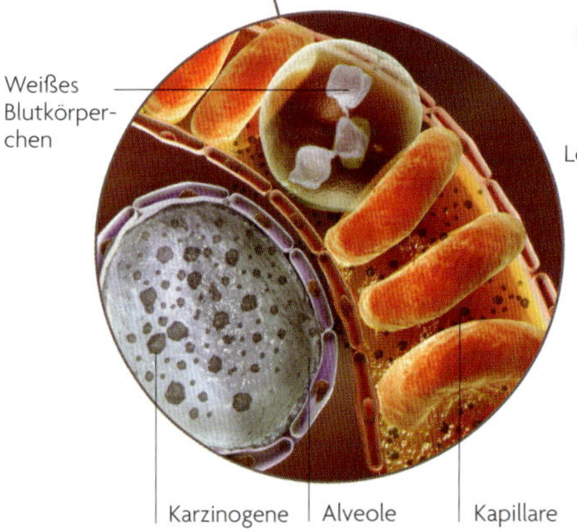

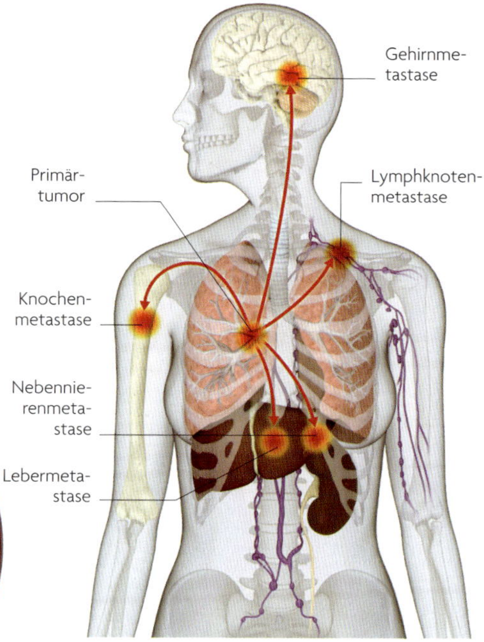

DIE AUSBREITUNG VON LUNGENKREBS
Lungenkrebs kann sich in andere Körperbereiche ausbreiten (Metastasierung) und verschiedene Symptome verursachen: Schmerzen, Knochenbrüche, Verwirrung, Gewichtsverlust und Gelbsucht.

CHRONISCH-OBSTRUKTIVE LUNGENERKRANKUNG

Unter einer chronisch-obstruktiven Lungenerkrankung versteht man hauptsächlich Bronchitis und Lungenemphysem, die gewöhnlich beide gleichzeitig auftreten. Es handelt sich um eine Langzeiterkrankung mit fortschreitender Schädigung des Lungengewebes und zunehmender Kurzatmigkeit.

CHRONISCHE BRONCHITIS

Bei der chronischen Bronchitis sind die Hauptluftwege, die zu den Lungen führen, die Bronchien, durch die Reizung von Tabakrauch, häufigen Infektionen oder Umweltgiften entzündet, verstopft und verengt. Die entzündeten Luftwege produzieren zu viel Schleim, der typische Husten entsteht, der zuerst hauptsächlich in den Wintermonaten auftritt, aber dann ganzjährig anhält. Symptome wie Heiserkeit, Keuchen und Kurzatmigkeit entwickeln sich zusätzlich. Schließlich wird der Betroffene sogar im Ruhezustand kurzatmig. Kommt eine Sekundärinfektion der Atemwege hinzu, kann das klare oder weiße Sputum eine gelbgrüne Farbe annehmen.

GESUNDE BRONCHIALSCHLEIMHAUT
Drüsen produzieren Schleim, der eingeatmete Staubpartikel bindet. Kleine Haare an der Oberfläche (Zilien) schieben den Schleim weiter in den Rachen.

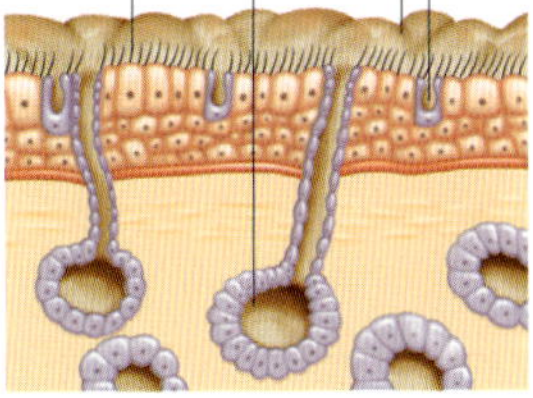

LUFTWEG BEI CHRONISCHER BRONCHITIS
Reizstoffe verursachen erhöhte Schleimproduktion. Zerstörte Zilien können den Schleim nicht mehr abtransportieren, er wird zur Brutstätte für Bakterien.

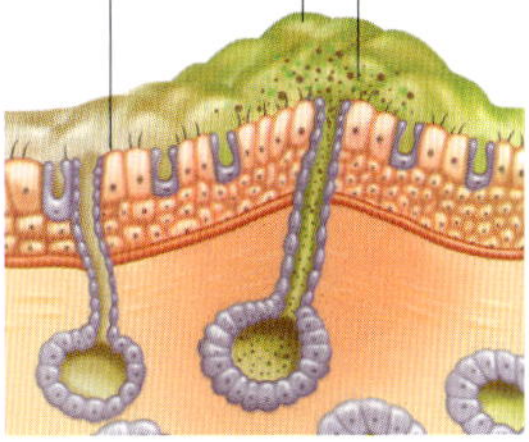

LUNGENEMPHYSEM

Die Alveolen verlieren nicht nur ihre funktionale Oberfläche für den Gasaustausch, sondern es bleibt aufgrund ihrer verringerten Elastizität auch Luft darin. Als Ergebnis sind die Lungen überbläht, ihr Atemzugvolumen ist reduziert, und weniger Sauerstoff wird in den Blutkreislauf absorbiert. Die meisten Betroffenen sind seit Langem starke Raucher; selten ist ein ererbter Alpha-1-Antitrypsin-Mangel Ursache. Der durch ein Lungenemphysem verursachte Schaden ist meist irreversibel, aber mit dem Rauchen aufzuhören kann manchmal das Fortschreiten der Krankheit verlangsamen.

GESUNDES GEWEBE
Die Alveolen sind in Traubenform angeordnet. Die Alveolarwände können sich dehnen, weil sie dünn und elastisch sind.

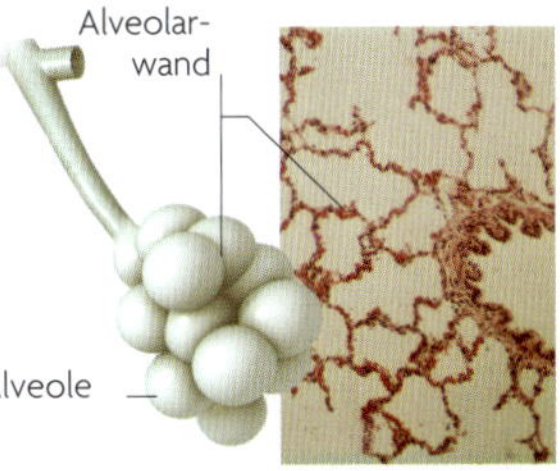

GESCHÄDIGTES GEWEBE
Als Folge von Rauch und Verschmutzungen werden Alveolarwände zerstört, die Oberflächen für den Gasaustausch reduziert.

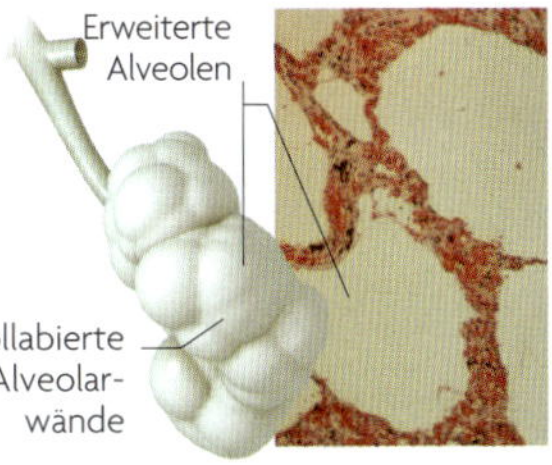

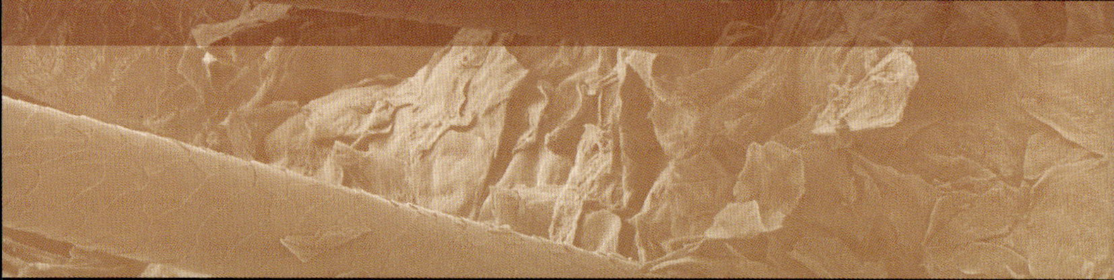

KAUM EIN KÖRPERBEREICH ERNEUERT SICH SO SCHNELL WIE DIE HAUT. JEDEN MONAT WIRD DIE ÄUSSERSTE EPIDERMISSCHICHT KOMPLETT ERSETZT, DABEI FALLEN JEDE MINUTE 30 000 SCHÜPPCHENARTIGE TOTE ZELLEN AN. AUCH HAARE UND NÄGEL WACHSEN STÄNDIG NACH. DIE HAUT SPIEGELT DEN ALLGEMEINZUSTAND WIDER UND ZEIGT AUSWIRKUNGEN DES LEBENSSTILS. SIE IST UMWELTEINFLÜSSEN AUSGESETZT, DIE AUCH PROBLEME WIE AUSSCHLÄGE, RISSE UND WUNDEN VERURSACHEN KÖNNEN. BERÜHRUNG MIT CHEMIKALIEN ODER GEFÄHRLICHER STRAHLUNG KANN ZU HAUTWUCHERUNGEN FÜHREN.

HAUT, HAARE UND NÄGEL

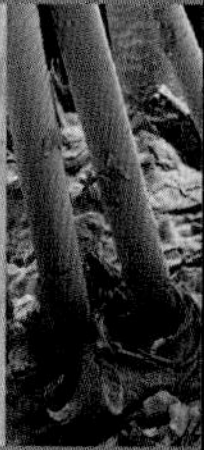

AUFBAU UND STRUKTUREN

DIE HAUT IST MIT EINEM GEWICHT VON 3–4 KG UND EINER OBERFLÄCHE VON FAST ZWEI QUADRATMETERN EINES DER GRÖSSTEN ORGANE. SIE BESTEHT AUS VERSCHIEDENEN ZELLARTEN, EINIGE DAVON BILDEN HAAR- UND NAGELGEWEBE.

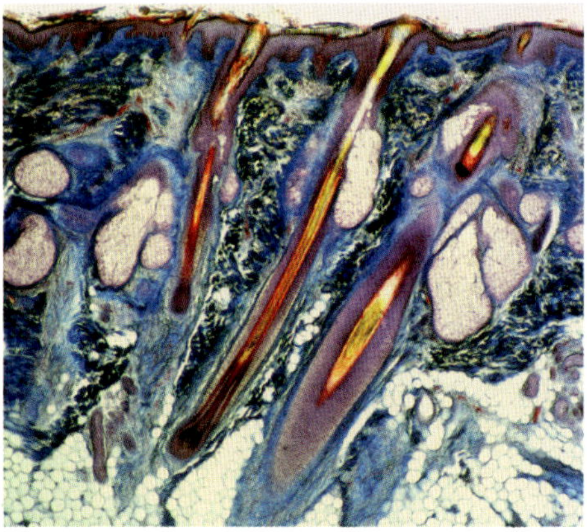

HAUTSCHNITT
Diese Vergrößerung zeigt drei Haarfollikel und Talgkügelchen in der Dermis (blau) und die dünne Epidermis (pink) darüber.

DIE STRUKTUR DER HAUT

Die Haut ist nicht nur eine dünne, wasserdichte Hülle, sondern ein komplexes Organ aus einer Vielzahl spezialisierter Zellen. Ihre Dicke variiert von ca. 0,5 mm an empfindlichen Bereichen wie den Augenlidern bis zu 5 mm und mehr an strapazierten Stellen wie den Fußsohlen. Sie besteht aus zwei strukturierten Hauptschichten: der Epidermis, die vor allem dem Schutz dient, und der darunter liegenden Dermis. Die Dermis enthält Tausende Mikrosensoren für den Tastsinn, Schweißdrüsen und anpassungsfähige Blutgefäße, die zur Regulation der Körpertemperatur beitragen. Unter der Dermis liegt die Subkutis, die größtenteils aus Fett besteht. Sie fungiert als Puffer und Isolationsschicht gegen extreme Hitze oder Kälte.

HAUTERNEUERUNG

Die äußere Epidermis erneuert sich durch Zellteilung ununterbrochen selbst. Die Basalschicht besteht aus kubischen, sich schnell vermehrenden Zellen, die nach und nach von immer neuen Zellen nach oben geschoben werden. Unterwegs bilden sie kleine Fortsätze aus, durch die sie sich untereinander fest verkeilen. Sie werden flacher und füllen sich mit einem wasserundurchlässigen Protein, dem Keratin. Tote Zellen werden ständig als Hornschüppchen abgestoßen und durch neue Zellen ersetzt.

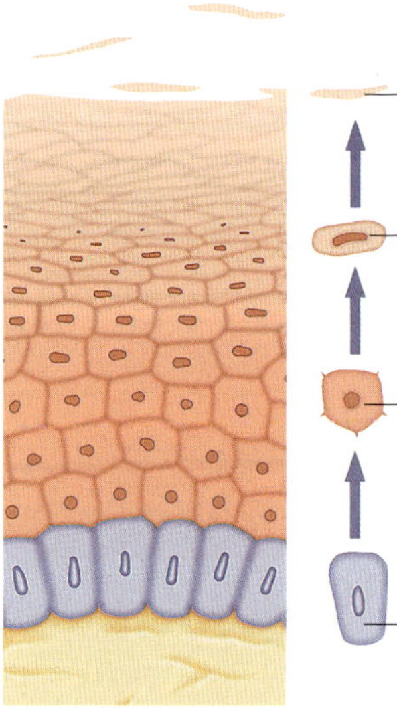

SCHICHTEN DER EPIDERMIS
Auf dem Weg der Zellen von der Basalschicht zur Oberfläche entstehen in der Epidermis vier Schichten (fünf in Zonen großer Reibung, z. B. Handflächen und Fußsohlen). Dabei füllt sich jede Zelle mit Keratin.

STRUKTUR DER HAUT

Ein Hautstück von der Größe eines Fingernagels enthält 5 Millionen mikroskopisch kleiner Zellen, unterteilt in mindestens ein Dutzend Hauptarten, 100 Schweißdrüsen mit ihren Poren, 1000 Tastsensoren, mehr als 100 Haare mit ihren Talgdrüsen, bis zu 1 m kleinste Blutgefäße und ca. 0,5 m Nervenfasern.

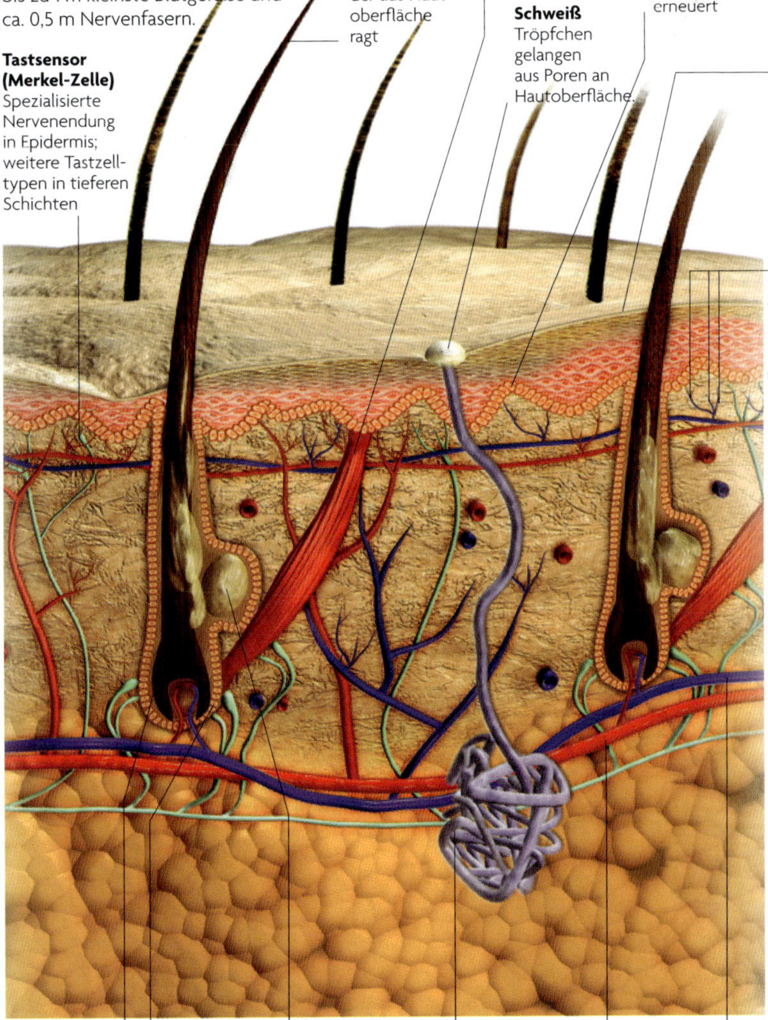

WUNDHEILUNG

Ist die Hautoberfläche verletzt, stimulieren die frei werdenden Stoffe aus zerstörten Stellen den Reparaturprozess. Thrombozyten im Blut und das Gerinnungseiweiß Fibrinogen bilden zusammen ein Fasernetz, an dem rote Blutkörperchen kleben bleiben; ein Gerinnsel bildet sich. Gewebsbildende Fibroblasten sammeln sich an der Wunde ebenso wie neutrophile Granulozyten, die Zelltrümmer, Schmutz und Keime aufnehmen. Das Gerinnsel verhärtet sich zu Schorf, während darunter neues Gewebe entsteht.

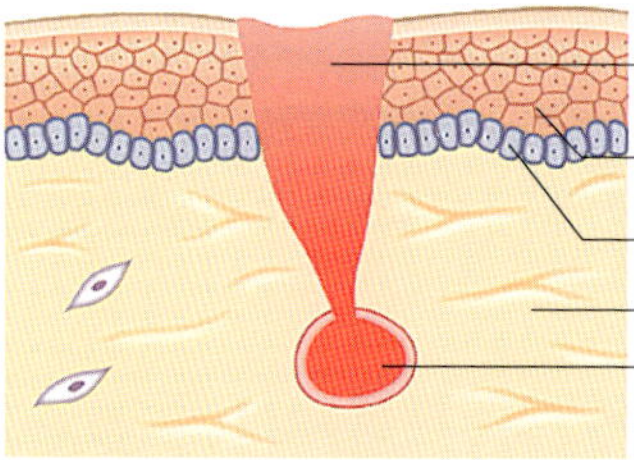

1 WUNDE
Durch die Verletzung werden Stoffe freigesetzt, die Komponenten verschiedener Abwehr- und Reparaturzellen anziehen.

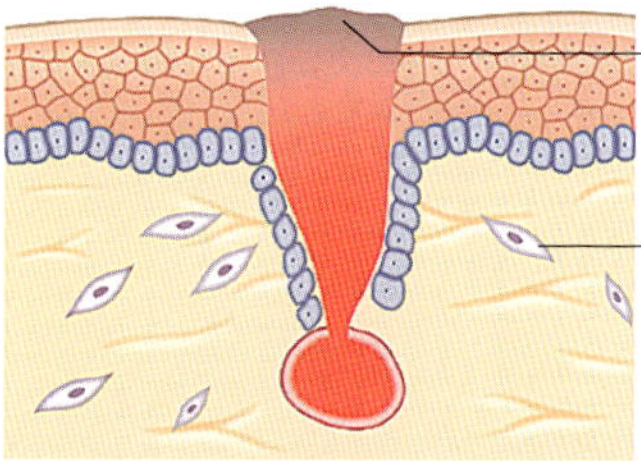

2 GERINNUNG
Blut sickert aus dem Gefäß und bildet ein Gerinnsel. Fibroblasten vermehren sich und wandern zum zerstörten Bereich.

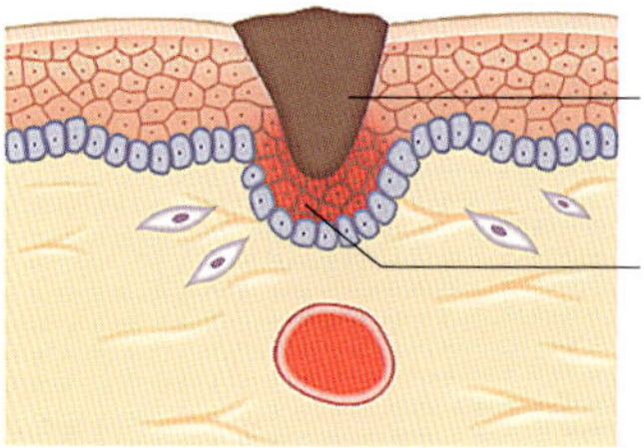

3 PFROPFEN
Fibroblasten bilden einen schrumpfenden Pfropf aus Fasergewebe. Narbengewebe »granuliert« von unten nach.

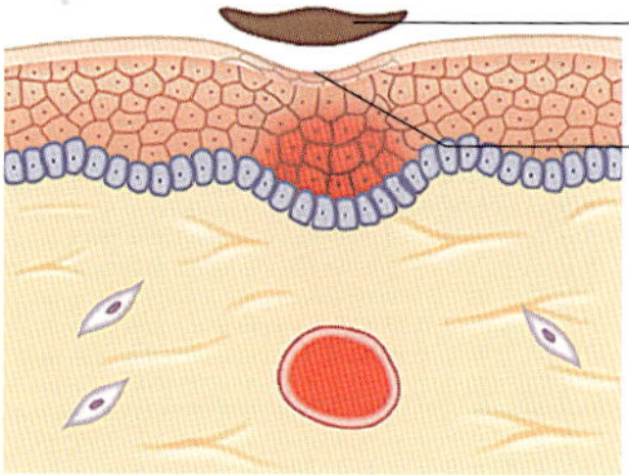

4 VERKRUSTUNG
Der Pfropf verhärtet sich und trocknet als Schorf ab. Es kann eine Narbe bleiben, die aber mit der Zeit blasser wird.

AUFBAU DES NAGELS

Finger- und Fußnägel sind harte Hornplatten aus Keratin. Das Wachstum findet unter dem Nagelwall im Nagelbett statt. Aus der sogenannten Matrix werden Keratinzellen an der Nagelwurzel gebildet, der gesamte Nagel wird kontinuierlich im Nagelbett nach vorne geschoben. Der Nagel wächst um durchschnittlich 0,5 mm pro Woche. Die Fingernägel wachsen schneller als die Fußnägel.

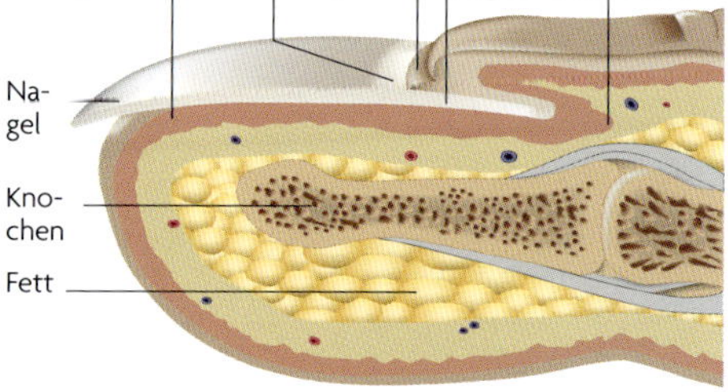

LÄNGSSCHNITT DURCH NAGEL UND FINGER

HAARWACHSTUM

Haare bestehen aus toten, abgeflachten, keratingefüllten Zellen. Die Haarwurzel ist in der Haarpapille verankert. Das Haar wächst von der Wurzel aus, dort bilden sich neue Zellen. Verschiedene Haartypen wachsen unterschiedlich schnell, das Kopfhaar um ca. 0,3 mm täglich. Nach drei bis vier Jahren macht der Haarfollikel eine Ruhepause, in der sich das Haar von der Papille abhebt. Drei bis sechs Monate später wird der Follikel wieder aktiv und produziert ein neues Haar.

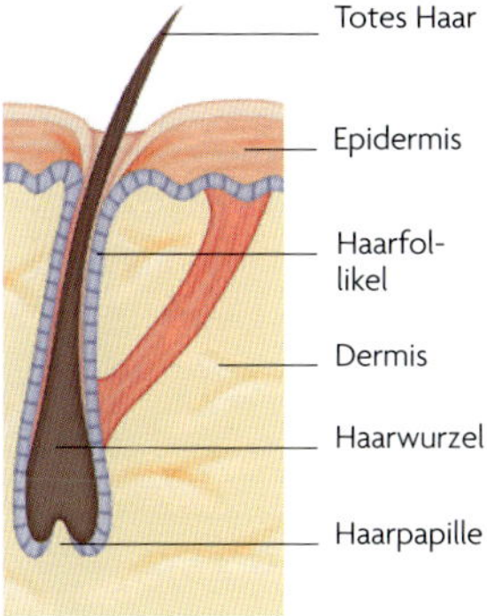

RUHEPHASE
Haar wächst bis zu seiner maximalen Länge. Dann wird Follikel inaktiv, Haar stirbt ab.

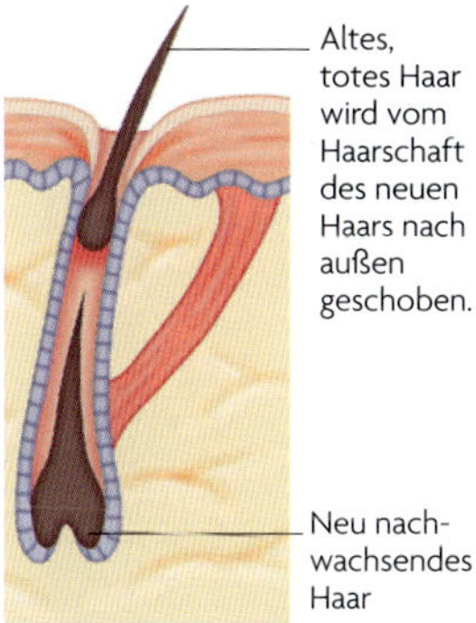

WACHSTUMSPHASE
Neues Haar sprießt am Follikelgrund. Mit seinem Wachstum fällt totes Haar aus.

TEMPERATURREGULIERUNG

Die Haut unterstützt die Aufrechterhaltung einer konstanten Körpertemperatur. Wird der Körper zu heiß, weiten sich die Blutgefäße der Dermis (Vasodilatation); durch bessere Durchblutung kann mehr Wärme an die Oberfläche abgegeben werden. Schweiß tropft aus den Schweißdrüsen, der durch Verdunstung Körperwärme abzieht. Ist der Körper zu kalt, verengen sich die peripheren Blutgefäße (Vasokonstriktion), um den Wärmeverlust zu minimieren, Schwitzen wird reduziert und die kleinen Körperhaare werden aufgestellt, um eine isolierende Luftschicht zu schaffen.

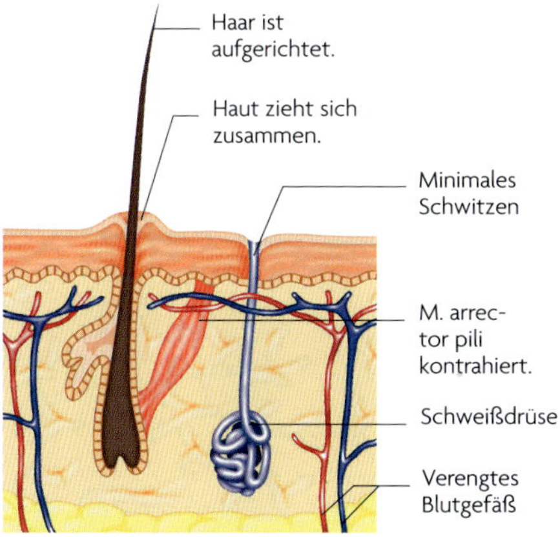

FRIEREN
Kleine aufgestellte Körperhärchen bilden Hauterhebungen. Periphere Blutgefäße sind eng gestellt, Aktivität der Schweißdrüsen ist auf Minimum reduziert.

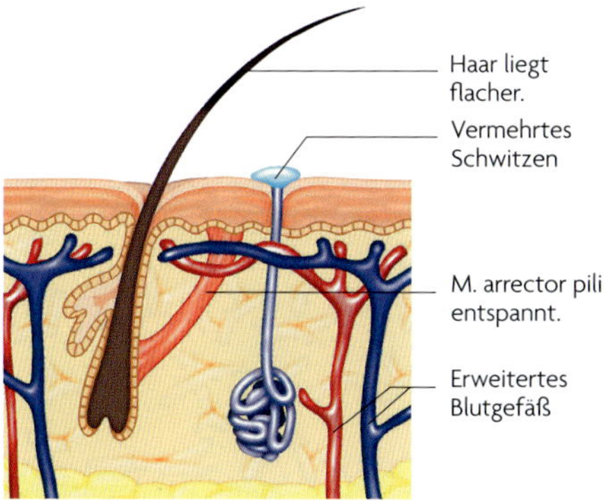

SCHWITZEN
Die kleinen Härchen liegen flacher. Die Blutgefäße der Haut sind zur besseren Durchblutung weit gestellt und die Schweißdrüsen sondern mehr Schweiß ab.

HAUT UND EPITHELGEWEBE

DIE HAUT SCHÜTZT DIE DARUNTER LIEGENDEN GEWEBE UND AUCH DEN TASTSINN. HAUT BESTEHT AUS SPEZIALISIERTEM EPITHELGEWEBE, DAS ALS HÜLLE UND AUSKLEIDUNG FÜR NAHEZU ALLE ORGANE UND STRUKTUREN IM KÖRPER ZU FINDEN IST.

HOCH ENTWICKELTER TASTSINN

Der Tastsinn befindet sich in der unteren der beiden Hautschichten, in der Dermis. Mikrosensoren – kleine Nervenzellenenden – agieren als Rezeptoren für physikalische Veränderungen, von der leichtesten Berührung bis zum kräftig schmerzhaften Druck. Durchschnittlich befinden sich in einem Hautstück von Fingernagelgröße ca. 1000 Rezeptoren. Die Haut an den Fingerspitzen enthält jedoch mehr als 3000 Rezeptoren, die leichteste Berührungen für präzises Tasten wahrnehmen. Rezeptorfasern sind auch um die Haarwurzeln in der Dermis gewickelt. Nahezu alle Rezeptortypen reagieren auf die Stimulationen.

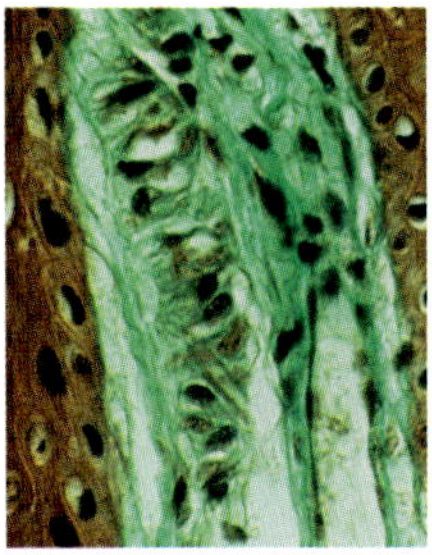

TASTKÖRPERCHEN
Diese Mikroskopansicht zeigt ein Meissner-Tastkörperchen (grün) in einer Fingerspitze. Es reagiert auf leichte Berührung.

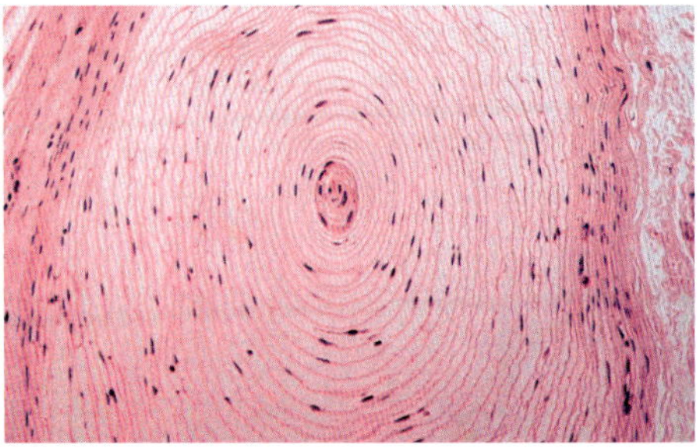

TIEFE DRUCKSENSOREN
Vater-Pacini-Körperchen haben eine lamellenartige Struktur und sind die größten Hautrezeptoren, in manchen Bereichen über einen Millimeter groß.

Oberflächliche Nervenendigungen Nervenfasern, die bis in Epidermis dringen, kommen an der gesamten Hautoberfläche vor.

Tastkörperchen Nervenendigungen in der Dermis, die als Sensoren direkt unter der Epidermis sitzen

Vater-Pacini-Lamellenkörperchen Vibrationsrezeptoren in unterer Dermis

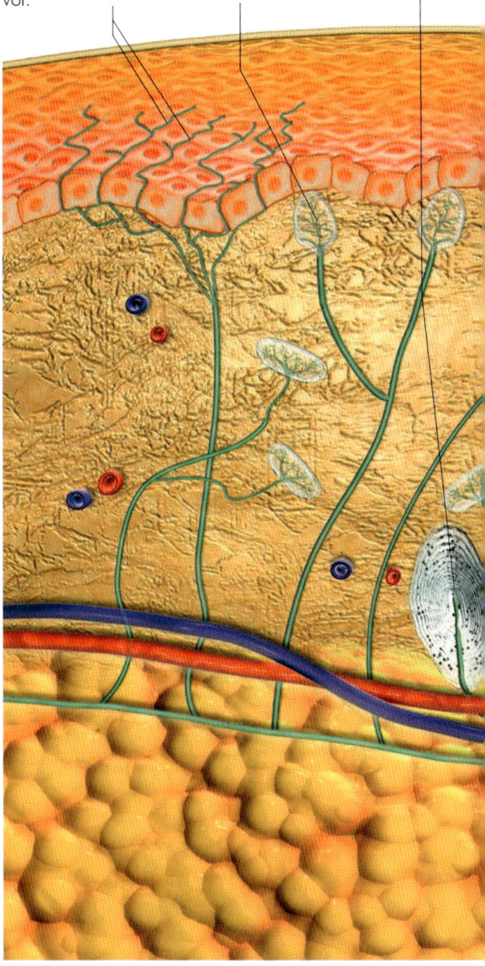

MIKROSENSOREN DER HAUT

Berührung, Druck, Expansion und Kontraktion durch Temperaturänderungen werden in den Rezeptoren registriert und erzeugen Nervenimpulse. Letztere pflanzen sich entlang der Nervenfaser des Rezeptors fort, die sich in der unteren Dermis mit anderen Fasern bündelt. Die meisten Rezeptoren feuern unregelmäßige, sporadische Signale ab, wenn sie nicht stimuliert werden, und steigern ihre Signalfrequenz, wenn die Haut berührt wird.

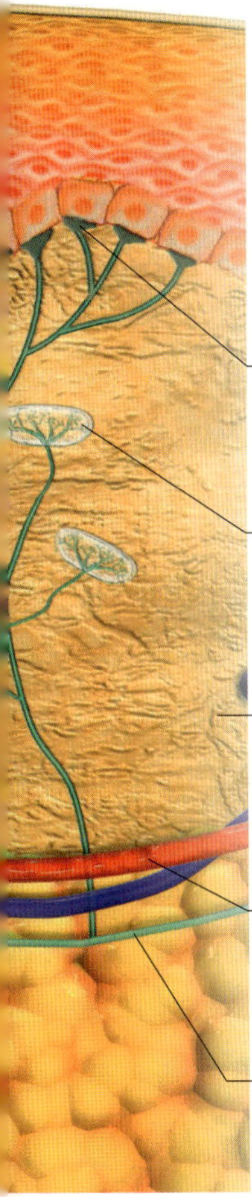

Epidermis
Sich ständig erneuernde, verhornende Hautzellen, die sich in der Basalschicht vermehren

Merkel-Tastscheibe
Flächige Nervenendigungen, direkt am Übergang von Dermis zu Epidermis; reagieren auf Druck.

Ruffini-Körperchen
Nervenendkörperchen in der mittleren bis unteren Dermis; Drucksensoren

Dermis
Bestehend aus Kollagen, Elastin und anderen Bindegeweben; enthält die meisten Sensoren

Blutgefäß
Bringt Nährstoffe zu den Hautschichten und Rezeptoren

Nervenfaser
Die Nervenfasern der Rezeptoren bündeln sich und senden Signale an die Hauptnerven.

UNTERSCHIEDLICHE SENSOREN

Jeder Sensortyp befindet sich in dem für seine Funktion am besten geeigneten Bereich der Dermis. Die größten, die Vater-Pacini-Lamellenkörperchen, finden sich ganz unten in der Dermis; Sensoren, die leichte Berührungen registrieren, sind nahe bei oder auch in der Epidermis.

Freie Nervenendigungen
Sich verzweigende, marklose Sensoren für Temperatur, leichte Berührung, Druck und Schmerz befinden sich überall im Körper und in Bindegewebe jeden Typs.

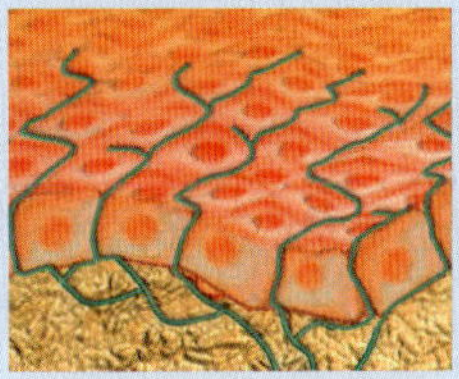

Meissner-Tastkörperchen
Eingekapselte Nervenendigungen in der Dermis, besonders in Handflächen, Fußsohlen, Lippen, Genitalien und Brustwarzen; reagieren auf leichten Druck.

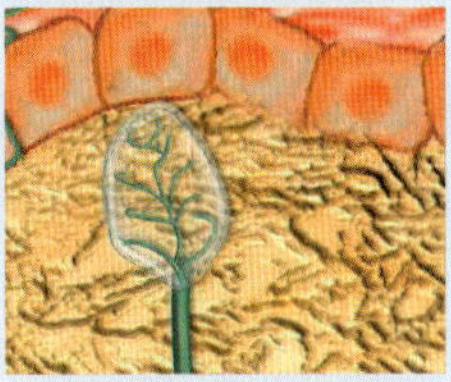

Merkel-Tastscheibe
Kapsellose Rezeptoren in oberer Dermis und unterer Epidermis, besonders in haarlosen Bereichen; reagieren auf leichte Berührung und Druck.

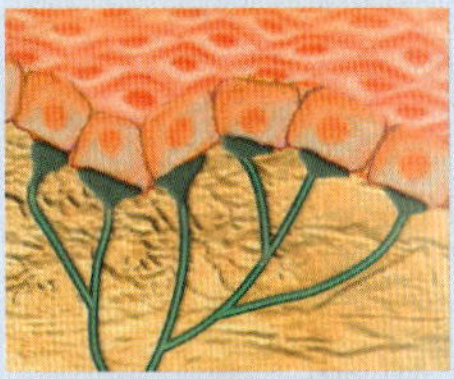

Ruffini-Körperchen
Eingekapselter Rezeptor in der Haut, der auf dauerhafte Berührung und Druck reagiert. Miteinander verbundene Kapseln registrieren Rotationsbewegungen.

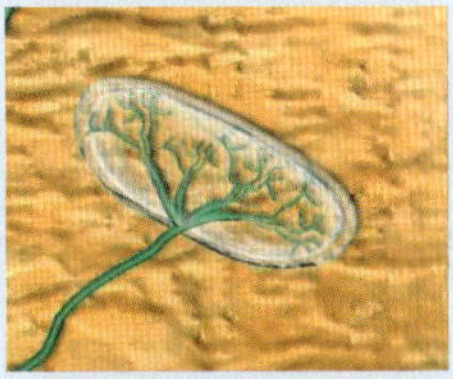

Vater-Pacini-Lamellenkörperchen
Großer, umhüllter Rezeptor tief in der Dermis, in der Blasenwand und nah an Muskeln und Gelenken; reagiert auf anhaltenden kräftigeren Druck.

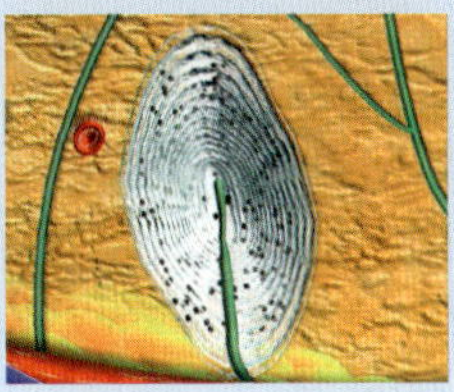

EPITHEL

Das Epithelgewebe ist ein wichtiges Strukturelement, das als Hülle und Auskleidung für andere Körpergewebe dient. Die verschiedenen Epithelgewebe lassen sich nach Form und Anordnung der Zellen einteilen (s. unten). Die meisten Epithelgewebe bilden Membranen, die auf Schutz, Absorption oder Sekretion spezialisiert sind und keine Blutgefäße enthalten. Ihre Zellen sind auf der sogenannten Basalmembran verankert und durch sie stabilisiert. Im Schleimhautepithel befinden sich noch andere Zelltypen, z. B. Becherzellen, die für eine ausreichende Schleimabsonderung sorgen.

MEHRREIHIGES EPITHEL

Dieser Typ des Zylinderepithels besteht scheinbar aus mehreren Schichten, aber es sind alle Epithelzellen mit der Basalmembran verbunden, sie sind nur unterschiedlich in Höhe und Form und erreichen nicht alle die Oberfläche. Die unterschiedliche Höhe der Reihen lässt den Schichteffekt entstehen. Höhere Zellen können schleimproduzierende Becherzellen oder spezialisierte Flimmerepithelzellen sein. Die Schleimhaut der Atemwege besteht z. B. aus einem solchen Epithel.

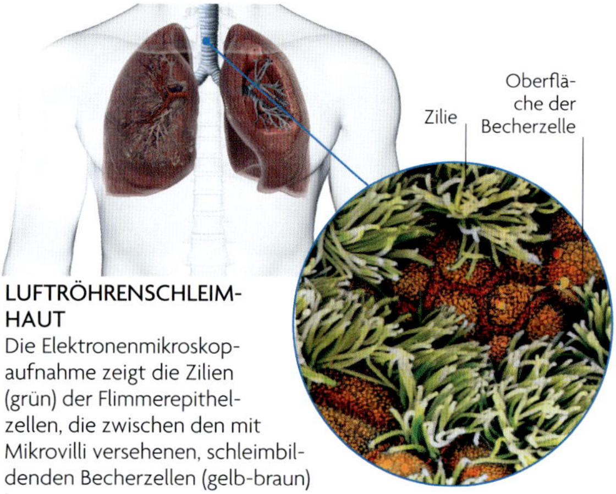

LUFTRÖHRENSCHLEIMHAUT
Die Elektronenmikroskopaufnahme zeigt die Zilien (grün) der Flimmerepithelzellen, die zwischen den mit Mikrovilli versehenen, schleimbildenden Becherzellen (gelb-braun) herausragen.

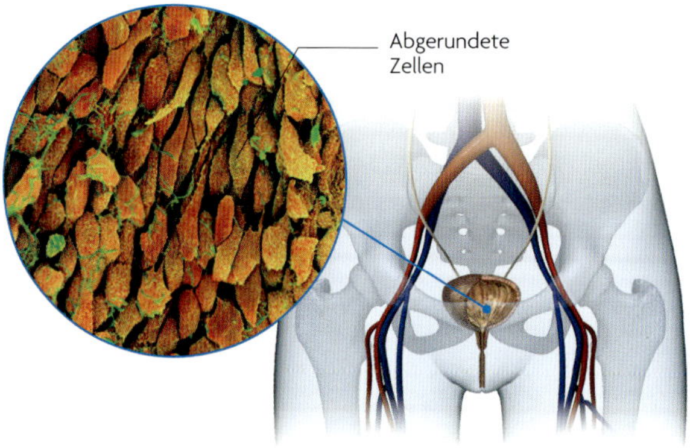

BLASENSCHLEIMHAUT
Diese Elektronenmikroskopansicht zeigt das sog. Übergangsepithel der Harnblase. Die Zellen sind weich und elastisch und können sich dem Grad der Blasenfüllung anpassen.

ÜBERGANGSEPITHEL

Dieses Epithelgewebe ist ein besonderes mehrschichtiges Epithel, das die Fähigkeit hat, sich zu dehnen, ohne zu reißen. Die Basalschicht besteht meist aus Zylinderzellen, die in den oberen Schichten abgerundet sind. Dehnen sich diese Schichten, werden die Zellen plattenähnlich. Das Übergangsepithel ist im Urinaltrakt häufig anzutreffen, wo es Bereiche der Niere, Harnleiter, Harnblase und Harnröhre auskleidet. Es muss dem Druck des abfließenden Harns standhalten und sondert Schleim ab, um sich vor dem säurehaltigen Harn zu schützen.

EIN- UND MEHRSCHICHTIGES EPITHEL

Einschichtiges Epithel besteht aus nur einer einzigen Zellschicht. Dieser Gewebetyp ist oft dort anzutreffen, wo Substanzen passieren müssen; eine einzige Schicht bietet nur minimalen Widerstand, wie beispielsweise beim Gasaustausch in den Alveolen der Lunge. Ein mehrschichtiges Epithel hat zwei oder mehr Zellschichten übereinander und schützt besser. Es gibt Epithelgewebe mit mehr als fünf Schichten, zwei- bis dreischichtiges ist jedoch die Regel. Die Zellen in den Schichten können unterschiedliche Formen haben.

HORNHAUTEPITHEL

Das Hornhautepithel ist transparent und hat ca. fünf Schichten. Lichtstrahlen können ins Augeninnere gelangen.

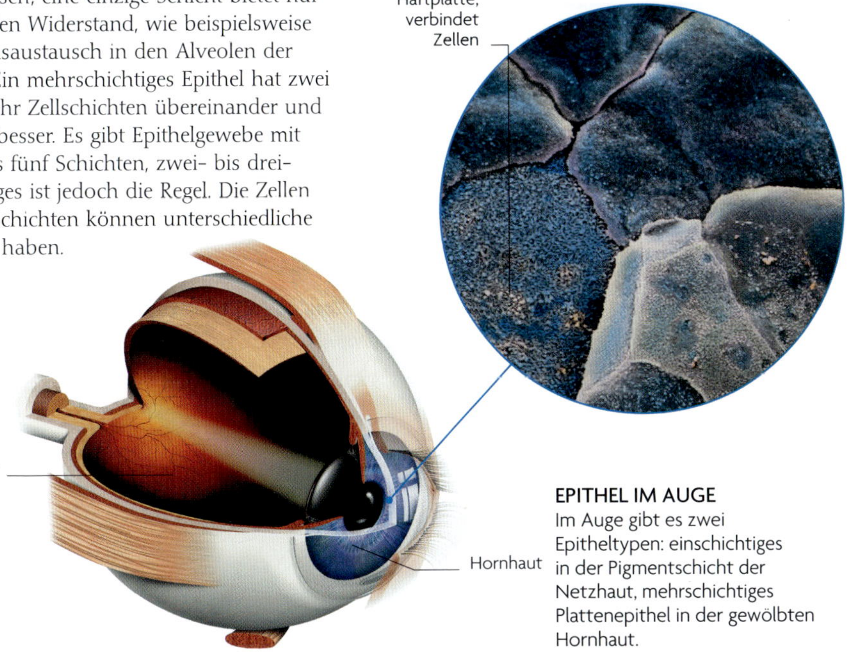

EPITHEL IM AUGE

Im Auge gibt es zwei Epitheltypen: einschichtiges in der Pigmentschicht der Netzhaut, mehrschichtiges Plattenepithel in der gewölbten Hornhaut.

VERSCHIEDENE EPITHELZELLEN

Die Zellen eines Epithels werden nach ihrer Form eingeteilt. Die meisten Epithelgewebe sind aufgrund ihrer Lage im Körper oft Reibung, Kompression und ähnlichen physikalischen Belastungen ausgesetzt. Deshalb teilen und erneuern sie sich sehr schnell.

Plattenepithel
Plattenähnliche, flache Zellen, breiter als hoch, pflastersteinähnlich aneinandergereiht, mit abgeflachten Zellkernen.

Merkmal: Die Zellen erlauben eine selektive Diffusion und bestimmte Substanzen können die dünne Schicht passieren.

Kubisches Epithel
Würfelähnliche Zellen, hexagonal oder polygonal; der Zellkern befindet sich in der Mitte der Zelle.

Merkmal: Absorbierte Substanzen können im Zytoplasma des kubischen Epithels verändert werden, bevor sie das Epithel wieder verlassen.

Zylinderepithel
Hohe, schlanke Zellen, oft kantig, rechteckig oder polygonal; große ovale Zellkerne im unteren Bereich der Zelle.

Merkmal: Die Zellen schützen und trennen andere Gewebe; sie können mit Zilien oder mit Mikrovilli versehen sein.

Drüsenepithel
Auf Sekretion spezialisierte kubische oder Zylinderepithelzellen mit Granuli oder Vakuolen.

Merkmal: Schichten dieser Zellen können gefaltet sein, Taschen oder Kanäle bilden, wie z. B. in Schweißdrüsen.

SCHUTZFUNKTIONEN VON HAUT UND HAAR

Die Haut ist die erste Abwehr des Körpers gegen potenzielle Gefahren, sie ist flexibel und gepolstert und deshalb gut dafür geeignet. Die Hornzellen der Epidermis, die die äußerste Hautschicht bilden, sind fest miteinander verbunden, dennoch bleibt die Haut geschmeidig. Die Zellen sind fast vollständig mit dem robusten Protein Keratin gefüllt, das dem Angriff vielerlei chemischer Stoffe standhält. Der ausgeschiedene natürliche Talg aus den Millionen von Talgdrüsen, jede an einem Haarfollikel, ist leicht ölig und verteilt sich leicht bei normaler Körpertemperatur. Er macht die Haut wasserabweisend, hemmt das Wachstum bestimmter Mikroorganismen und verhindert, dass die Haare zu spröde werden.

KOPFHAAR

Das Haar hält Regenwasser von der Kopfhaut ab, absorbiert einen Teil der Energie aus Stößen und Schlägen und schützt den Kopf vor extremen Temperaturen.

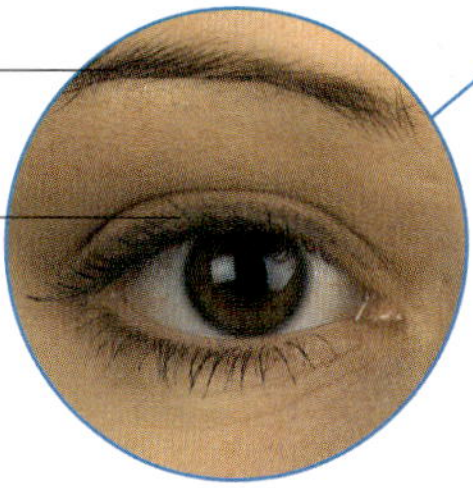

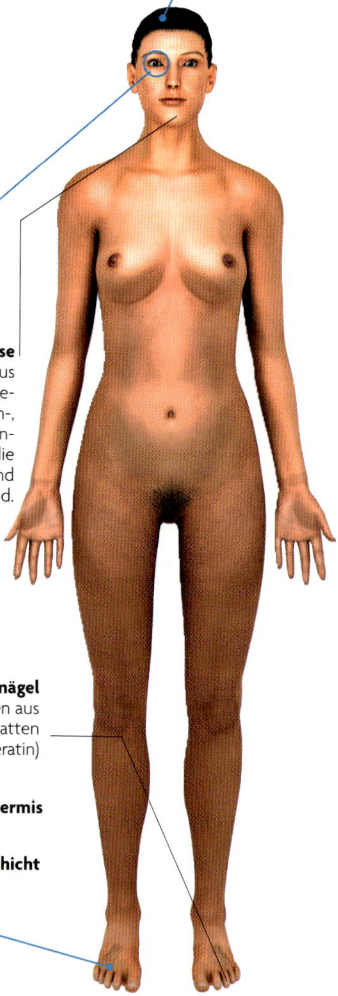

BRAUEN UND WIMPERN

Der Bogen aus relativ festen Brauenhaaren hilft, Schweiß- oder Regentropfen von der Stirn so umzulenken, dass sie nicht in die Augen geraten. Die Wimpern verursachen beim Lidschlag Luftverwirbelungen, die Staubpartikel von der Augenoberfläche fernhalten.

DICKE HORNSCHICHT

Hautbereiche, die regelmäßigem Druck ausgesetzt sind, reagieren zu ihrem Schutz mit einer Verdickung der Epidermis. Sie bildet eine dicke Hornschicht aus, wie die Vergrößerung zeigt.

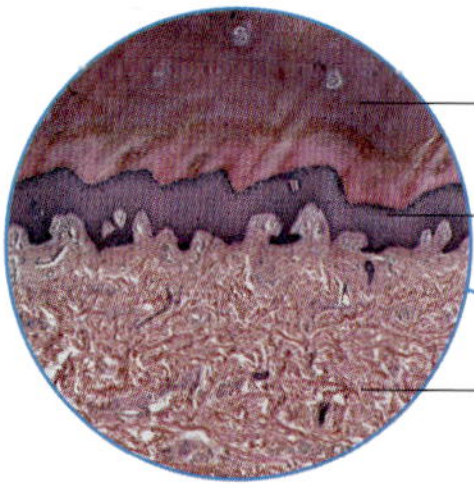

UV-STRAHLUNGSSCHUTZ

Sonnenstrahlen bestehen aus einem Spektrum unterschiedlicher Wellenlängen, einschließlich Infrarot- und ultravioletter (UV-) Strahlen. Sowohl UV-A- als auch UV-B-Strahlung ist für das menschliche Auge unsichtbar. Besonders Letztere steht in Verbindung mit Hautkrebs. Die Haut schützt sich durch das Pigment Melanin, das sie dunkler macht und einen Schutzschild für die Zellen in der Basalschicht der Epidermis darstellt.

MELANINPRODUKTION

Melanozyten sind melaninproduzierende Zellen in der unteren Epidermis. Sie geben Päckchen mit Melaninkörnchen an die umliegenden Zellen ab.

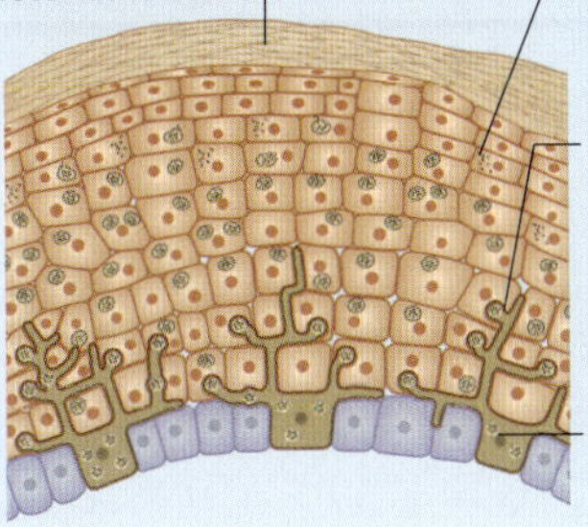

PIGMENTIERUNG DER HAUT

Die Hautfarbe hängt von Typ und Anzahl zweier Hauptmelaninpigmente in der Epidermis, dem rötlichen Pheomelanin und dem braunschwarzen Eumelanin, und von der Verteilung ab. Jeder Melanozyt hat fingerähnliche Dendriten, die Kontakt mit umgebenden Zellen haben. Der Melanozyt produziert Pigmentkörnchen in membrangebundenen Organellen, den Melanosomen. Diese wandern die Dendriten entlang und werden in die Zellen abgegeben. Dunklere Haut hat größere Melanozyten mit mehr Melanosomen. Hellere Haut hat kleinere Melanozyten und gruppierte Melanosomen. UV-Strahlung stimuliert die Melanozyten, die Haut wird dunkel getönt.

FARBVARIATION

Dunklere Haut hat größere melaninproduzierende Zellen mit dichteren Melanosomen. Außerdem sind die Pigmentkörnchen gleichmäßig verteilt; bei hellerer Haut verbleiben sie meist in Gruppen.

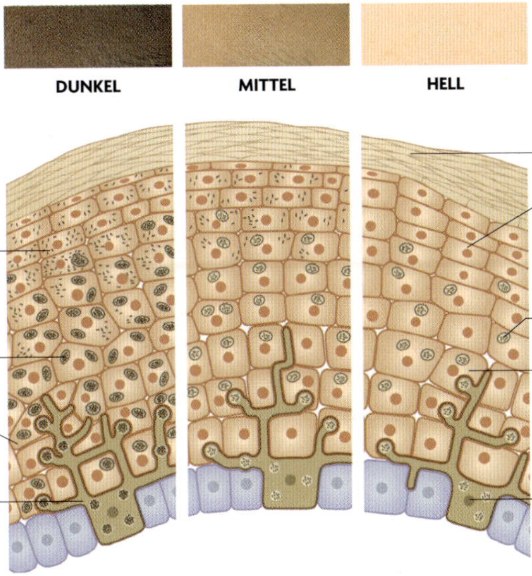

HAUTMALE UND UNREINHEITEN

ZUR HAUT GEHÖREN DIE SICH AM SCHNELLSTEN TEILENDEN ZELLEN DES GANZEN KÖRPERS. EINIGE ERKRANKUNGEN BERUHEN AUF STÖRUNGEN IM HAUTERNEUERUNGSPROZESS, DARUNTER MUTTERMALE. DIE HAUT IST ANFÄLLIG FÜR VERLETZUNGEN, ALLERGISCHE REAKTIONEN UND INFEKTIONEN.

AUSSCHLÄGE

Hautausschläge können örtlich begrenzt oder großflächig auftreten. Die eigentlichen Ursachen sind oft unklar. Die Symptome können sich auf die Lebensqualität auswirken, eine ständige Kontrolle durch präventive Selbsthilfemaßnahmen und Langzeitmedikation ist meist erforderlich. Psoriasis ist eine verbreitete Störung, bei der ein schuppiger Ausschlag dann und wann aufblüht. Episoden können durch Infektionen, Verletzung, Stress oder als Medikamentennebenwirkungen auftreten. Ekzem ist eine der häufigsten Hautstörungen, besonders bei Kleinkindern. Es wird oft mit Asthma und Heuschnupfen in Zusammenhang gebracht. Impetigo sind Hautbläschen, die durch bakterielle Infektionen nach Schnittverletzung, Herpesbläschen oder aufgekratztem, nässendem Ekzem entstehen. Vitiligo ist eine Autoimmunstörung, bei der Antikörper die pigmentproduzierenden Zellen angreifen.

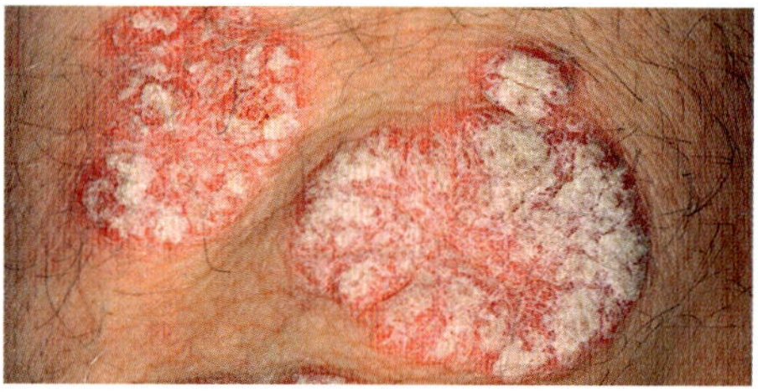

PSORIASIS
Es gibt verschiedene Formen der Psoriasis, hauptsächlich charakterisiert durch juckende Stellen roter, verdickter, schuppiger Haut. Übliche Stellen sind Knie, Ellbogen, unterer Rücken, Kopfhaut und Haut hinter den Ohren.

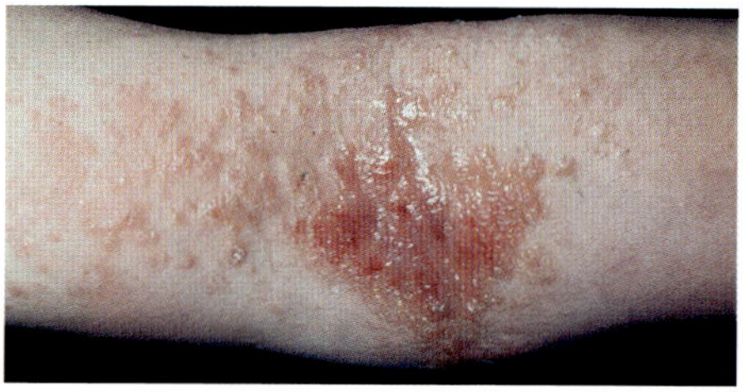

EKZEM
Ein typisches Ekzem ist rot, entzündet, juckt und bildet kleine flüssigkeitsgefüllte Bläschen mit Episoden trockener, schuppiger, aufgesprungener Haut. Tritt gewöhnlich an Händen, Handgelenken, Ellbogen und Knien auf.

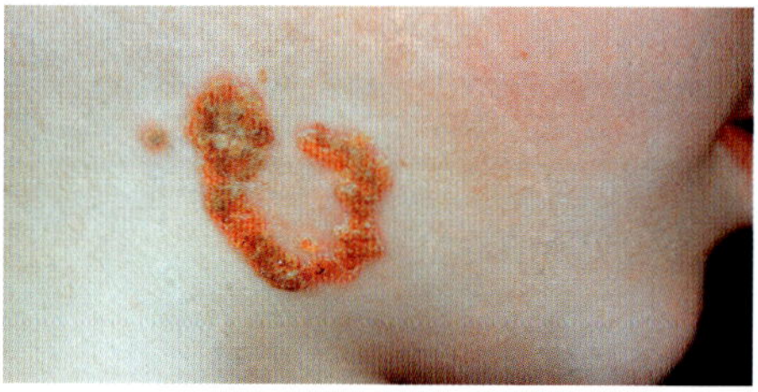

IMPETIGO
Diese bakterielle Infektion tritt gewöhnlich im Gesicht auf, meist um Nase und Mund. Haut rötet sich und entwickelt flüssigkeitsgefüllte Bläschen. Wenn sie platzen, beginnt Haut zu nässen, zu jucken und zu verkrusten.

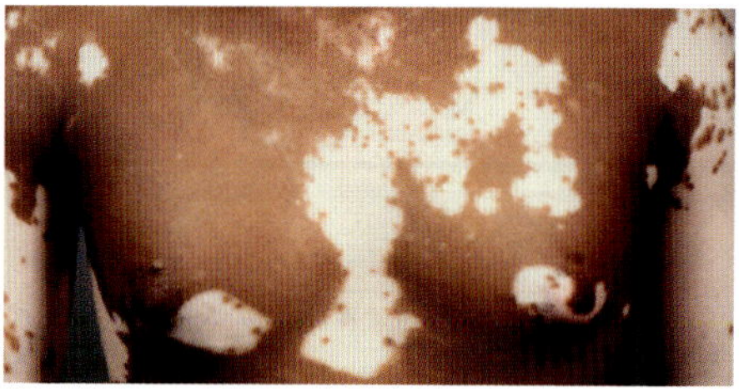

VITILIGO
Depigmentierte Hautstellen entwickeln sich über Monate oder Jahre, besonders im Gesicht und an den Händen. Die betroffenen Bereiche heben sich stark ab, bergen aber kein medizinisches Risiko.

AKNE

Gewöhnlicher Akne liegt eine übermäßige Talgproduktion zugrunde. Der Talg reagiert mit der Luft und bildet einen dunkel gefärbten Pfropf in der Pore (»Mitesser«) oder einen weißen Pfropf (»Milie«). Die Kombination aus eingeschlossenem Talg, abgestorbenen Zellen und bakterieller Infektion verursacht in diesem Bereich eine Entzündung, eine Pustel bildet sich. Akne ist aufgrund von Hormonschüben ein typisches Pubertätsproblem.

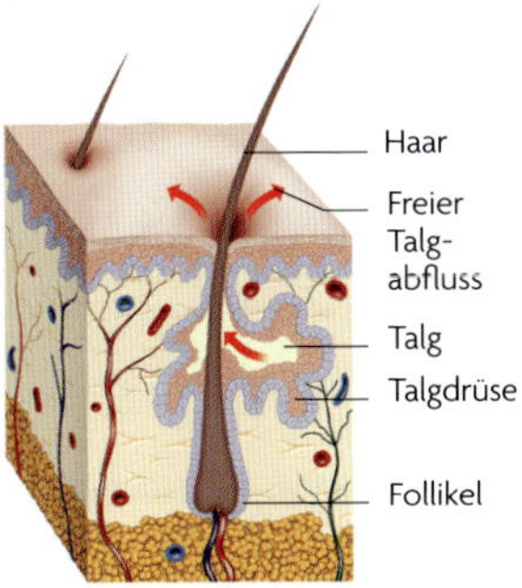

NORMALER HAARFOLLIKEL

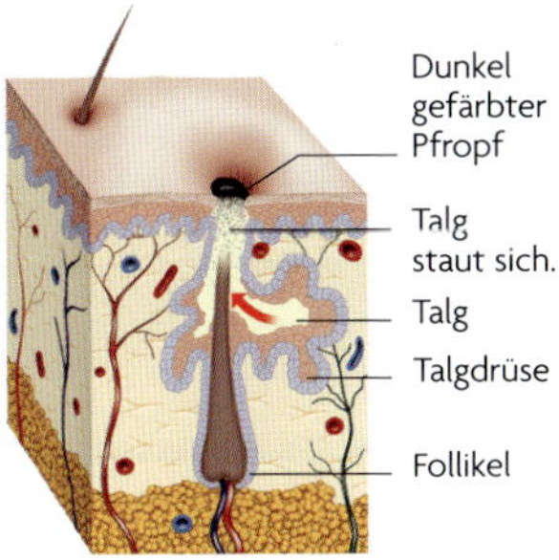

MITESSER

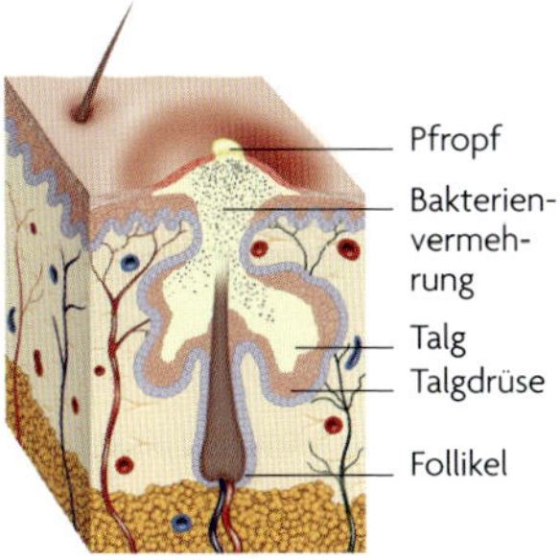

INFIZIERTER FOLLIKEL

MUTTERMAL

Ein Muttermal, auch Nävus genannt, ist eine lokale Anhäufung von stark melaninhaltigen Pigmentzellen der Haut (Melanozyten). Muttermale sind sehr verbreitet, die meisten Erwachsenen haben bis zu ihrem 30. Lebensjahr 10 bis 20 davon. Sie können fast an jeder Körperstelle in unterschiedlicher Größe auftreten, meist jedoch mit einem Durchmesser unter 1 cm. Sie sind selten bösartig; auffällige Veränderungen, Jucken oder Bluten sollten aber dem Arzt mitgeteilt werden.

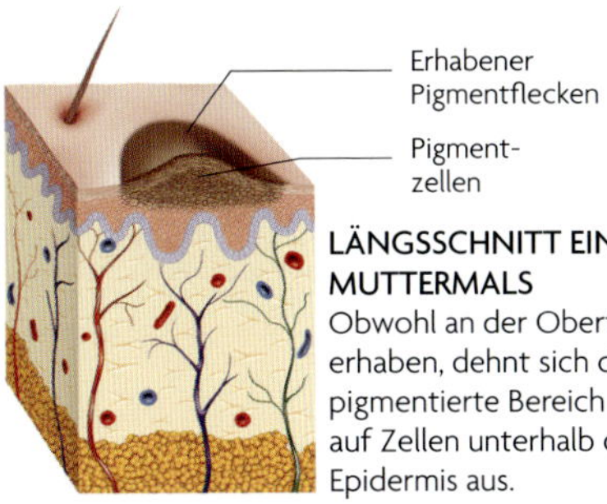

LÄNGSSCHNITT EINES MUTTERMALS
Obwohl an der Oberfläche erhaben, dehnt sich der pigmentierte Bereich nicht auf Zellen unterhalb der Epidermis aus.

HAUTZYSTE

Häufigste Form ist eine Talgzyste, die sich in einem Haarfollikel bildet. Sie enthält Talg und abgestorbene Zellen, die in einer sackartigen Kapsel eingeschlossen sind. Ihre Oberflächenerhebung ist meist weich, manche Zysten sind in der Mitte etwas heller oder dunkler. Übliche Stellen sind Kopfhaut, Gesicht, Rumpf und Genitalien, sie können jedoch an jeder Körperstelle auftreten. Eine Behandlung kann nötig sein, wenn sich die Zyste vergrößert, unansehnlich, schmerzhaft oder infiziert ist.

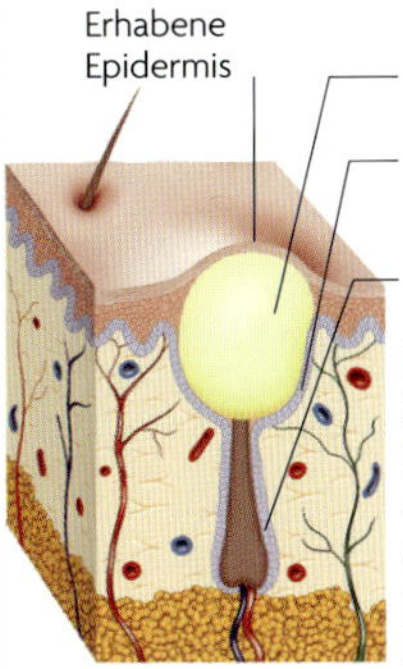

LÄNGSSCHNITT EINER ZYSTE
Die Epidermis ist dort, wo die Talgzyste knötchenartig aus der Dermis hervortritt, gedehnt und kuppelartig erhaben.

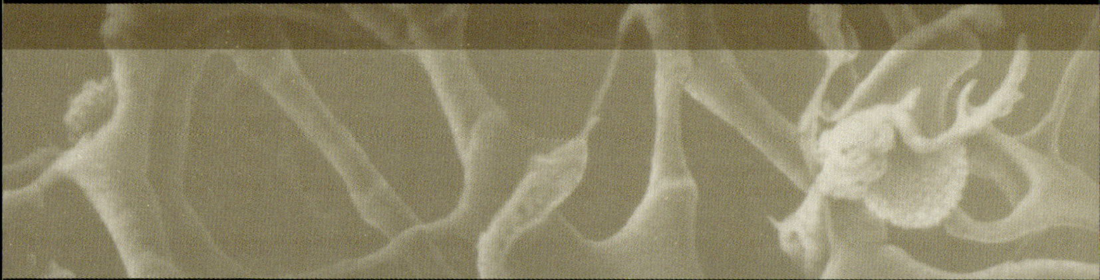

DER MENSCHLICHE KÖRPER WIRD NICHT NUR DURCH DIE HAUT, SONDERN AUCH DURCH SEIN LYMPH- UND IMMUNSYSTEM GESCHÜTZT. VERLETZUNGEN UND KEIME BEDROHEN DEN KÖRPER VON AUSSEN, ABER AUCH IM INNERN LAUERN GEFAHREN. AUSSER EVENTUELL EINGE-DRUNGENEN ERREGERN KÖNNEN AUCH EIGENE ZELLEN SCHADEN ANRICHTEN. DIE WICHTIGSTEN VERTEIDIGER DES IMMUNSYSTEMS SIND DIE WEISSEN BLUTKÖRPERCHEN, DIE ALS VERSORGUNGSNETZWERK NICHT NUR DIE BLUTBAHN, SONDERN AUCH DAS LYMPHATISCHE SYSTEM NUTZEN.

LYMPHE UND IMMUNSYSTEM

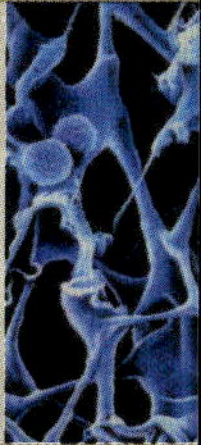

LYMPHE UND IMMUNSYSTEM

DAS IMMUNSYSTEM, ZU DEM AUCH DAS LYMPHSYSTEM GEHÖRT, IST DIE WICHTIGSTE WAFFE, MIT DER SICH DER KÖRPER GEGEN EINDRINGENDE MIKROORGANISMEN SCHÜTZEN KANN.

Das lymphatische System enthält Lymphe, die ihr Werk als interstitielle Flüssigkeit zwischen den Zellen beginnt. Sie sammelt sich in einem Netzwerk kleiner Lymphkapillaren, die sich zu größeren Gefäßen (Lymphdrüsen) zusammenschließen. Lymphknoten sind die Filter und Speicher des Systems in den Lymphgefäßen. Lymphathische Organe (wie Thymus, Milz) und Lymphgewebe (wie Mandeln, Peyer-Platten) vervollständigen das System, das viele spezialisierte weiße Blutkörperchen enthält, die den Körper vor Eindringlingen schützen.

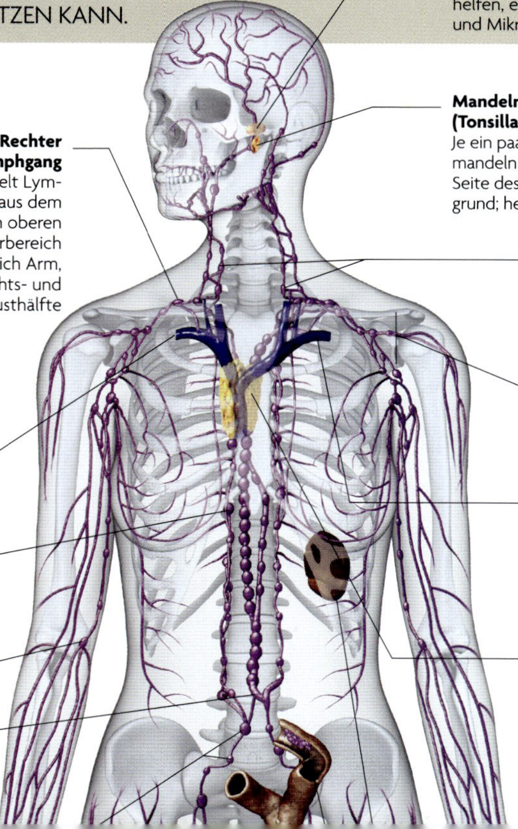

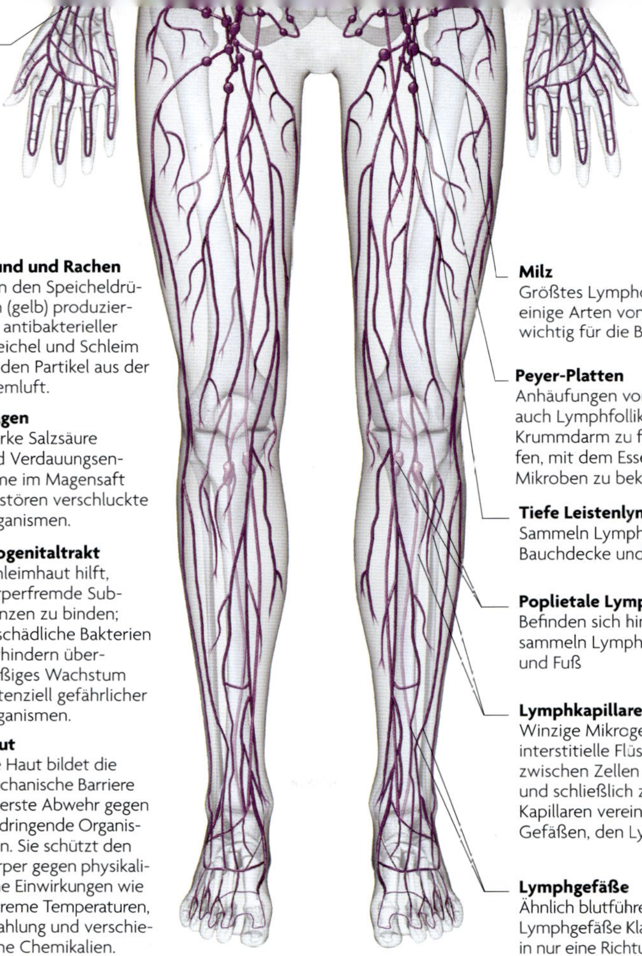

Bauchlymphknoten
Sammelt Lymphe aus Bauchorganen

ÄUSSERE SCHUTZSYSTEME

Viele Organe spielen eine Rolle für den Schutz des Körpers gegen eindringende Mikroben. Sie bilden eine Art äußeres Schutzsystem, dazu zählen Haut und Flimmerhärchen, Magensäure und nützliche Bakterien.

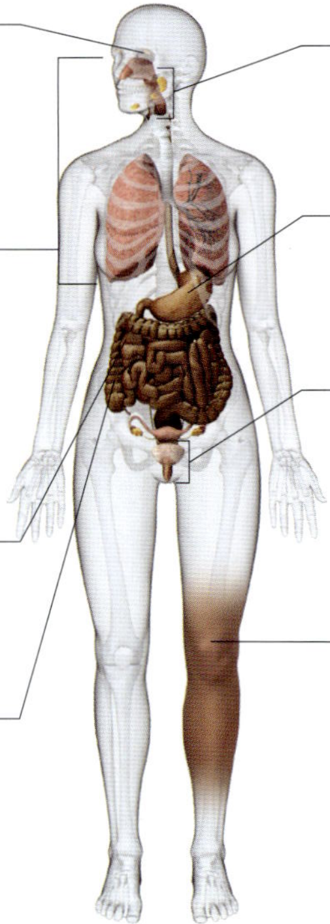

Tränendrüsen
Tränenflüssigkeit enthält das antibakterielle Enzym Lysozym, das mit jedem Blinzeln über den Augapfel gespült wird.

Atemtrakt
Nasenhaare binden Partikel aus der Luft; Schleim und Flimmerhärchen in Nase und Rachen binden und entfernen Staub, Mikroorganismen und Schmutzpartikel.

Dünndarm
Starke Verdauungsenzyme attackieren Mikroben, die den Aufenthalt im Magen überlebt haben.

Dickdarm
»Gute« Bakterien des Körpers bilden mit Mikroorganismen die Darmflora, deren chemisches Gleichgewicht schädliche Mikroben in Schach hält.

Mund und Rachen
Von den Speicheldrüsen (gelb) produzierter antibakterieller Speichel und Schleim binden Partikel aus der Atemluft.

Magen
Starke Salzsäure und Verdauungsenzyme im Magensaft zerstören verschluckte Organismen.

Urogenitaltrakt
Schleimhaut hilft, körperfremde Substanzen zu binden; unschädliche Bakterien verhindern übermäßiges Wachstum potenziell gefährlicher Organismen.

Haut
Die Haut bildet die mechanische Barriere als erste Abwehr gegen eindringende Organismen. Sie schützt den Körper gegen physikalische Einwirkungen wie extreme Temperaturen, Strahlung und verschiedene Chemikalien.

Milz
Größtes Lymphorgan, Speicher für einige Arten von Lymphozyten und wichtig für die Blutfilterung

Peyer-Platten
Anhäufungen von Lymphgewebe, auch Lymphfollikel genannt, die im Krummdarm zu finden sind und helfen, mit dem Essen aufgenommene Mikroben zu bekämpfen

Tiefe Leistenlymphknoten
Sammeln Lymphe aus Beinen, unterer Bauchdecke und äußeren Genitalien

Poplietale Lymphknoten
Befinden sich hinten an den Knien, sammeln Lymphe aus Unterschenkel und Fuß

Lymphkapillaren
Winzige Mikrogefäße, die die interstitielle Flüssigkeit sammeln, die zwischen Zellen und Geweben fließt und schließlich zur Lymphe wird. Die Kapillaren vereinigen sich zu größeren Gefäßen, den Lymphgefäßen.

Lymphgefäße
Ähnlich blutführender Venen haben Lymphgefäße Klappenventile, um Fluss in nur eine Richtung zu gewährleisten.

DAS IMMUNSYSTEM

DAS IMMUNSYSTEM VERSUCHT, DEN KÖRPER NACH DEM ERSTEN EINDRINGEN BESTIMMTER MIKROORGANISMEN DURCH DIE RASCHE REAKTION DER LYMPHOZYTEN, WO IMMER ES GEHT, GEGEN WEITERE ANGRIFFE IMMUN ZU MACHEN.

LYMPHKNOTEN

Lymphknoten produzieren und speichern Immunzellen, die den Körper vor Krankheiten schützen. Die Knoten sind einzeln und in Gruppen (s. S. 192) im ganzen Körper verstreut. Viele kleine Lymphgefäße bringen die Lymphe in die Knoten, wo sie gefiltert und gereinigt werden, und ein größeres führt sie heraus. Die Lymphgefäße haben Klappen, die den Fluss der Lymphe in eine Richtung sichern.

IM INNERN EINES LYMPHKNOTENS

Lymphknoten variieren im Durchmesser zwischen 1 und 25 mm, während einer Infektion können sie jedoch anschwellen. Das von einer Bindegewebskapsel umgebene Gewebe enthält Kanäle (Sinus), in denen Makrophagen treiben, die Mikroorganismen verschlingen.

Ankommendes Lymphgefäß
Eines der Gefäße, die Lymphe in den Knoten leiten

Kapsel
Starke Bindegewebsfasern, die den Knoten umschließen

Lymphfollikel
Lymphozyten vermehren sich, reifen zum Teil hier.

Sinus
In weitem Kanal fließt Lymphe langsam, damit Makrophagen Eindringlinge angreifen können.

Abgehendes Lymphgefäß
Gefilterte Lymphe wird von nur einem Gefäß abgeleitet.

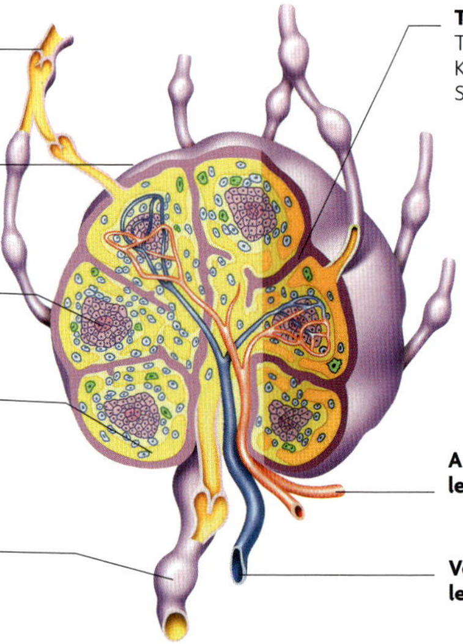

Trabekel
Teilt den Knoten in Segmente

Arterie
leitet Blut hinein.

Vene
leitet Blut aus.

LEUKOZYTEN

Viele Typen weißer Blutkörperchen werden unter dem Begriff Leukozyten zusammengefasst. Sie alle stammen aus dem Knochenmark. Einige reifen zu anderen Typen heran. Die größten weißen Blutkörperchen, die auch die größten Zellen im Blut darstellen, sind die Monozyten. Die Lymphozyten sind die »Chef-Immunzellen« und können sich entweder zu B- oder zu T-Lymphozyten entwickeln.

Monozyt
Mit großem nierenförmigem Zellkern; verschlingt Pathogene.

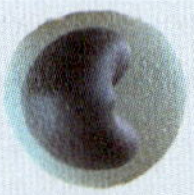

Lymphozyt
Beide (B- oder T-Lymphozyt) haben einen Zellkern, der die Zelle fast ausfüllt.

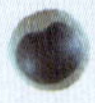

Neutrophiler Granulozyt
Granulozyt, viele Partikel, mit mehrlappigem Zellkern; verschlingt Pathogene.

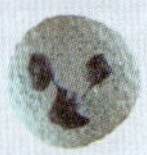

Basophiler Granulozyt
Mit gelapptem Zellkern; steht in Verbindung mit allergischen Reaktionen.

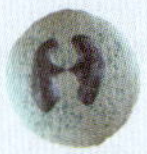

Eosinophiler Granulozyt
Wichtig bei Allergiereaktion; zerstört Antigen-Antikörper-Komplexe.

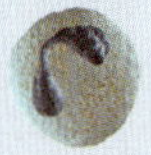

UNSPEZIFISCHE IMMUNABWEHR

Sie reagiert auf Zellschäden jeder Art – ob physikalisch, chemisch oder durch lebende Invasoren verursacht. Die erste unspezifische Abwehrreaktion ist die Entzündung (s. S. 198). Zerstörtes Gewebe setzt Stoffe frei, die weiße Blutkörperchen anziehen: Die Kapillarwände werden durchlässiger für die Passage von Leukozyten, abwehrenden Stoffen und Flüssigkeiten. Leukozyten umfließen, verschlingen und verdauen eingedrungene Pathogene. Das Blut kann gerinnen und eine Barriere bilden.

ENTZÜNDETES GEWEBE

Die vier allgemeinen Entzündungszeichen sind Rötung, Schwellung, Erwärmung und Schmerz. Sie treten nach jeder Art von Schädigung auf, um Schaden zu begrenzen und Reparatur- und Heilungsprozess einzuleiten.

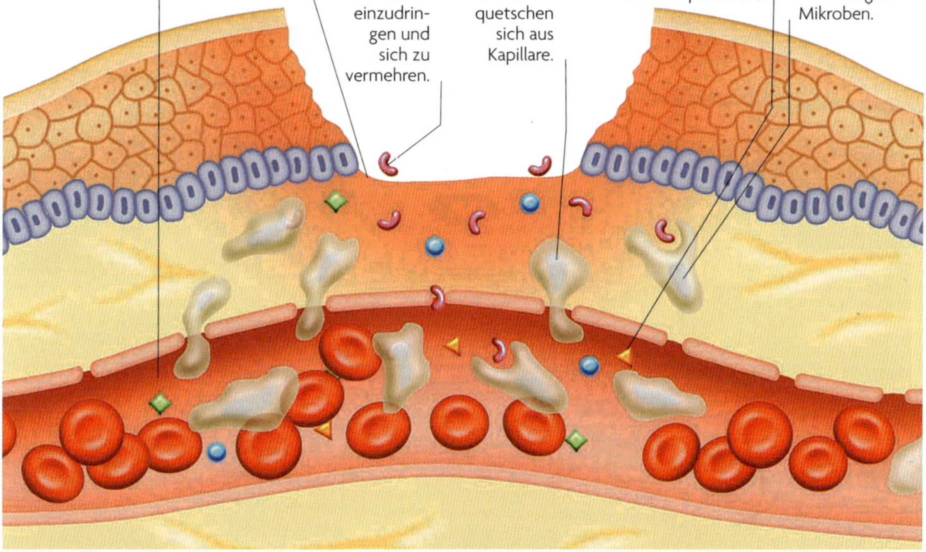

LOKALE INFEKTION

Dringen gefährliche Mikroben ins Körpergewebe ein, setzen sofort Immunabwehr und Entzündungsreaktion ein. Weiße Blutzellen und Invasoren, lebende und abgestorbene, sammeln sich mit Flüssigkeit, Toxinen und Zelltrümmern. Die Mischung nennt man Eiter, eine Eiteransammlung ist ein Abszess. Der Eiter drückt aufs umliegende Gewebe, was Beschwerden verursacht, vor allem, wenn die Umgebung nicht flexibel ist, z. B. bei einem Zahnabszess.

ZAHNABSZESS

Mikroben dringen durch ein Loch in Zahnschmelz und Zahnbein in die Pulpa und befallen die Wurzel, wo sich der Eiter ansammelt. Der Eiter drückt auf die Nerven in der Pulpa, Zahnschmerz entsteht.

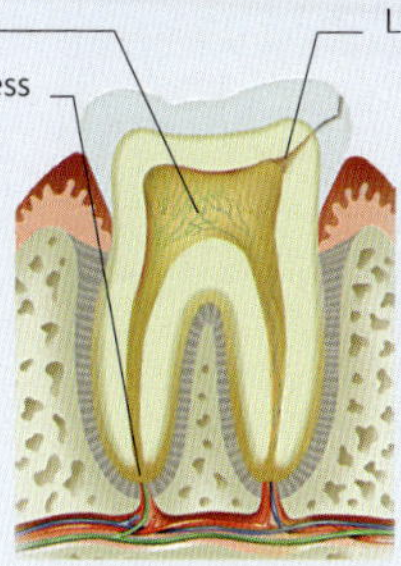

DAS IMMUNSYSTEM

Es gibt zwei Hauptarten der spezifischen Immunabwehr: die zellvermittelte und die antikörpervermittelte (humorale) Immunität. Beide sind von der Aktivität der B- oder T-Lymphozyten abhängig. B-Lymphozyten stellen Protein-Antikörper her, die gegen Antigene (körperfremde Proteine) wirken. T-Lymphozyten vermehren sich und attackieren pathogene Zellen.

ZELLVERMITTELTE IMMUNITÄT

Hat eine T-Zelle das Antigen erkannt, vermehrt sie sich sehr schnell, und zwar in Nachkommen verschiedener Typen: T-Helferzellen aktivieren sowohl B-Lymphozyten als auch Makrophagen, die Mikroben und Zelltrümmer verschlingen. Zytotoxische T-Killerzellen greifen die Mikroorganismen selbst an; T-Suppressorzellen unterdrücken die Immunreaktion anderer T- und B-Zellen und beenden somit die Immunreaktion.

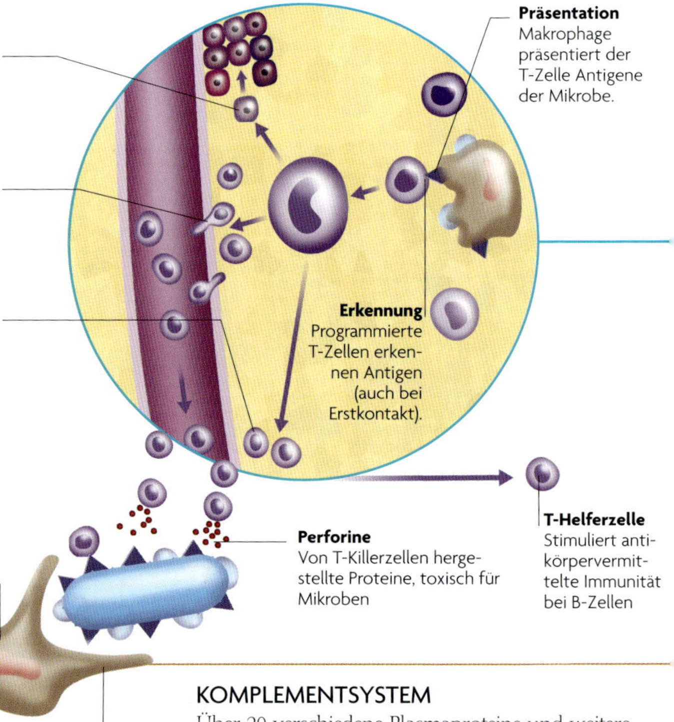

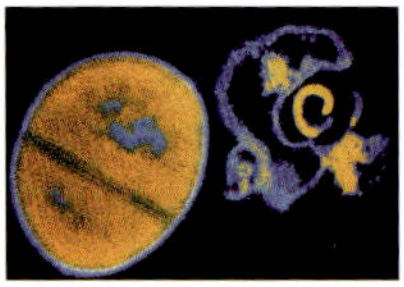

AUFGELÖSTES BAKTERIUM

Plasmaproteine verursachen Auflösung von Invasoren durch äußere Membranzerstörung (rechts im Bild).

KOMPLEMENTSYSTEM

Über 20 verschiedene Plasmaproteine und weitere im Blut zirkulierende Substanzen bilden das Komplementsystem, das eingedrungene Mikroorganismen bekämpft. Beginnt eine Komplementreaktion, wird eine »Kaskade« in Gang gesetzt, bei der ein Protein das nächste aktiviert usw. Das Komplementsystem hilft, Mikroben zu vernichten, und hält sie davon ab, körpereigene Zellen anzugreifen, fördert Aktivität weißer Blutkörperchen, weitet Blutgefäße und beseitigt Antigen-Antikörper-Komplexe.

ANTIKÖRPERVERMITTELTE IMMUNITÄT

B-Zellen produzieren Y- oder T-förmige Antikörper; jeder wirkt gegen einen bestimmten Mikroorganismus durch Andocken an die Antigene auf dessen Oberfläche. Die Anwesenheit von Antigenen löst Vermehrung der B-Zellen aus. Einige entwickeln sich zu Plasmazellen, Hauptproduktionsstätten der Antikörper. Außerdem werden Gedächtniszellen produziert, die das gleiche Antigen noch Jahre später wiedererkennen und Abwehr einleiten.

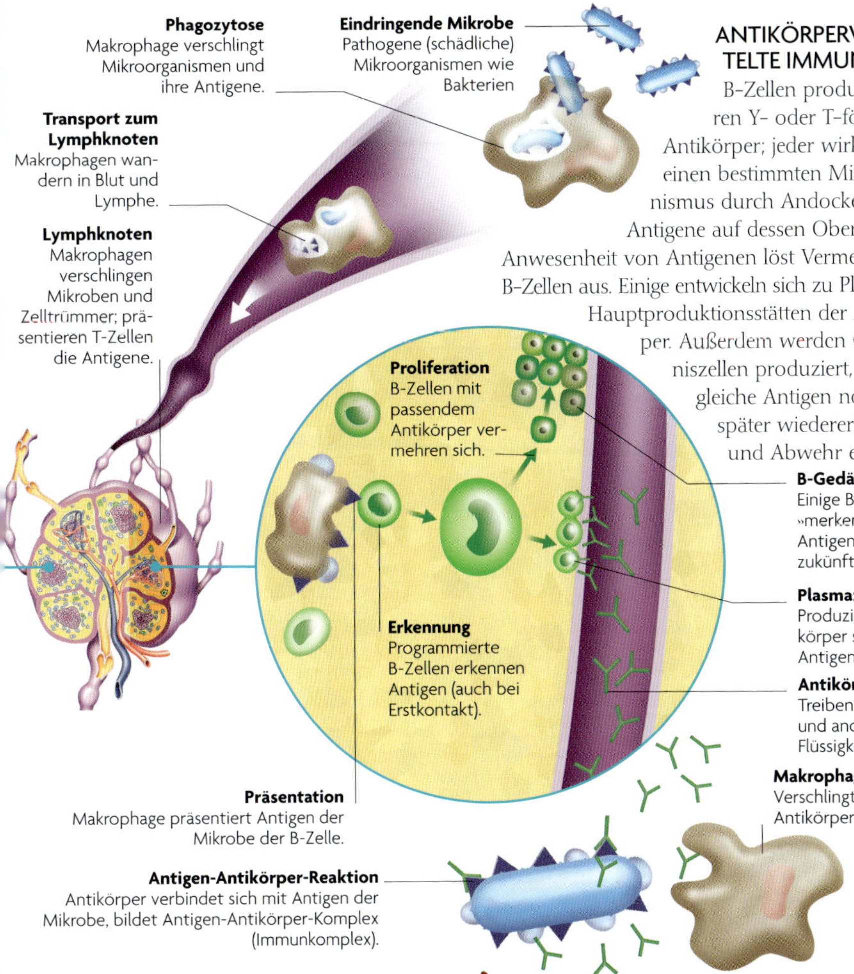

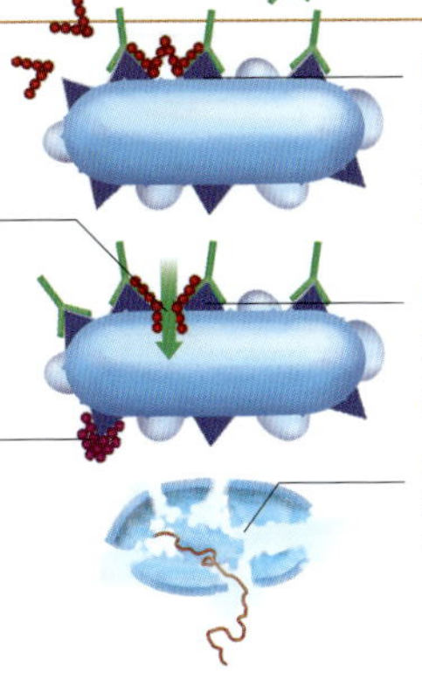

ENTZÜNDUNGSREAKTION

EINE ENTZÜNDUNG IST DIE ERSTE UNSPEZIFISCHE ABWEHRREAKTION DES KÖRPERS AUF JEDE ART VON VERLETZUNG ODER ANGRIFF, SEI ES DURCH INFIZIERENDE ORGANISMEN, SEI ES DURCH TOXINE, HITZE ODER STRAHLUNG.

Die Entzündungsreaktion ist eine unspezifische Reaktion, die festgelegte Phasen durchläuft, in denen Leukozyten und Abwehrstoffe aktiv sind. Die vier Kardinalzeichen einer Entzündung – Rötung, Schwellung, Erwärmung und Schmerz – zielen darauf ab, eindringendes Material anzugreifen, aufzuspalten und zu entfernen sowie eigene Zellschäden zu beseitigen und die Heilung einzuleiten.

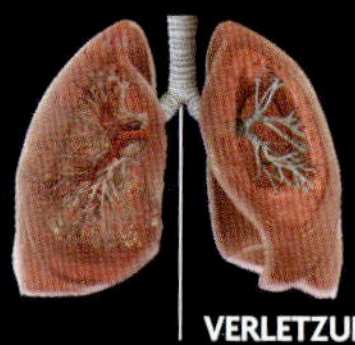

VERLETZUNGSORT Die Luftröhre (Trachea) – Hauptluftweg des Körpers

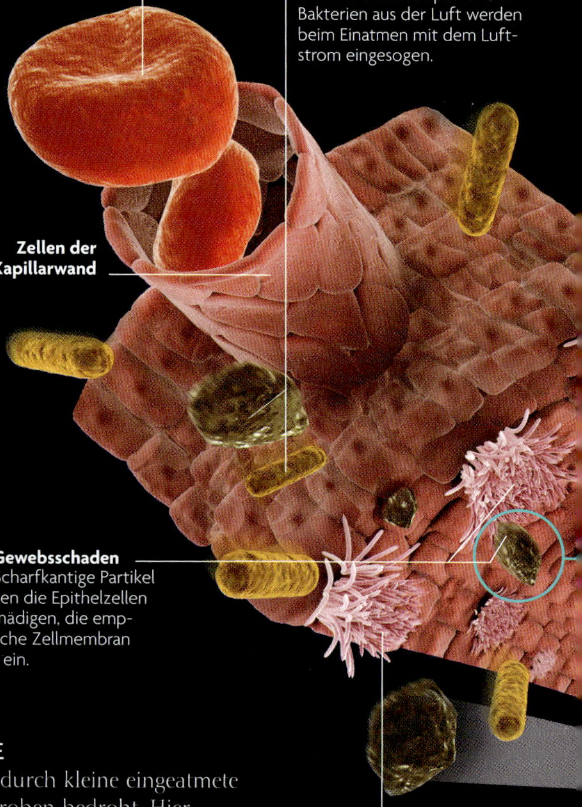

ENTZÜNDUNGSURSACHE

Der Atemtrakt wird ständig durch kleine eingeatmete Partikel und schädliche Mikroben bedroht. Hier initiiert die Schleimhaut der Luftröhre aufgrund von Staub und Bakterien eine Entzündungsreaktion. In der Realität tritt sie zusammen mit der spezifischen Immunabwehr (s. S. 196) auf, die auf einzelne körperfremde Substanzen abzielt.

ABWEHRZELLEN

Unterschiedliche Typen von weißen Blutkörperchen, einschließlich der neutrophilen Granulozyten und der Monozyten (s. S. 194), sind an einer Entzündung beteiligt. Monozyten verlassen die Blutgefäße unreif, entwickeln sich im Gewebe aber sehr schnell zu aktiven Zellen, den Makrophagen, die die neutrophilen Granulozyten ersetzen.

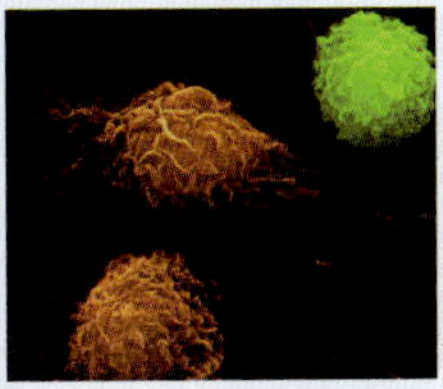

NEUTROPHILE GRANULOZYTEN
Obwohl sie klein sind, können sie einige Trümmer zerstörter Zellen und Bakterien verschlingen.

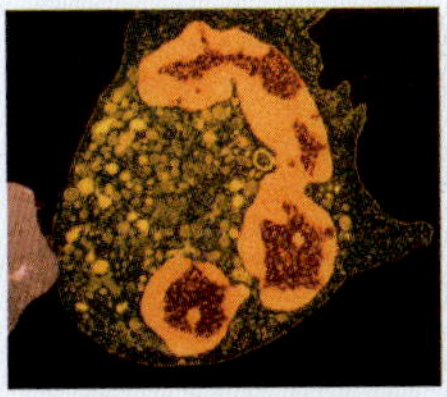

MAKROPHAGE
Ein einziger Makrophage, sogenannte »große Fresszelle«, kann bis zu 100 Bakterien verschlingen, bevor er stirbt.

2 Gewebsschaden Wird der Luftstrom geringer, schlagen Partikel in die Luftröhrenschleimhaut ein und werden vom schützenden Schleim der Becherzellen gebunden.

4 Erste Reaktion Botenstoffe wie Histamine und Kinine strömen aus beschädigten Zellen, insbesondere Mastzellen, die das Gewebe durchziehen.

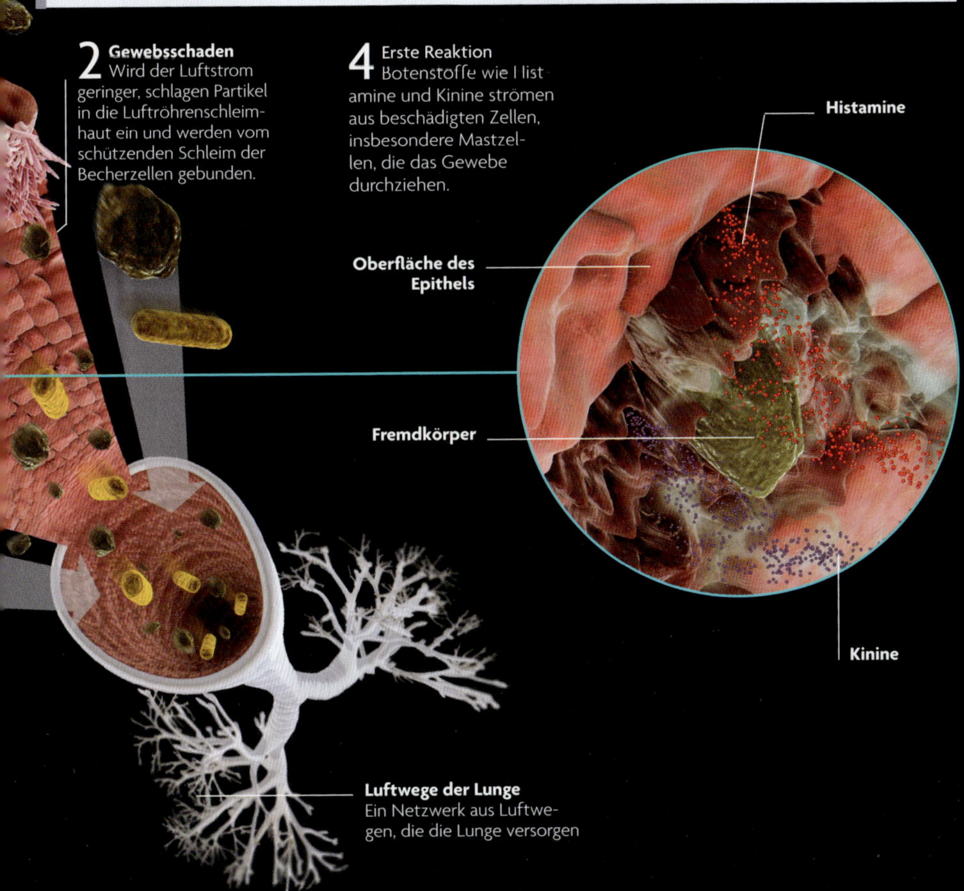

PHAGOZYTOSE

Verschiedene Typen weißer Blutkörperchen können kleinere Objekte wie Bakterien und Zelltrümmer aufnehmen und verdauen, den Prozess nennt man Phagozytose. Die Zelle nutzt ihre Fähigkeit, die Form zu verändern und sich zu bewegen. Sie gebraucht dazu die intrazellulären Komponenten (Mikrotubuli und Mikrofilamente, s. S. 26), die ihr flexibles, bewegliches inneres Gerüst bilden. Das Material wird im Allgemeinen innerhalb einer Sekunde aufgenommen und dann nach und nach von Enzymen und anderen Stoffen innerhalb der Zelle gespalten.

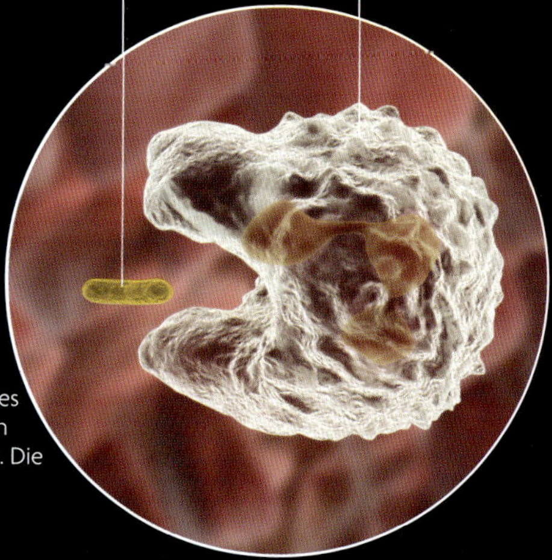

1 PHASE DER AUFNAHME
Der Granulozyt formt in Richtung des unerwünschten Objekts Pseudopodien (falsche Füße) aus – hier ein Bakterium. Die Pseudopodien schließen es ein.

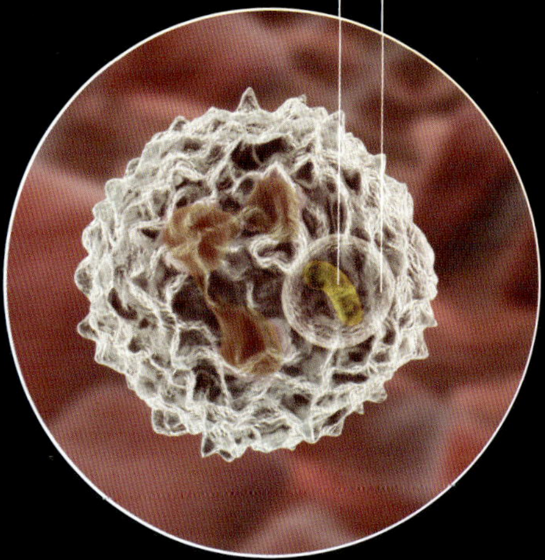

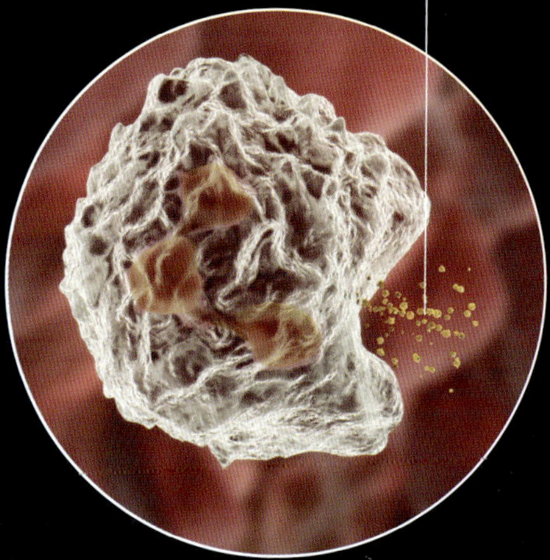

2 PHASE DER LYSE
Das Objekt ist in Phagozytosebläschen gefangen, in denen mithilfe von Enzymen (Lysosomen) die Lyse (Aufspaltung) stattfindet.

3 PHASE DER EXOZYTOSE
Harmlose Spaltprodukte werden über die Membran des Granulozyten in kleinen Exozytosebläschen in die extrazelluläre Flüssigkeit »ausgespien«.

1 Kapillaren weiten sich. Histamine stimulieren die Vasodilatation – die Weitung der Blutgefäße, insbesondere der Kapillaren. Die Zellen der Kapillarwand dehnen sich, sie werden dünner.

2 Flüssigkeit tritt aus. Die vermehrte Durchblutung verursacht Rötung und Erwärmung. Plasma (flüssige Komponente des Bluts, hier gelblich) tritt in Zellzwischenräume aus. Im Plasma befinden sich verschiedene Proteine wie Fibrinogen zur Bildung eines Blutgerinnsels, wenn die Haut verletzt ist.

3 Flüssigkeitsansammlung Plasma und aus den zerstörten Zellen ausgetretene Flüssigkeit sammeln sich in Gewebsspalten, eine Schwellung tritt auf, die auf Nervenenden drückt und Schmerz verursacht.

4 Neutrophile Granulozyten kommen an. Granulozyten pressen sich an Kapillarwände (Margination) an, quetschen sich zwischen Zellen der Kapillarwände hindurch (Diapedesis), verlassen Blut und gelangen ins Gewebe.

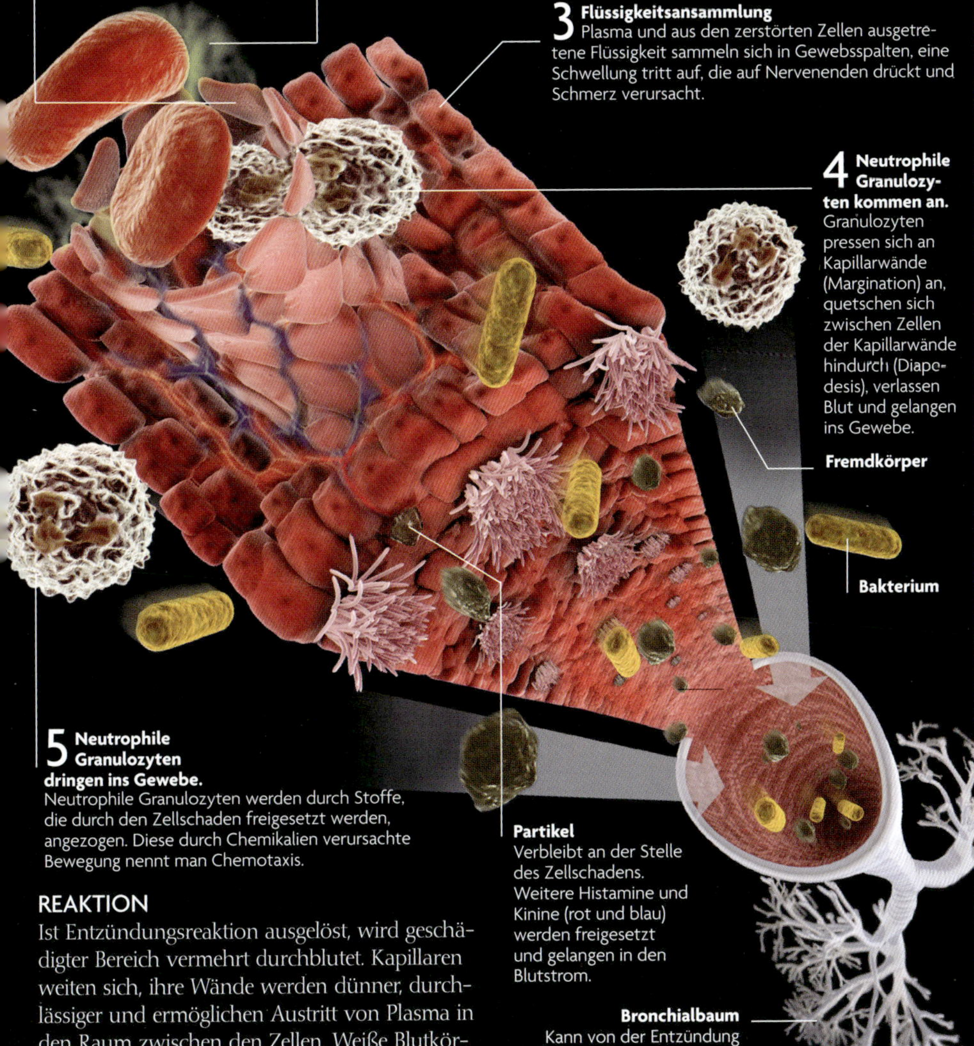

5 Neutrophile Granulozyten dringen ins Gewebe. Neutrophile Granulozyten werden durch Stoffe, die durch den Zellschaden freigesetzt werden, angezogen. Diese durch Chemikalien verursachte Bewegung nennt man Chemotaxis.

Partikel Verbleibt an der Stelle des Zellschadens. Weitere Histamine und Kinine (rot und blau) werden freigesetzt und gelangen in den Blutstrom.

Bronchialbaum Kann von der Entzündung betroffen sein, die Störung kann aber auch auf einen Bereich der Luftröhre begrenzt sein.

REAKTION

Ist Entzündungsreaktion ausgelöst, wird geschädigter Bereich vermehrt durchblutet. Kapillaren weiten sich, ihre Wände werden dünner, durchlässiger und ermöglichen Austritt von Plasma in den Raum zwischen den Zellen. Weiße Blutkörperchen, wie neutrophile Granulozyten, verlassen den Blutstrom und wandern ein, von freigesetzten Stoffen der zerstörten Zellen angezogen.

INFEKTIONSBEKÄMPFUNG

EINE INFEKTION ENTSTEHT, WENN MIKROORGANISMEN IN DEN KÖRPER GELANGEN, SICH VERMEHREN UND DIE ZELLFUNKTION ZUM ERLIEGEN BRINGEN. DIE INFEKTION KANN LOKAL AUFTRETEN, IN EINER WUNDE, ODER SYSTEMISCH, IN VIELEN KÖRPERPARTIEN.

VIREN

Viren sind die kleinsten Mikroben, Millionen von ihnen haben zusammen die Größe eines Stecknadelkopfs. Viele Viren können über lange Zeit inaktiv sein, Frost, Hitze und Chemikalien überleben und plötzlich aktiv werden, wenn sie die Gelegenheit haben, in eine lebende Zelle einzudringen. Viren sind Parasiten, sie bedürfen einer lebenden Wirtszelle, um sich vermehren zu können. Das typische Virus hat einen einfachen oder doppelten DNA- oder RNA-Strang (genetisches Material, Nukleinsäure), umgeben von einer Proteinhülle, dem Kapsid, manchmal hat es noch eine schützende Außenhülle.

LEBENSZYKLUS EINES VIRUS

Viren haben sehr wenig Gene (meist 100–300). Sie können keine Nährstoffe verarbeiten. Um sich selbst zu reproduzieren, wandert ein Virus in eine Wirtszelle und übernimmt deren Maschinerie. Die Wirtszelle stirbt oder funktioniert abnorm.

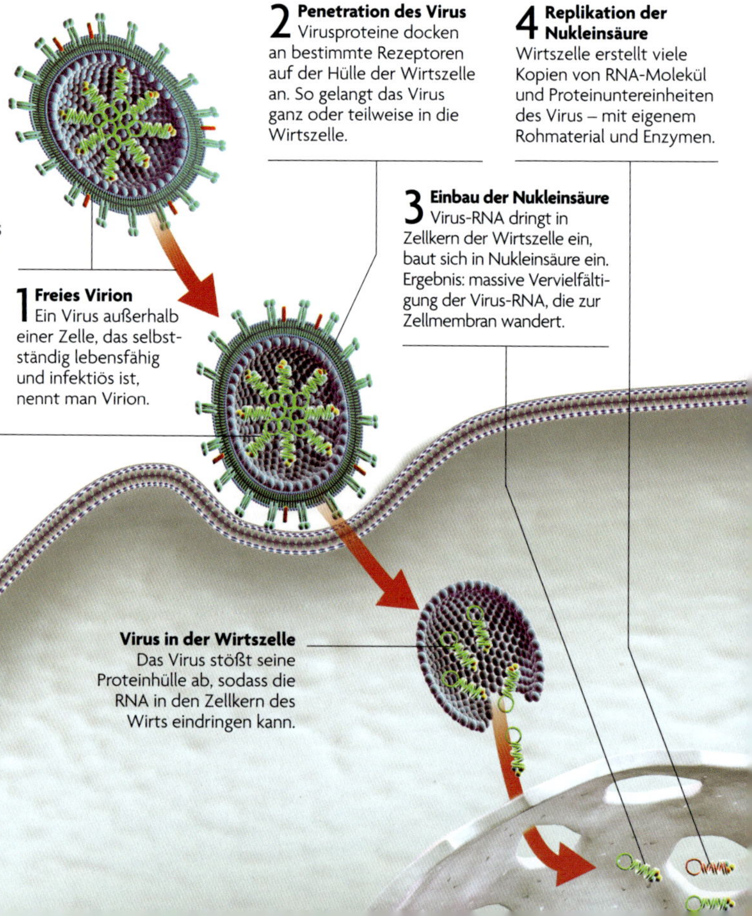

VIRUSFORMEN

Es gibt Tausende verschiedener Virustypen, sie sehen aus wie Bälle, Schachteln, Vielecke, Würste, Golfbälle, Spiralen und sogar wie kleine Raketen. Viren werden nach ihrer Größe, Form, Symmetrie und nach den Krankheitsgruppen, die sie verursachen, eingeteilt. Einige, wie das Komplexvirus, bekannt als T4-Bakteriophage, greifen Bakterien im menschlichen Körper an.

Spiralvirus (helikales Virus)
Proteinhülle ist korkenzieherartig mit genetischem Material verdreht. Beispiele: Myxoviren und Paramyxoviren.

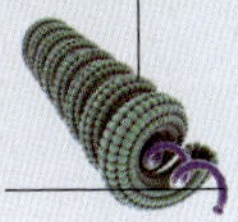

Ikosaedrisches Virus
20 gleichseitige Dreiecke verbinden sich zu einem Facettencontainer. Beispiele sind Adenoviren und Herpesviren.

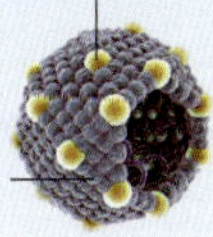

Komplexvirus
Wie eine kleine Rakete mit »Landebeinen«, die es auf die Wirtszelle setzt. Es greift nur Bakterien an, weshalb es medizinisch relevant ist.

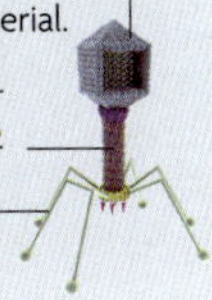

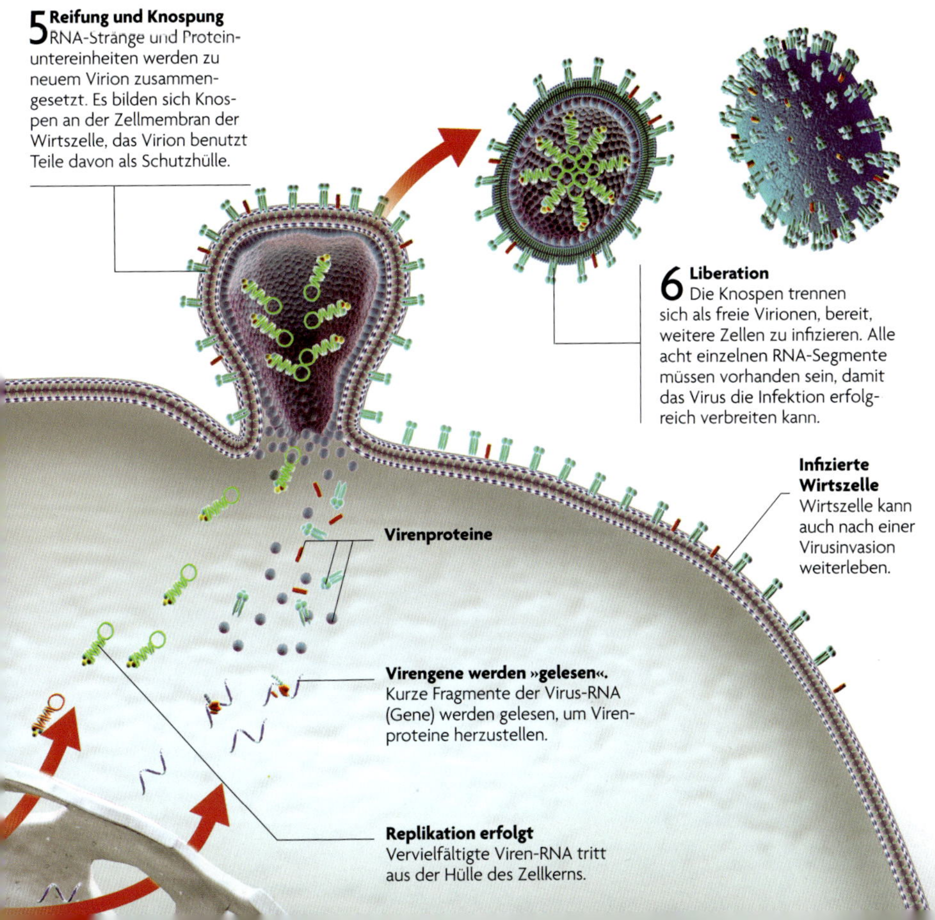

BAKTERIEN

Die als Bakterien bekannten Mikroorganismen sind nahezu überall: in Boden, Wasser, Luft, Nahrung, auf und in unserem Körper. Viele Arten sind harmlos, die Bakterien, die in unserem Darm als »Darmflora« existieren, helfen uns sogar, Nährstoffe aus der Nahrung zu extrahieren. Dennoch verursachen Hunderte von Bakterienarten Infektionen, von leicht bis tödlich. Bakterien sind einfacher aufgebaut als andere Einzeller, weil sich ihr genetisches Material (DNA) frei in der Zelle befindet und nicht in einem von einer Membran umgebenen Zellkern.

BAU EINES BAKTERIUMS

Ein typisches Stäbchenbakterium hat eine Zellmembran, die Zytoplasma und darin verteilte Zellorganellen, z. B. Ribosomen, umschließt. Anders als tierische Zellen haben Bakterien eine relativ stabile Zellwand um die Zellmembran.

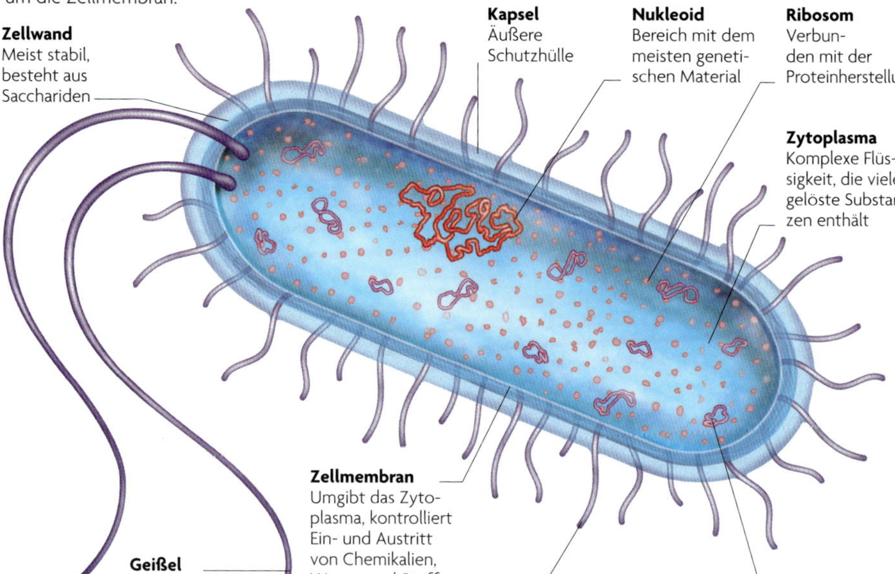

BAKTERIENFORMEN

Es gibt einige typische Formen für Bakterien, die zusammen mit der Art, wie sie sich einfärben lassen, eine Rolle für ihre Klassifikation nach Abstammung und Gattung spielen. Viele Tausende Bakterienarten sind bekannt, jedes Jahr werden weitere entdeckt.

Kokken
Im Allgemeinen kugelig. Beispiele sind Staphylococcus und Streptococcus.

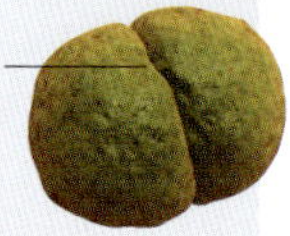

Stäbchen (Bacilli)
Oval oder länglich, mit oder ohne Härchen und peitschenähnliche Geißeln. Beispiel ist Streptobacillus.

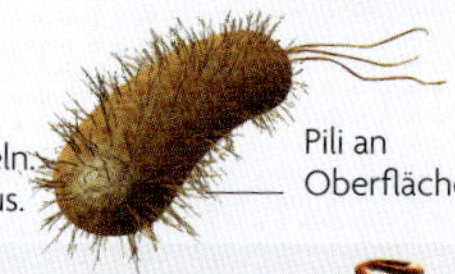

Spiralen
Spiralige, genauer, korkenzieherähnliche Form. Beispiele sind Leptospira und Treponema.

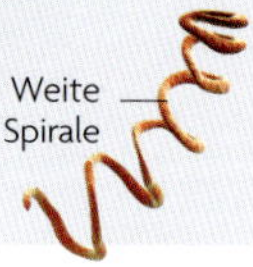

WIE BAKTERIEN SCHADEN ANRICHTEN

Bakterien gelangen auf unterschiedliche Weise in den Körper: über Atemwege und Verdauungstrakt, durch Sexualkontakt oder Hautverletzungen. Einige dringen in die Körperzellen ein. Andere produzieren giftige Substanzen (Bakteriotoxine), die die biochemische Reaktion von Körperzellen verändern. Das Toxin des Diphtherie-Bakteriums *Corynebacterium diphtheriae* schädigt den Herzmuskel durch Hemmung der Proteinproduktion. Einige Toxine sind höchst gefährlich. Ein Eimer voll des Nervengifts des Bakteriums *Clostridium botulinum* könnte die gesamte Menschheit ausrotten.

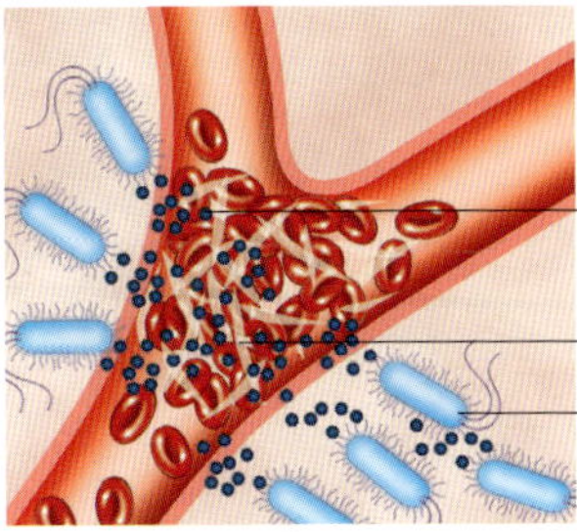

UNDICHTE GEFÄSSE
Manche Bakterien setzen Toxine frei, die eine gefährliche Thrombusbildung in kleinen Blutgefäßen verursachen.

1 ROLLE DER PLASMIDE
Durch Plasmide können Bakterien Enzyme gegen Antibiotika herstellen oder ihre Oberflächenrezeptoren verändern, an die das Antibiotikum andockt. Im Erfolgsfall dupliziert sich Plasmid.

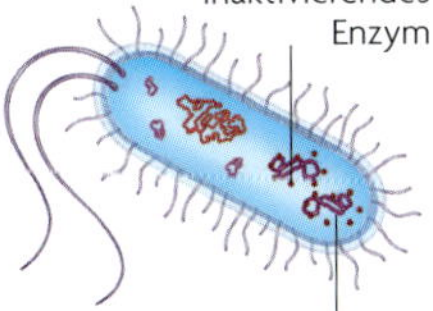

RESISTENZ GEGEN ANTIBIOTIKA

Viele Bakterien sind durch Mutationen dazu fähig, Resistenzen gegen Antibiotika zu entwickeln. Hierbei ist der wirkungsvollste Mechanismus der Transfer von Plasmiden (kleine DNA-Pakete) zwischen den Populationen. Das Gen für die Resistenz entsteht zufällig, und das Bakterium, das es besitzt, kann es an andere weitergeben.

2 PLASMIDTRANSFER
Der Plasmidtransfer findet während der Konjugation statt. Die Plasmidkopie wird über einen Pilus vom Spender- zum Empfängerbakterium weitergegeben.

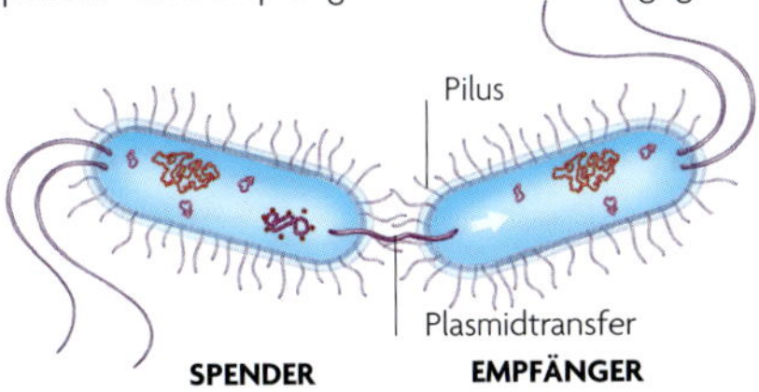

3 RESISTENTE KULTUREN
Empfängerbakterium erbt das resistente Gen. Plasmidtranfer lässt Populationen von resistenten Bakterien entstehen.

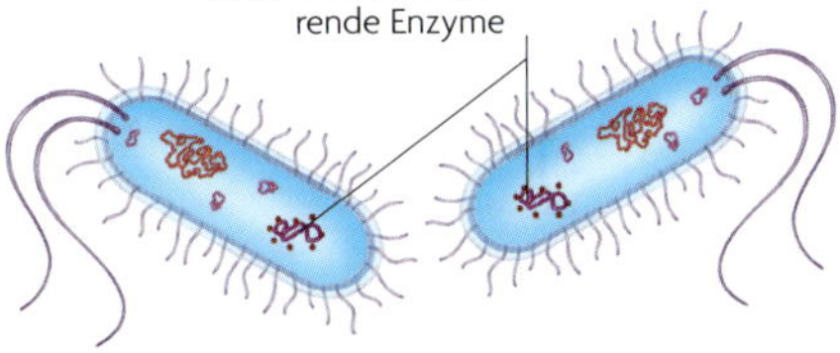

SUPERBAKTERIEN

Manche Bakterien haben eine Lebensdauer von weniger als 20 Minuten. Ihre schnelle Vermehrungsrate, gekoppelt mit der unglaublichen Anzahl von Bakterien und der Geschwindigkeit, mit der sie genetische Informationen weitergeben, gibt einen großen Spielraum für Mutationen. Mittlerweile sind viele Kulturen gegen Breitbandantibiotika resistent. Solchen »Superbakterien« ist nur mit spezifischeren, aber nebenwirkungsreicheren Antibiotika beizukommen.

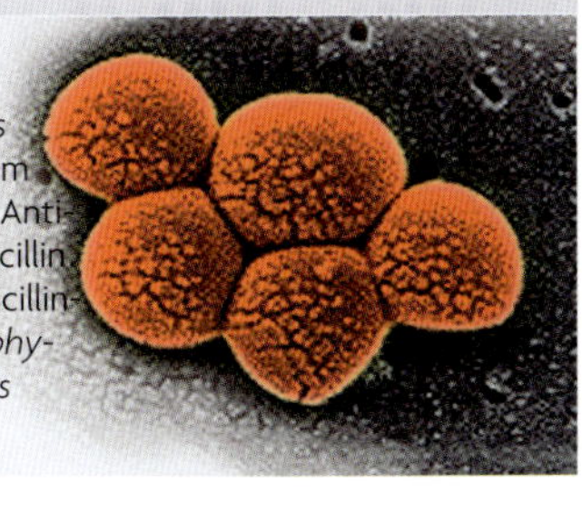

MRSA
Staphylococcus aureus wurde um 1960 gegen das Antibiotikum Methicillin resistent (Methicillin-resistenter *Staphylococcus aureus* – MRSA).

PROTOZOEN

Einzellige Organismen, die ihr genetisches Material in einem Zellkern haben, nennt man Protozoen. Die meisten der tierischen Einzeller sind harmlos, dennoch können manche Parasiten schwere Erkrankungen beim Menschen verursachen, wie z.B. *Plasmodium*.

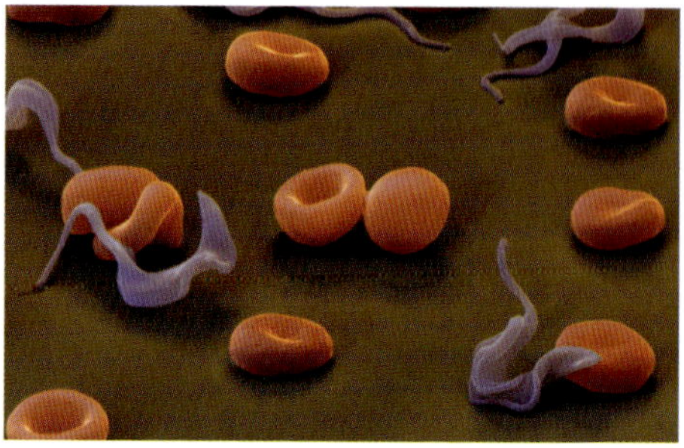

TRYPANOSOMEN IM BLUT
Trypanosomen, die Erreger der Schlafkrankheit, sind wurmartige Geißeltierchen (lila), hier zwischen roten Blutkörperchen.

MALARIAZYKLUS

Vier *Plasmodium*-Arten sind Malariaerreger. Sie werden durch den Stich der weiblichen Anophelesmücke übertragen. Malaria verursacht Schüttelfrost und hohes Fieber, das, unbehandelt, in Schüben wiederkehren und tödlich verlaufen kann.

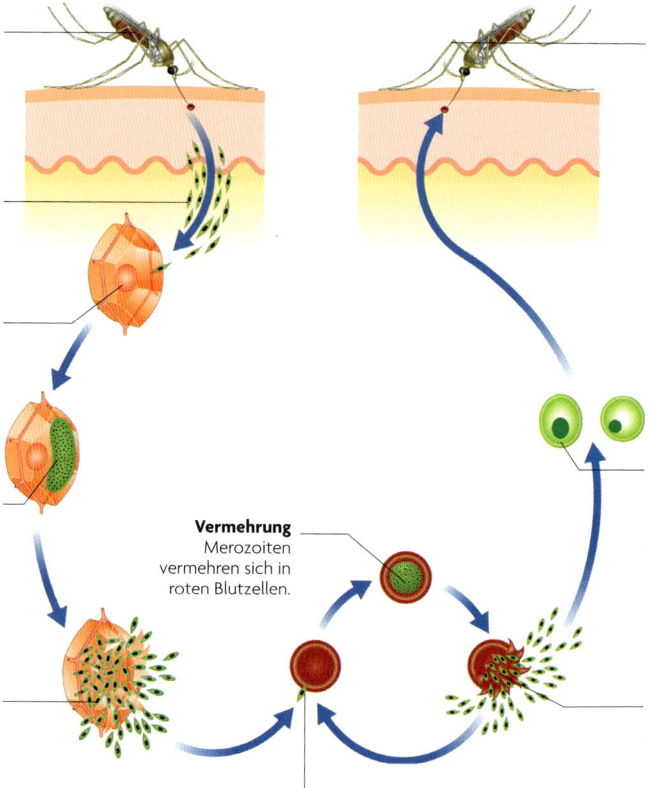

PILZE (FUNGI)

Krankheitserregende Pilze können grob in zwei Gruppen eingeteilt werden: die hyphenbildenden Pilze und die einzelligen Hefen. Manche Typen verursachen relativ harmlose, wenn auch unansehnliche Erkrankungen an Haut, Haaren, Nägeln oder Schleimhaut. Andere Erkrankungen, wie die Histoplasmose, resultieren in potenziell tödlichen Infektionen lebenswichtiger Organe. Manche stehen auch in Zusammenhang mit bestimmten Berufen (Landwirtschaft). Andere Pilzinfektionen treten eher bei Immunschwachen auf, z.B. bei HIV-Aids-Patienten.

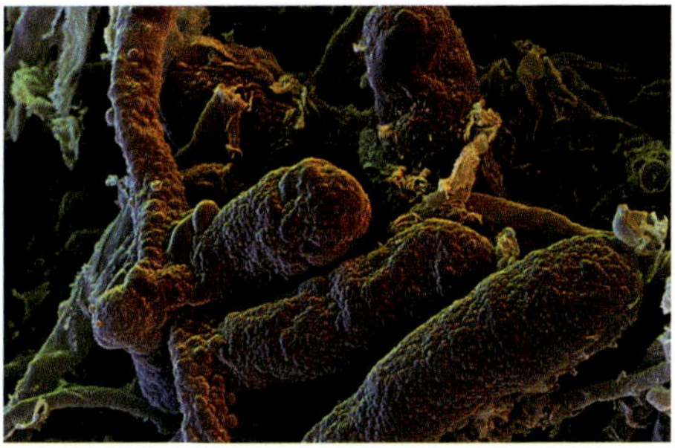

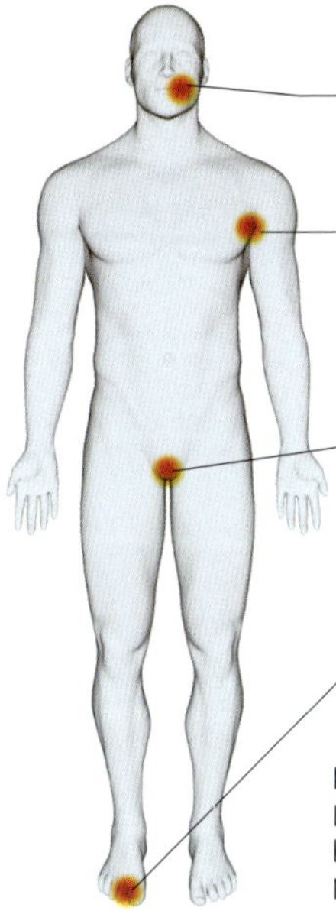

PILZINFEKTIONEN
Harmlose Pilzinfektionen befallen verschiedene Körperstellen.

URSACHE VON FUSSPILZ
Hier sieht man die mikroskopischen Fäden des Pilzes *Epidermophyton floccosum*, der das Hautjucken beim Fußpilz verursacht.

HAKENWURM
Kopf eines erwachsenen Hakenwurms. Das Maul enthält zahnähnliche Strukturen, mit denen er sich im Darm seines Wirts festbeißt.

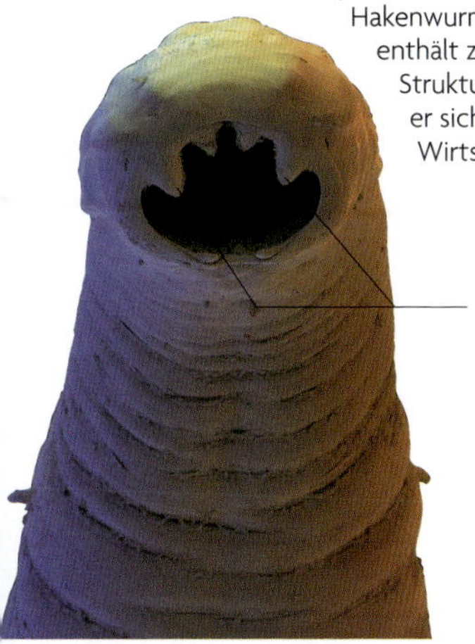

PARASITÄRE WÜRMER

Menschen können ebenso wie die meisten Tiere von parasitären Würmern befallen werden, die ihre gesamten Nährstoffe von ihren Wirten beziehen. Mindestens 20 Arten können im menschlichen Körper als Parasiten leben. Einige sind Vertreter der Ringelwürmer (Annelida), zu denen auch der gewöhnliche Erdwurm gehört. Andere sind Fadenwürmer (Nematodes), wie der 1 cm lange Hakenwurm *Ankylostoma duodenale*, der im Dünndarm lebt. Eine weitere Gruppe sind die Plattwürmer, zu denen auch Bandwürmer gehören wie *Taenia*, der im Darm lebt, und Saugwürmer wie *Schistosoma*, der Bilharziose (Schistosomiasis) verursacht.

ERKRANKUNGEN DES IMMUNSYSTEMS

MANCHMAL REAGIERT DAS IMMUNSYSTEM ÜBER UND ATTACKIERT EINE KÖRPERFREMDE SUBSTANZ, DIE FÜR GEWÖHNLICH HARMLOS IST. ES HANDELT SICH UM EINE ALLERGISCHE REAKTION, DIE VON LEICHTEN BIS LEBENSBEDROHLICHEN STÖRUNGEN – Z. B. BEI AIDS –VARIIEREN KANN.

ALLERGIEN

Beim Erstkontakt mit einem Allergen, z. B. Pollen, bildet das Immunsystem Antikörper. Sie sitzen auf der Oberfläche der Mastzellen von Haut, Magenschleimhaut, Lungen und oberen Atemwegen. Gelangt dieses Allergen wieder in den Körper, starten diese Zellen eine allergische Reaktion.

1 BERÜHRUNG Dringen Allergene zum ersten Mal in den Körper ein, binden sie sich an die Oberfläche von Mastzellen. Diese Zellen enthalten Histamin, das Entzündungen verursacht.

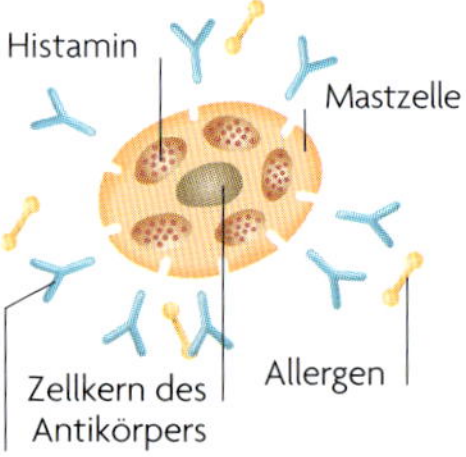

2 ANTIKÖRPER Kehren Allergene zurück, treten die Antikörper in Aktion. Wenn Allergene zwei oder mehr Antikörper verbinden, verursachen sie das Bersten der Zelle.

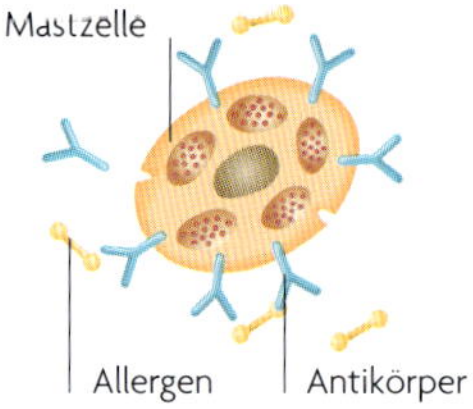

3 HISTAMIN Granuli in der Mastzelle setzen beim Bersten der Zelle Histamin frei, das eine Entzündungsreaktion verursacht, die das Körpergewebe reizt und Allergiesymptome hervorruft.

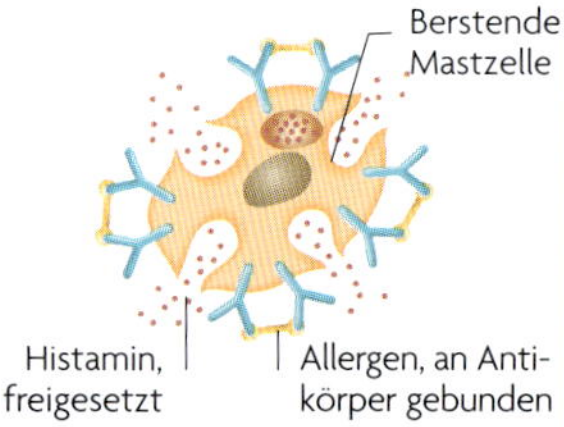

IMMUNISIERUNG

Wird der Körper durch eine Infektion gegen einen Erreger resistent, spricht man von natürlicher Immunisierung. Eine Resistenz kann auch durch Impfung entwickelt werden. Bei der aktiven Immunisierung werden tote oder abgeschwächte Versionen des Erregers oder seiner toxischen Produkte injiziert. Die Immunreaktion tritt ein, Antikörper werden produziert, aber die Krankheit entwickelt sich nicht. In ganz akuten Fällen oder bei einem geschwächten Immunsystem kann die passive Immunisierung erfolgen, hierbei werden Antikörper gegen den Erreger injiziert. Die Antikörper bieten sofortigen Schutz, werden aber nach und nach abgebaut und nicht wieder ersetzt.

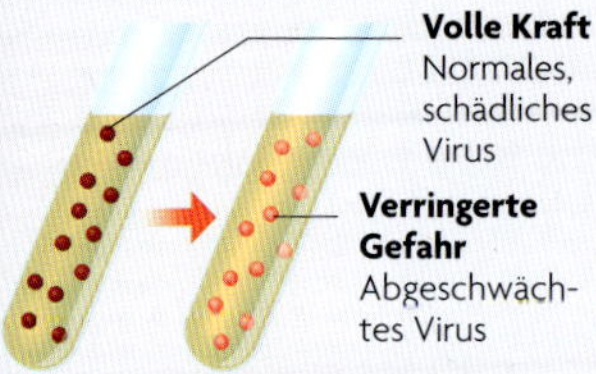

1 IMPFSTOFFHERSTELLUNG Impfstoff enthält Mikroben oder Teile davon; sind so behandelt, dass sie Immunantwort stimulieren, ohne Infektion auszulösen.

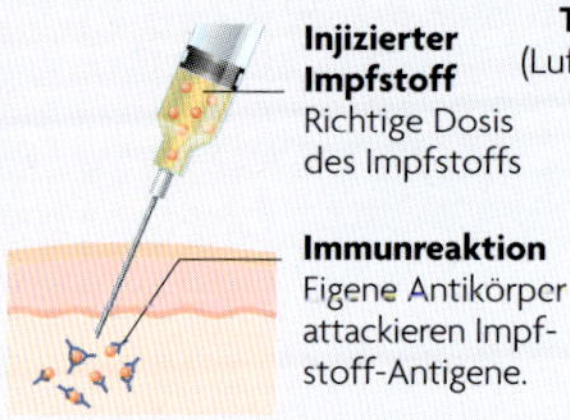

2 IMPFSTOFFVERABREICHUNG Einbringung des Impfstoffs in Körper nennt man Impfung; stimuliert Immunsystem, Antikörper gegen Erregerantigene zu produzieren.

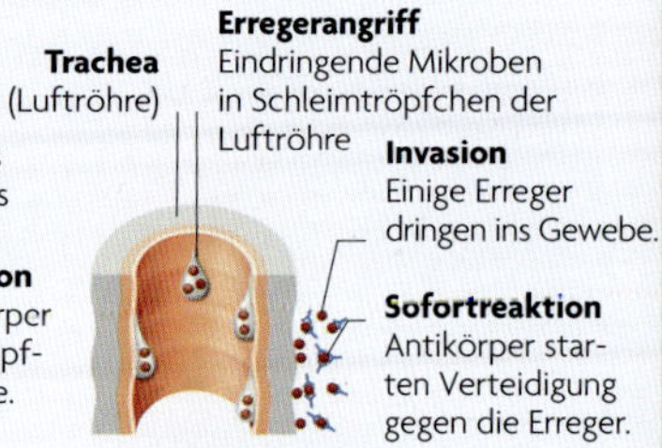

3 IMMUNANTWORT Trifft Körper auf Pathogene, gegen die er geimpft wurde, sind Gedächtniszellen vorbereitet: Immunsystem startet sofortig Verteidigung.

HIV-INFEKTION

HIV kann von Infizierten über Körperflüssigkeiten wie Blut, Sperma, Vaginalsekret und Muttermilch übertragen werden. Einmal in der Blutbahn, infiziert das Virus Zellen mit »CD4«-Molekülen an ihrer Oberfläche. Das Virus vermehrt sich in diesen »CD4+«-Zellen rapide und zerstört sie dabei. Bleibt HIV unbehandelt, sinkt die Zahl der »CD4+«-Lymphozyten schließlich so weit, dass das Immunsystem stark geschwächt ist und sich ernsthafte Störungen entwickeln.

AIDS

Der Ausbruch von Aids beginnt mit der Entwicklung sogenannter Aids-definierender Erkrankungen, die von opportunistischen Erregern verursacht werden, die für gesunde Menschen harmlos, aber für Immunschwache gefährlich sind, wie beispielsweise Pilzinfektionen mit *Candida albicans*. Aids-Kranke entwickeln auch verschiedene Arten von Krebs, typisch ist das Kaposi-Sarkom.

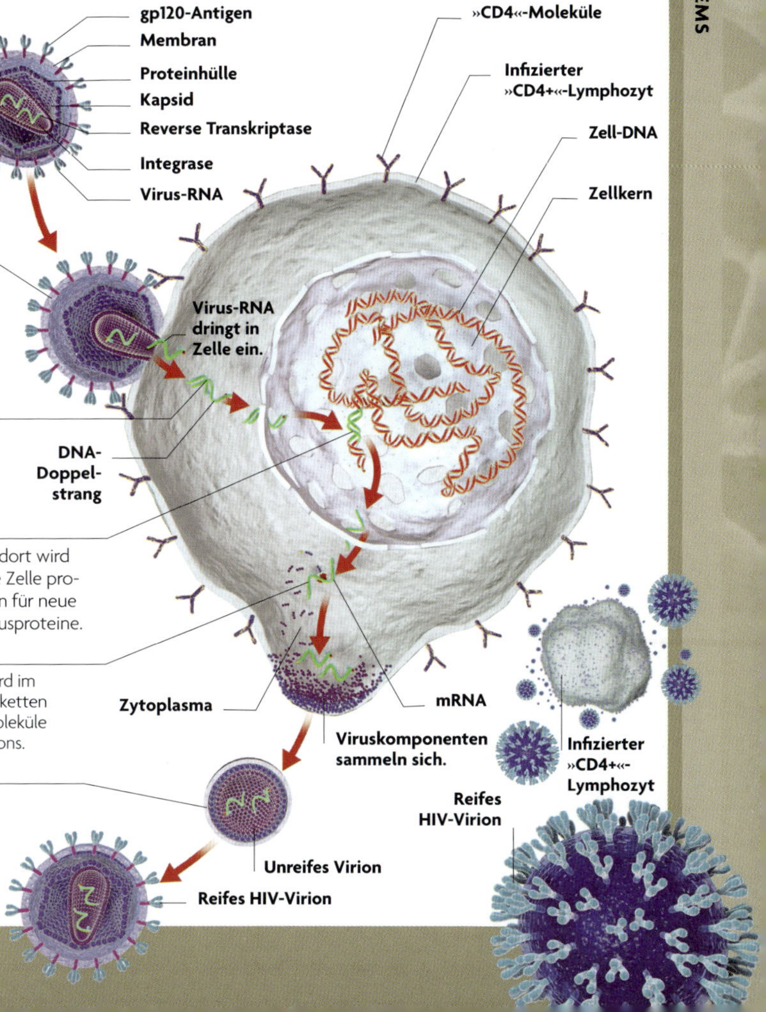

1 Freies HIV-Virion Kapsid enthält zwei RNA-Stränge, jeder mit einem Satz Virengene. Die Stacheln an der Oberfläche sind Proteine, sog. pg120-Antigene, die es dem Virus ermöglichen, an der Oberfläche von »CD4+«-Zellen anzudocken.

2 Bindung und Fusion Antigen dockt an »CD4«-Moleküle an und verbindet sich mit Rezeptoren auf Zelloberfläche. Virus fusioniert mit der Zelle und Kapsid setzt Virus-RNA in Zelle frei.

3 Reverse Transkription Virus setzt reverse Transkriptase in die Zelle frei. Diese wandelt Einzelstränge der Virus-RNA in DNA-Doppelstränge um.

4 Einbringung der DNA Virus-DNA dringt in Zellkern, dort wird sie in Zell-DNA eingeschleust. Die Zelle produziert mRNA, die Bauanleitungen für neue Proteine enthält, auch die der Virusproteine.

5 Bau der Proteine Die mRNA verlässt Zellkern, wird im Zytoplasma »gelesen«, HIV-Proteinketten und Virus-RNA werden gebaut. Moleküle sind Komponenten des neuen Virions.

6 Neues HIV entsteht. HIV-Bestandteile sammeln sich an Zellwand. Es entsteht unreifes Virus und löst sich bei Knospung unter Mitnahme von Teilen der Zellmembran von der Zelle.

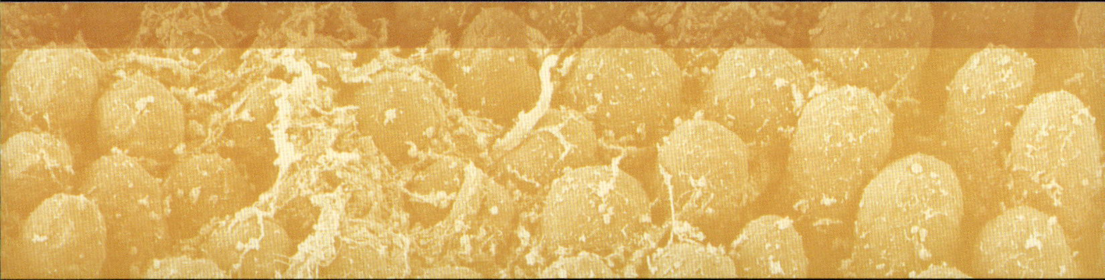

DER MENSCH NIMMT DAS VERDAUUNGSSYSTEM VERMUTLICH AM DEUTLICHSTEN VON ALLEN SYSTEMEN DES KÖRPERS WAHR. HUNGER, DURST, BLÄHUNGEN UND DIE HÄUFIGKEIT UND BESCHAFFENHEIT DES STUHLGANGS SIND

VERDAUUNGS-SYSTEM

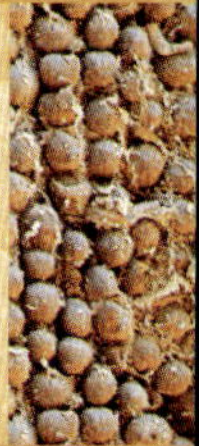

ANATOMIE DES VERDAUUNGSSYSTEMS

DAS VERDAUUNGSSYSTEM UND DIE MIT IHM VERBUNDENEN ORGANE LEBER, GALLENBLASE UND BAUCHSPEICHELDRÜSE SPALTEN NAHRUNG AUF, ENTZIEHEN NÄHRSTOFFE UND SCHEIDEN UNVERDAULICHES AUS.

Die Nahrung kann bis zu 24 Stunden benötigen, um eine Strecke von 9 Metern durch Muskelschläuche und Kammern zurückzulegen. Der Prozess beginnt im Mund, wo die Nahrung durch Kauen zu einem Speisebrei zerkleinert wird und durch Schlucken in Rachen (Pharynx) und Speiseröhre (Ösophagus) gelangt, dann in Magen, Dünndarm, Dickdarm und über den Anus nach draußen.
Im Dünndarm findet die eigentliche Verdauung statt, bei der die Nährstoffe in so kleine Moleküle aufgespalten werden, dass sie in den Blutstrom abgegeben werden können. Unverdauliche Bestandteile werden im Dickdarm durch Flüssigkeitsentzug zum kompakten Kot, der über den Anus ausgeschieden wird. Die Nahrung wird durch Muskelkontraktionen, die Peristaltik, vorwärtsgeschoben. Außer dem Verdauungstrakt sind verschiedene Drüsen beteiligt: die Speicheldrüsen, die Bauchspeicheldrüse, die starke Verdauungssäfte produziert, und das größte Stoffwechselorgan des Körpers, die Leber.

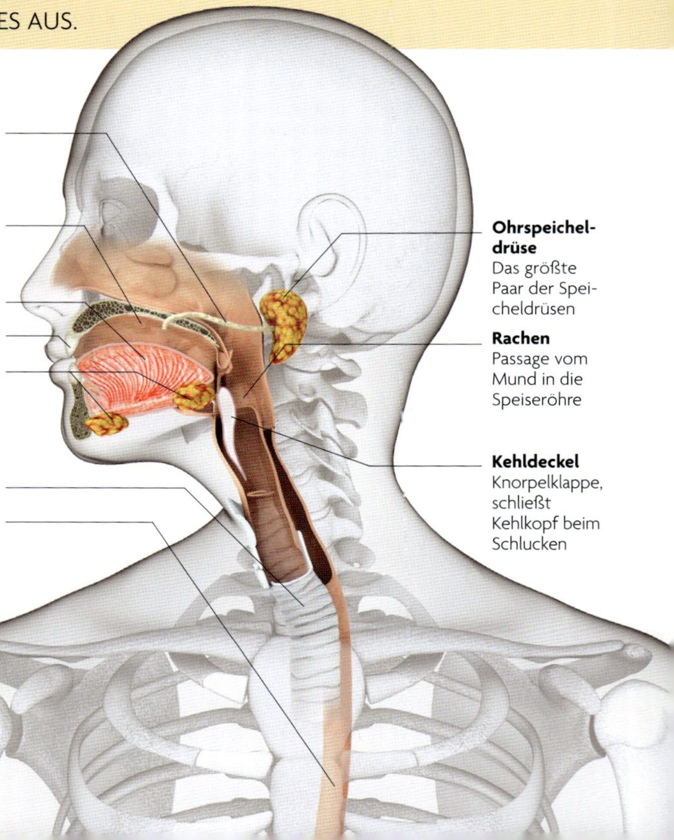

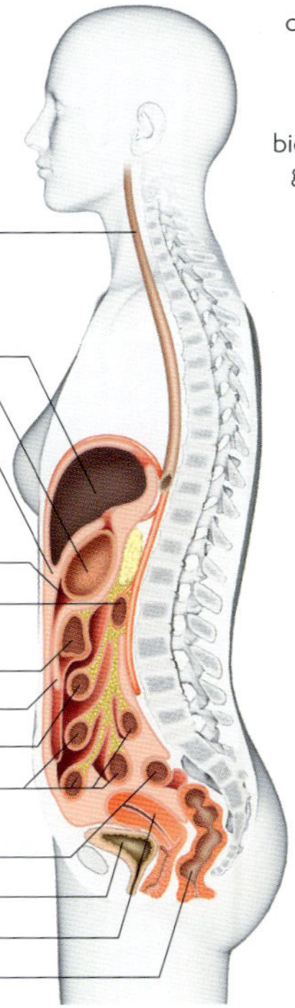

DAS BAUCHFELL

Diese zweilagige Membran produziert eine reibungsreduzierende Flüssigkeit. Das parietale Blatt (Peritoneum parietale) liegt an der Bauchfellhöhle, das viszerale Blatt (Peritoneum viscerale) überzieht die Organe. Das große Netz (Omentum), eine Bauchfellfalte, kann Fett einlagern.

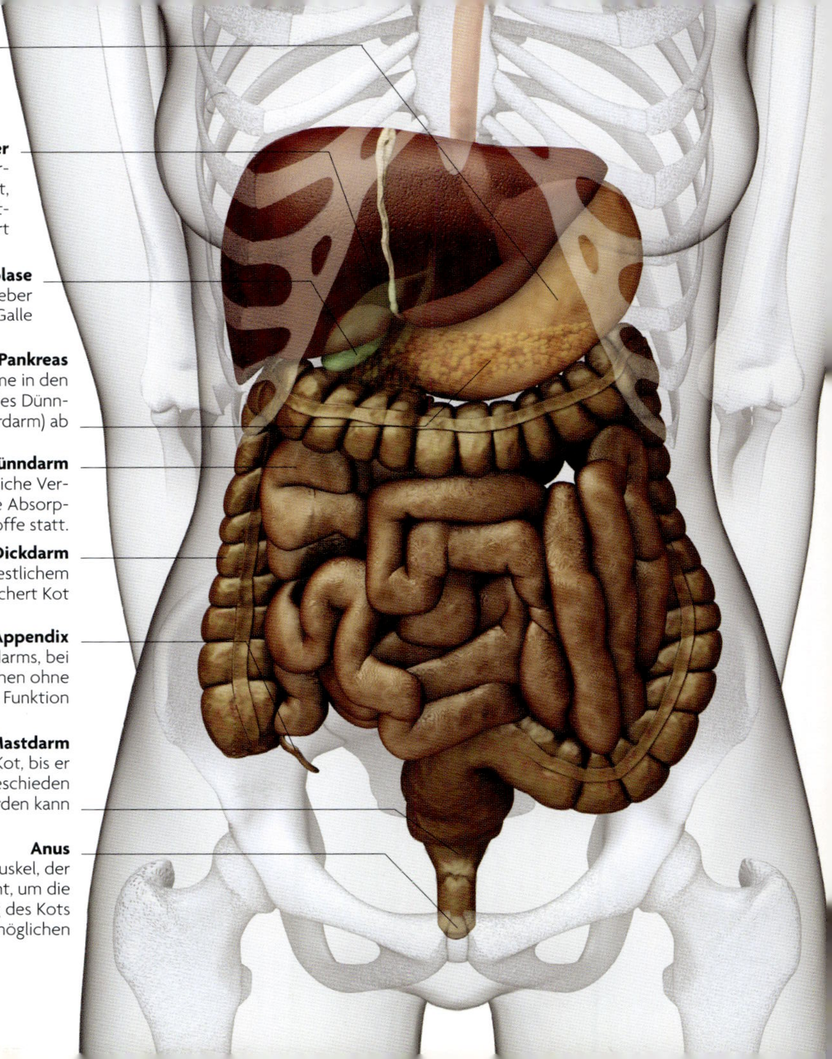

MUND UND RACHEN

DIE VERDAUUNG BEGINNT IM MUND, WO DIE NAHRUNG GEKAUT, MIT SPEICHEL ZU EINEM FEUCHTEN SPEISEBREI, DEM BISSEN, VERMENGT UND DANN GESCHLUCKT WIRD.

ANATOMIE VON MUND UND RACHEN

Die Innenseite von Lippen, Wangen und Mundhöhle sind von einer kräftigen, fest verankerten Schleimhaut und einem mehrschichtigen, nicht verhornenden Plattenepithel ausgekleidet. Die Zellen vermehren sich schnell, um den Abrieb, der beim Beißen, Kauen und Schlucken entsteht, zu ersetzen. An der vorderen Unterseite der Zunge befindet sich in der Mitte das Zungenbändchen, das die Zunge mit dem Mundboden verbindet. Die Zunge ist der beweglichste Muskel des Körpers. Sie verfügt über drei paarige Innenmuskeln und drei paarige Außenmuskeln, die von der Zunge zu anderen Teilen von Rachen und Hals führen. Der Zungengrund ist am Unterkiefer und am gebogenen Zungenbein im Hals verankert. Der hintere Teil der Mundhöhle führt in den mittleren Teil des Rachens. Der gesamte Rachen ist bei einem Erwachsenen normalerweise ca. 13 cm lang.

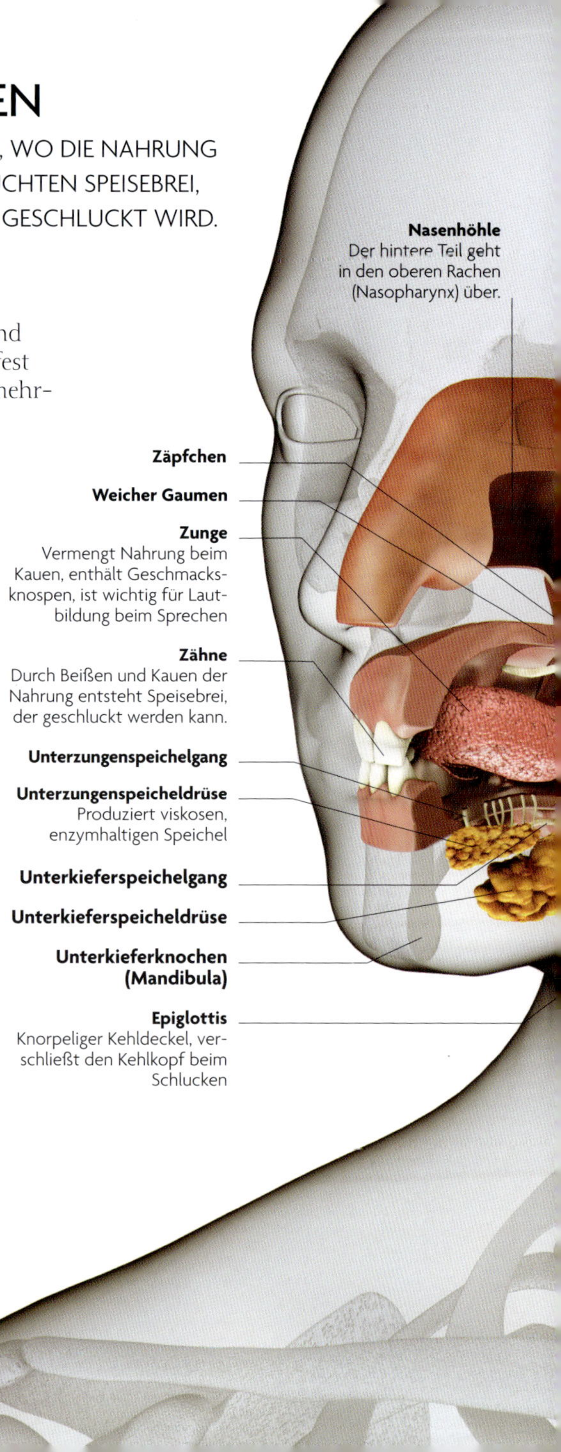
Nasenhöhle
Der hintere Teil geht in den oberen Rachen (Nasopharynx) über.
Zäpfchen
Weicher Gaumen
Zunge
Vermengt Nahrung beim Kauen, enthält Geschmacksknospen, ist wichtig für Lautbildung beim Sprechen
Zähne
Durch Beißen und Kauen der Nahrung entsteht Speisebrei, der geschluckt werden kann.
Unterzungenspeichelgang
Unterzungenspeicheldrüse
Produziert viskosen, enzymhaltigen Speichel
Unterkieferspeichelgang
Unterkieferspeicheldrüse
Unterkieferknochen (Mandibula)
Epiglottis
Knorpeliger Kehldeckel, verschließt den Kehlkopf beim Schlucken

NASE, MUND UND RACHEN

Das Dach der Mundhöhle besteht aus Oberkieferknochen und Gaumenbein (s. S. 49), die zusammen den harten Gaumen bilden, der im hinteren Bereich der Mundhöhle zum weichen Gaumen wird. Dieser enthält quergestreifte Muskelfasern, die ihm das Anheben beim Schlucken erlauben. Am Ende des weichen Gaumens befindet sich in der Mitte das Zäpfchen (Uvula), das dabei hilft, die Nahrung nach unten zu schieben.

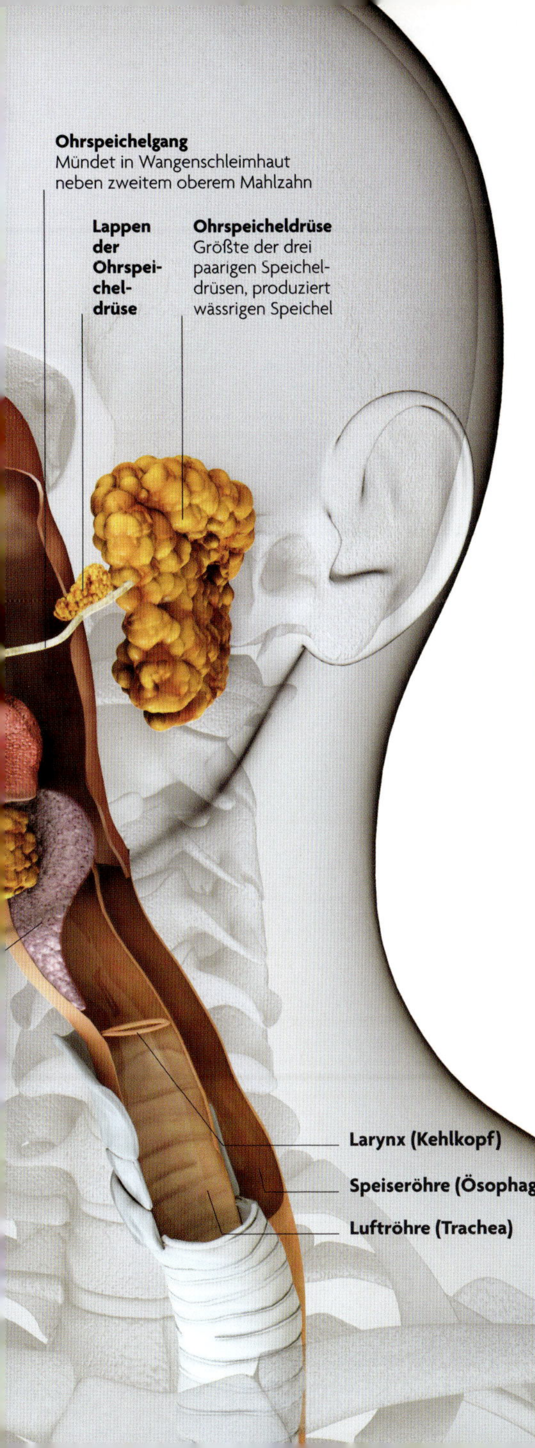

SPEICHELDRÜSEN

Der Speichel wird von drei paarigen Drüsen gebildet: den Ohrspeicheldrüsen vorn unter jedem Ohr, den Unterkieferspeicheldrüsen an den Innenseiten des Unterkiefers und den Unterzungenspeicheldrüsen im Mundboden unter der Zunge. Zusätzlich befinden sich zahlreiche kleine Hilfsdrüsen in der Mund- und Zungenschleimhaut. Obwohl Speichel aus 99,5 % Wasser besteht, enthält er wichtige Verdauungsenzyme, wie die Amylase, die bereits beginnen, Stärke und Salze aufzuspalten. Der Speichel befeuchtet die Nahrung, um Kauen und Schlucken zu erleichtern, und hält den Mund in der Zeit zwischen den Mahlzeiten feucht.

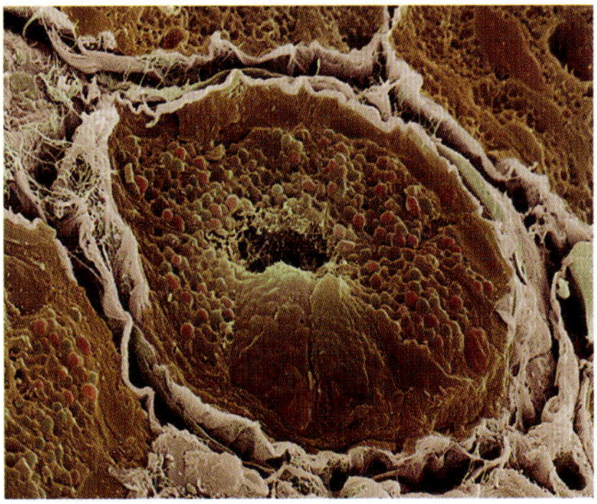

BAU DER SPEICHELDRÜSE
Viele kleine, durch Bindegewebe (pink) getrennte, runde Drüseneinheiten, sogenannte Azini (braun), entleeren ihren Speichel über kleine zentrale Gänge, die sich zu den speichelführenden Hauptausführgängen vereinen.

ZÄHNE

Es gibt vier Zahntypen, jeder hat eine spezielle Aufgabe. Die meißelförmigen Schneidezähne haben scharfe Ränder zum Schneiden, während die spitzen Eck- oder Reißzähne zum Reißen vorgesehen sind. Die Prämolaren mit ihren beiden Erhebungen und die flacheren Molaren sind die größten und stärksten Zähne, sie zermahlen die Nahrung. Der aus dem Zahnfleisch herausragende Teil ist die Krone und der im Kiefer eingebettete die Wurzel. Beide Teile treffen am Zahnhals zusammen. Die Krone ist mit Zahnschmelz überzogen, ein knochenähnliches Material, das härteste des gesamten Körpers. Darunter befindet sich eine Schicht Dentin, das aus weicherem, aber immer noch kräftigem Gewebe besteht und als Stoßdämpfer fungiert. Im Innern des Zahns enthält die weiche Zahnpulpa die Nerven und Blutgefäße. Im Zahnfleisch verankern knochenähnliches Zement und Kollagenfasern den Zahn im Kieferknochen.

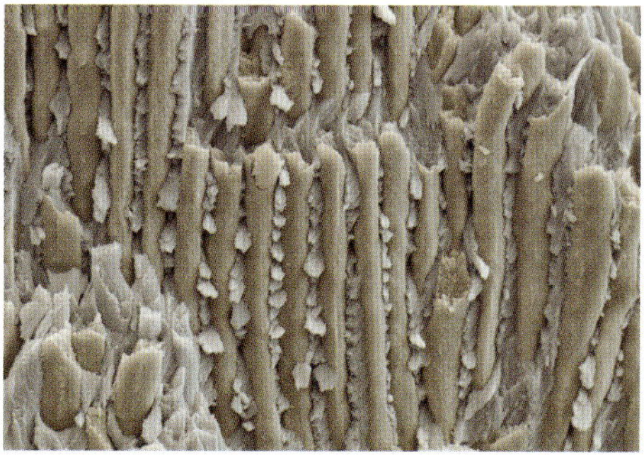

ZAHNSCHMELZ
Zahnschmelz, die härteste Substanz des Körpers, besteht aus U-förmiger organischer Grundsubstanz, in die Mineralkristalle aus Hydroxylapatit eingelagert sind.

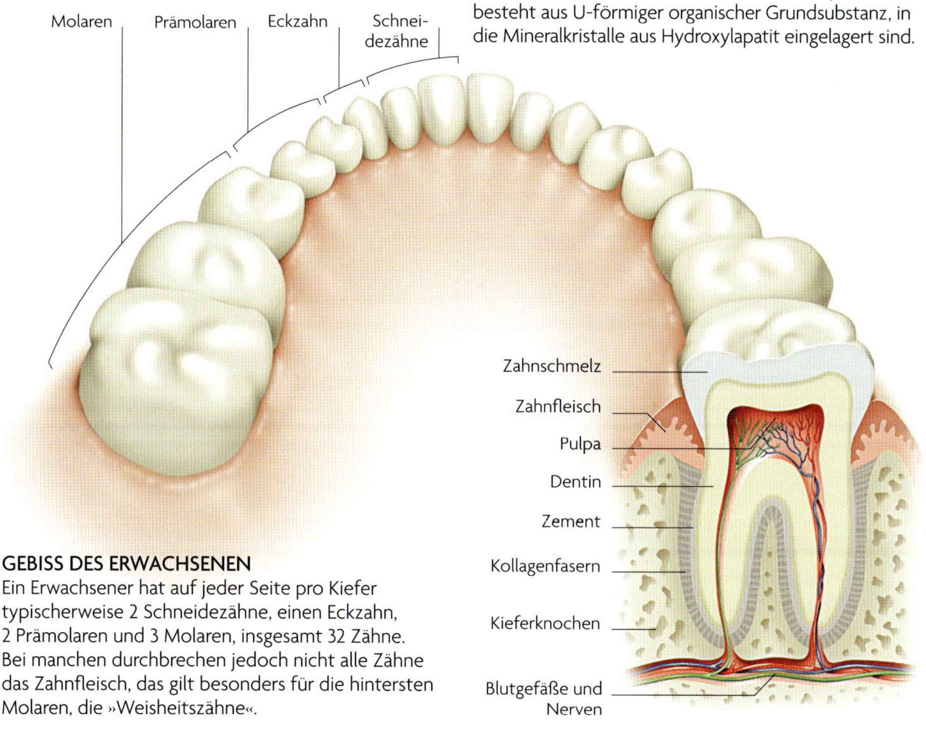

GEBISS DES ERWACHSENEN
Ein Erwachsener hat auf jeder Seite pro Kiefer typischerweise 2 Schneidezähne, einen Eckzahn, 2 Prämolaren und 3 Molaren, insgesamt 32 Zähne. Bei manchen durchbrechen jedoch nicht alle Zähne das Zahnfleisch, das gilt besonders für die hintersten Molaren, die »Weisheitszähne«.

SCHLUCKVORGANG

Der Schluckvorgang beginnt willkürlich, der Mundboden wird kontrahiert und die Zunge presst den Bissen gegen den Gaumen. Etwas Festes, wie eine Tablette, ohne Kauen zu schlucken erfordert Konzentration. Es ist einfacher, Tabletten mit Wasser zu schlucken, weil Flüssigkeiten meist sofort geschluckt werden, wenn sie im Mund sind. Der Schluckreflex kontrolliert die nächste Phase des Vorgangs, die Rachenmuskeln kontrahieren und drücken die Nahrung nach hinten und unten und schieben sie in die Speiseröhre. Der Kehldeckel wird dabei geschlossen, damit die Nahrung nicht den Weg in den Kehlkopf und die Luftröhre nimmt, was zum Ersticken führen würde.

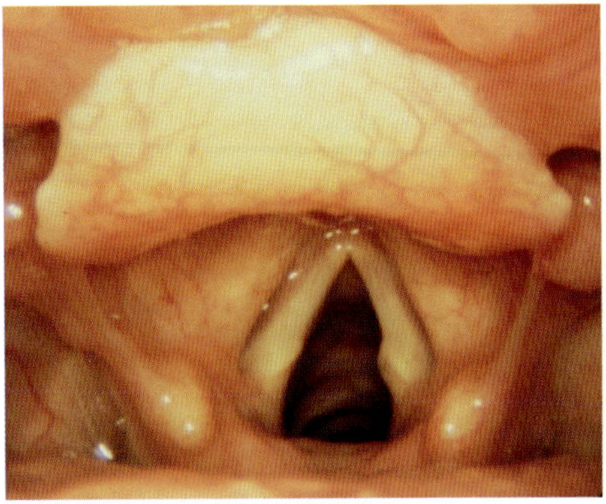

BLICK IN DEN KEHLKOPF
Die blasse, blattähnliche Klappe des Kehldeckels ist im Bild sichtbar, darunter das umgedrehte »V« der Stimmbänder.

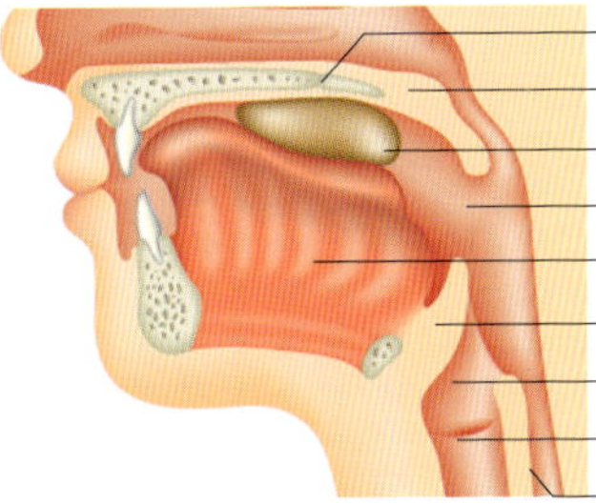

1 RACHENPHASE
Bevor der Bissen den hinteren Teil des Munds erreicht, ist der Kehldeckel in seiner normalen Position.

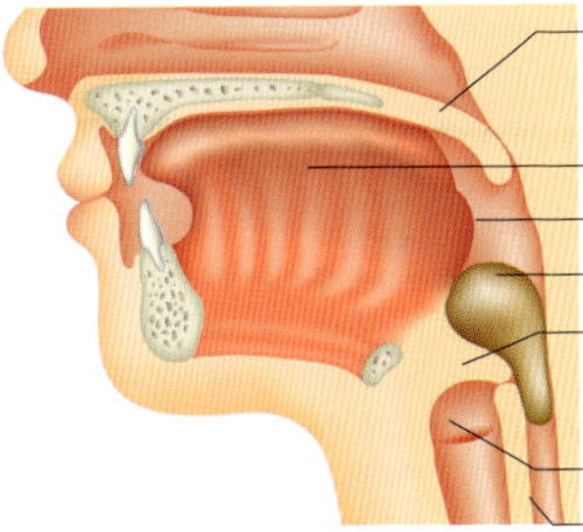

2 SPEISERÖHRENPHASE
Kehlkopf hebt sich dem gekippten Kehldeckel entgegen, Luftröhre ist verschlossen. Die Nahrung gelangt in die Speiseröhre und wird nach unten geschoben.

ATMEN UND SCHLUCKEN

Der Rachen ist eine Mehrzweckpassage: für die Luft beim Atmen, für Nahrung und Speichel beim Schlucken. Nervensignale des Gehirns steuern die Muskeln von Mund, Zunge, Rachen, Kehlkopf und oberer Speiseröhre, um ein Eindringen der Nahrung in die Luftröhre zu vermeiden. Wird Nahrung eingeatmet, löst die Reizung der Luftwege sofort den Hustenreflex aus, damit die eingeatmeten Bestandteile ausgeworfen werden. Der Vorgang des Schluckens erfordert komplexe Muskelbewegungen.

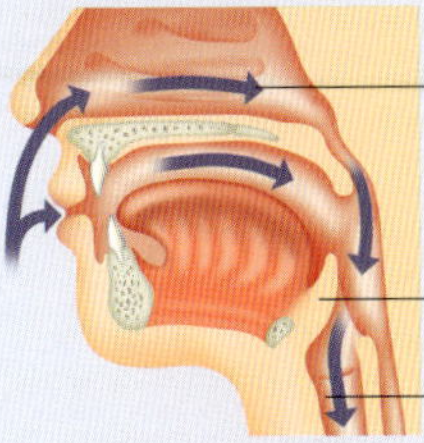

ZWEIFACHES LUFTHOLEN
Die Atmung findet durch Nase oder Mund statt, die Wege durch beide treffen sich im Rachen, die Luft strömt in die Luftröhre.

MAGEN UND DÜNNDARM

DER MAGEN VERDAUT NAHRUNG PHYSIKALISCH UND CHEMISCH. DER DÜNNDARM SETZT DIE CHEMISCHE SPALTUNG FORT UND GIBT NÄHRSTOFFE INS BLUT AB.

BAU DES MAGENS

Der Magen ist ein gekrümmter Sack mit muskulösen Wänden, in dem Nahrung gespeichert und mit Magensäften aus seiner Schleimhaut vermengt wird. Magensaft enthält Verdauungsenzyme und Salzsäure, die nicht nur Nahrung aufspaltet, sondern auch potenziell schädliche Mikroben abtötet. Die glatten Muskelschichten der Magenwand kontrahieren, um den Speisebrei mit Magensaft zu vermengen.

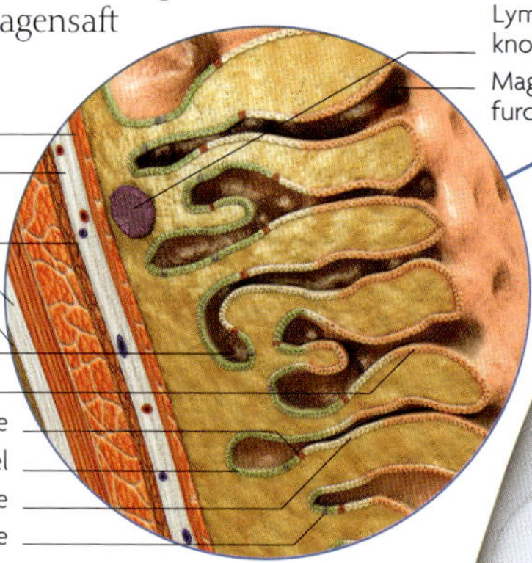

SCHICHTEN DER MAGENWAND

Die Magenwand besteht aus vier Hauptschichten: Serosa, Muskularis, Submukosa und Mukosa. Die Mukosa hat tiefe Furchen, die Magendrüsen, verdauungsrelevante säureproduzierende Belegzellen, Pepsin absondernde Hauptzellen und Lipase absondernde Zellen enthalten. Die G-Zellen bilden das Hormon Gastrin.

PERISTALTIK

Wellenartige Muskelkontraktionen schieben die Nahrung durch den Verdauungstrakt (rechts). Die Ringmuskulatur kontrahiert abschnittsweise und erzeugt dadurch eine Wellenbewegung.

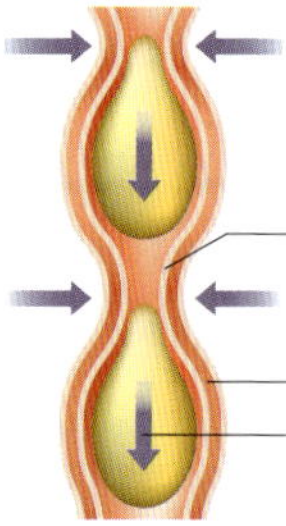

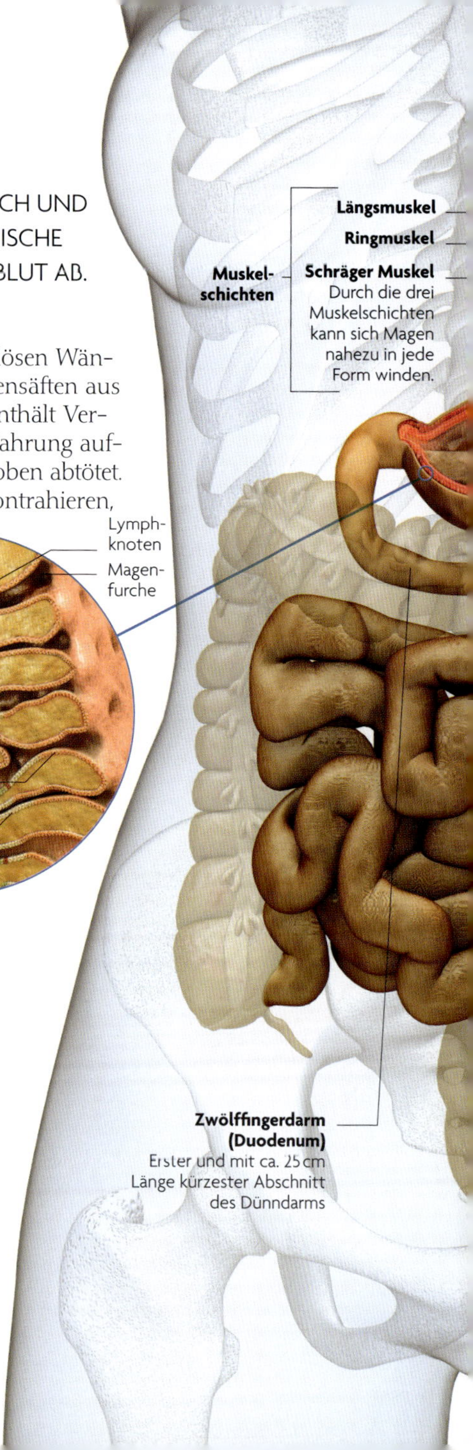

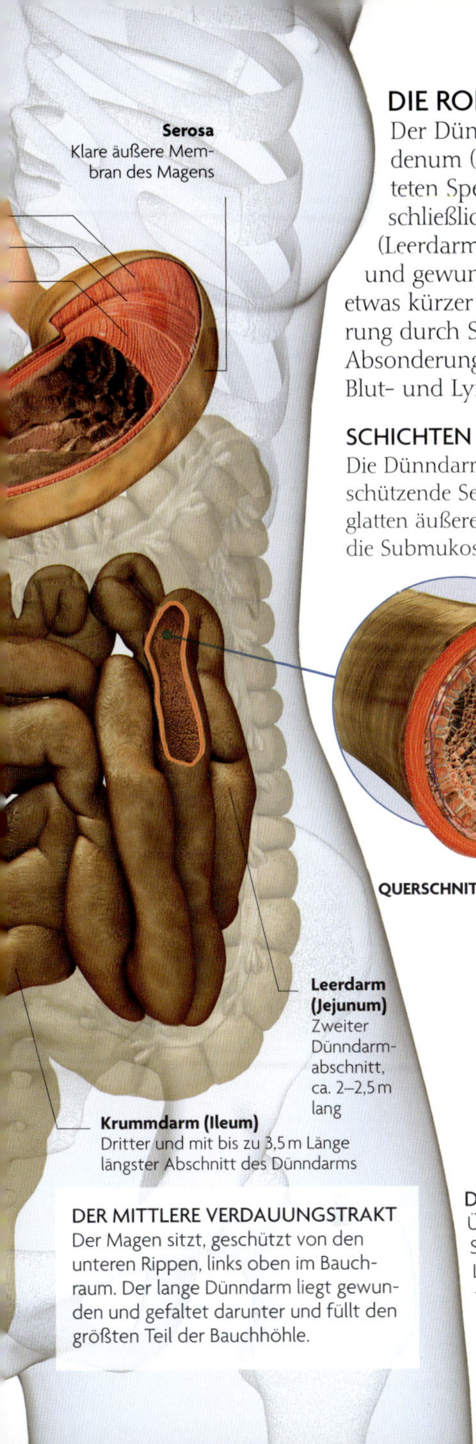

DIE ROLLE DES DÜNNDARMS

Der Dünndarm besteht aus drei Abschnitten. Das Duodenum (Zwölffingerdarm) erhält neben dem bearbeiteten Speisebrei auch Verdauungssäfte der Leber (einschließlich Galle) und der Bauchspeicheldrüse. Jejunum (Leerdarm) und Ileum (Krummdarm) sind beide lang und gewunden, aber das Jejunum ist dicker, röter und etwas kürzer als das Ileum. Im Dünndarm wird die Nahrung durch Säfte der Bauchspeicheldrüse, Galle und eigene Absonderungen weiter aufgespaltet, damit Nährstoffe vom Blut- und Lymphkreislauf aufgenommen werden können.

SCHICHTEN DER DÜNNDARMWAND

Die Dünndarmwand hat vier Schichten. Die äußerste ist die schützende Serosa, dann folgt die Muskularis, bestehend aus glatten äußeren Längs- und inneren Ringmuskeln. Daran grenzt die Submukosa, eine lockere Schicht mit Nerven und Blutgefäßen. Die innerste Schicht, die Mukosa, weist Ringfalten (Plicae circulares) auf, die mit kleinen, fingerähnlichen Fortsätzen (Zotten) bedeckt sind.

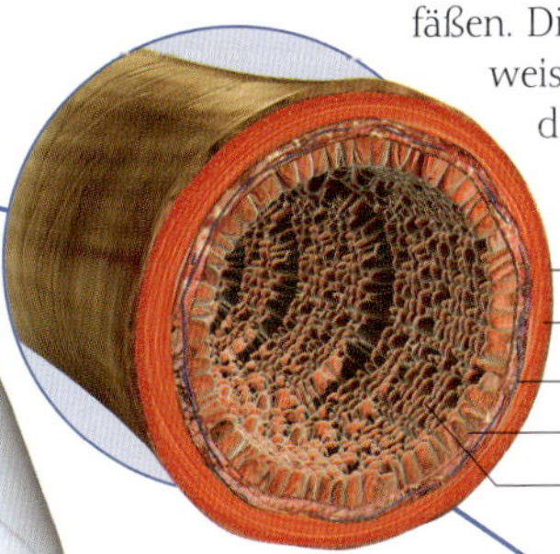

QUERSCHNITT DES DÜNNDARMS

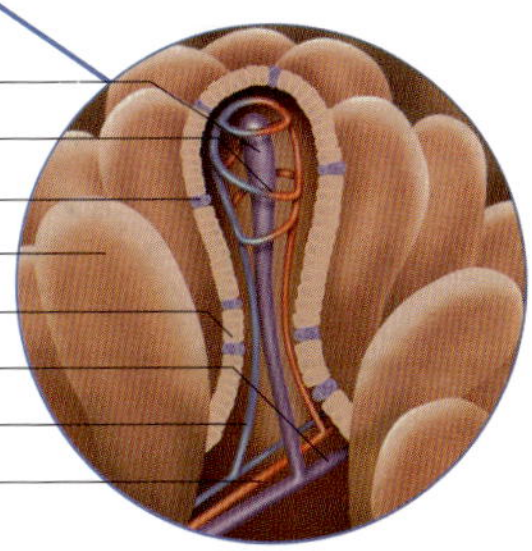

DER MITTLERE VERDAUUNGSTRAKT

Der Magen sitzt, geschützt von den unteren Rippen, links oben im Bauchraum. Der lange Dünndarm liegt gewunden und gefaltet darunter und füllt den größten Teil der Bauchhöhle.

DARMZOTTEN

Über das Ephithel jeder Zotte werden Nährstoffe aus dem Speisebrei resorbiert. Einige Nährstoffe werden von der Lymphe aufgenommen, andere über das Blut zur Leber transportiert. Die Epithelzellen der Zotten haben kleine Fortsätze, die Mikrovilli, sie vergrößern die Oberfläche des Dünndarms. Becherzellen im Epithel produzieren Schleim, der die Nahrungspassage erleichtert.

LEBER, GALLENBLASE UND PANKREAS

DIE LEBER IST DAS GRÖSSTE INNERE ORGAN DES KÖRPERS, DAS VIELE WICHTIGE STOFFE VERARBEITET UND SPEICHERT. DIE GALLENBLASE SPEICHERT GALLE UND DAS PANKREAS STELLT VERDAUUNGSENZYME HER.

STRUKTUR UND FUNKTION DER LEBER

Mit einem Gewicht von ca. 1,5 kg setzt sich die dunkelrote, keilförmige Leber aus Leberläppchen (Lobuli) zusammen. Diese bestehen aus Leberzellen (Hepatozyten), kleinen Ästen der Leberarterie und -vene und Gallengängen. Das nährstoffreiche Blut gelangt über den Pfortaderkreislauf (s. S. 222) in die Leber und wird durch die Läppchen gefiltert. Die Leber hat viele Funktionen; zu den wichtigsten gehören die Speicherung und Freisetzung von Glukose, die Verarbeitung von Vitaminen und Mineralstoffen und der Abbau von Toxinen.

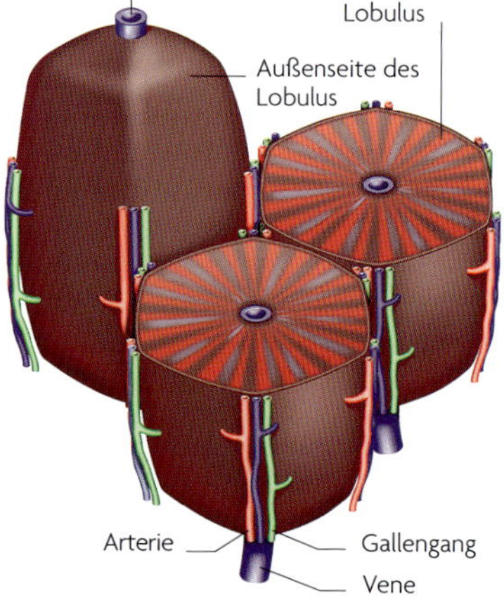

LEBERLÄPPCHEN
Die sechsseitigen Lobuli sind aneinandergeschmiegt und haben an den Außenseiten Blut- und Gallensammelgefäße.

LEBERFUNKTIONEN

Die meisten Aufgaben der Leber hängen mit dem Stoffwechsel zusammen: Spaltung von Nährstoffen, Speicherung der Spaltprodukte, Verarbeitung und Speicherung von Vitalstoffen und Produktion von Enzymen.

GALLEN-PRODUKTION	Sondert Galle in Gallengänge ab, die sie an Gallenblase leiten
NÄHRSTOFF-VERARBEITUNG	Baut Glukose zu Glykogen um und synthetisiert Aminosäuren
GLUKOSE-REGULIERUNG	Hält den Blutzuckerspiegel stabil
ENTGIFTUNG	Baut schädliche Substanzen im Blut, wie Alkohol, ab
PROTEINSYNTHESE	Synthetisiert Proteine für Blutgerinnung und für Blutplasma
VITALSTOFF-SPEICHERUNG	Reservoir für Eisen, Kupfer und fettlösliche Vitamine
SCHADSTOFF-BESEITIGUNG	Eliminiert Bakterien und körperfremde Partikel
RECYCLING VON BLUTZELLEN	Spaltet rote Blutkörperchen und wiederverwendet Bestandteile

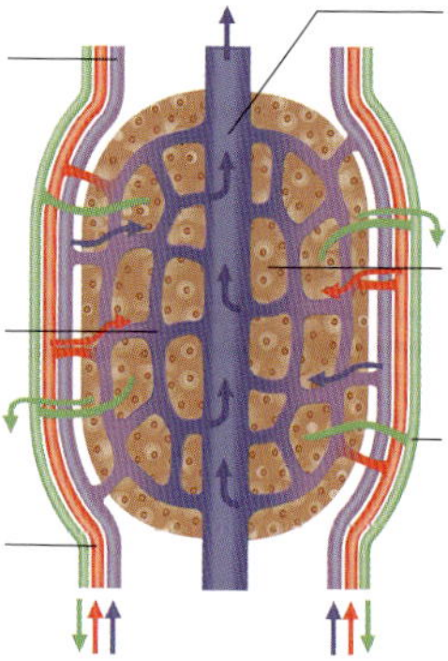

IM INNERN EINES LOBULUS
Hepatozyten filtern das ankommende Blut und stellen es anschließend für verschiedene Funktionen wieder zur Verfügung.

ÄUSSERE FORM DER LEBER

Die Leber hat zwei Hauptlappen, der rechte ist wesentlich größer als der linke. Sie sind durch das Ligamentum falciforme hepatis geteilt. Die Gallenblase ist ganz vom unteren Teil des rechten Lappens umgeben.

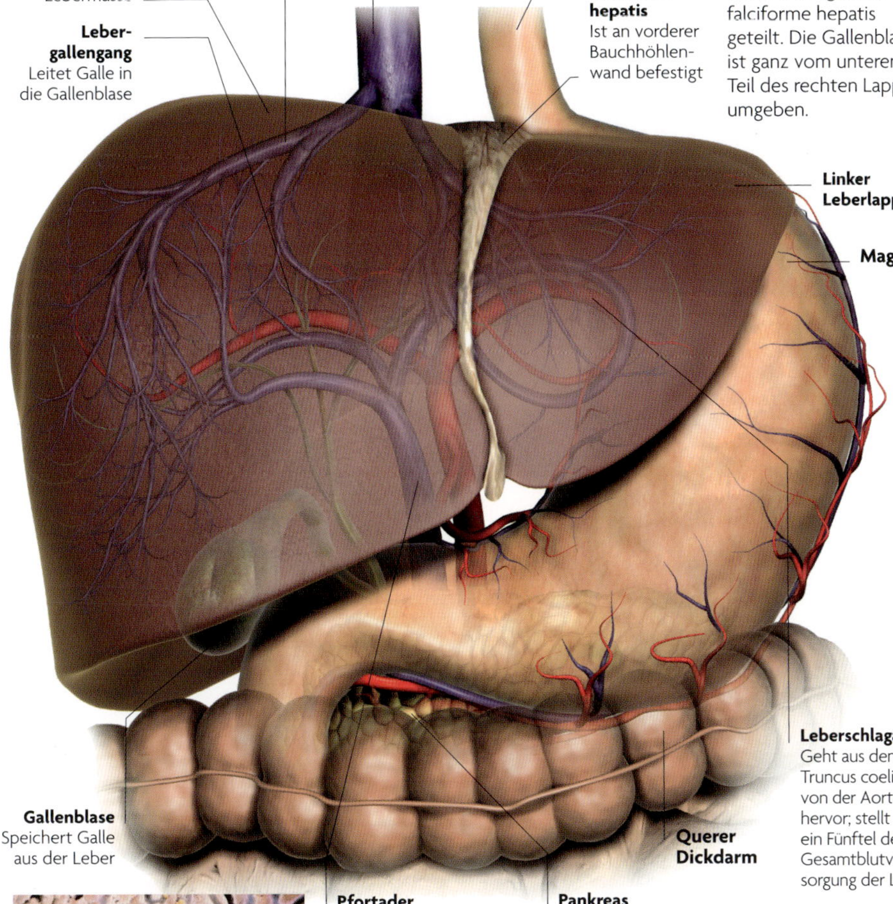

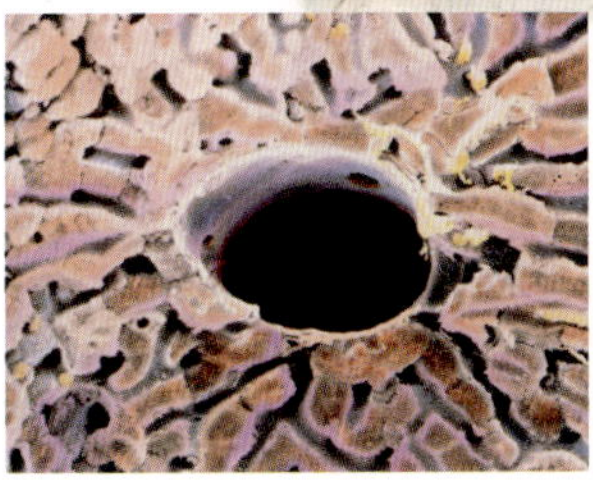

BAU DER LEBER

Diese Aufnahme zeigt bei ca. 300-facher Vergrößerung die sternförmig um den Zentralkanal angeordneten Leberzellschichten. In diesem Kanal verläuft die Zentralvene.

PFORTADERKREISLAUF DER LEBER

Als einziges Organ außer dem Herzen ist die Leber in zwei Blutkreisläufe eingebunden. Die Leberschlagader bringt sauerstoffreiches Blut zur Leber, und die Pfortader leitet sauerstoffarmes, nährstoffreiches Blut aus dem Verdauungstrakt zuerst zu ihr, bevor es von dort zurück zum Herzen fließt und durch den Körper gepumpt wird. Dadurch kann die Leber verhindern, dass Giftstoffe, die im Darm resorbiert wurden, in den restlichen Körper gelangen, und die Konzentration vieler Substanzen im Blut regulieren. Venen aus verschiedenen Organen, einschließlich Darm, Pankreas, Magen und Milz, münden in die Pfortader. Sie ist ca. 8 cm lang und stellt bis zu vier Fünftel der Blutversorgung der Leber. Der Blutfluss erhöht sich nach einer Mahlzeit und verringert sich bei körperlicher Aktivität, weil dann mehr Blut in den Skelettmuskeln benötigt wird als in den Verdauungsorganen.

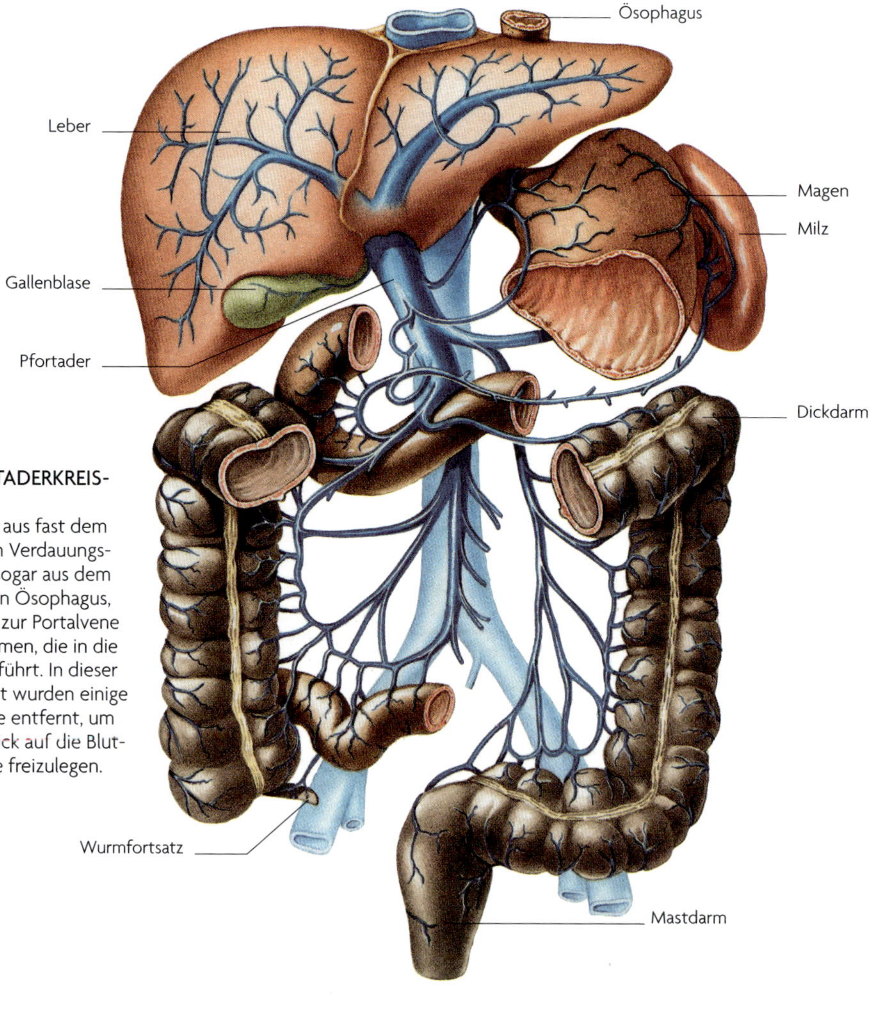

PFORTADERKREISLAUF

Venen aus fast dem ganzen Verdauungstrakt, sogar aus dem unteren Ösophagus, laufen zur Portalvene zusammen, die in die Leber führt. In dieser Ansicht wurden einige Organe entfernt, um den Blick auf die Blutgefäße freizulegen.

WEG DER GALLE

Die Galle wird zur Aufspaltung von Fetten (Lipiden) im Dünndarm benötigt. Die Leber sondert täglich bis zu einem Liter Galle ab. Diese fließt durch den linken und rechten Lebergang der beiden Leberlappen, dann in den gemeinsamen Lebergang und über den Gallenblasengang in die Gallenblase. Dieser Sack hat ein Fassungsvermögen von ca. 50 ml Galle, die eingedickt und bei Bedarf in den Zwölffingerdarm (Duodenum) abgegeben wird.

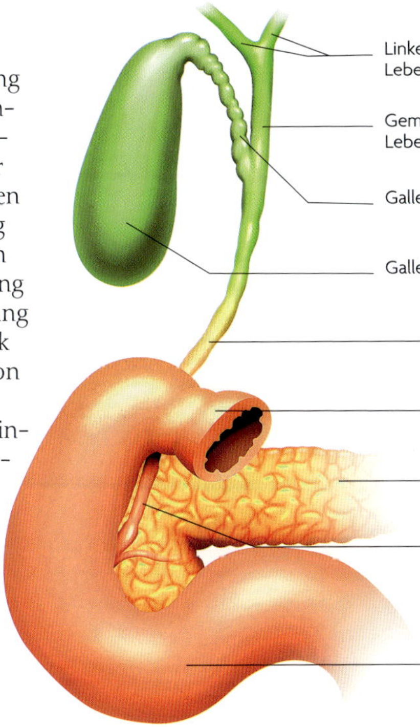

GEMEINSAMER GANG

Der große Gallengang vereinigt sich an der Ampulla hepatopancreatica mit dem Bauchspeichelgang.

BAUCHSPEICHELDRÜSE (PANKREAS)

Der Kopf liegt in der C-förmigen Schleife des Duodenums, der Körper hinter dem Magen und der sich verjüngende Schwanz über der linken Niere unter der Milz. Die Bauchspeicheldrüse produziert täglich ca. 1,5 l enzymhaltigen Verdauungssaft, um damit Kohlenhydrate, Lipide und Proteine aufzuspalten. Die Flüssigkeit wird über Haupt- und Nebenbauchspeichelgang ins Duodenum geleitet.

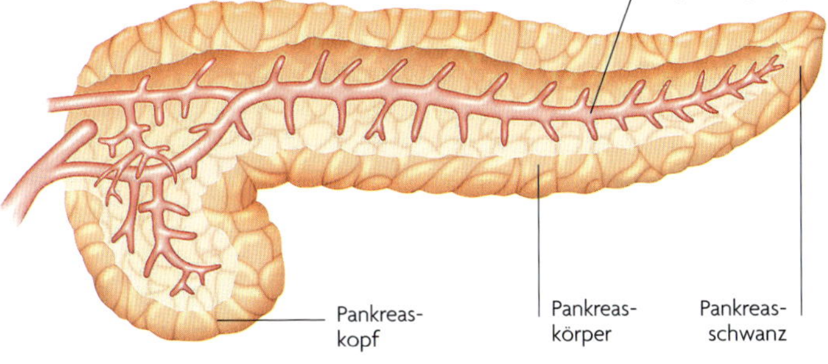

FORM DES PANKREAS

Das Pankreas ist bis zu 15 cm lang, weich und flexibel und grau-pink gefärbt.

DICKDARM

DER DICKDARM UMFASST DREI HAUPTBEREICHE – CAECUM, COLON UND RECTUM. IM CA. 1,5 M LANGEN COLON WIRD DER RESTLICHE FLÜSSIGE NAHRUNGSBREI ZU FESTEREM KOT GEFORMT, DER AUSGESCHIEDEN WIRD.

DIE ROLLE DES COLONS

Wenn die chemische Aufspaltung der Nahrung im Dünndarm (s. S. 218–219) beendet ist, sind fast alle für die Körperfunktion lebenswichtigen Nährstoffe bereits resorbiert. Der Überrest ist ein teilweise verdauter, verflüssigter Speisebrei, der über die Valva ileocaecalis ins Caecum gelangt und von dort in den ersten Abschnitt des Colons, in das aufsteigende Colon. Die Hauptfunktion des Colons ist es, den flüssigen Speisebrei zur Speicherung und Ausscheidung als Kot einzudicken. Natrium, Chlorid und Wasser werden über die Colonschleimhaut in Blut und Lymphe resorbiert, der Speisebrei wird fester. Natriumbikarbonat und Kalium werden von der Colonschleimhaut ausgeschieden. Im Colon befinden sich auch Milliarden symbiotischer, »freundlicher«, Mikroorganismen.

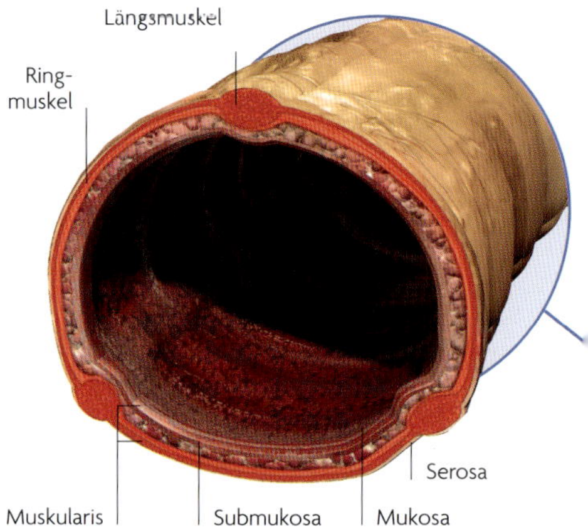

SCHICHTEN DER COLONWAND

Innerhalb der äußeren Schicht (Serosa) sorgt glatte Muskulatur für die Peristaltik. In der Submukosa befinden sich kleine Lappen lymphatischen Gewebes, sogenannte Lymphfollikel.

DARMFLORA

Milliarden von Mikroorganismen, hauptsächlich Bakterien, besiedeln als »Darmflora« den Dickdarm. Diese Bakterien sind im Normalfall harmlos, solange sie nicht überhandnehmen und sich nicht auf andere Körperregionen ausbreiten. Sie produzieren Enzyme, die bestimmte Nahrungskomponenten aufspalten, vor allem Zellulose, die nicht verdaut werden können. Die Darmflora produziert die Vitamine K und B, Kohlendioxid, Wasserstoff-, Schwefel- und Methangas. Außerdem hilft sie, in den Verdauungstrakt gelangte schädliche Mikroben zu kontrollieren, und unterstützt das Immunsystem bei der Bekämpfung von Krankheiten durch Förderung der Antikörperbildung und Lymphaktivität in der Darmwand. Der Körper lebt mit der Darmflora in einer für beide Seiten vorteilhaften Symbiose.

BAKTERIEN IM COLON

Gruppen von Stäbchenbakterien auf der Schleimhaut des Colons (2000-fache Vergrößerung)

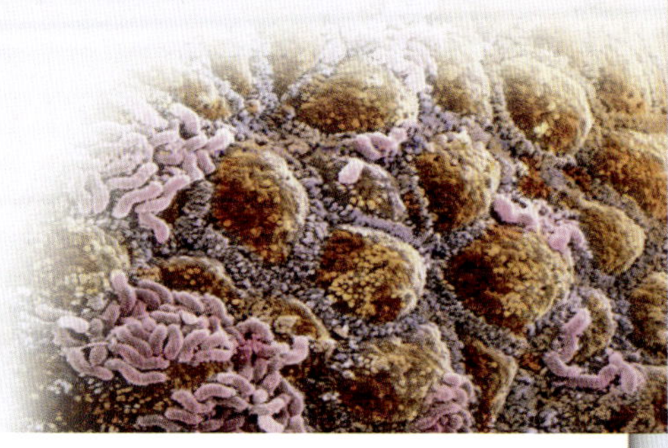

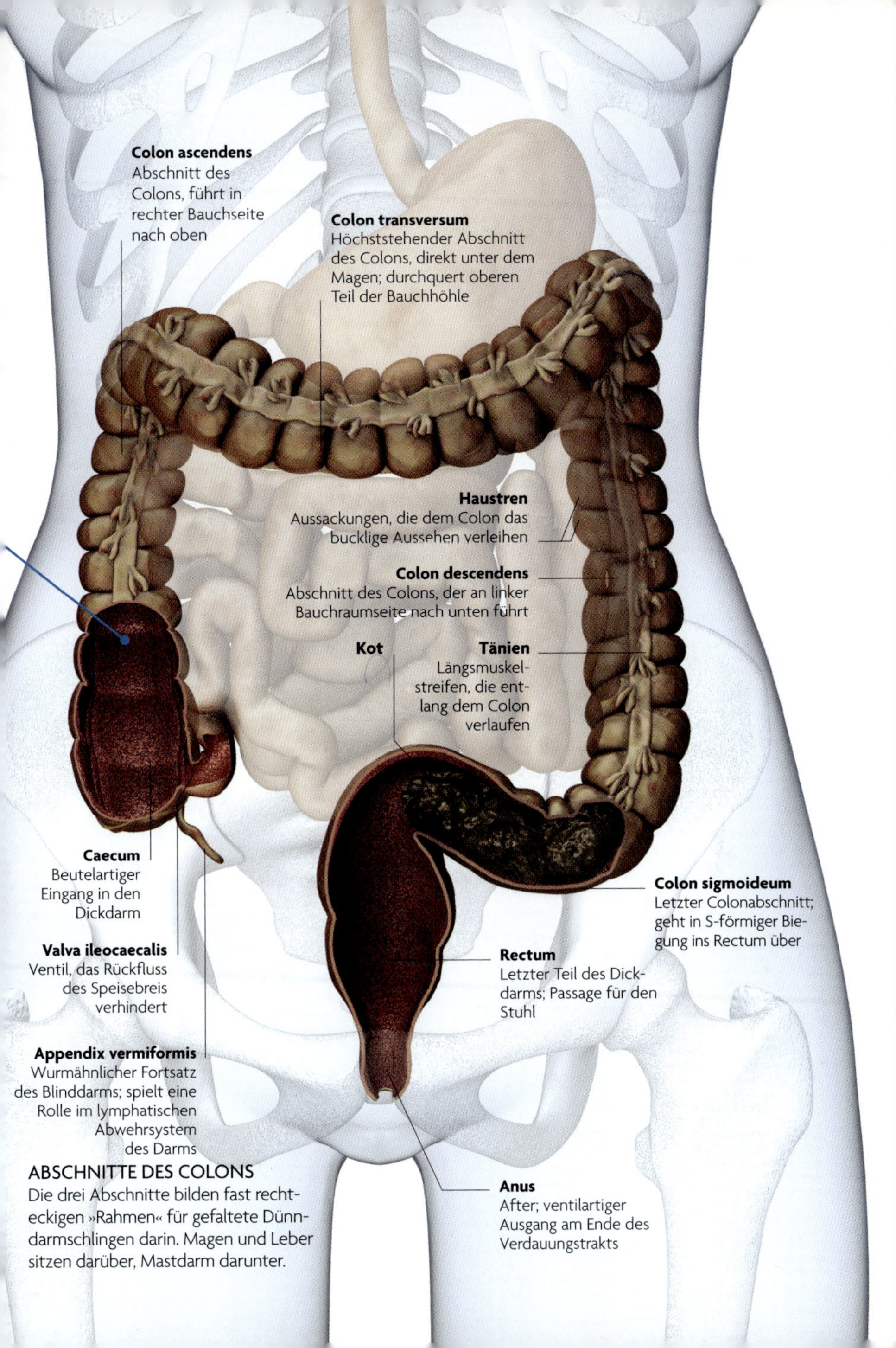

ABSCHNITTE DES COLONS
Die drei Abschnitte bilden fast rechteckigen »Rahmen« für gefaltete Dünndarmschlingen darin. Magen und Leber sitzen darüber, Mastdarm darunter.

COLONBEWEGUNGEN

Die Längsmuskeln des Colons verlaufen in drei Bändern (Taenia coli) längs des Darms und bilden Ausbuchtungen (Haustren, s. S. 225). Durch Muskelbewegungen, die je nach Verdauungsphase und Füllzustand des Colons in Geschwindigkeit, Intensität und Art variieren, wird der Coloninhalt vermengt und zum Rectum getrieben. Die drei Hauptbewegungsarten nennt man Segmentierung, Peristaltik und Massenbewegung. Der Speisebrei bewegt sich langsamer durchs Colon als durch den Dünndarm; dadurch wird die Resorption von täglich bis zu zwei Litern Wasser ins Blut ermöglicht.

SEGMENTIERUNG

Durch die in regelmäßigen Abständen erfolgende Kontraktion der Ringmuskeln wird der Speisebrei gedreht und vermengt, aber nicht vorwärtsgeschoben.

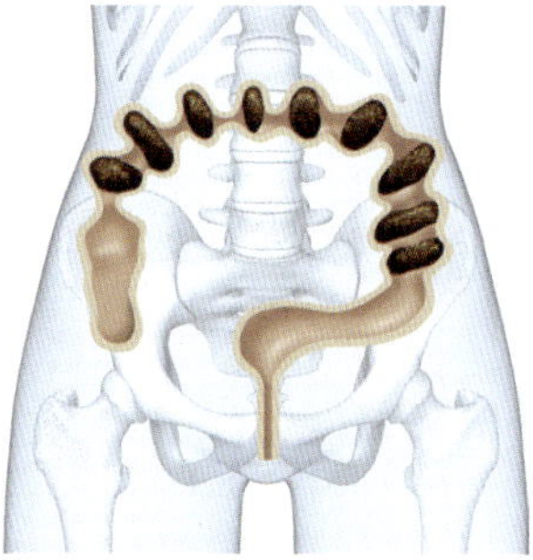

PERISTALTISCHE KONTRAKTIONEN

Kleine wellenartige Bewegungen (s. S. 218) treiben den Stuhl in Richtung Rectum. Die Muskeln hinter dem Darminhalt kontrahieren, die vor ihm entspannen.

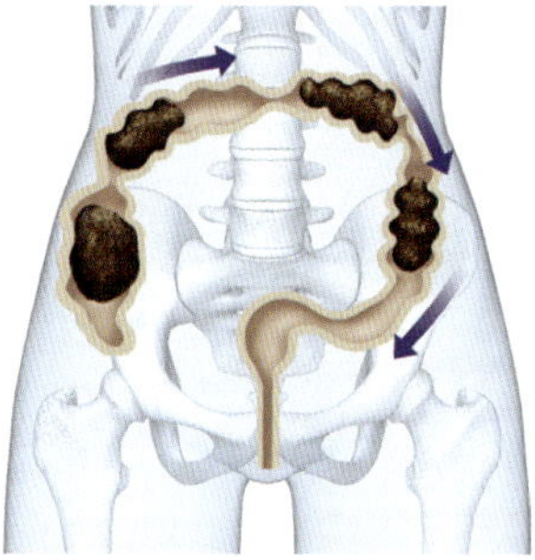

MASSENBEWEGUNG

Diese besonders kräftigen peristaltischen Kontraktionen treten ab der Mitte der Quercolons auf und treiben zwei- bis dreimal täglich den Stuhl ins Rectum.

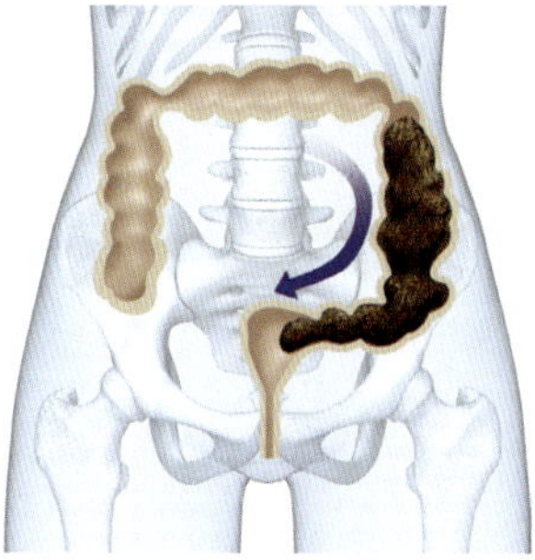

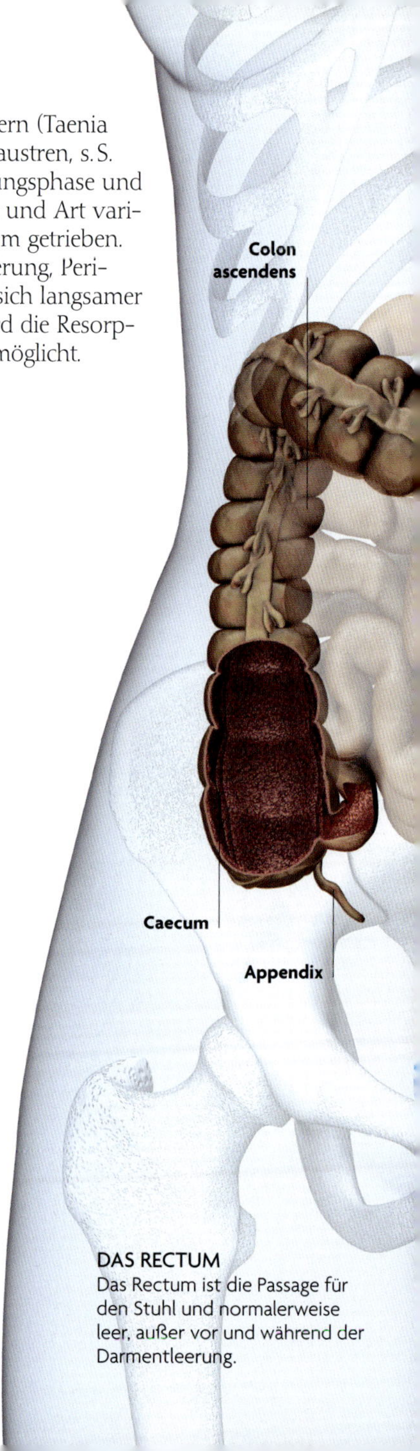

DAS RECTUM

Das Rectum ist die Passage für den Stuhl und normalerweise leer, außer vor und während der Darmentleerung.

RECTUM, ANUS UND ENTLEERUNG

Das Rectum ist ca. 12 cm lang. Unter dem Rectum befindet sich der ca. 4 cm lange Analkanal. In den Wänden des Analkanals sind zwei kräftige Ringmuskeln, der innere und der äußere Schließmuskel (Sphincter ani internus bzw. externus). Zur Darmentleerung wird der Stuhl peristaltisch ins Rectum getrieben. Dort befinden sich Dehnungssensoren, die den Defäkationsreflex auslösen, bei dem sich die Schließmuskeln öffnen und die Entleerung gestatten.

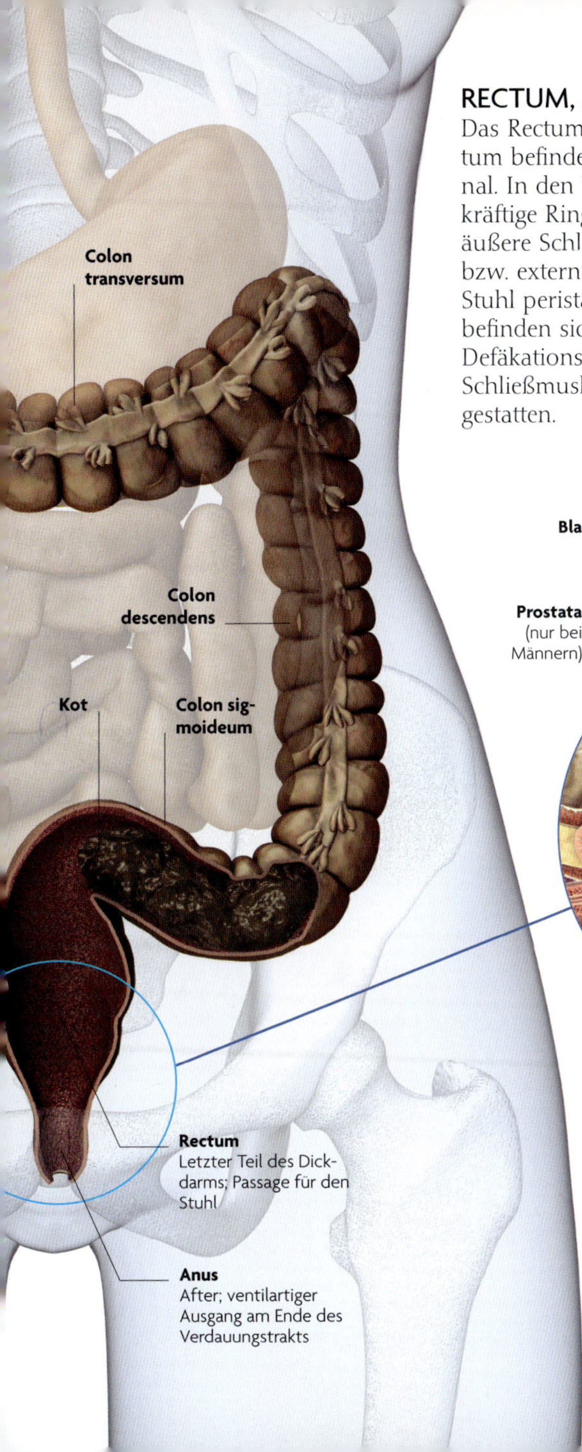

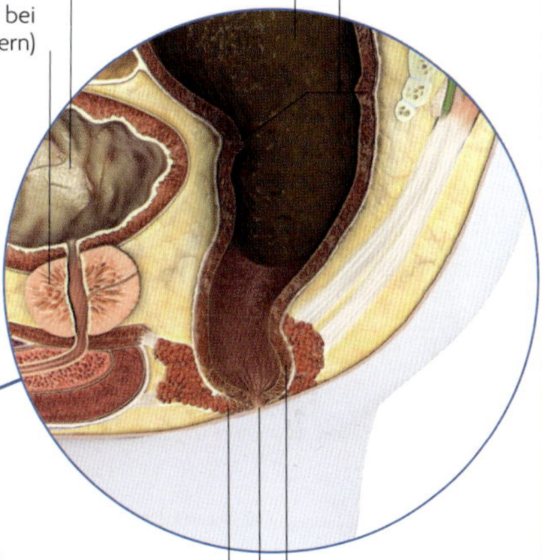

VERDAUUNG

DER VERDAUUNGSVORGANG BEINHALTET EINIGE PHYSIKALISCHE UND CHEMISCHE PROZESSE, DIE DIE NAHRUNGSBESTANDTEILE SO AUFSPALTEN, DASS SIE RESORBIERT WERDEN KÖNNEN.

Verdauung beginnt bereits im Mund, wo die Nahrung zermahlen und eingespeichelt wird. Der Magen spaltet die vorbereitete Nahrung dann in kleinere Bestandteile auf – physikalisch durch Muskelbewegungen, chemisch durch Verdauungsenzyme. Nach und nach wird der Speisebrei in den Zwölffingerdarm (Duodenum) abgegeben. Die vielen bereits mikroskopisch kleinen Nahrungsbestandteile sind aber noch nicht klein genug, um durch Zellmembranen ins Gewebe des Körpers zu gelangen. So spaltet sie der Dünndarm in noch kleinere, resorbierbare Teile auf.

1 IM MAGEN

Auf der Magenschleimhaut befinden sich kleinste Grübchen, die verschiedene Sekrete absondern. Salzsäure vernichtet mit der Nahrung aufgenommene Mikroben, Magenlipase beginnt bereits mit der enzymatischen Fettverdauung, und das Enzym Pepsin wird in seiner Vorstufe Pepsinogen produziert. Erst durch die Magensäure wird es zu Pepsin, sonst würde sich der Magen selbst verdauen.

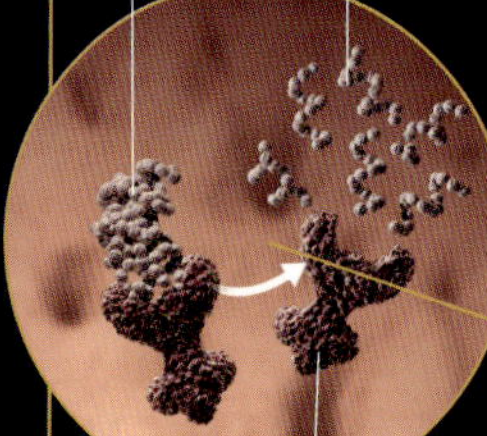

PEPSIN IN AkTION
Pepsin wird erst durch die Magensäure aktiviert und spaltet die Proteinmoleküle in die kürzeren Aminosäureketten, die Peptide, auf.

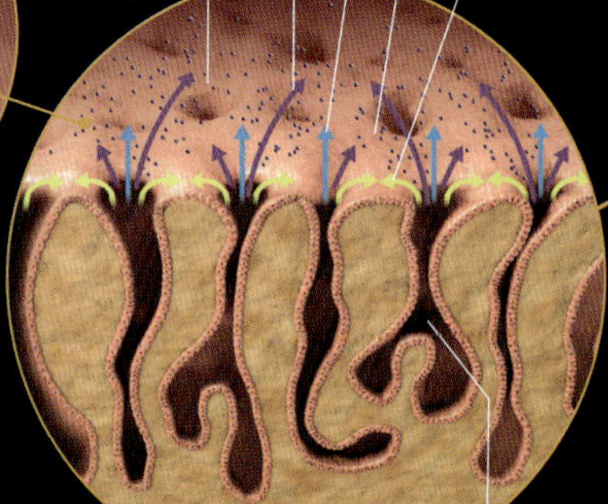

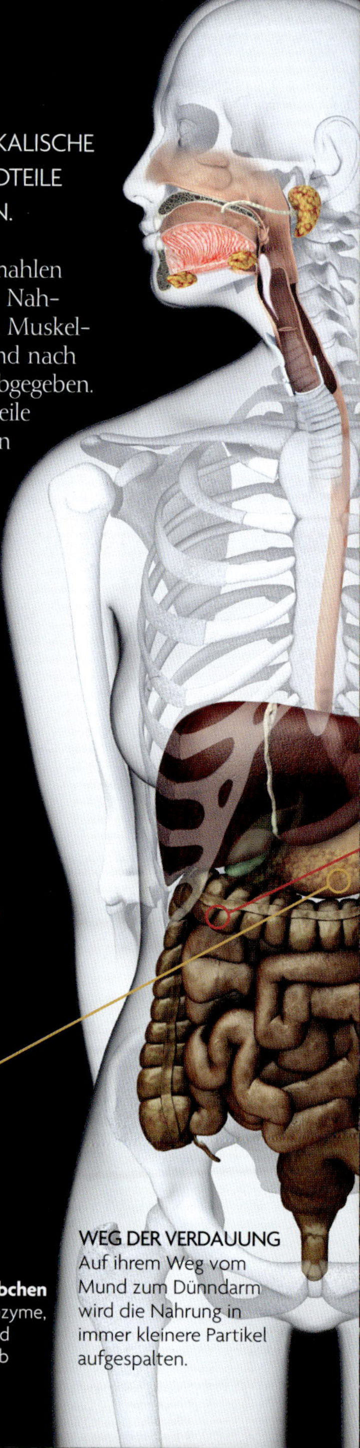

WEG DER VERDAUUNG
Auf ihrem Weg vom Mund zum Dünndarm wird die Nahrung in immer kleinere Partikel aufgespalten.

2 IM ZWÖLFFINGERDARM

Speisebrei wird ins Duodenum gespritzt, mit Galle und Pankreasabsonderungen vermischt, die auch alkalisches Bikarbonat zur Neutralisierung der Magensäure enthalten, sowie 15 Enzyme, die Fette, Kohlenhydrate und Proteine spalten.

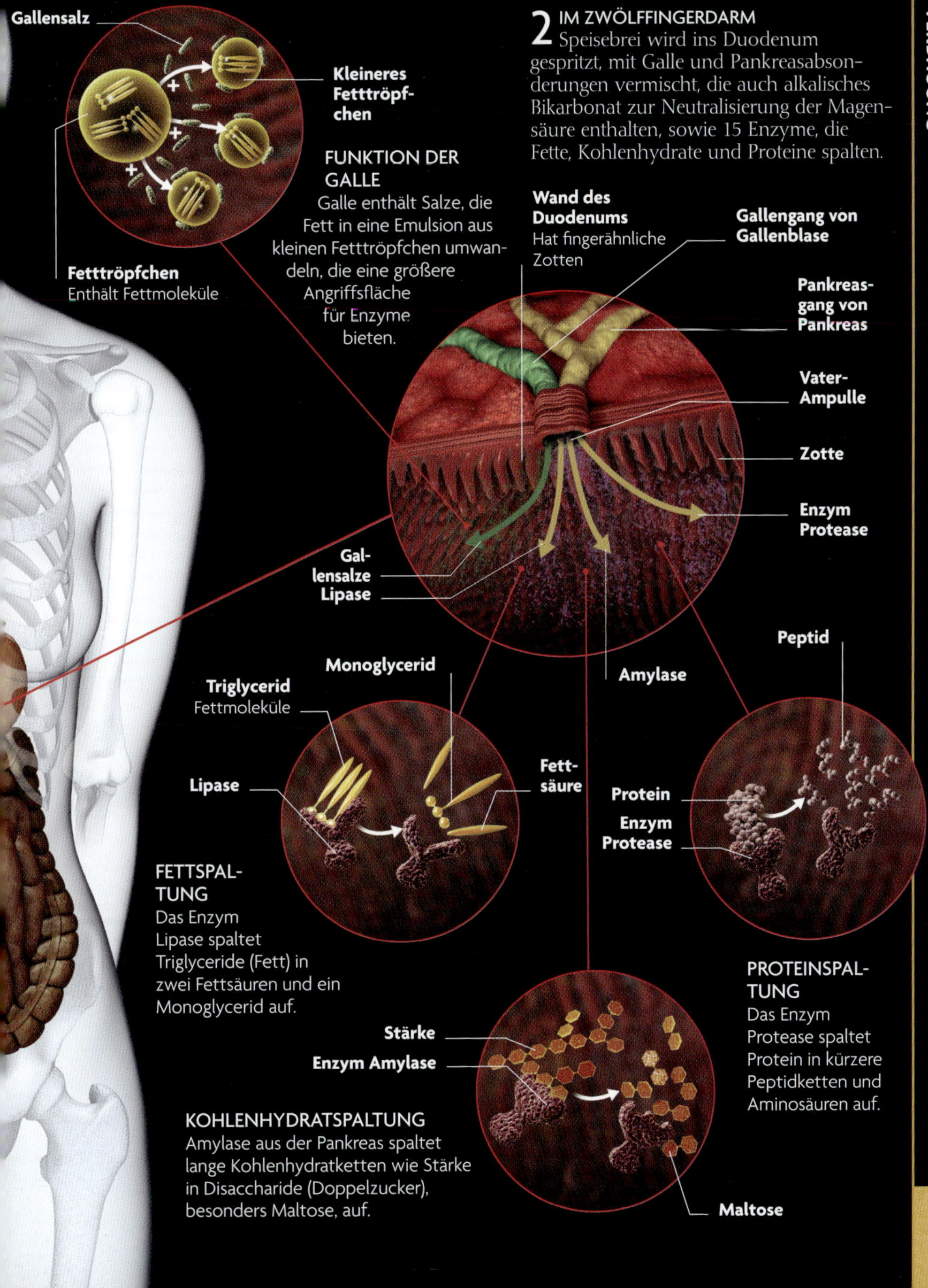

FUNKTION DER GALLE

Galle enthält Salze, die Fett in eine Emulsion aus kleinen Fetttröpfchen umwandeln, die eine größere Angriffsfläche für Enzyme bieten.

FETTSPALTUNG

Das Enzym Lipase spaltet Triglyceride (Fett) in zwei Fettsäuren und ein Monoglycerid auf.

PROTEINSPALTUNG

Das Enzym Protease spaltet Protein in kürzere Peptidketten und Aminosäuren auf.

KOHLENHYDRATSPALTUNG

Amylase aus der Pankreas spaltet lange Kohlenhydratketten wie Stärke in Disaccharide (Doppelzucker), besonders Maltose, auf.

3 IM DÜNNDARM

Nach dem Verlassen des Duodenums werden die Nahrungsbestandteile im restlichen Dünndarm weiter gespalten und schließlich von Blut und Lymphe resorbiert. Die Pankreassäfte und die Galle setzen die Spaltung fort, aber auch der Dünndarm setzt weitere Enzyme frei, die zu beiden Seiten der Epithelzellmembran des Dünndarms agieren. Zu diesen Enzymen gehören Laktase und Maltase, die die Disaccharide (Zweifachzucker) Laktose und Maltose in die Monosaccharide (Einfachzucker) Galaktose und Glukose spalten. Darmpeptidasen spalten kurzkettige Peptide (aus ehemaligen Proteinen) in ihre Untereinheiten, die Aminosäuren. Die Darmzotten haben Oberflächenzellen, an deren kleinen Fortsätzen, den Mikrovilli, die letzten Aufspaltungen stattfinden.

WIE ENZYME ARBEITEN

Ein Enzym ist ein biologischer Katalysator – eine Substanz, die chemische Reaktionen beschleunigt, dabei aber unverändert bleibt. Die meisten Enzyme sind Proteine. Sie bewirken die Aufspaltung der Nahrung im Verdauungsprozess, aber auch die chemischen Veränderungen, die zur Energiegewinnung und zum Bau neuer Zellen und Gewebe notwendig sind. Jedes Enzym hat aufgrund der dreidimensionalen Anordnung seiner Aminosäureketten eine spezielle Form. In seinem aktiven Zentrum findet die Erkennung und Umsetzung des Substrats (der zu verändernden Substanz) statt. Das Substrat geht mit dem Enzym eine Verbindung ein und wird dabei aufgebrochen.

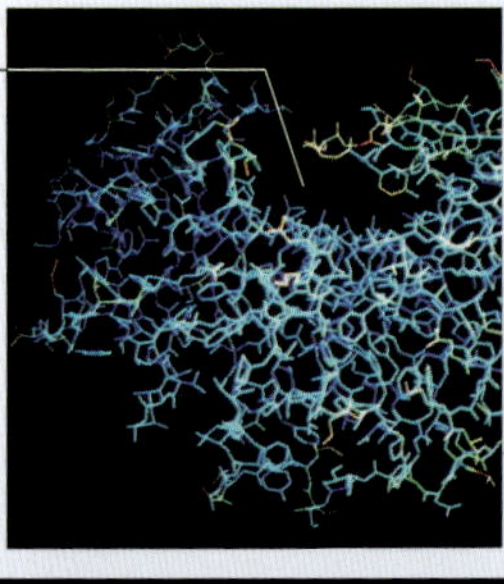

PEPSIN
Ein Computermodell zeigt das aktive Zentrum dieses Enzyms als Spalt an der Oberseite. Ein Proteinmolekül dockt hier an und bricht auseinander.

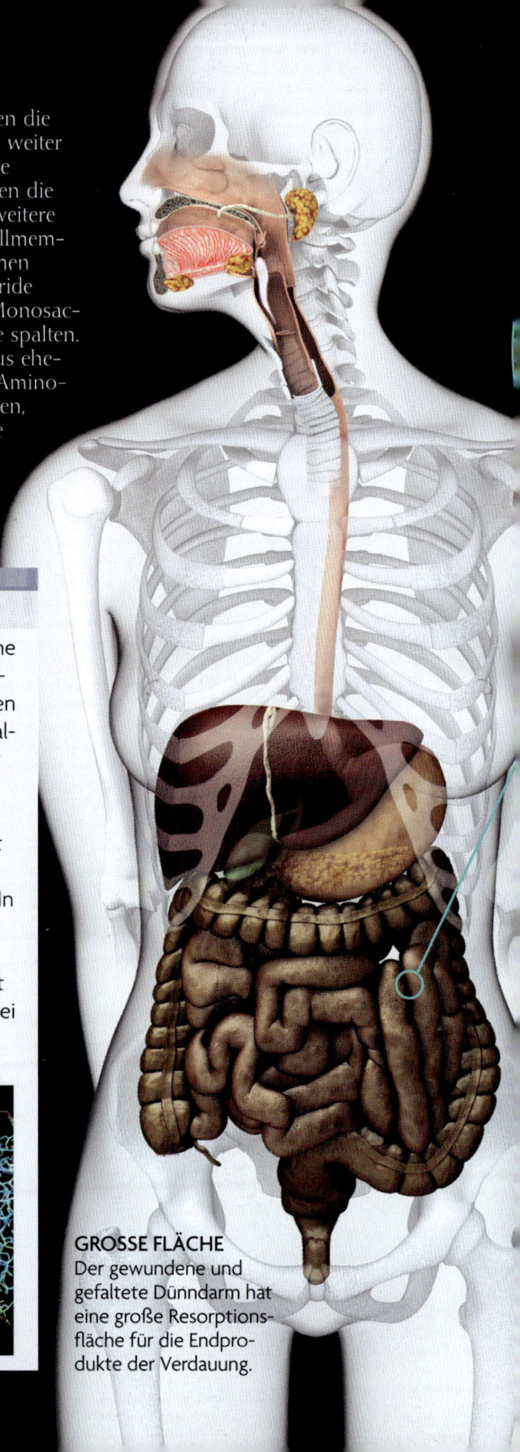

GROSSE FLÄCHE
Der gewundene und gefaltete Dünndarm hat eine große Resorptionsfläche für die Endprodukte der Verdauung.

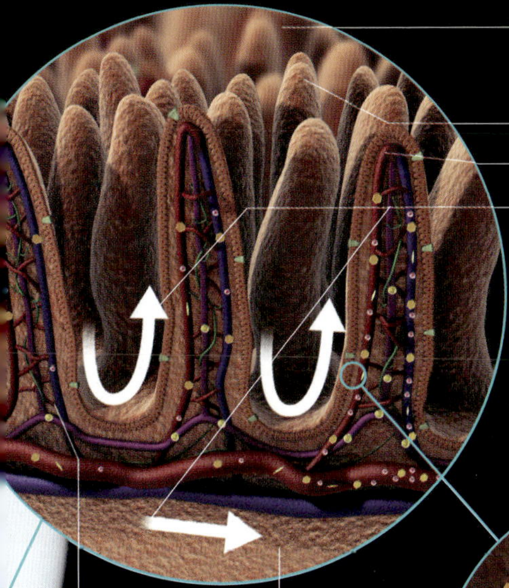

RESORPTION DURCH ZOTTEN
Die Zotten der Dünndarmschleimhaut (links) bilden eine große Resorptionsfläche für die Endprodukte der Verdauung. Hier wird gezeigt (von links nach rechts), wie diese Nährstoffe in die Blutbahn gelangen.

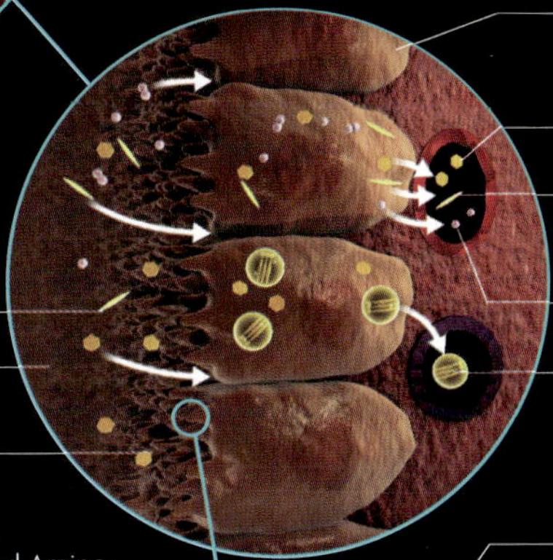

ZOTTENOBERFLÄCHE IM DETAIL
Kurzkettige Fettsäuren, Glukose und Aminosäuren passieren Membran der Epithelzellen in eine Blutkapillare (rot). Längere Fettsäuren gelangen in eine Lymphkapillare (lila).

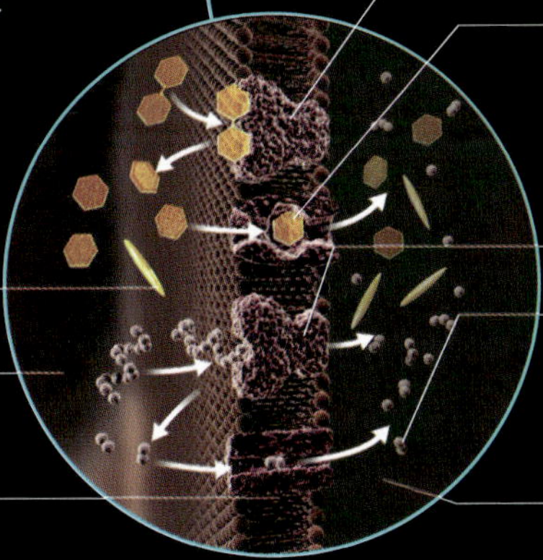

NAHAUFNAHME DER ZELLMEMBRAN
Die entstandenen Aminosäuren und Einfachzucker werden durch Kanalproteine durch die Zellwand geschleust, während die Fettsäuren einfach durchdiffundieren.

NÄHRSTOFFE UND STOFFWECHSEL

DER BEGRIFF STOFFWECHSEL BEZEICHNET DIE BIOCHEMISCHEN PROZESSE UND VERÄNDERUNGEN IM KÖRPER. DIE VERDAUUNG SORGT FÜR DIE NÄHRSTOFFE, DIE ALS ROHMATERIALIEN FÜR DEN STOFFWECHSEL ÜBERALL IM KÖRPER BENÖTIGT WERDEN.

NÄHRSTOFFAUFNAHME

Kohlenhydrate, Fette, Proteine, Vitamine und Mineralstoffe werden vom Verdauungssystem in verschiedenen Phasen des Verdauungsvorgangs in Blut und Lymphe resorbiert. Das Blut mit den Nährstoffen fließt vom Darm über die Pfortader (s. S. 222) in die Leber. Diese spaltet, speichert und setzt Nährstoffe frei – je nach Körperbedarf.

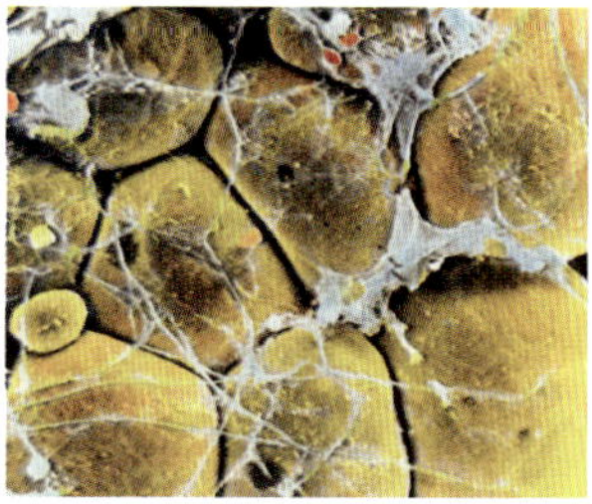

FETTGEWEBE
Adipöses Gewebe besteht aus stark mit Fetttröpfchen gefüllten Zellen, die für Notzeiten gespeichert werden.

LETZTE PHASEN DER VERDAUUNG

Das Colon absorbiert Mineralstoffe, Salze und einige Vitamine und resorbiert eine beträchtliche Menge Wasser. Fasern wie Pektin und Zellulose geben den Verdauungsüberresten mehr Volumen, sodass sie zu Kot geformt werden können. Fasern verzögern auch die Aufnahme einiger Moleküle, u. a. von Zucker. Auf diese Weise wird ein kurzer »Schub« vermieden und die Resorption zeitlich besser verteilt. Zusätzlich binden Fasern einige Fette, wie Cholesterin, und vermeiden so ihre zu starke Aufnahme.

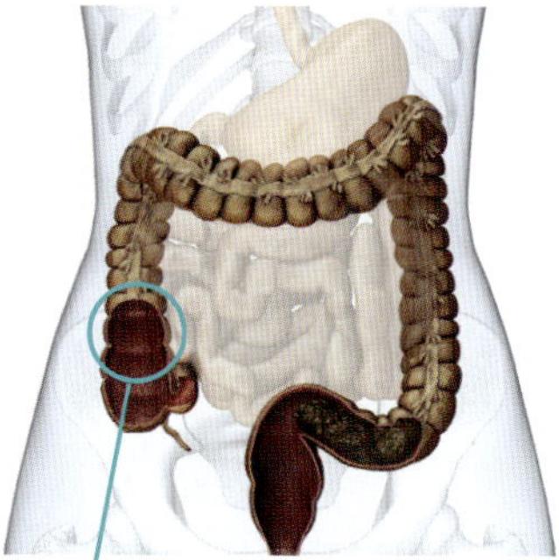

CAECUM
Täglich gelangen 100–500 ml Verdauungssäfte, unverdaute Speisereste, abgeschilferte Schleimhautzellen und sonstiges Material in den ersten Teil des Dickdarms, das Caecum (Blinddarm).

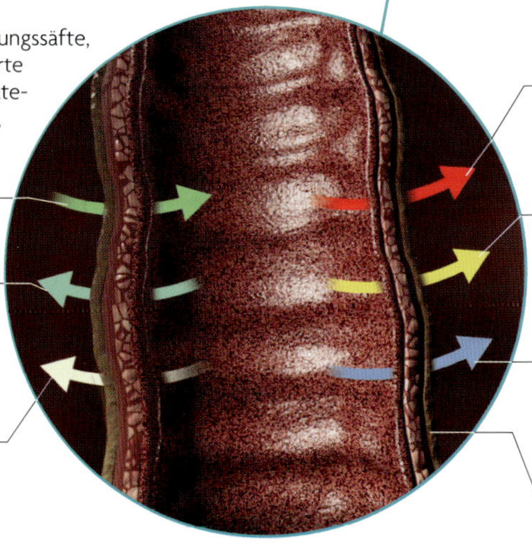

ABBAU UND AUFBAU

Katabolismus ist Abbau komplexerer Moleküle zu einfacheren während der Energieproduktion. Beim Anabolismus entstehen aus einfachen Molekülen komplexere – z. B. setzen sich Aminosäuren zu Peptidketten zusammen, aus denen Proteine gebildet werden.

ZUSAMMENSPIEL

Der Stoffwechsel ist ein komplexes Zusammenspiel aus Auf- und Abbau, bei dem viele Moleküle recycelt werden, während sie beide Prozesse durchlaufen.

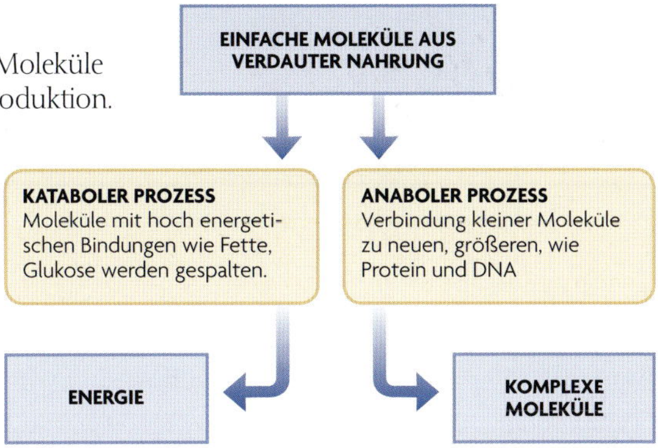

VERARBEITUNG DER NAHRUNG

Die drei Hauptkomponenten der Nahrung ergeben unterschiedliche Spaltprodukte. Kohlenhydrate (Stärke und Zucker) können in einfache Glukose gespalten werden, Proteine in einzelne Aminosäuren und Fette in Fettsäuren und Glyzerin. Glukose dient als am einfachsten verfügbare Energiequelle. Aus Fettsäuren werden u. a. Lipidmembranen für Zellen (s. S. 28) hergestellt und Aminosäuren werden zu körpereigenen Struktur- (Kollagen, Keratin und ähnlich feste Substanzen) und Enzymproteinen zusammengebaut. Falls notwendig, ist der Körper aber auch in der Lage, Nährstoffe für einen anderen Zweck einzusetzen.

ENERGIEPRODUKTION

Der Einfachzucker Glukose ist der von den Zellen am meisten genutzte Energielieferant. Fette, oder in Notzeiten Proteine, sind eine weitere Energiequelle, die aus der Leber oder aus Speicherfett mobilisiert werden kann.

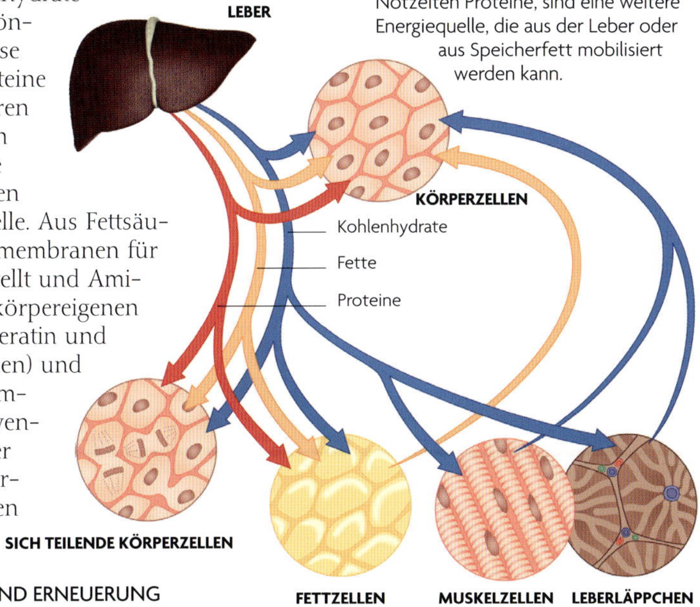

WACHSTUM UND ERNEUERUNG

Zellen benötigen verschieden kombinierte Aminosäuren zum Bau unterschiedlicher Proteinstrukturen, Fette für die Membran und Glukose für die Energie. Sich teilende Zellen (Wachstum, Reparatur) haben einen erhöhten Bedarf an diesen Nährstoffen.

ENERGIESPEICHERUNG

Überflüssige Glukose wird zur Lagerung in Leber und Muskelzellen in Glykogen umgewandelt. Fettsäuren sind konzentrierte Energiespeicher – gewonnen aus Nahrungsfetten, überflüssigen Aminosäuren oder Glukose.

STÖRUNGEN DES OBEREN VERDAUUNGSTRAKTS

FAKTOREN WIE EXZESSIVER ALKOHOLGENUSS, BALLASTSTOFFARME ERNÄHRUNG UND LEBENSMITTELUNVERTRÄGLICHKEIT VERURSACHEN STÖRUNGEN DES VERDAUUNGSSYSTEM. DOCH AUCH BAKTERIEN ODER EIN GESCHWÄCHTES IMMUNSYSTEM SIND SCHULD AN MANCHEN PROBLEMEN.

ULCUS PEPTICUM

Die meisten Geschwüre werden mit dem Bakterium *H. pylori* in Verbindung gebracht. Dieses schädigt die Schleimhaut, die Magen und Zwölffingerdarm gegen die ätzende Magensäure schützt. Weitere Faktoren sind z. B. Alkohol, Rauchen, Medikamente, familiäre Disposition und Ernährung. Magenschmerzen sind ein häufiges Symptom. Beim Zwölffingerdarmgeschwür werden die Schmerzen mit dem Essen leichter, beim Magengeschwür verschlimmern sie sich.

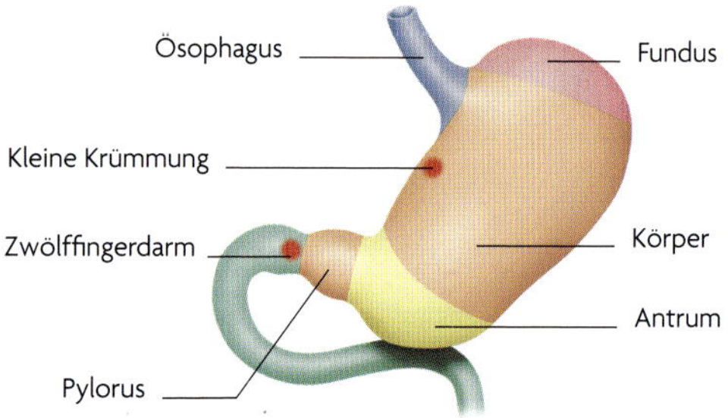

STELLEN DES ULCUS PEPTICUM
Geschwüre treten häufig am Anfang des Zwölffingerdarms auf, Magengeschwüre in der kleinen Magenkrümmung.

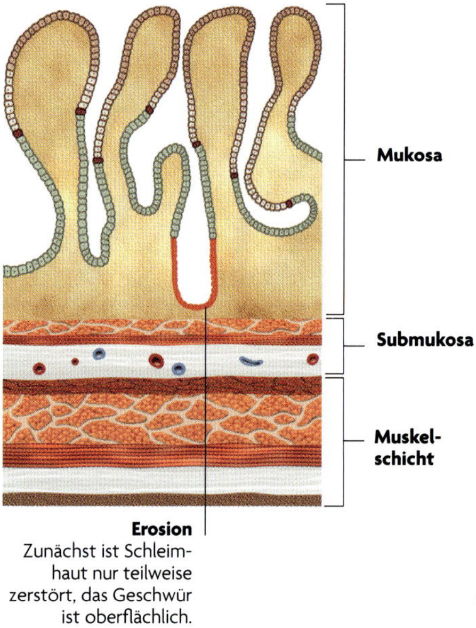

ANFANGSSTADIUM
Fehlt die schützende Schleimschicht, die die Magenwand auskleidet, greifen ätzende Säure und Enzyme des Magensafts die Schleimhautzellen an.

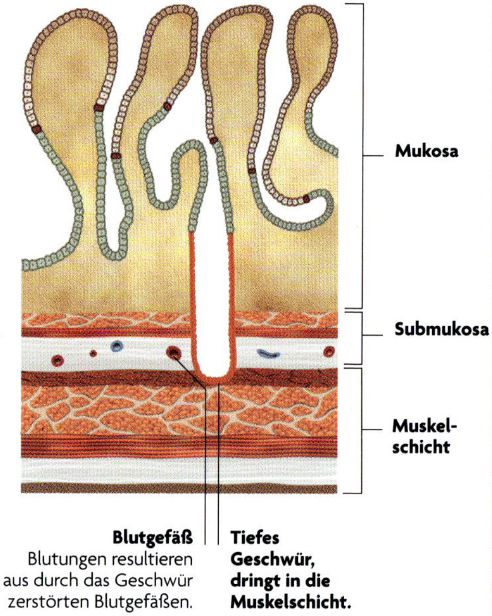

FORTGESCHRITTENE ULZERATION
Ein Geschwür durchdringt Mukosa und Submukosa und geht bis in die Muskelschicht. In schweren Fällen kommt es zur Perforation der Magen- oder Darmwand.

GASTRITIS

Eine Entzündung der Magenschleimhaut, Gastritis genannt, verursacht Unbehagen oder Schmerzen, Übelkeit und Erbrechen. Eine akute Gastritis kann durch übermäßiges Essen, Alkoholmissbrauch oder als Nebenwirkung von Medikamenten verursacht werden. Ihre chronische Form kann sich durch wiederholte Reizung der Magenschleimhaut durch Alkohol, Tabak oder Medikamente über längere Zeit entwickeln. Ein weiterer häufiger Grund ist das Bakterium *Helicobacter pylori*. Eine Gastritis heilt gewöhnlich durch Behandlung und Beseitigung der Ursache.

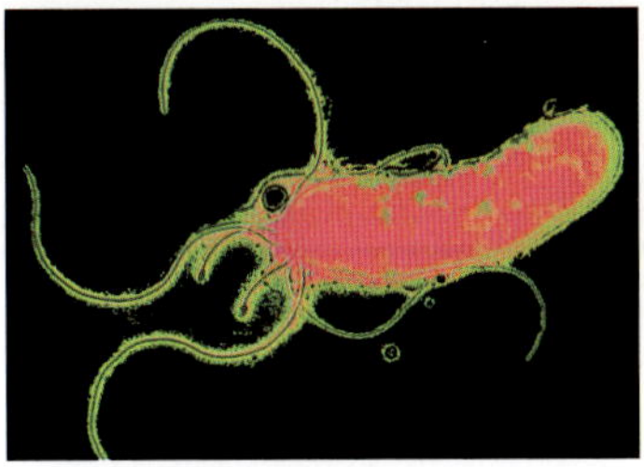

VERBREITETER ÜBELTÄTER
Mehr als 50% der Bevölkerung haben *H. pylori* in Magenschleimhaut. Bei Beschwerden kann es mit Antibiotika vernichtet werden.

HIATUSHERNIE

Bei einer Hiatushernie tritt der obere Teil des Magens durch die sonst straffe Öffnung des Zwerchfells (Hiatus) – eine muskulöse Scheidewand zwischen Brust- und Bauchraum – in den Brustraum über. Normalerweise unterstützt der Hiatus den Schließmuskel (Sphinkter) am Ende der Speiseröhre (zugleich Mageneingang), der einen Rückfluss (Reflux) des Mageninhalts in die Speiseröhre verhindert. Die Symptome einer Hernie sind deshalb ähnlich denen eines Refluxes. Es gibt zwei Arten der Hiatushernie, die Gleithernie und die paraösophageale Hernie. Gleithernien sind meist symptomlos, man vermutet ihre Prävalenz bei ca. einem Drittel der Bevölkerung über 50 Jahre. Schwere paraösophageale Hernien müssen jedoch operiert werden.

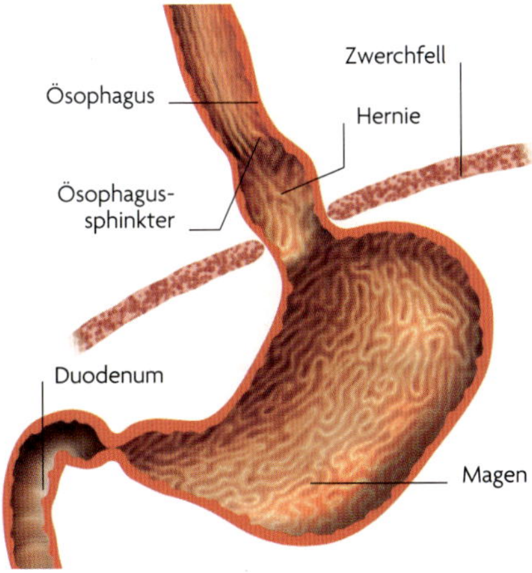

HIATUSGLEITHERNIE
Häufigster Typ der Hiatushernie. Man spricht von Gleithernie, wenn die Verbindung zwischen Magen und Ösophagus durchs Zwerchfell nach oben rutscht.

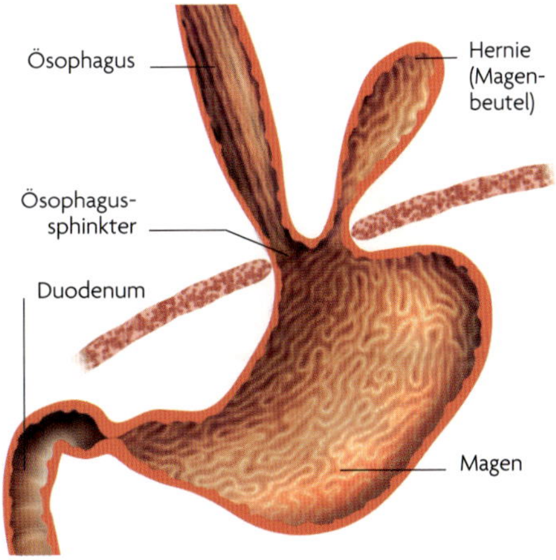

PARAÖSOPHAGEALE HIATUSHERNIE
Bei rund einer von zehn Hernien wird ein Teil des Magens durchs Zwerchfell nach oben gedrückt und bildet einen Beutel neben der unteren Speiseröhre.

ALKOHOLISCHE LEBERKRANKHEIT

Regelmäßiger, jahrelanger exzessiver Alkoholgenuss kann zu schweren Leberstörungen führen. Männer trinken im Allgemeinen mehr als Frauen und sollten deshalb statistisch häufiger von einer alkoholischen Leberkrankheit betroffen sein. Frauen bauen Alkohol jedoch nicht so effektiv ab wie Männer und sind deshalb empfänglicher für seine Nebenwirkungen. Alkohol kann die Leber auf verschiedene Weise schädigen; bei manchen Menschen erhöht der toxische Effekt das Leberkrebsrisiko. Nahezu alle starken Langzeittrinker haben eine Fettleber – beim Abbau von Alkohol entsteht Fett. Wird der Alkoholkonsum eingestellt, kann sich die Fettleber völlig zurückbilden. Wenn nicht, kann sich alkoholische Hepatitis oder Gelbsucht entwickeln. Letztes Stadium ist die Leberzirrhose, die tödlich verlaufen kann. Oft ist eine Lebertransplantation einzige Überlebenschance.

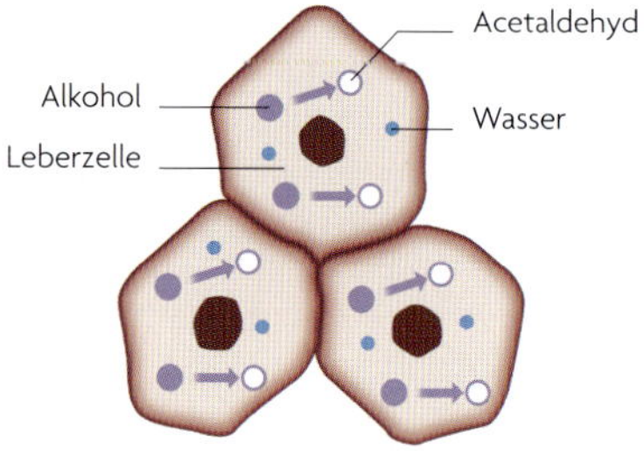

1 WIE DER SCHADEN ENTSTEHT
Beim Abbau von Alkohol wird Acetaldehyd gebildet. Man glaubt, dass sich dieses an Leberzellenproteine bindet, wodurch Schädigungen, Entzündungen, Fibrose entstehen.

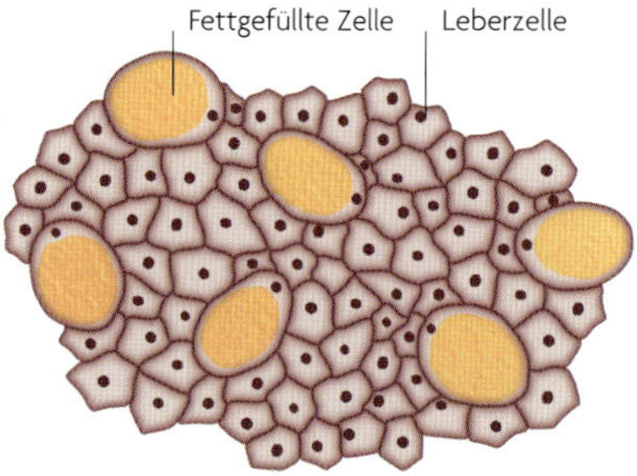

2 FETTLEBER
Ein Nebenprodukt des Alkoholstoffwechsels ist Fett. Bei starken Trinkern schwellen die Leberzellen aufgrund von Fetteinlagerungen an. Dieser Zustand kann sich bei Alkoholabstinenz normalisieren.

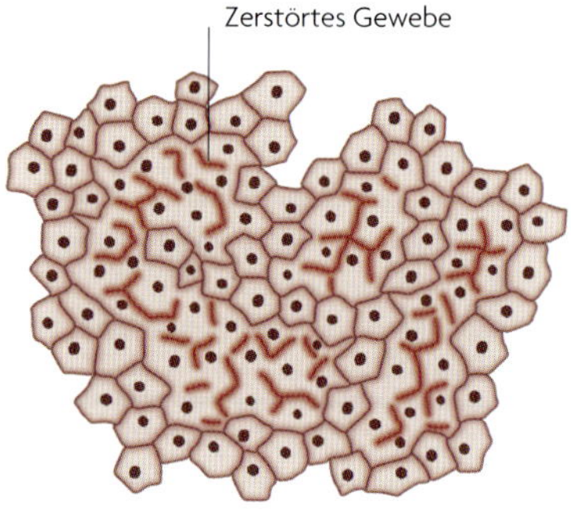

3 ALKOHOLISCHE HEPATITIS
Bei anhaltendem Alkoholmissbrauch kann sich aus Fettleber Hepatitis entwickeln. Leber ist entzündet und mit Leukozyten infiltriert; Leberzellen können zugrunde gehen.

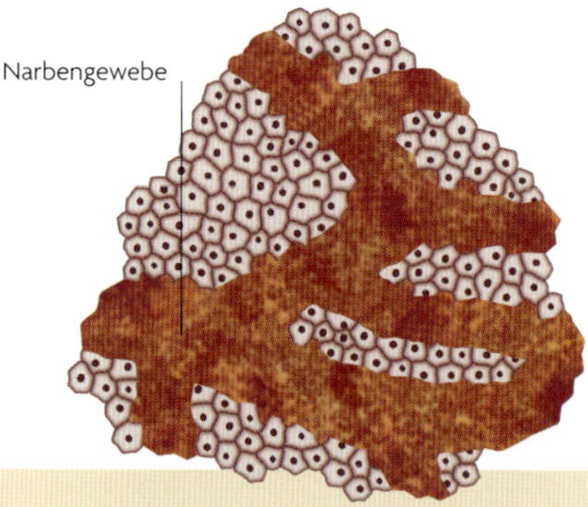

4 ZIRRHOSE
Im Finalstadium einer alkoholischen Leberkrankheit werden Fibrose und Vernarbung der Leber lebensbedrohlich. Aufgrund der Dauerschädigung kann das Organ seine Funktion nicht aufrechterhalten.

PFORTADERSTAUUNG

Eine der Komplikationen bei der Leberzirrhose ist die Pfortaderstauung. Weil das Lebergewebe zunehmend vernarbt, ist der Zufluss aus der Pfortader, die Blut aus dem Verdauungstrakt bringt, behindert. Es baut sich Druck in der Pfortader auf und das Blut staut sich zurück; eine Erweiterung der Venen in Bauchraum, Rektum und Ösophagus ist die Folge. Die geschwollenen Venen (Varizen) im Ösophagus treten stark hervor und können bluten. In manchen Fällen treten leichte Sickerblutungen auf, in anderen richtige Hämorrhagien mit massivem Erbrechen von Blut. Diese Situation ist lebensbedrohlich! Nicht jede Leberzirrhose hat eine Pfortaderstauung mit Ösophagusvarizen zur Folge. Wenn sich Varizen bilden, können sie durch blutdrucksenkende Mittel behandelt werden oder es kann, ähnlich wie bei Krampfadern in den Beinen, eine Verödung vorgenommen werden.

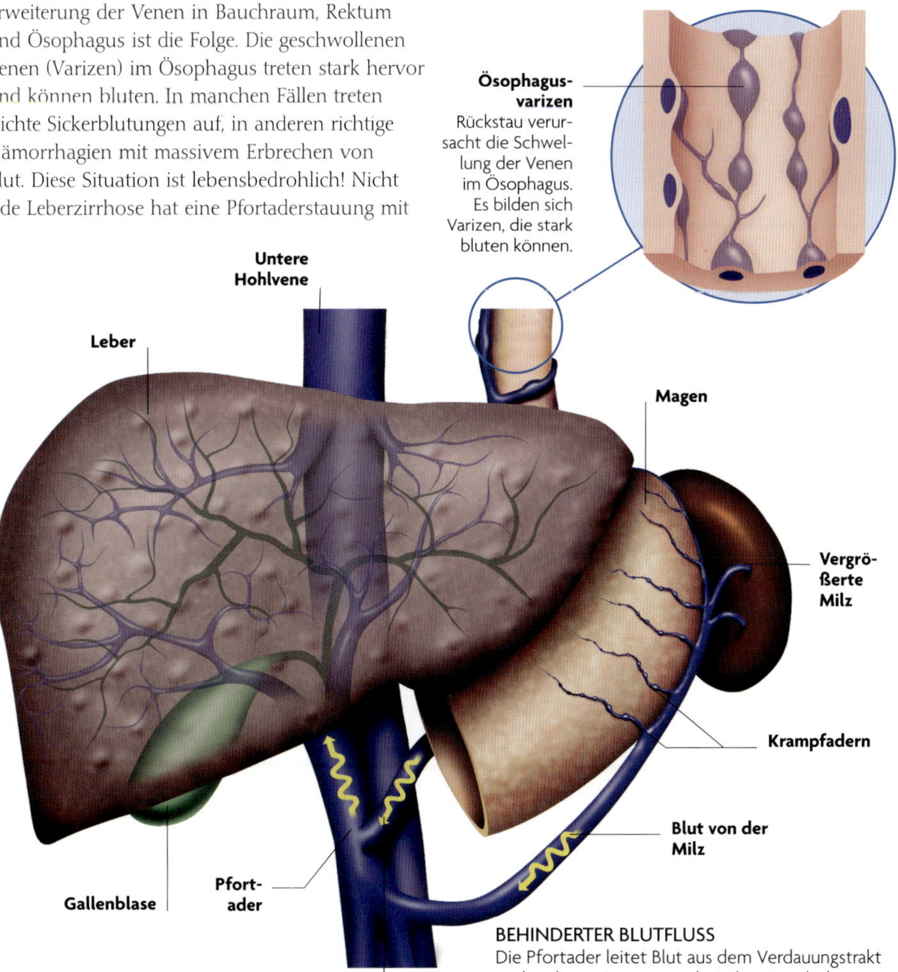

BEHINDERTER BLUTFLUSS
Die Pfortader leitet Blut aus dem Verdauungstrakt und anderen Organen in die Leber. Durch die Leberzirrhose wird der Blutfluss blockiert, der Druck in der Pfortader steigt.

GALLENSTEINE

Gallensteine bestehen hauptsächlich aus Cholesterin, eine fettige Substanz, die in der Leber verarbeitet und als Bestandteil der Galle in der Gallenblase gespeichert wird. Gallensteine entwickeln sich bei einem zu hohen Cholesterinanteil der Galle. Sie treten weit häufiger bei Frauen auf, selten jedoch vor dem 30. Lebensjahr. Gallensteine verursachen in den meisten Fällen keine Symptome; Beschwerden treten auf, wenn ein Gallenstein in einem Ausführgang der Gallenblase stecken bleibt. Das Leitsymptom sind Schmerzen, vor allem nach einer fettreichen Mahlzeit, wenn die Galle zur Verdauung aus der Gallenblase ins Duodenum abgegeben wird. Gallensteine können oft minimalinvasiv beseitigt werden.

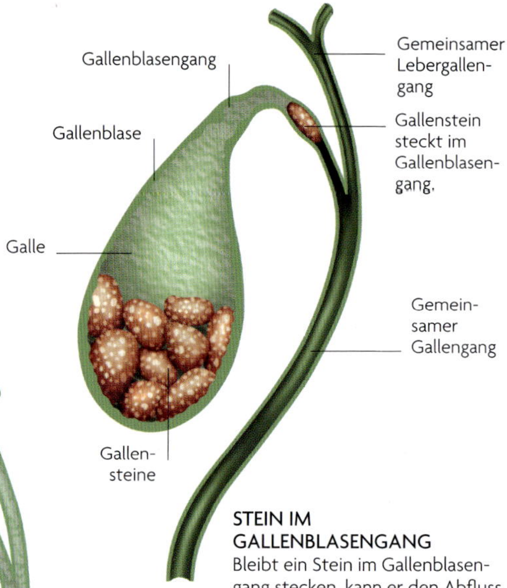

STEIN IM GALLENBLASENGANG
Bleibt ein Stein im Gallenblasengang stecken, kann er den Abfluss der Galle blockieren, was zu einer Entzündungsreaktion, einer Cholangitis, führen kann.

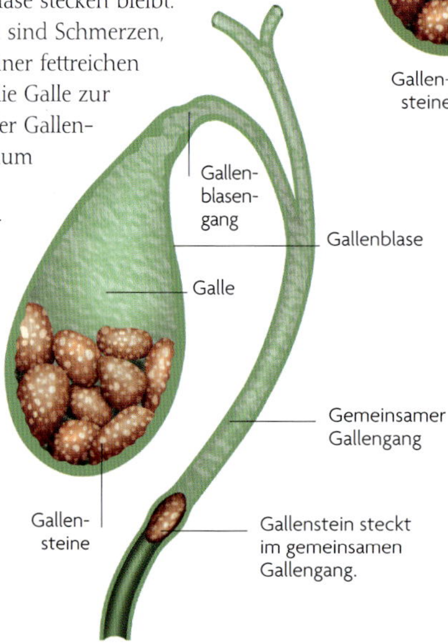

STEIN IM GEMEINSAMEN GALLENGANG
Steine, die Gallenabfluss aus Gallenblase oder Leber ins Duodenum blockieren, können Schmerzen oder auch Gelbsucht verursachen. Die sogenannte Gallenkolik ist gewöhnlich erstes Anzeichen für Gallensteine.

PANKREATITIS

Die Pankreatitis ist eine ernste Entzündung des Pankreas, die akut oder chronisch verlaufen kann. In beiden Fällen wird die Entzündung durch Verdauungsenzyme des Pankreas ausgelöst. Diese Enzyme, die normalerweise erst im Duodenum aktiv sind, werden bereits im Pankreas aktiviert und verdauen das Organgewebe. Für eine akute Pankreatitis gibt es verschiedene Ursachen, die häufigsten sind Gallensteine, Alkohol, bestimmte Medikamente und Infektionen wie Mumps. Eine chronische Pankreatitis steht meist mit Langzeitalkoholismus in Verbindung. Bei beiden Entzündungserkrankungen ist das Leitsymptom Schmerzen, die bei akuter Pankreatitis besonders heftig sind und mit Übelkeit und Erbrechen einhergehen können.

DIVERTIKULOSE

Die meisten Menschen mit Divertikulose sind über 50, haben sich über Jahre ballaststoffarm ernährt und mussten sich anstrengen, den daraus resultierenden harten Stuhl abzusetzen. Das Problem nimmt im Alter zu. Der unterste Teil des Colons, das Colon sigmoideum, ist am häufigsten betroffen, die Divertikulose kann aber im gesamten Colon auftreten. Die Darmwand bildet bläschenförmige Ausbuchtungen, die Divertikel. In 95 % der Fälle verläuft die Krankheit symptomlos, Bauchschmerzen und unregelmäßiger Stuhlgang können jedoch auftreten. Entzünden sich die Bläschen, spricht man von einer Divertikulitis, die sehr schmerzhaft sein kann, meist mit einhergehendem Fieber und Verstopfung. Der Schmerz sitzt oft im linken Unterbauch und lässt nach Stuhlgang und Abgehen von Winden nach.

1 HARTER STUHL Weiche, massige Stühle gleiten leicht durch den Darm; sind sie jedoch hart und trocken, meist bedingt durch ballaststoffarme Ernährung, müssen die Muskeln stärker kontrahieren und verursachen dadurch erhöhten Druck in der Colonwand.

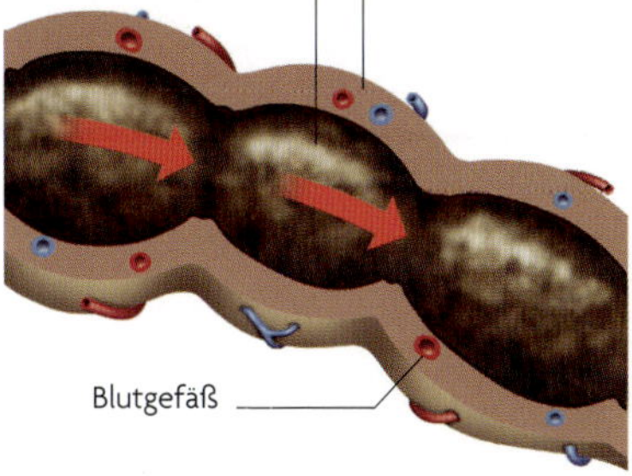

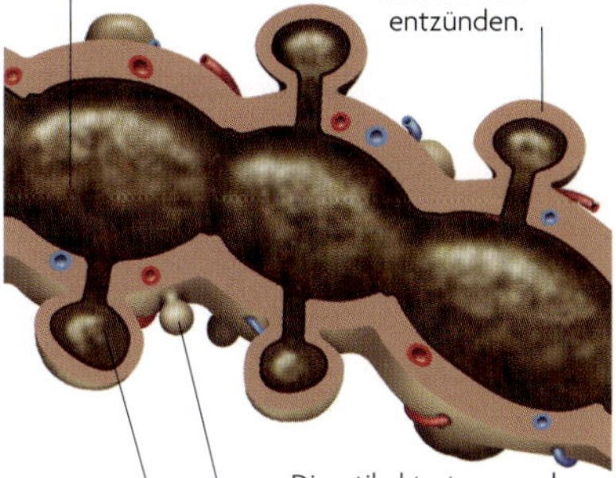

2 DIVERTIKEL ENTSTEHEN Durch den erhöhten Druck werden an schwächeren Stellen der Darmwand kleine Bläschen nach außen gedrückt, oft neben einem Blutgefäß. In den erbsen- bis kirschgroßen Bläschen halten sich oft Bakterien, die eine Entzündung verursachen können.

KOLOREKTALES KARZINOM

Krebs in Colon oder Rectum ist in den Industrieländern eine der häufigsten Krebserkrankungen. Ein Karzinom in der Darmwand beginnt oft als Polyp. Fettreiche, ballaststoffarme Ernährung, Alkoholmissbrauch, Bewegungsmangel und Fettsucht begünstigen seine Entwicklung. Symptome sind Veränderungen des Stuhlgangs, Bauchschmerzen, Appetitlosigkeit, Blut im Stuhl und das Gefühl der unvollständigen Darmentleerung. Ein kolorektales Karzinom kann durch Untersuchung des Stuhls auf Anwesenheit von Blut und des Darms mittels Kolonoskopie aufgespürt werden. Bei frühzeitiger Behandlung sind die Chancen hoch, fünf Jahre oder länger zu überleben.

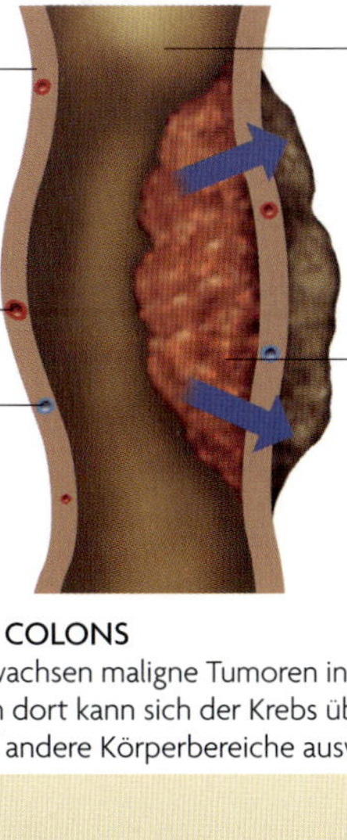

TUMOR DES COLONS
Mit der Zeit wachsen maligne Tumoren in die Darmwand ein. Von dort kann sich der Krebs über den Blutstrom auf andere Körperbereiche ausweiten.

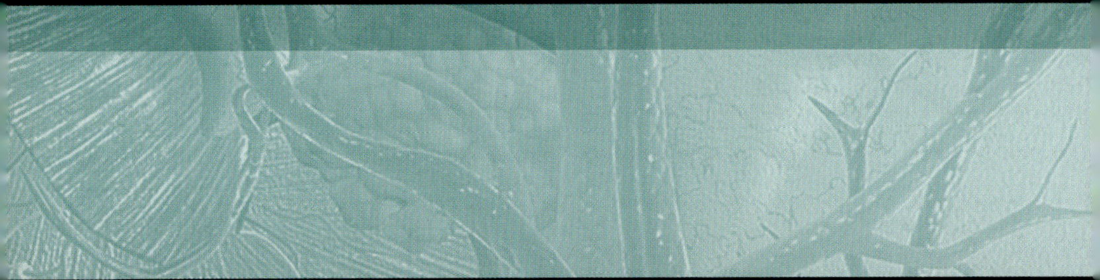

TAUSENDE STOFFWECHSELVORGÄNGE IN MYRIADEN VON KÖRPERZELLEN PRODUZIEREN HUNDERTE VON ABFALLPRODUKTEN. DER URINALTRAKT FILTERT UND REINIGT DAS BLUT ÜBER DIE NIEREN. EINE WEITERE WICHTIGE FUNKTION IST DIE REGULATION VON VOLUMEN, SÄURE- UND SALZGEHALT, KONZENTRATION UND ZUSAMMENSETZUNG VON BLUT, LYMPHE UND ANDEREN KÖRPERFLÜSSIGKEITEN. GESTEUERT VON HORMONEN, ÜBERWACHEN DIE NIEREN, WAS IN DEN URINALTRAKT FREIGESETZT WIRD, UM EIN GESUNDES CHEMISCHES GLEICHGEWICHT AUFRECHTZUERHALTEN.

URINAL-
TRAKT

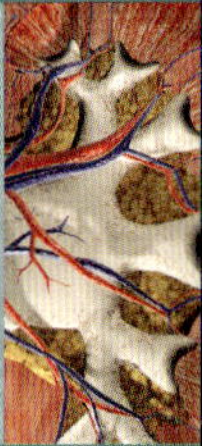

ANATOMIE DES URINALTRAKTS

DER URINALTRAKT BESTEHT AUS ZWEI NIEREN, ZWEI HARNLEITERN, HARNBLASE UND HARNRÖHRE. ER SORGT FÜR VOLUMEN UND ZUSAMMENSETZUNG DER KÖRPERFLÜSSIGKEITEN UND SCHEIDET ABFALLPRODUKTE UND WASSER AUS.

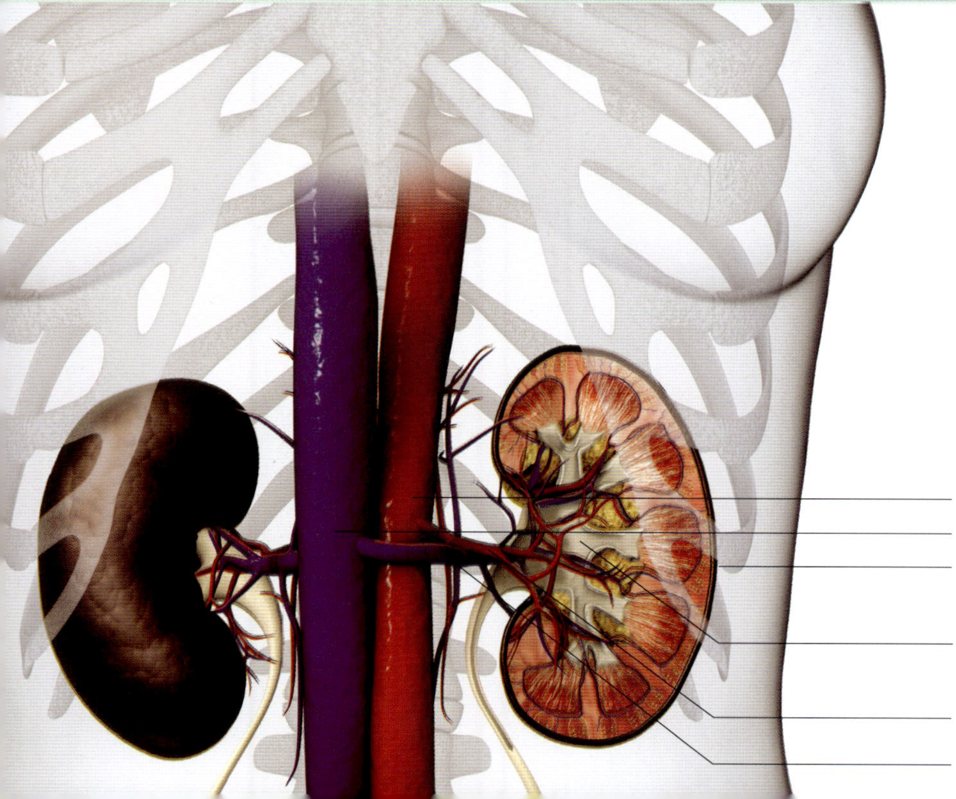

Die beiden Nieren sind rötliche, bohnenförmige Organe, die zu beiden Seiten der Wirbelsäule im oberen Bauchraum direkt über der Taille sitzen. Die Nieren enthalten mikroskopische Filtereinheiten, die unerwünschte Stoffwechselprodukte und Mineralstoffe sowie überschüssiges Wasser aus dem Blut als Urin ausscheiden. Der Harnleiter leitet den Harn zur Blase, die je nach Füllzustand zuerst kugel- und dann birnenförmig wird. Schließlich übermitteln Dehnungsrezeptoren Nervenimpulse, die den Harndrang auslösen. Die Harnröhre leitet den Urin dann von der Blase nach außen.

Aorta

Untere Hohlvene

Nieren
Jede Niere ist ca. 10–12,5 cm lang und enthält rund eine Million Filtereinheiten.

Nierenbecken
Trichterförmiger Schlauch, in dem sich der Urin sammelt, bevor er in den Harnleiter gelangt.

A. renalis (Nierenarterie)

V. renalis (Nierenvene)

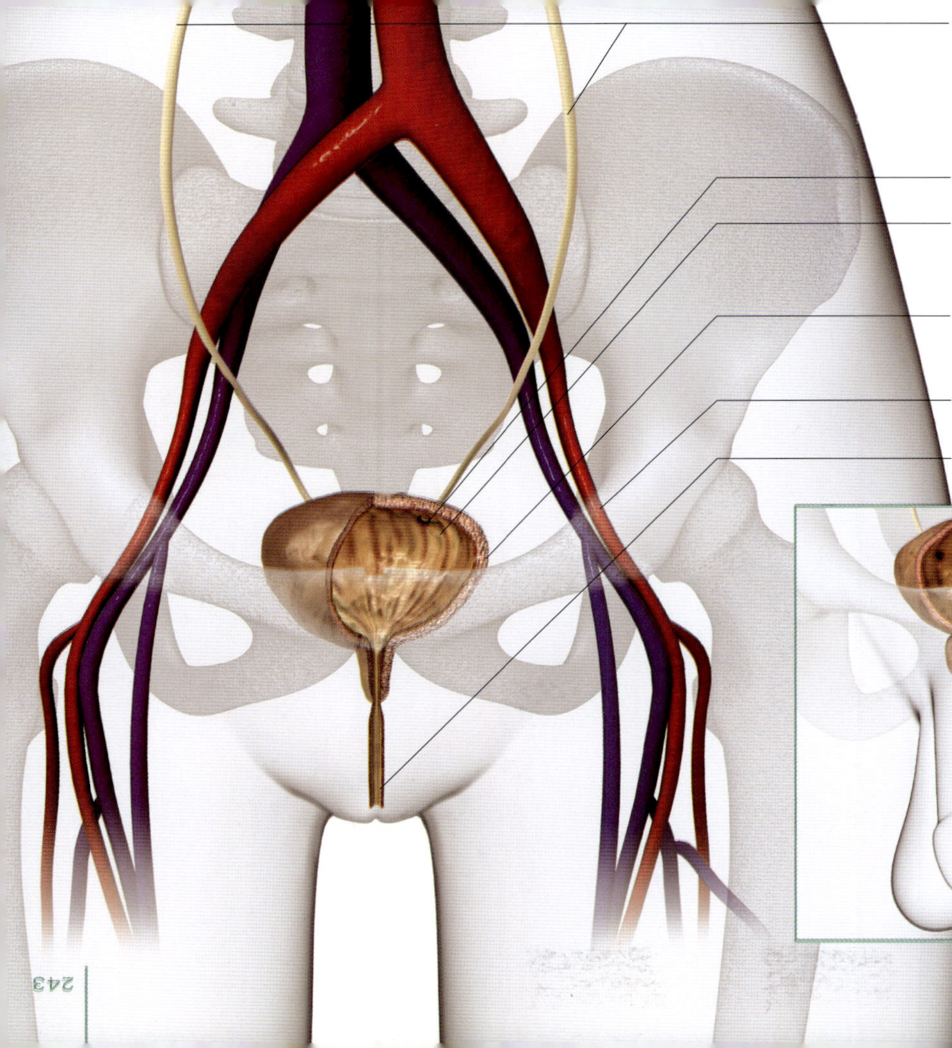

Harnleiter
Gefäße, die den Harn von der Niere in die Harnblase transportieren. Eine Muskelschicht in den Gefäßwänden befördert den Harn durch Kontraktion in die Blase. Der Schleim der inneren Schleimhautschicht verhindert, dass der Harn mit ihren Zellen in Berührung kommt.

Einmündung des Harnleiters

Blasenschleimhaut
Produziert Schleim, um Gewebe vor Harn zu schützen. Ist die Blase leer, liegt die Schleimhaut in Falten, die mit zunehmender Füllung der Blase verschwinden.

Blasenwand
Enthält drei Muskelfaserschichten, werden zusammen als Blasenmuskulatur (M. detrusor vesicae) bezeichnet

A. femoralis

Harnröhre

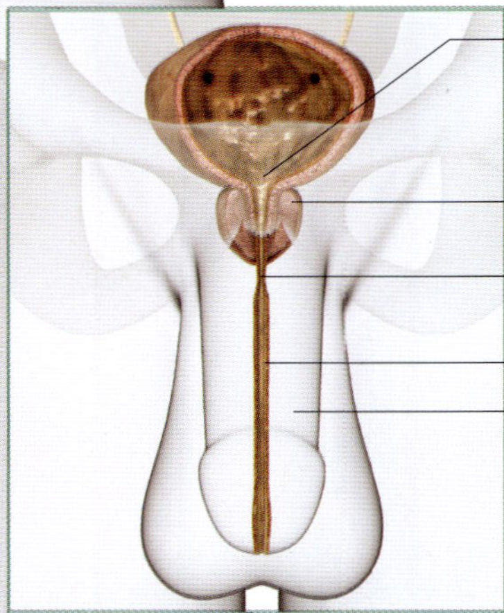

Öffnung für Harnröhre

Prostatadrüse
Im Fortpflanzungssystem an der Samenproduktion beteiligt; umschließt einen Teil der Harnröhre

Pars intermedia der Harnröhre

Pars spongiosa der Harnröhre

Penis

HARNRÖHRE BEIM MANN
Harnröhre läuft Penis entlang; transportiert Samen und Urin.

BAU DER NIERE

DIE NIERE IST EIN PAARIGES ORGAN IM HINTEREN OBEREN BAUCHRAUM. JE EINE NIERE SITZT LINKS UND RECHTS NEBEN DER WIRBELSÄULE. SIE FILTERT ABFALLPRODUKTE AUS DEM BLUT, DIE ZUSAMMEN MIT WASSER ALS URIN AUSGESCHIEDEN WERDEN.

IN DER NIERE

Jede Niere ist durch drei äußere Schichten geschützt: Die Capsula fibrosa aus straffem Bindegewebe umgibt die gesamte Niere; die Capsula adiposa ist eine Fettschicht an der Innenseite der Niere und wird durch eine Faserschicht, die Fascia renalis, begrenzt. Der Nierenkörper besteht ebenfalls aus drei Schichten: In der Nierenrinde befinden sich zahlreiche Nierenkörperchen, die je ein Kapillarknäuel (Glomerulus) enthalten; das Nierenmark enthält Kapillaren und Nierenkanälchen, und im Nierenbecken wird der Harn gesammelt. Je ein Nierenkörperchen und ein Kanälchen bilden zusammen eine der ca. 1,2 Millionen Filtereinheiten, die Nephrone.

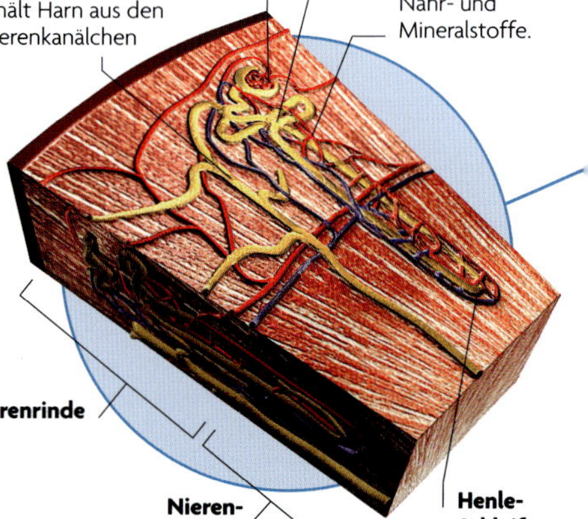

NEPHRON

Jede Mikrofiltereinheit (Nephron) führt durch Rinde und Mark. Glomerulus, Bowman-Kapsel, proximaler und distaler Tubulus sowie die kleineren Sammelrohre befinden sich in der Rinde. Im Mark sind hauptsächlich die Henle-Schleifen und die größeren Sammelrohre.

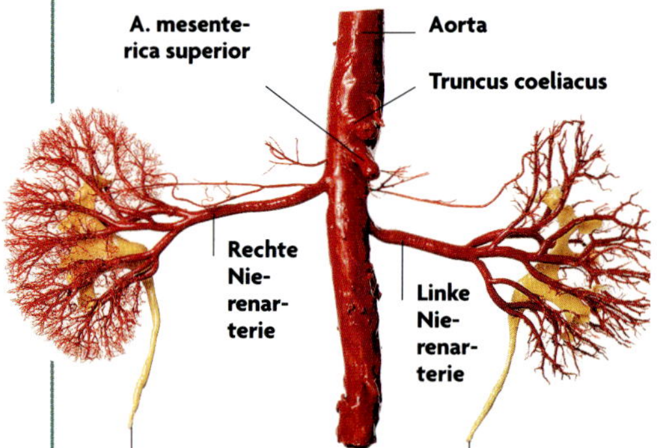

BLUTVERSORGUNG DER NIEREN

Die linke und die rechte Nierenarterie gehen direkt von der Aorta ab, die das Blut vom Herzen führt. Unterhalb von A. mesenterica superior verlassen die Nierenarterien den »Bauchhöhlenstamm« und verzweigen sich zu einem immer feiner werdenden Netzwerk, das die Nieren mit Blut versorgt.

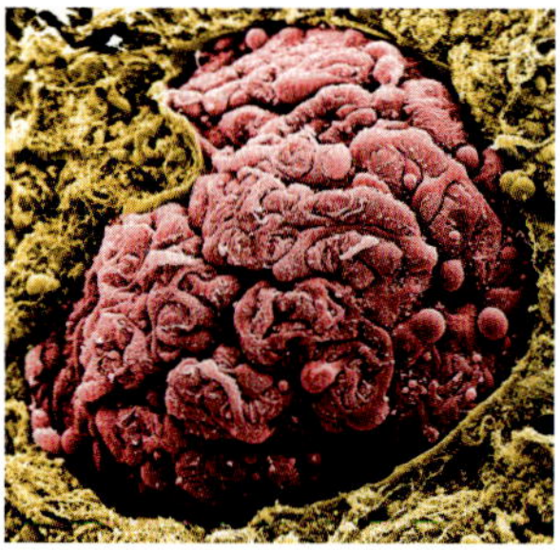

GLOMERULUS

Aufnahme zeigt Gefäßknäuel von Glomerulus (pink), der Primärharn absondert, der von becherartiger Bowman-Kapsel um Glomerulus aufgefangen wird.

LÄNGSSCHNITT DER NIERE

Dieser Schnitt zeigt die wichtigsten Schichten der Niere, die Rinde und das Mark, das in Nierenpyramiden unterteilt zwischen den Rindensäulen eingebettet ist. Nierenarterie und -vene befördern große Mengen Blut – ca. 1,2 l pro Minute in Ruhe; das ist nahezu ein Viertel des Herzminutenvolumens.

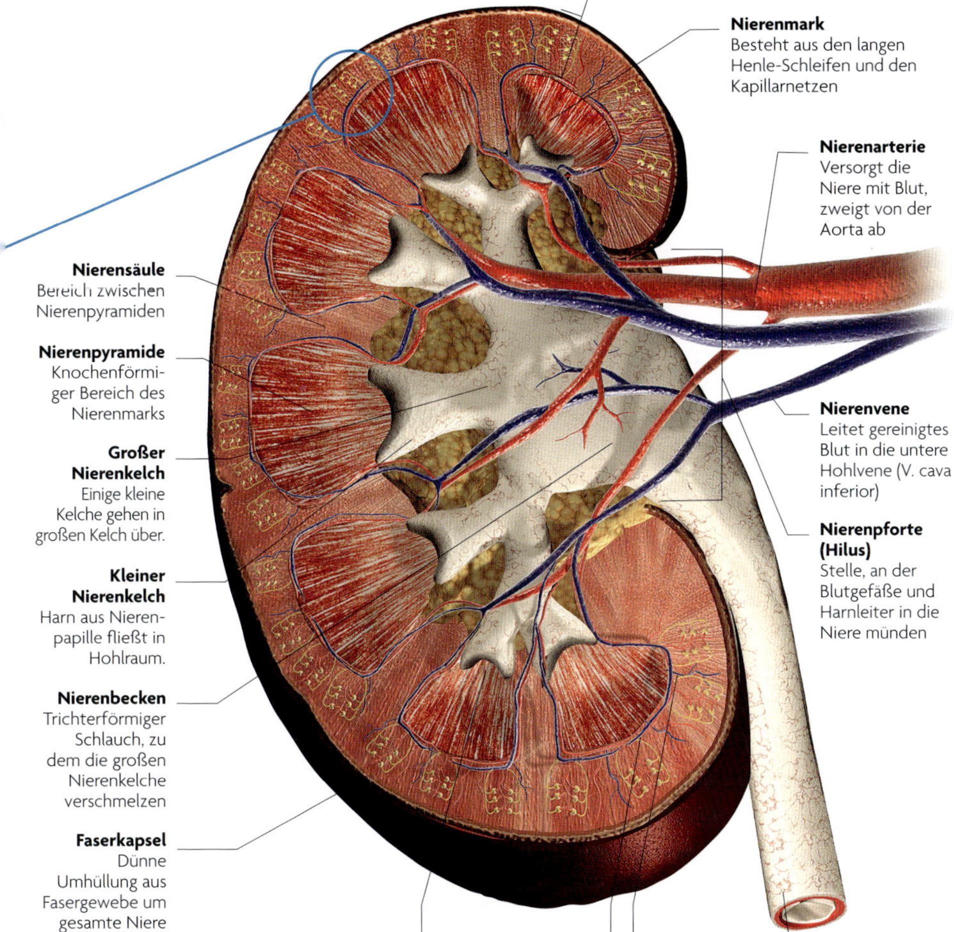

BAU EINES NEPHRONS

Jedes Nephron besteht aus zwei Schläuchen, der eine enthält Blut, der andere bildet Harn. Beide winden sich in Mark und Rinde. Das Blutgefäß beginnt als afferente (eingehende) Arteriole und verzweigt sich zu einem Kapillarknäuel (Glomerulus) und wird schließlich zu einer Venüle, die das Blut abführt. Das Nierenkanälchen beginnt mit der Bowman-Kapsel und wird zum proximalen gewundenen Kanälchen, das im Mark eine Kehrtwende (Henle-Schleife) macht und zurück in ein Sammelrohr mündet.

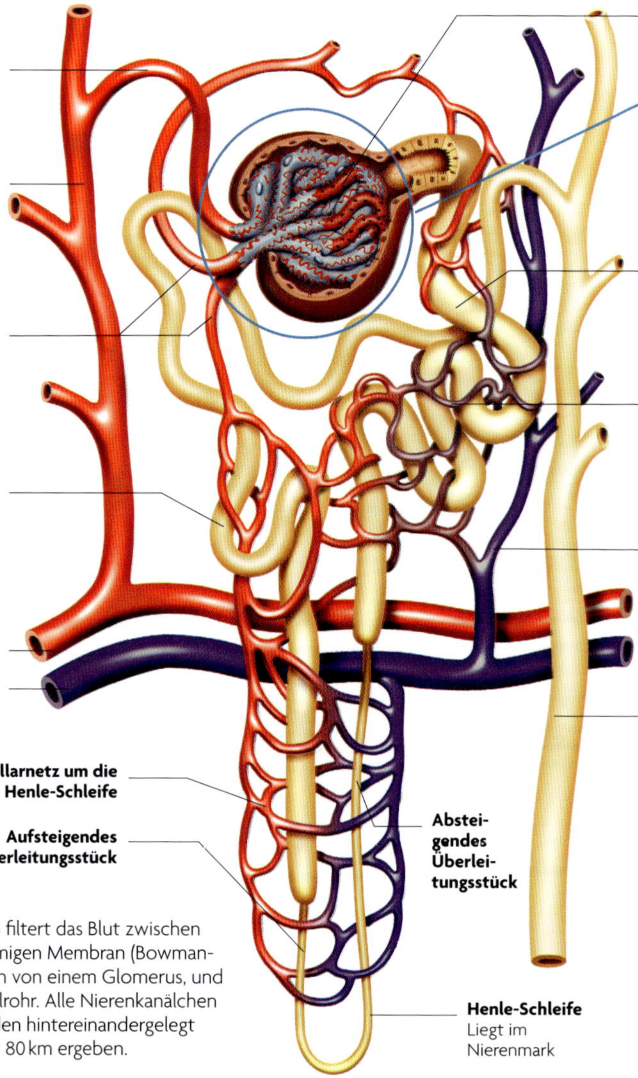

FILTEREINHEIT

Nierenkanälchen filtert das Blut zwischen einer becherförmigen Membran (Bowman-Kapsel), umgeben von einem Glomerus, und dem Urinsammelrohr. Alle Nierenkanälchen einer Niere würden hintereinandergelegt eine Strecke von 80 km ergeben.

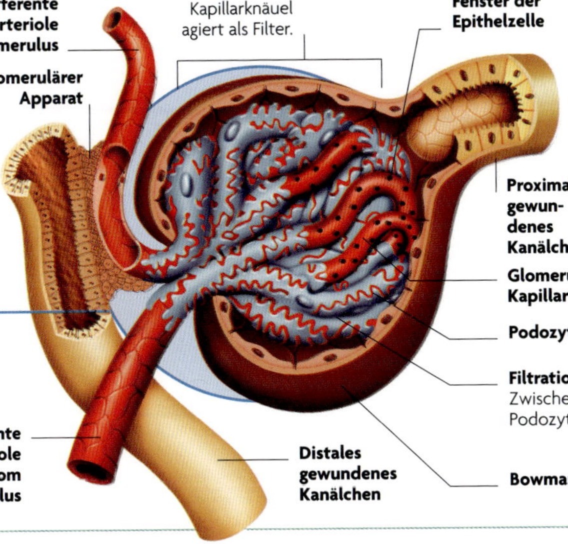

BOWMAN-KAPSEL

Aus dem Kapillarknäuel, das den Glomerus bildet, sickert ein Filtrat, das in der Bowman-Kapsel aufgefangen wird. Die Kapsel hat einen Durchmesser von ca. 0,2 mm. Das Filtrat gelangt von der Kapsel in den proximalen Tubulus.

HARNBILDUNG

Die Nephrone beider Nieren filtern das gesamte Blutplasma etwa zweimal pro Stunde. Daraus entstehen 150 l Primärharn täglich, wovon 99 Prozent wieder resorbiert werden und durchschnittlich 1,5 l Sekundärharn täglich übrig bleiben.

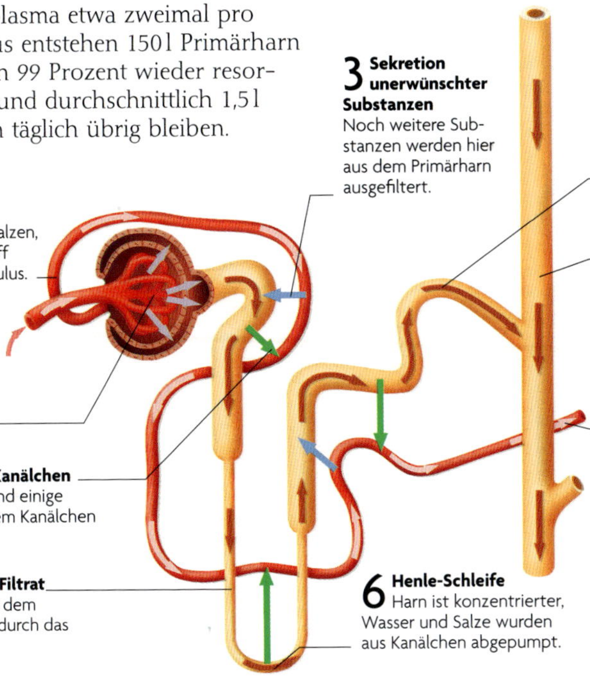

1 Blut fließt ins Nephron
Blut mit Glukose, Salzen, Proteinen, Harnstoff fließt zum Glomerulus.

2 Glomerulus
Filtert Blut; Salze und Harnstoff gelangen in die Bowman-Kapsel.

3 Sekretion unerwünschter Substanzen
Noch weitere Substanzen werden hier aus dem Primärharn ausgefiltert.

4 Proximales gewundenes Kanälchen
Glukose, Wasser und einige Salze gehen aus dem Kanälchen wieder ins Blut.

5 Glomeruläres Filtrat
Primärharn aus dem Glomerulus fließt durch das Kanälchen.

6 Henle-Schleife
Harn ist konzentrierter, Wasser und Salze wurden aus Kanälchen abgepumpt.

7 Distales gewundenes Kanälchen
Feineinstellung des Wassergehalts des Harns erfolgt hier und im Sammelrohr.

8 Sammelrohr
Harn aus mehreren Nephronen sammelt sich hier, um ins Nierenbecken zu fließen.

9 Gefiltertes Blut verlässt Nephron.
Nach Abschluss der Filtration verlässt das Blut das Nephron und fließt in die Nierenvene.

STÖRUNGEN DES URINALTRAKTS

EINIGE TEILE DES URINALTRAKTS SIND ANFÄLLIG FÜR INFEKTIONEN, WAS ZU BLASENENTZÜNDUNG (ZYSTITIS), ABER AUCH ZU EINIGEN CHRONISCHEN NIERENKRANKHEITEN FÜHREN KANN. VERBREITETE SYMPTOME WIE HARNINKONTINENZ KÖNNEN VIELE PROBLEME BEREITEN.

HARNWEGSINFEKTIONEN

Der Harn fließt im gesamten Urinaltrakt von den Nieren über die Harnleiter in die Harnblase und über die Harnröhre nach außen immer in eine Richtung. Nur beim Wasserlassen wird die Harnröhre vom Urin durchgespült; während der übrigen Zeit können Infektionen über die Harnröhre aufsteigen und sich in der Blase manifestieren oder sogar über die Harnleiter bis zu den Nieren aufsteigen. Die Harnröhre einer erwachsenen Frau ist nur 4 cm lang, beim erwachsenen Mann dagegen 20 cm. Durch die relativ kurze Harnröhre der Frau und ihre Nähe zum Anus (erleichtert die Einwanderung von Darmbakterien in die Harnröhre) sind Frauen im Allgemeinen empfänglicher für Harnwegsinfektionen, von denen die Zystitis (Blasenentzündung) zu den häufigsten zählt. Die Leitsymptome sind brennende Schmerzen beim Wasserlassen und ein häufiger Harndrang trotz einer kaum gefüllten Blase.

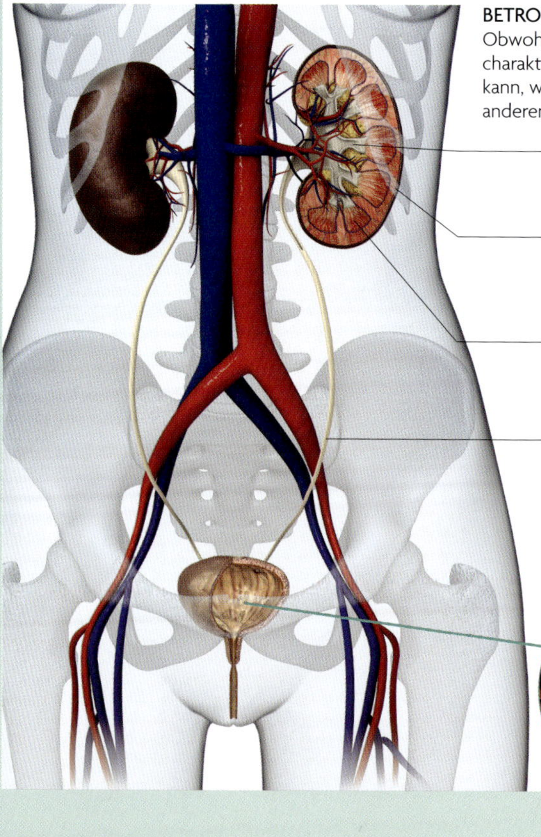

BETROFFENE STELLEN

Obwohl jedes Harnwegsorgan von eigenen charakteristischen Erkrankungen betroffen sein kann, wirkt sich jede Störung eines Organs auf die anderen aus.

Pyelonephritis
Eine akute bakterielle Infektion des Nierenbeckens

Diabetische Nephropathie
Durch Diabetes mellitus verursachte Veränderung der Nierenkapillaren, die zu Niereninsuffizienz führen kann

Glomerulonephritis
Entzündung der Filtereinheiten der Niere (Glomeruli), oft in Zusammenhang mit einer Autoimmunstörung

Reflux
Eine Blockade der Harnröhre kann einen Rückfluss des Urins in die Harnleiter verursachen.

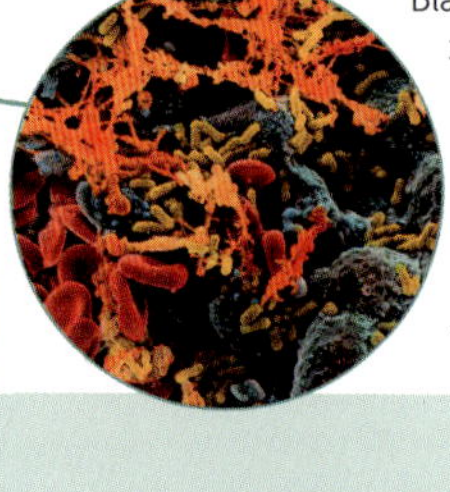

ZYSTITIS

Mikroskopansicht einer Blasenentzündung zeigt Bakterien (gelbe Stäbchen), die sich in Schleimhaut (blau) eingenistet haben und Entzündung verursachen.

HARNINKONTINENZ

Neigung zu Harninkontinenz kommt am häufigsten bei Frauen (durch schwache Beckenbodenmuskeln nach Entbindung), älteren Menschen und bei Gehirn- oder Rückenmarksschädigung vor. Es gibt verschiedene Arten, wie Stressinkontinenz (s. unten). Bei Überlaufinkontinenz verursacht eine schwache Blasenmuskulatur Kontraktionen der Blase, die unwillkürlich ausläuft. Vollständige Harninkontinenz ist der völlige Verlust der Blasenfunktion durch Störungen des Nervensystems wie Demenz.

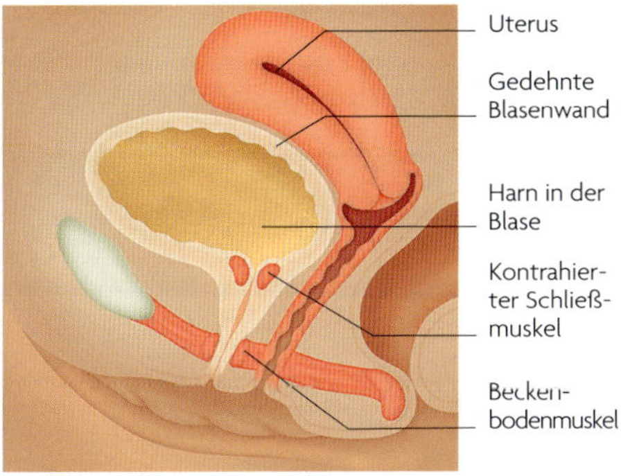

NORMALE BLASE

Eine gesunde Blase dehnt sich wie ein Ballon, wenn sie sich mit Harn füllt. Der Schließmuskel und die umgebenden Beckenbodenmuskeln halten den Ausgang geschlossen. Nervensignale aus Dehnungssensoren in der Blase lösen im Gehirn den Harndrang aus.

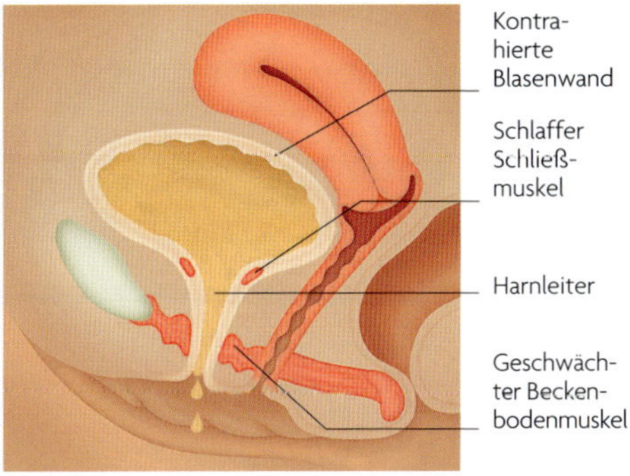

STRESSINKONTINENZ

Schließmuskel und Beckenbodenmuskeln erschlaffen, wenn eine Blasenentleerung erfolgen soll. Bei der Inkontinenz können aufgrund schwacher Muskeln, die den Ausgang nicht richtig schließen, unwillkürlich geringe Harnmengen auslaufen.

NIERENSTEINE

Nierensteine sind harte, mineralreiche Gebilde, die durch die Ausfällung von Kalziumsalzen im Harn entstehen. Es kann Jahre dauern, bis sich größere Steine unterschiedlicher Formen bilden. Ein Nierenstein, der kaum Probleme verursacht, kann dennoch das Harnwegsinfektionsrisiko erhöhen.

KRISTALLE

Nierensteine entstehen durch Ausfällungen von Calciumoxalat (Mineralsalz) aus dem Urin, die kristalline Formen bilden.

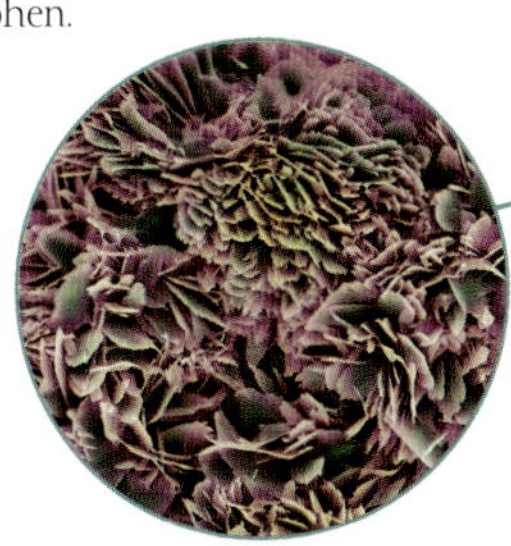

BILDUNG VON NIERENSTEINEN

Nierensteine können sich an allen Harnsammelstellen wie Nierenkelchen und Nierenbecken bilden.

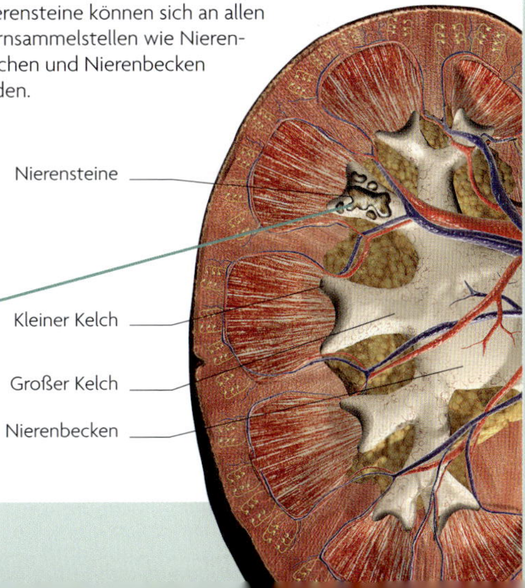

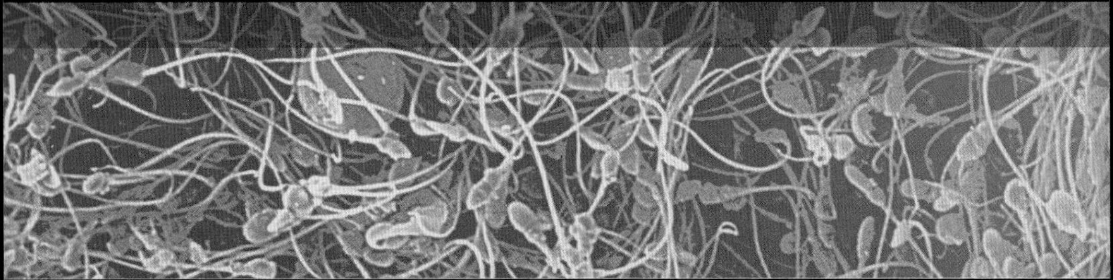

AUS BIOLOGISCHER SICHT IST ES DIE WICHTIGSTE FUNKTION DES MENSCHLICHEN KÖRPERS, SICH FORTZUPFLANZEN. SEXUALITÄT UND BRUTPFLEGE GEHÖREN ZU UNSEREN STÄRKSTEN URINSTINKTEN. WISSENSCHAFTLICHER

FORTPFLANZUNG, LEBENSZYKLUS

FORTPFLANZUNGSSYSTEM DES MANNES

IM GEGENSATZ ZUR WEIBLICHEN EIREIFUNG, DIE ZYKLISCH ERFOLGT UND MIT DER MENOPAUSE ENDET, ERFOLGT DIE SPERMIENPRODUKTION BEIM MANN KONTINUIERLICH UND NIMMT MIT ZUNEHMENDEM ALTER LANGSAM AB.

DIE FORTPFLANZUNGSORGANE

Zu den männlichen Fortpflanzungsorganen gehören Penis, Hoden, Speicher- und Transportkanäle sowie einige unterstützende Strukturen. Die eiförmigen Hoden liegen außerhalb des Körpers in einem Hautbeutel, dem Skrotum, wo sie die optimale Temperatur zur Spermienproduktion – ca. 3 °C unterhalb der Körpertemperatur – aufrechterhalten können. Hoden produzieren auch das Sexualhormon Testosteron. Aus dem Hoden wandern die Spermien zur endgültigen Reifung in den stark geschlängelten Nebenhodengang. Dort werden sie gespeichert, bis sie entweder abgebaut und resorbiert oder in den Samenleiter gedrückt und mit der Samenflüssigkeit aus den akzessorischen Geschlechtsdrüsen (s. S. 254) ejakuliert werden.

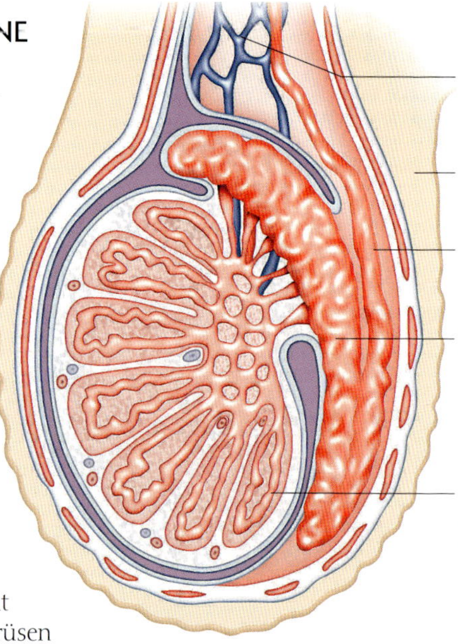

IM SKROTUM

Das Skrotum enthält zwei Hoden, in deren Kanälchen die Spermien gebildet, und die beiden Nebenhoden (Epididymiden), in denen sie gespeichert werden. Jeder Nebenhoden besteht hauptsächlich aus dem ca. 6 m langen Nebenhodengang, der stark geknäuelt zu einem 4 cm langen Körper gepackt ist.

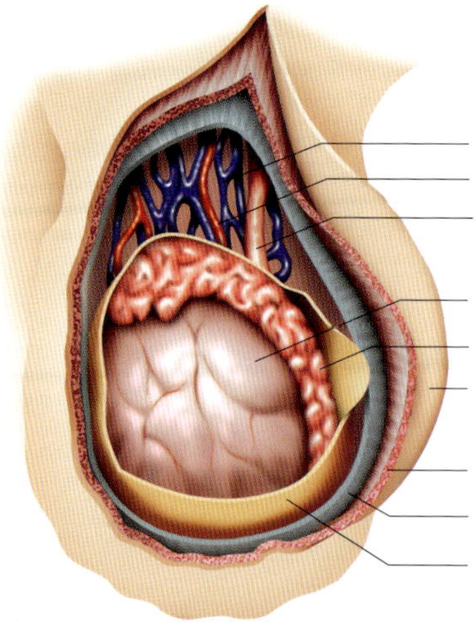

SCHICHTEN DES SKROTUMS

Jeder Hoden ist von einer dünnen Haut, der Tunica vaginalis, umgeben; dann folgt die bindegewebige Faszie. Die Muskelschicht des Skrotums wird als Hodenheber bezeichnet und dient der Temperaturregelung: Bei Kälte zieht er die Hoden näher an den Körper heran. Jeder Hoden ist am Samenstrang im Hodensack aufgehängt, der aus Hodenhüllen, Blut- und Lymphgefäßen, Nerven und dem Samenleiter besteht.

FORTPFLANZUNGSORGANE BEIM MANN

Ein Längsschnitt durch die Bauchhöhle des Mannes zeigt, wie Penis und Skrotum außerhalb des Körpers hängen. In einem komplexen System aus Kanälen, Röhren und Drüsen werden die Spermien produziert und gespeichert, bevor sie mit der Samenflüssigkeit ejakuliert werden.

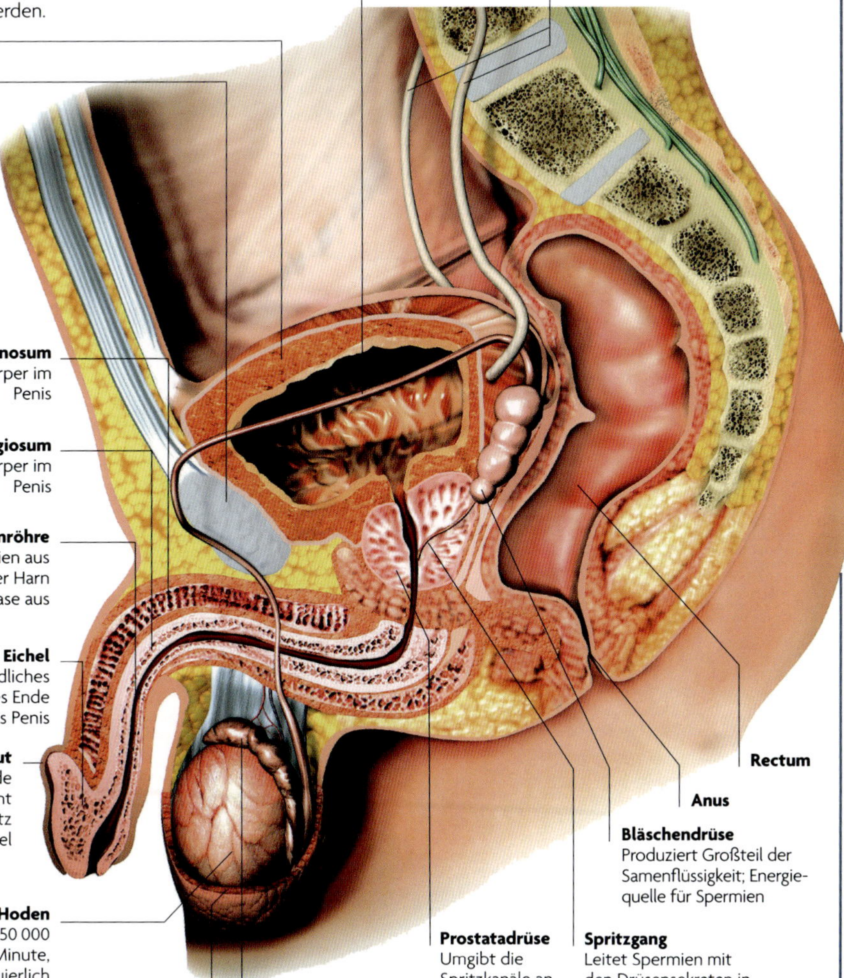

AKZESSORISCHE DRÜSEN

Bläschendrüse, Prostata und Cowper-Drüsen zählen zu den akzessorischen Drüsen, die ihr Sekret den Spermien während der Ejakulation beimischen. Etwa 60 % davon kommen aus den Bläschendrüsen, deren Sekret Fruktose, Vitamin C und Prostaglandine enthält. Das Prostatasekret macht ca. 30 % des Ejakulats aus und enthält Enzyme, Fettsäuren, Cholesterin und Salze, um das Säure-Basen-Verhältnis des Samens im Gleichgewicht zu halten. Die Cowper-Drüsen stellen 5 % des Samenvolumens, ihre Flüssigkeit neutralisiert die sauren Harnspuren in der Harnröhre.

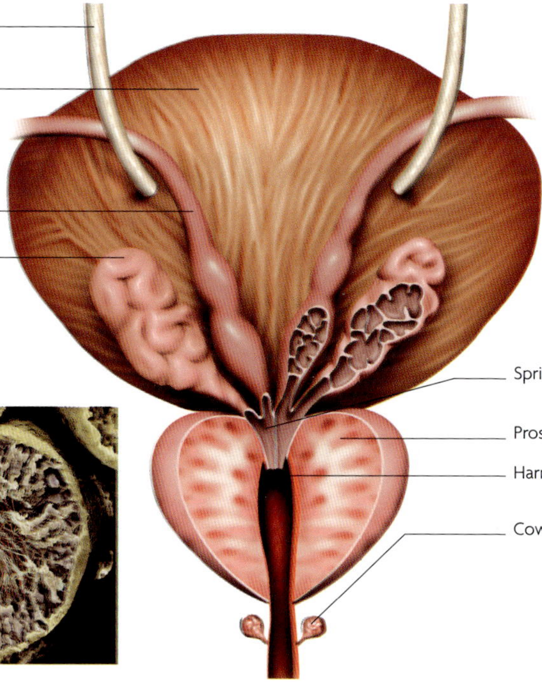

RÜCKANSICHT DER DRÜSEN

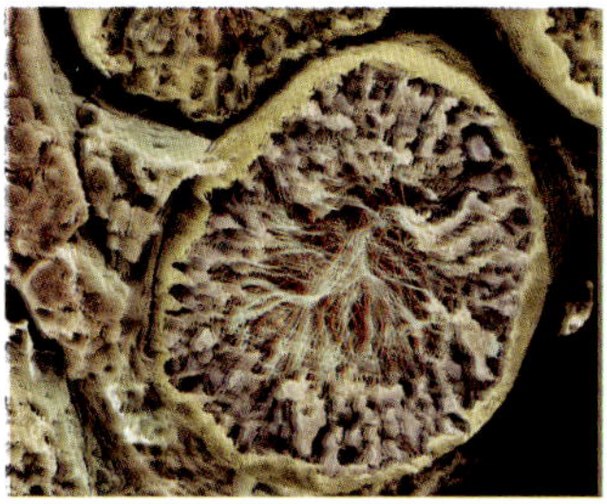

HODENKANÄLCHEN

Spermien erhalten ihre Form, während sie sich zur Kanälchenmitte bewegen, wie dieser Längsschnitt zeigt.

SPERMIENPRODUKTION

Ein Hoden ist eine Masse aus über 800 eng geknäuelten Kanälchen, in deren Wand sich Stammzellen (Spermatogonien) befinden. Sie teilen sich, entwickeln einen Schwanz und wandern immer mehr in die Mitte der Kanälchen. Tausende von Spermien werden jede Minute produziert, die jeweils innerhalb von 2 Monaten vollständig gereift sind.

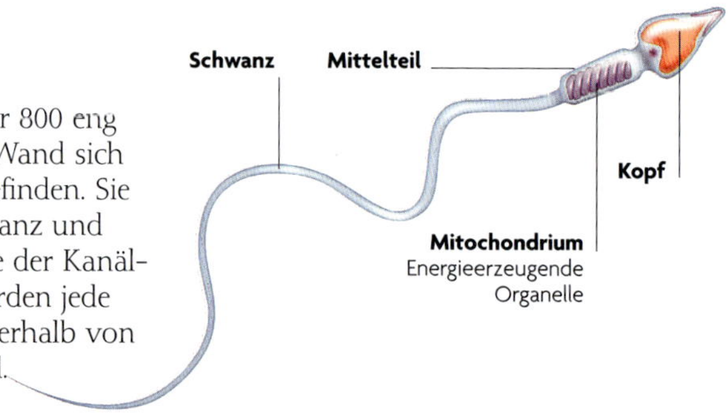

DER WEG DER SPERMIEN

Während der Ejakulation pressen Muskelkontraktionen die Spermien in ihrer Flüssigkeit aus dem Nebenhoden den Samenleiter entlang. In den Samenleiter mündet der Ausgang der Bläschendrüse (eine der akzessorischen Drüsen), die zusammen den Spritzgang bilden. In der Prostata (weitere akzessorische Drüse) münden rechter und linker Spritzgang in die Harnröhre. Beim Mann transportiert die Harnröhre auch die Samenflüssigkeit während der Ejakulation. Durch den hohen Druck in der Harnröhre bleibt aber der Schließmuskel der Harnblase während der Ejakulation geschlossen.

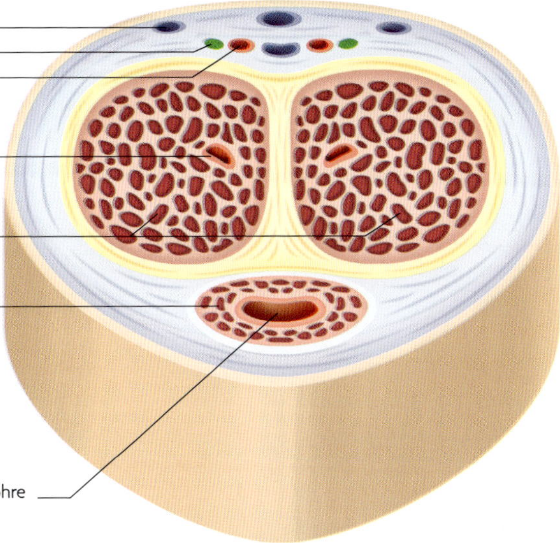

ERERKTION

In Erregungsphase wird sehr viel Blut in Arterien der Schwellkörper (Corpora cavernosa, Corpus spongiosum) gepumpt. Venen werden zusammengepresst, Blut kann nicht abfließen, Penis wird hart und richtet sich auf.

SAMEN

Samenflüssigkeit besteht aus Spermien, gemischt mit Flüssigkeit aus verschiedenen Drüsen. Die Prostata z. B. sondert Flüssigkeit aus, die sich mit den Spermien während der Ejakulation in der Harnröhre mischt. Die Mischung (ca. 2–5 ml) enthält etwa 300 bis 500 Millionen Spermien.

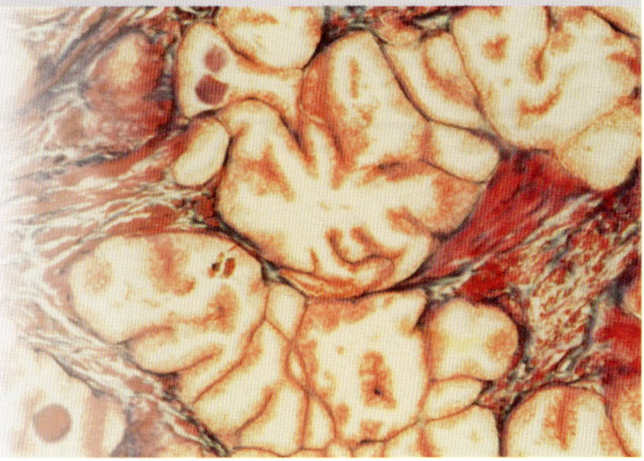

PROSTATADRÜSE

Diese Mikroskopansicht eines Stücks Prostatagewebe zeigt die kleinen Ausführgänge (orange und weiß).

FORTPFLANZUNGS-SYSTEM DER FRAU

DIE FORTPFLANZUNGSORGANE DER FRAU SETZEN REGELMÄSSIG EINE EIZELLE FREI. KAUM BEFRUCHTET, SCHÜTZT UND ERNÄHRT SIE EMBRYO UND FÖTUS.

DIE FORTPFLANZUNGSORGANE

Die weiblichen Keimdrüsen (Ovarien) befinden sich im Bauchraum. Von der Pubertät an sorgen sie für Reifung und Freisetzung der Eizellen. Der Eisprung (Freisetzung) findet einmal im Monat im Rahmen des Menstruationszyklus statt. Das reife Ei wandert im Eileiter zum Uterus, der Gebärmutter, in der es sich zum Embryo und dann zum Fötus entwickelt. Die Eierstöcke produzieren auch das weibliche Sexualhormon Östrogen.

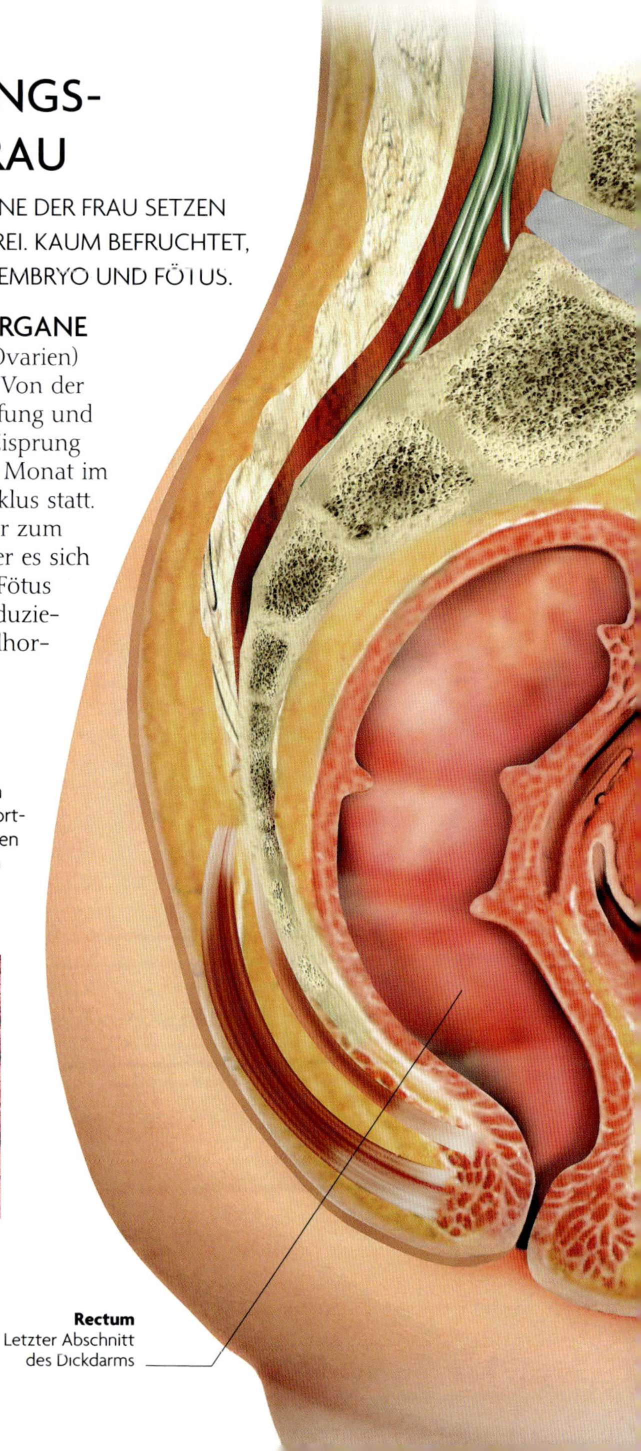

FORTPFLANZUNGSORGANE
Ein Längsschnitt durch den weiblichen Bauchraum enthüllt die wichtigsten Fortpflanzungsorgane: Eierstöcke schmiegen sich an Bauchwand an, Eileiter wölben sich über Eierstöcke und münden in dickwandigen, muskulösen Uterus.

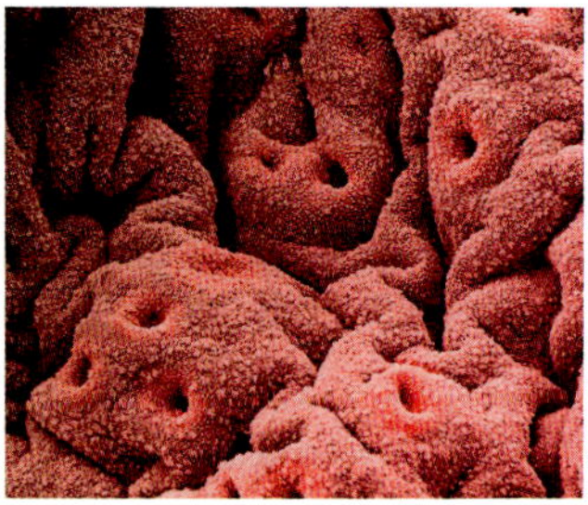

ENDOMETRIUM
Eine Elektronenmikroskopaufnahme des dicken, gefalteten Endometriums (Gebärmutterschleimhaut); bereit, ein befruchtetes Ei aufzunehmen.

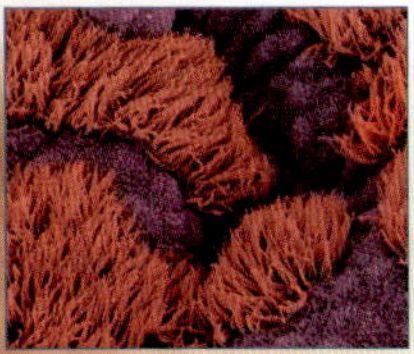

SCHLEIMHAUT DER EILEITER
Kolorierte Elektronenmikroskopaufnahme zeigt Flimmerepithel (dunkles Pink) der Eileiterwand. Es erzeugt Flüssigkeitsstrom zum Uterus hin.

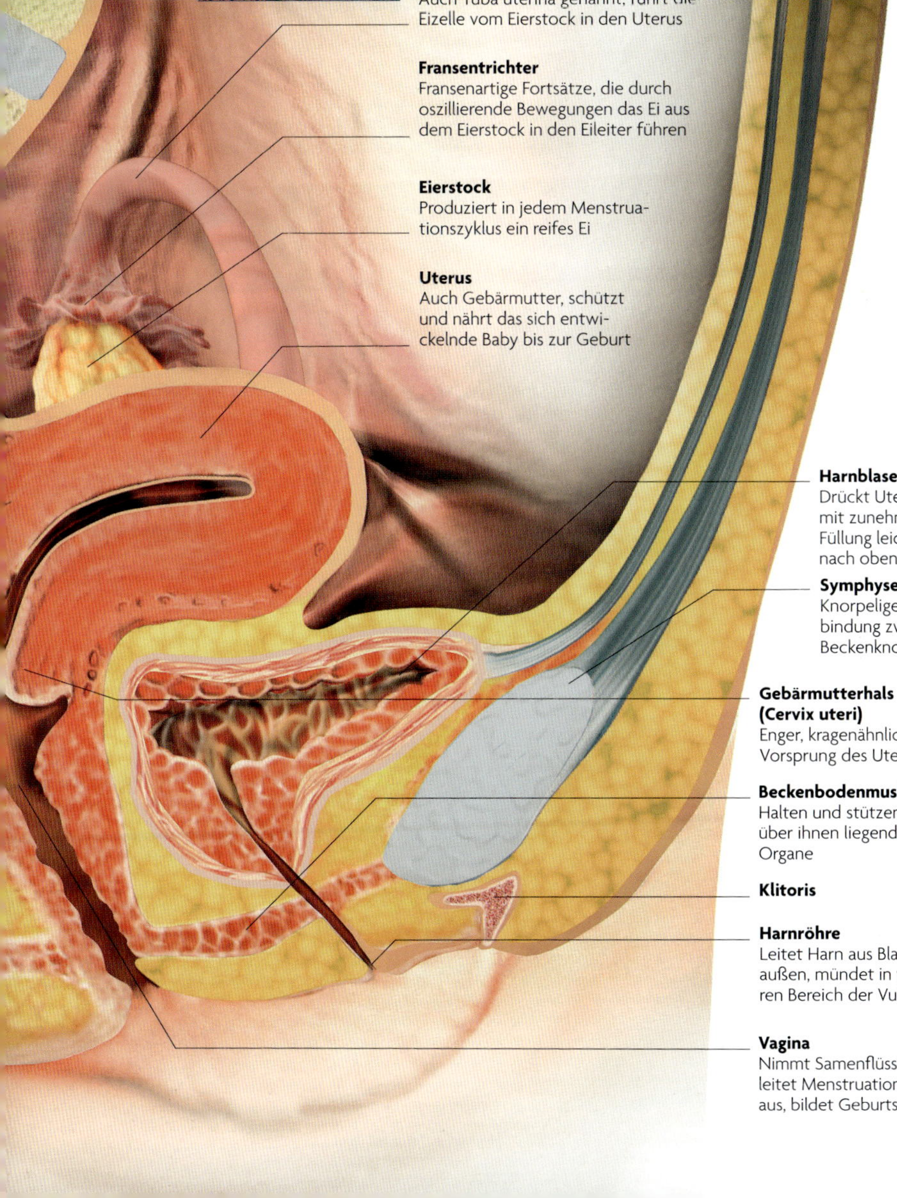

SCHAM (VULVA)

Die äußeren weiblichen Genitalien nennt man in ihrer Gesamtheit Scham (Vulva). Sie befinden sich unterm Schamhügel, einer Erhebung aus Fettgewebe, die die Verbindung der beiden Beckenknochen, die Symphyse, bedeckt. Außen befinden sich die großen Schamlippen, in ihrer Innenseite die kleinen. Erstere enthalten Fett-, Bindegewebe, Talgdrüsen, glatte Muskulatur und sensorische Nervenendigungen. In der Pubertät wachsen an ihren Außenseiten Haare. In der Scham befinden sich Öffnungen von Vagina und Harnröhre. Am vorderen Ende der kleinen Schamlippen ist die Klitoris. Sie ist sensibel (wie der männliche Penis) und füllt sich in der Erregungsphase mit Blut.

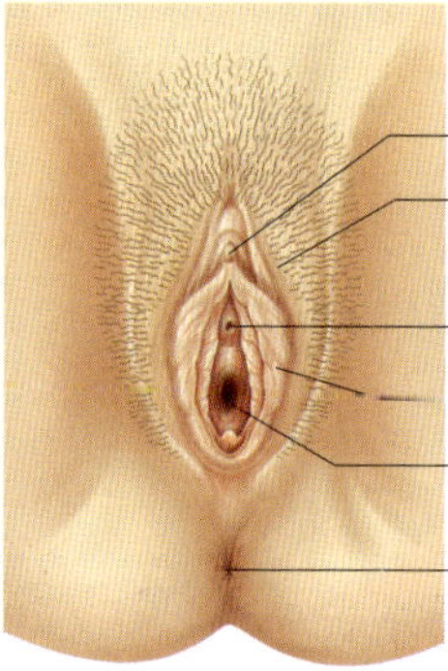

ÄUSSERE GENITALIEN
Die äußeren Genitalien verhindern Infektionen der Harnröhre und der Vagina, aber erlauben den Austritt des Harns.

EISPRUNG

Ein Eierstock enthält Tausende unreifer Eizellen. In jedem Menstruationszyklus löst das follikelstimulierende Hormon (FSH) die Eireifung aus, die im Primärfollikel beginnt. Die Zellen des Follikels teilen sich, er wächst und wandert an die Oberfläche des Ovars. Umgebende Zellen produzieren mehr Östrogen. Ein Anstieg des Gelbkörperhormons (LH) verursacht das Platzen des Follikels, das reife Ei wird freigesetzt – das ist der Eisprung (Ovulation).

EISPRUNG
Die eingefärbte Aufnahme aus dem Elektronenmikroskop zeigt ein Ei (rot), das aus seinem Follikel in den Bauchraum freigesetzt wird. Der Fransentrichter am Ende jeden Eileiters zeigt dem Ei den Weg hinein.

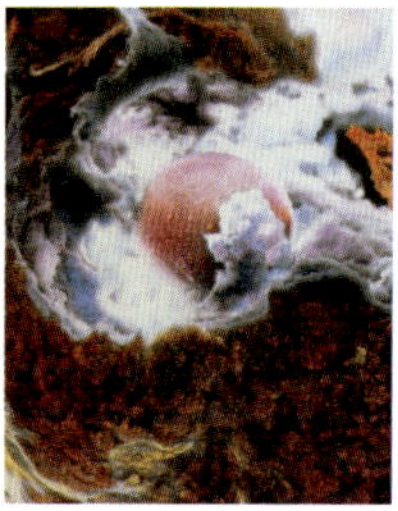

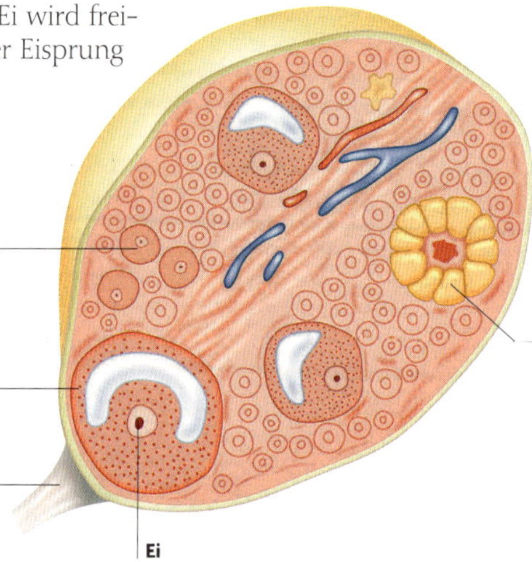

IM EIERSTOCK
Der Eierstock enthält unreife Eizellen, Eier in Follikeln unterschiedlicher Reifungsphasen und leere Follikel, die zu Gelbkörpern werden. Das Eierstockgewebe, das diese Follikel umgibt, nennt man Stroma.

DIE BRUST

Die Brust enthält modifizierte Schweißdrüsen, die Brustdrüsen, die nach der Entbindung Milch produzieren. Jede Brust enthält einen Brustmuskel aus 15–20 Einzeldrüsen (Lobi); jeder Lobus gleicht einer Traubendolde an einem langen Stiel. Die Drüsenzellen sondern Milch ab, die in den zusammenlaufenden Milchgängen zur Brustwarze läuft. Die Brust enthält auch ein weitverzweigtes Netz von Lymphgefäßen.

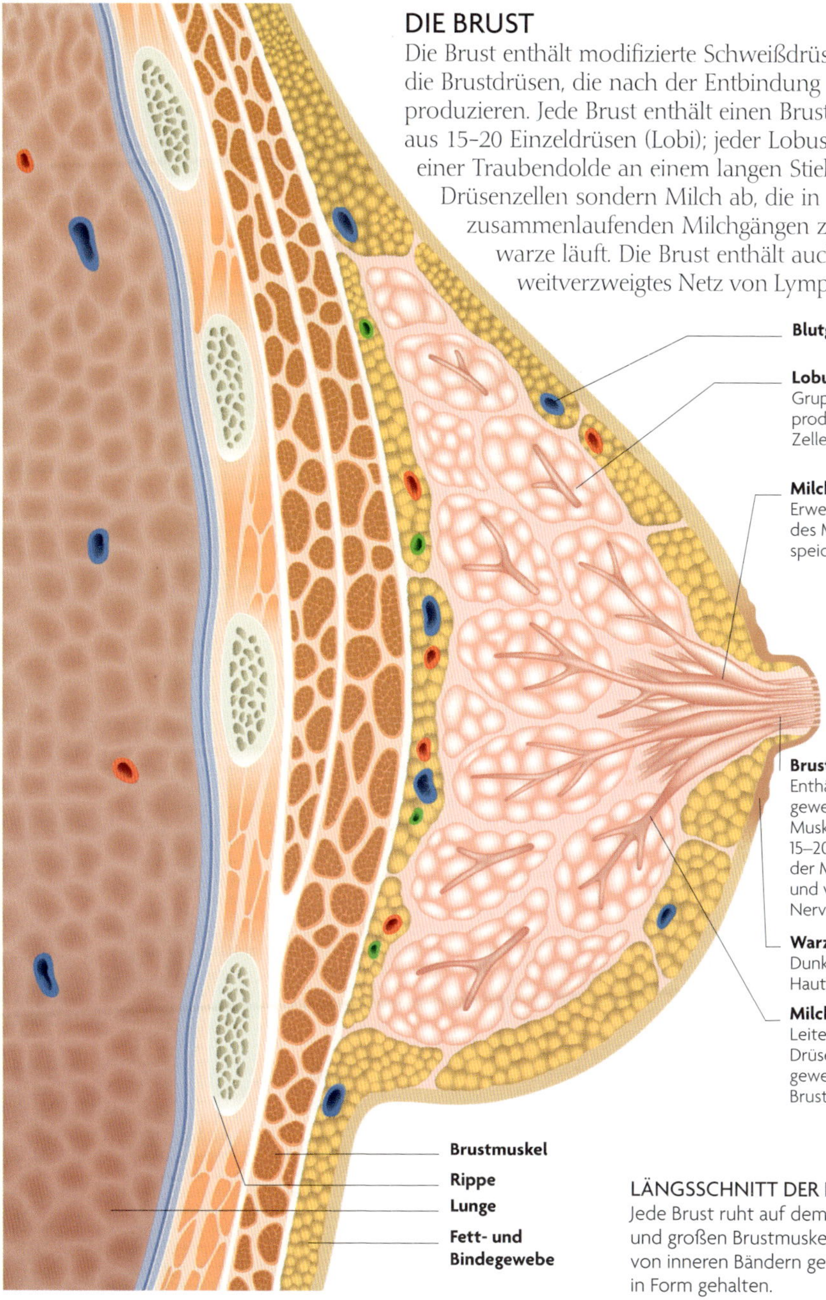

LÄNGSSCHNITT DER BRUST

Jede Brust ruht auf dem kleinen und großen Brustmuskel und wird von inneren Bändern gestützt und in Form gehalten.

EMPFÄNGNIS UND EMBRYO

DIE EMBRYONALEN ZELLEN TEILEN SICH IMMER WIEDER UND NISTEN SICH IN DIE UTERUSSCHLEIMHAUT EIN.

In den ersten 8 Wochen wächst die befruchtete Eizelle im Uterus zum daumennagelgroßen menschlichen Körper heran. Das befruchtete Ei entwickelt sich zum weiterwachsenden Zellhaufen, der Blastozyste. Einige dieser Zellen entwickeln sich zum Körper des Babys, andere werden zur schützenden Hülle, der Plazenta, die den Embryo ernährt und Abfallprodukte beseitigt.

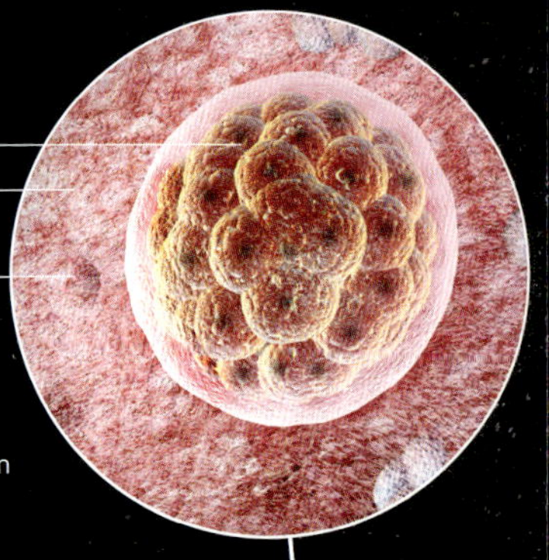

3 MORULA Zellhaufen mit 16–32 Zellen; die Morula verlässt den Eileiter am 3. bis 4. Tag nach der Befruchtung.

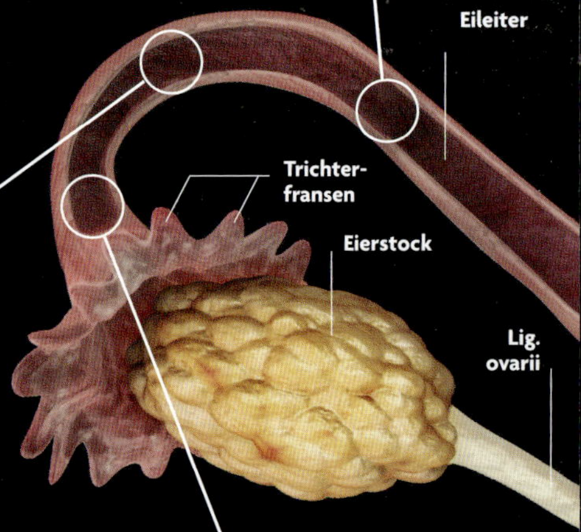

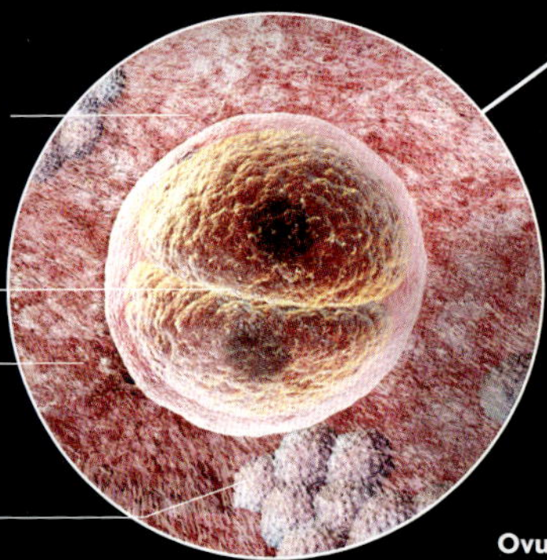

2 ZYGOTE Das befruchtete Ei wandert den Eileiter entlang. Innerhalb von 24 bis 36 Stunden hat sie sich in 2 Zellen geteilt, weitere 12 Stunden danach in 4 Zellen usw. Bei jeder Zellteilung werden die Zellen immer kleiner und nähern sich langsam der Größe normaler Köperzellen.

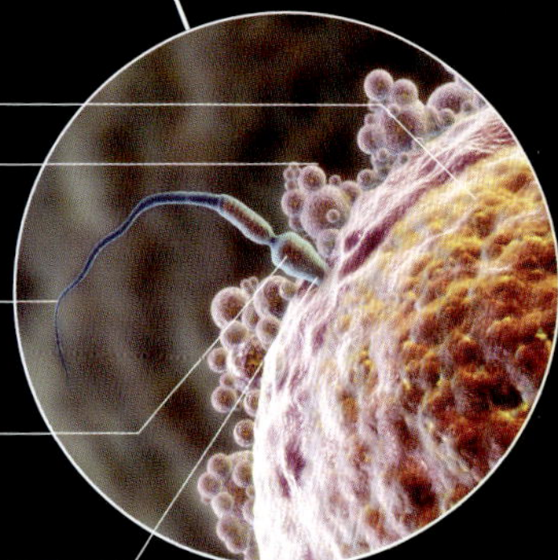

1 BEFRUCHTUNG Die Befruchtung findet im Eileiter statt, wenn der Kopf des Spermiums in die vielfach größere reife Eizelle eindringt. Sie verschmelzen zu einer Zelle mit 23 Chromosomenpaaren (s. S. 286).

4 BLASTOZYSTE Ungefähr 6 Tage nach der Befruchtung bildet der Zellhaufen eine Höhle und wird zur Blastozyste. Sie treibt ca. 48 Stunden im Uterus, bevor sie auf der dicken Uterusschleimhaut (Endometrium) landet, die weich wird, um die Einnistung (Implantation) zu erleichtern. Die innere Zellmasse (Embryoblast) entwickelt sich zum Embryo selbst.

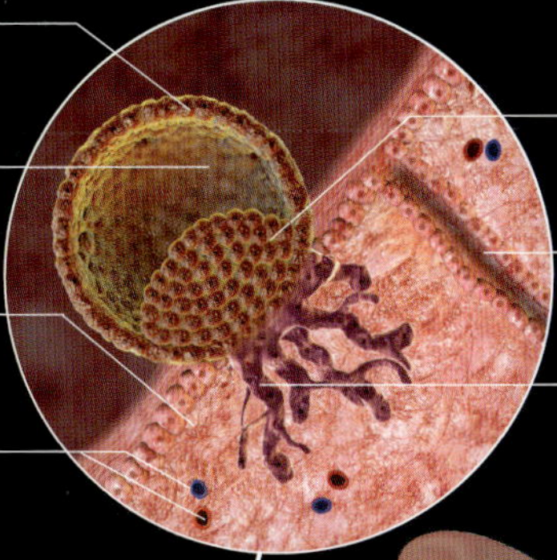

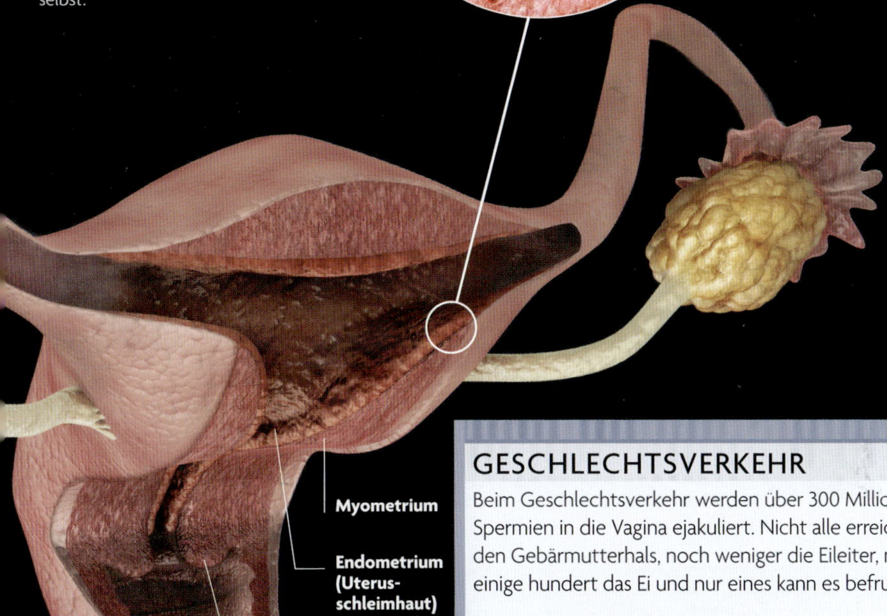

GESCHLECHTSVERKEHR

Beim Geschlechtsverkehr werden über 300 Millionen Spermien in die Vagina ejakuliert. Nicht alle erreichen den Gebärmutterhals, noch weniger die Eileiter, nur einige hundert das Ei und nur eines kann es befruchten.

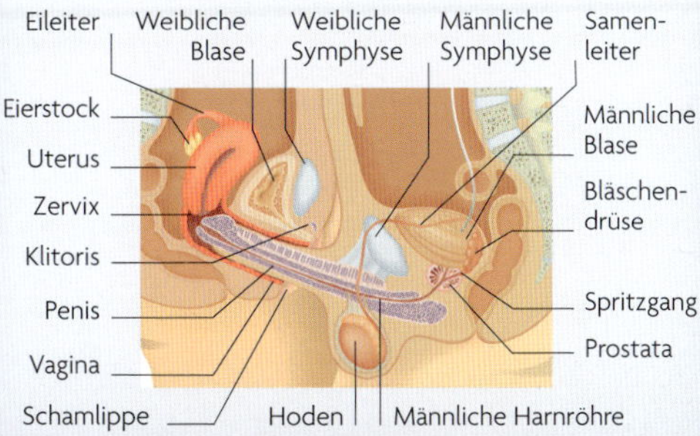

KEIMSCHEIBE

Die Zellen des Embryoblasten bilden eine zweiblättrige Keimscheibe (Entoderm und Ektoderm). Aus dem Entoderm entwickelt sich der Dottersack, der in der zweiten und dritten Woche den Embryo ernährt, und aus dem Ektoderm bildet sich die Amnionhöhle, die später den Embryo umgibt und zur flüssigkeitsgefüllten Eihaut wird. Es entwickelt sich ein drittes Keimblatt, das Mesoderm. Aus den Keimblättern entstehen alle Körperstrukturen des Embryos.

FRÜHE ENTWICKLUNG

Sobald die Einnistung in die Gebärmuttermutter erfolgt ist, beginnt die Entwicklung. Die Keimscheibe entwickelt drei Keimblätter und die Plazenta beginnt sich aus dem Trophoblasten zu bilden

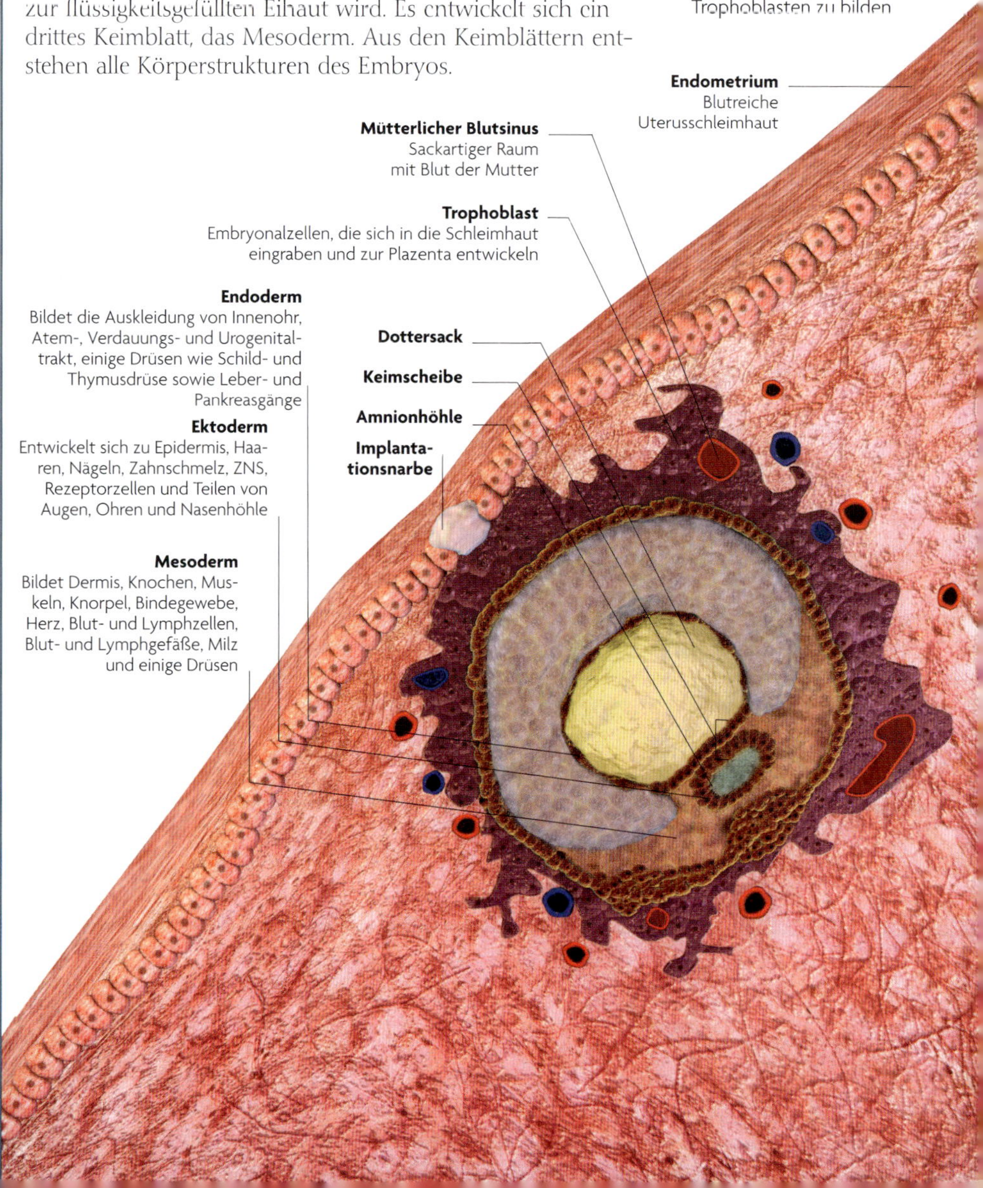

WACHSENDER EMBRYO

Die Entwicklung findet vom Kopf abwärts statt, Kopf und Gehirn nehmen Gestalt an, dann folgen Körper, Armknospen, schließlich Beine. Acht Wochen nach Befruchtung haben sich alle wichtigen Organe und Körperteile gebildet. Nun nennt man das Baby Fötus.

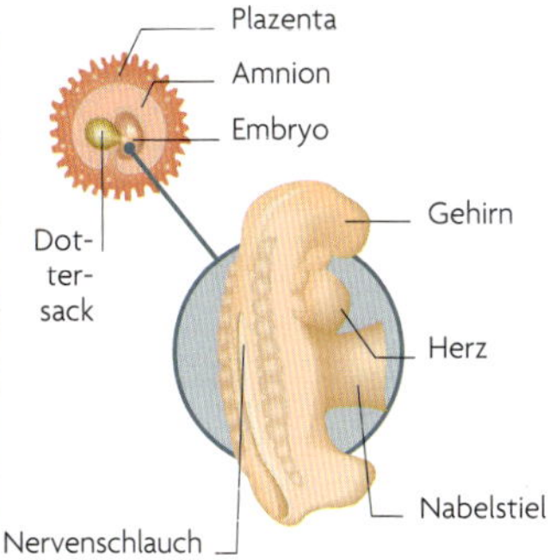

DREI WOCHEN

Nervenschlauch bildet sich; wird später zum Rückenmark, an einem Ende zum Gehirn erweitert werden. Herzschlauch pulsiert. Embryo ist 2–3 mm lang.

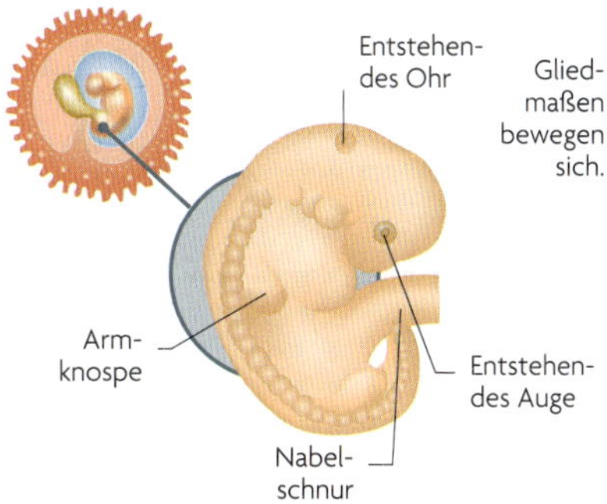

VIER WOCHEN

Vierkammerherz schlägt, pumpt Blut durch einfache Gefäße. Darm, Leber, Pankreas, Lungen und Gliedmaßenknospen sind zu sehen. Embryo ist ca. 4–5 mm lang.

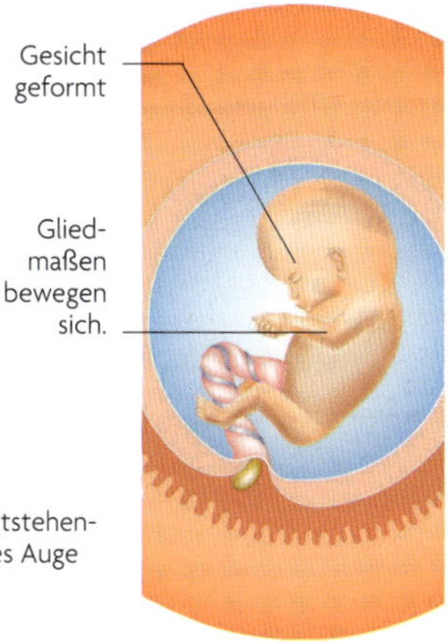

ACHT WOCHEN

Gesicht, Hals, Finger, Zehen sind zu sehen. Embryo hat jetzt eine Länge von 25–30 mm.

ENTWICKLUNG DER PLAZENTA

Die Plazenta entwickelt sich aus dem Trophoblasten, der äußeren Schicht der Blastozyste (Zellhaufen, der aus der Fusion von Ei- und Samenzelle entsteht). Sie beginnt sich nach der Einnistung der befruchteten Eizelle zu bilden und ist im fünften Monat fast vollständig entwickelt.

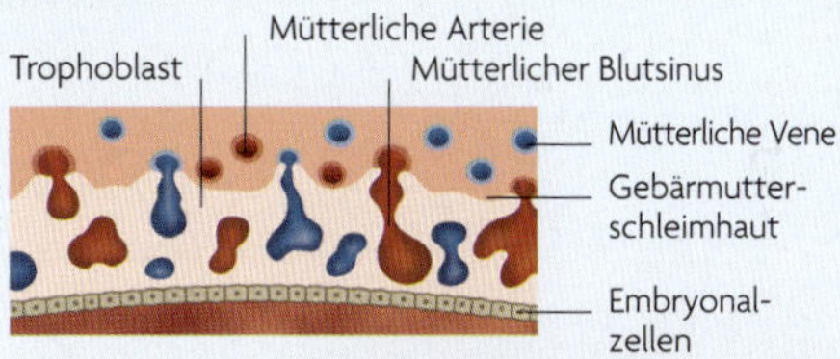

1 Embryonalzellen zapfen Blutgefäße in Gebärmutterschleimhaut an, Blut der Mutter fließt in Trophoblasteninneres.

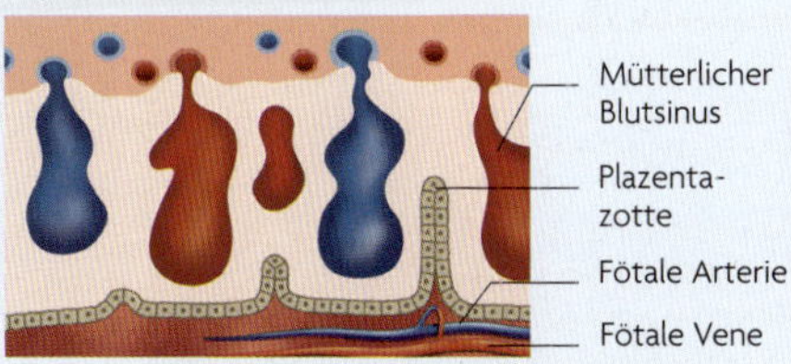

2 Die fingerähnlichen Plazentazotten werden größer, umgeben von mütterlichen Blutsinusiden. Embryonale Blutgefäße wachsen später in die Zotten.

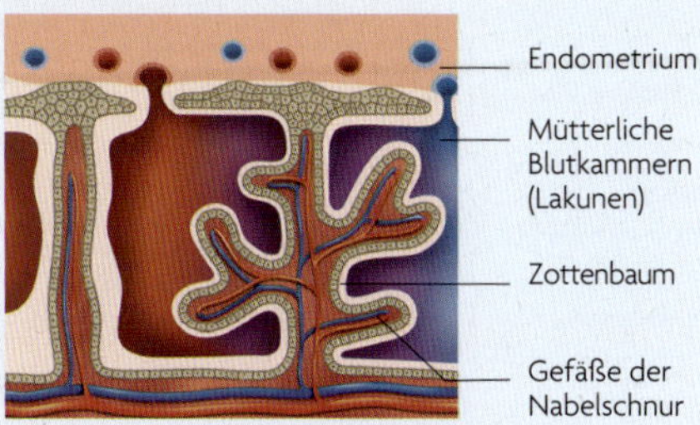

3 Zotten vergrößern sich weiter, mütterliche Sinusiden werden zu Lakunen und versorgen dadurch Plazenta mit Sauerstoff und Nährstoffen.

FÖTALE ENTWICKLUNG

VON DER 8. SCHWANGERSCHAFTSWOCHE AN, AB DER MAN VOM BABY ALS FÖTUS SPRICHT, WIRD SEIN KÖRPER GRÖSSER UND KRÄFTIGER.

VERÄNDERUNGEN IM FÖTUS

Nach 12 Wochen hat der Fötus im Vergleich zum restlichen Körper einen großen Kopf. Alle wichtigen inneren Organe sind entwickelt. Einen Monat später ist der Fötus bereits in der Lage, seine Gliedmaßen heftig zu bewegen. Der Fötus wächst kontinuierlich weiter, wird jetzt schlanker und runzlig, beginnt dann aber Fett anzulegen und nimmt das »pummelige« Aussehen eines Neugeborenen an.

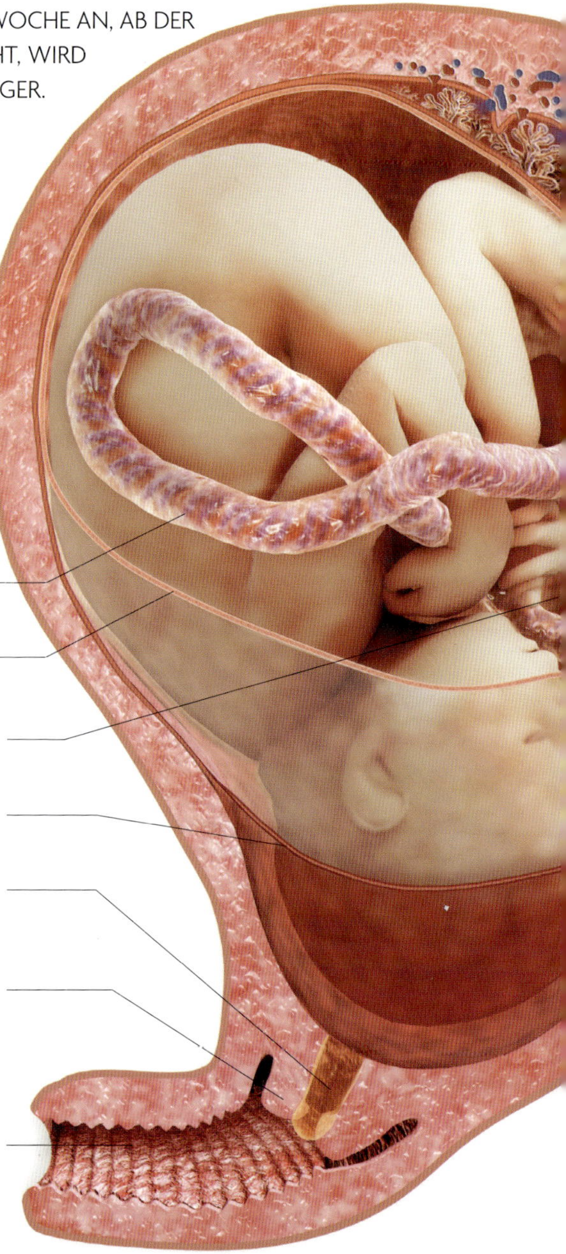

36 WOCHEN

Dem Fötus wird es langsam eng im Uterus. Die ihm zugewandte Seite der Plazenta ist weich und rund, die Nabelschnur ist in der Mitte angebracht.

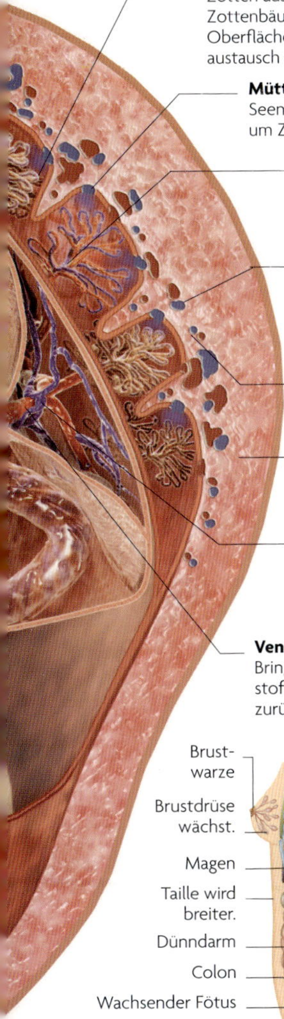

WIE DIE PLAZENTA FUNKTIONIERT

Vitalstoffe, mütterliche Antikörper gelangen über Nabelschnurvenen zum Fötus. Dessen Abfallstoffe wandern in Nabelschnurarterien zur Mutter zurück.

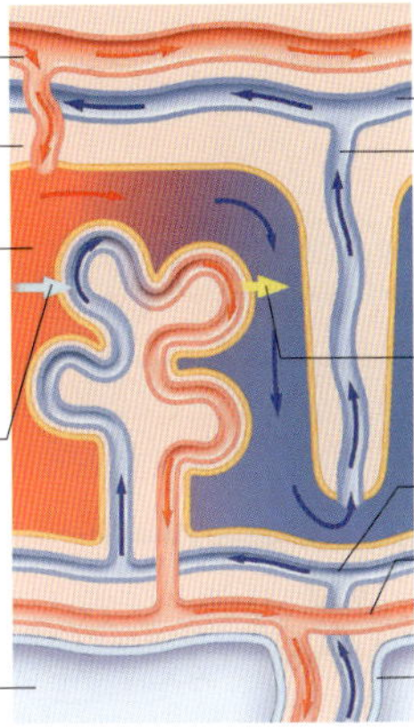

SAUERSTOFF- UND NÄHRSTOFFAUSTAUSCH

Chorionmembran erlaubt als dünne Barriere den Austausch von Gasen, Nähr-, Abfallstoffen zwischen Mutter und Fötus.

VERÄNDERUNGEN BEI DER MUTTER

Jedes Schwangerschaftsdrittel dauert ca. drei Monate, in der sich der Körper der Frau verändert, um wachsenden Fötus zu unterstützen und sich selbst auf Entbindung und Stillen vorzubereiten.

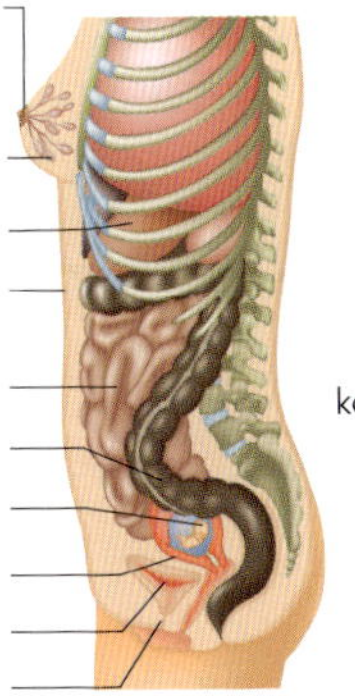

ERSTES DRITTEL

Brüste werden empfindlich und größer, mit dunkleren Warzenhöfen; Übelkeit und Erbrechen können auftreten.

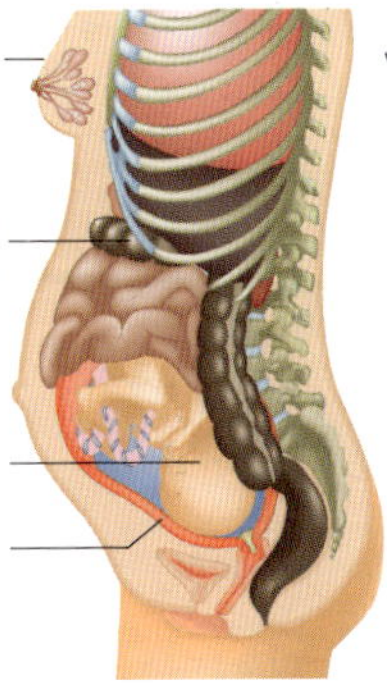

ZWEITES DRITTEL

Bauch wächst sichtbar, Puls wird schneller, Stirn und Wangen können vorübergehend dunkler werden.

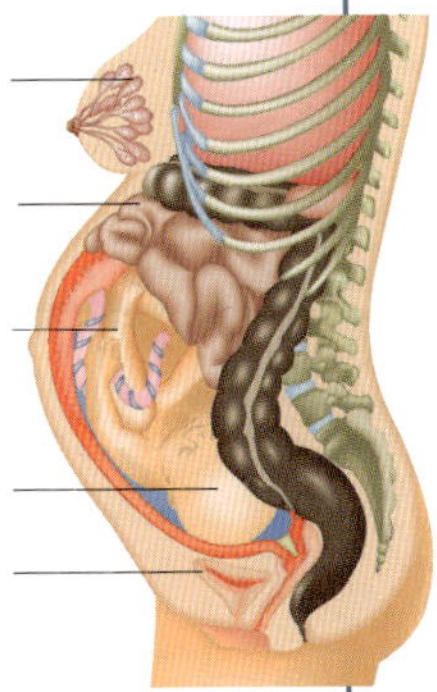

LETZTES DRITTEL

Haut spannt überm Bauch, Müdigkeit, Rückenschmerzen, Sodbrennen, Kurzatmigkeit treten auf.

GEBURTSVORBEREITUNG

VERÄNDERUNGEN ZUM SCHWANGERSCHAFTSENDE SIGNALISIEREN DIE NAHENDE ENTBINDUNG: FÖTUSKOPF DRINGT TIEFER INS BECKEN, WERDENDE MUTTER KANN GEWICHT VERLIEREN UND FRÜHE UTERUSKONTRAKTIONEN KÖNNEN SICH EINSTELLEN.

MEHRLINGSSCHWANGERSCHAFT UND GEBURTSLAGE

Ist mehr als ein Fötus im Uterus, spricht man von einer Mehrlingsschwangerschaft. Zwillinge kommen bei einer von 80 Schwangerschaften und Drillinge bei einer von 8000 vor. Beides kommt zunehmend häufig vor, u. a. wegen der steigenden Zahl künstlicher Befruchtungen. Ungefähr nach 30 Wochen ist die normale Kindslage, Kopf nach unten, Gesicht zum Rücken der Mutter und nach vorne gebeugter Hals, am häufigsten und erleichtert die Passage durch den Geburtskanal. Ungefähr eines von 30 Kindern wird mit »Steißlage« geboren, bei der der Steiß zuerst im Geburtskanal ist.

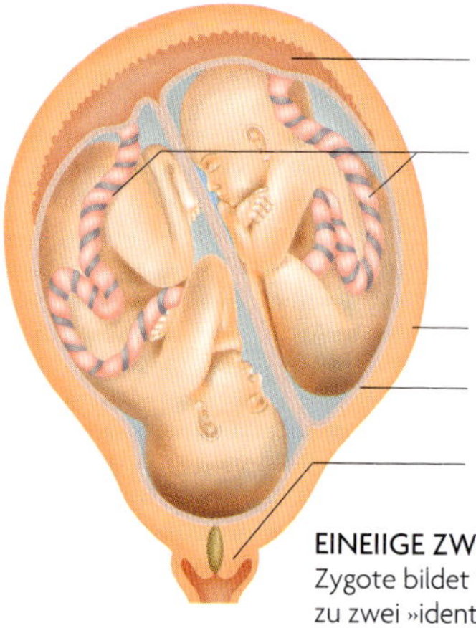

EINEIIGE ZWILLINGE
Zygote bildet Embryo, der sich zu zwei »identischen« Föten gleichen Geschlechts und mit gleichen Genen entwickelt. Beide teilen sich eine Plazenta.

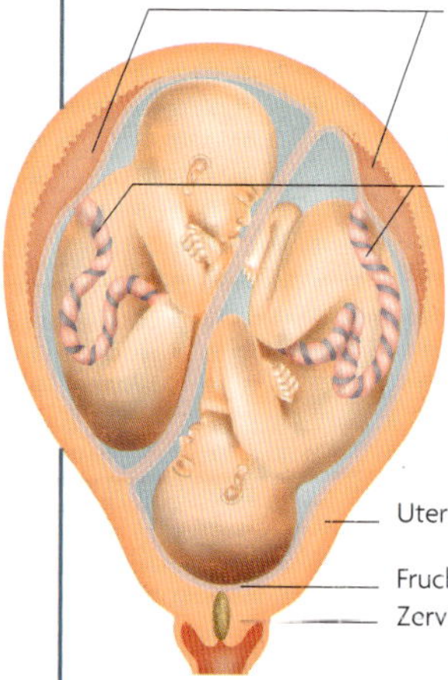

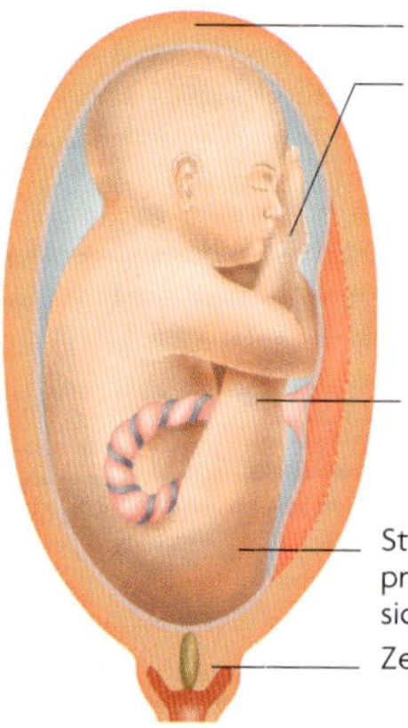

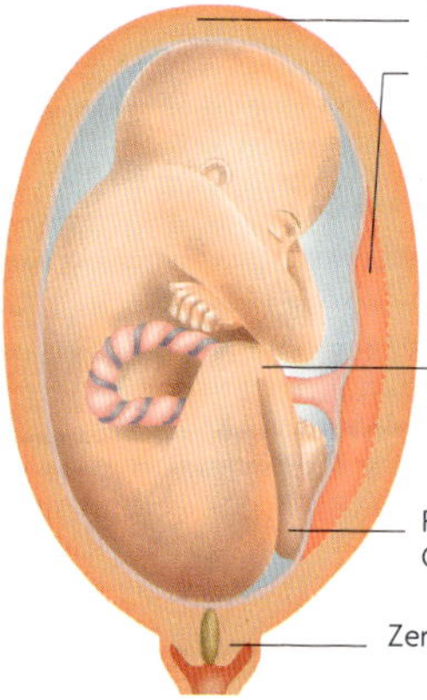

ZWEIEIIGE ZWILLINGE
Zwei Zygoten entwickeln sich getrennt, jede in ihrer eigenen Plazenta. Sie können unterschiedliches oder gleiches Geschlecht haben und ähneln sich wie Geschwister.

STEISSLAGE
Bei Steißlage dreht sich das Baby im Uterus nicht, das Becken ist gebeugt, Beine sind gestreckt und liegen parallel zum Körper, sodass sich der Steiß zuerst präsentiert.

STEISSFUSSLAGE
Baby hat sich nicht gedreht. Beine sind komplett angezogen, Füße sind am Gesäß, was seltener vorkommt als reine Steißlage. Diese ist bei Frühgeburten häufiger.

VERÄNDERUNGEN IM GEBÄRMUTTERHALS

Der Gebärmutterhals (Zervix) befindet sich am Ausgang der Gebärmutter (Uterus). Zum Ende der Schwangerschaft öffnet er sich für die bevorstehende Entbindung. Sporadische Uteruskontraktionen (Braxton-Hicks-Kontraktionen) helfen den Gebärmutterhals zu öffnen, sodass er mit dem unteren Teil der Gebärmutter einen weichen Schlauch bildet. Diese Kontraktionen sind im Allgemeinen schmerzlos und werden meist erst in der zweiten Schwangerschaftshälfte wahrgenommen.

ZERVIX WIRD WEICHER

Nahen die Wehen, verliert der Gebärmutterhals seine feste Konsistenz. Prostaglandine werden freigesetzt, die das Gewebe des Gebärmutterhalses lockerer und weicher machen.

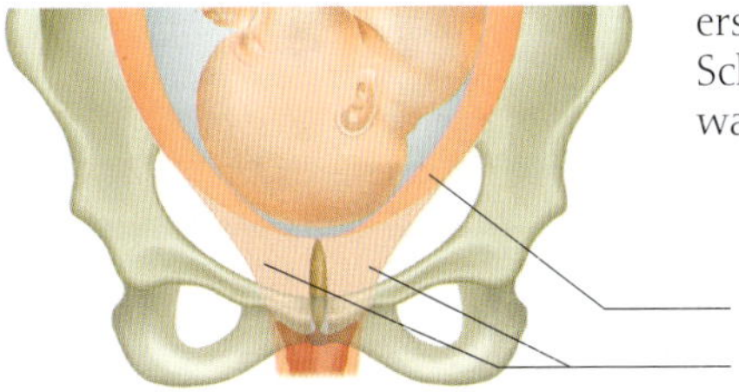

ZERVIX WIRD DÜNNER

Der Gebärmutterhals wird durch Kontraktionen der Gebärmutter weiter und dünner und beginnt mit der Uteruswand zu einem Geburtskanal zu verschmelzen.

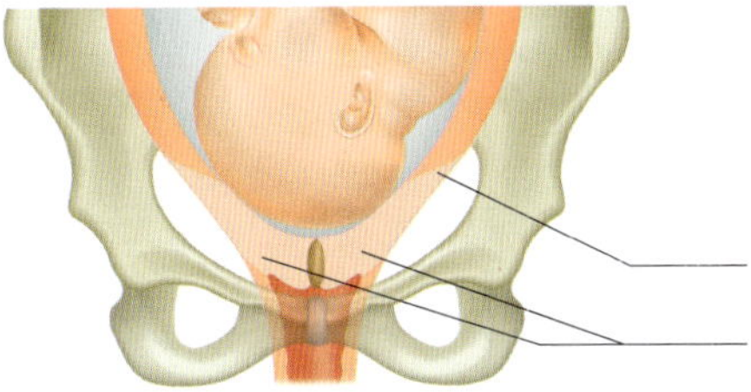

KONTRAKTIONEN

Wenn sich die Fasern des Uterusmuskels verkürzen, um den Fötus nach unten zu schieben, spricht man von Senkwehen. Sie sind regelmäßig mit immer kleiner werdenden Intervallen und zunehmend schmerzhaft. Kontraktionen gehen vom oberen Uterusbereich aus und bewirken durch Zug auf unteren Bereich Weitung des Geburtskanals.

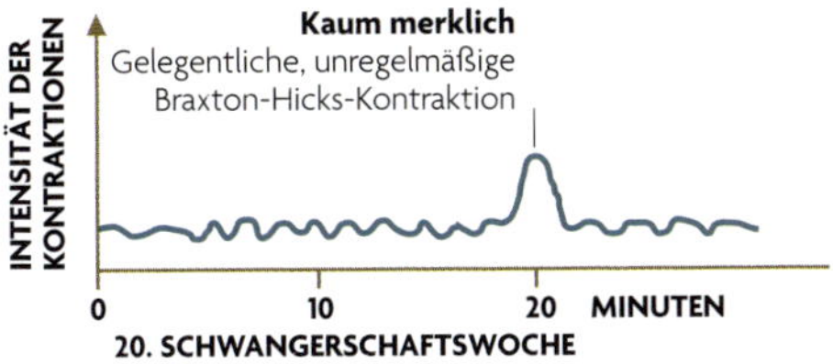

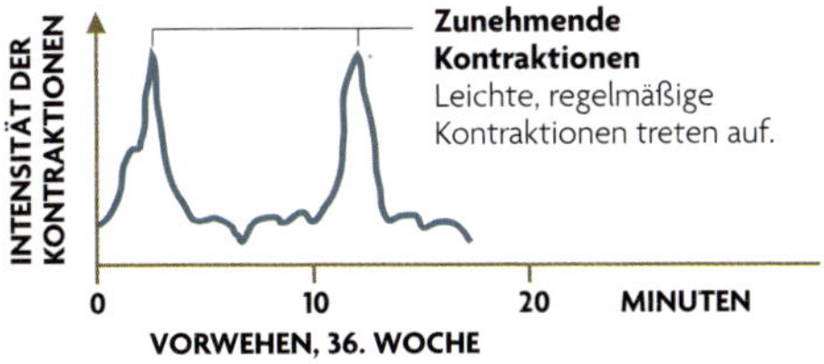

ZUNEHMENDE WEHEN

Zu richtigen Vorwehen kommt es erst gegen Schwangerschaftsende. Weniger intensiv kommen sie zunächst in großen Abständen. Mit Beginn der Presswehen setzen starke Kontraktionen in immer kürzeren Abständen ein, die größeren Druck nach unten aufs Baby ausüben.

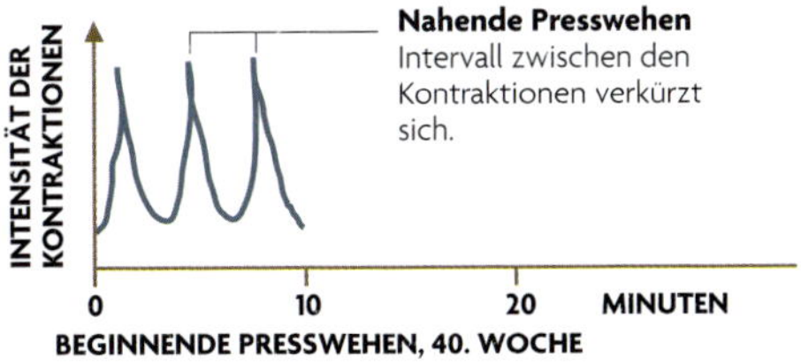

WEHEN

MIT DEM BEGRIFF »WEHEN« WIRD MEIST DER GESAMTE ENTBINDUNGSVORGANG BEZEICHNET, DER IN DREI PHASEN VERLÄUFT: ERÖFFNUNGSPHASE, AUSTREIBUNGSPHASE (ENTBINDUNG) UND NACHGEBURTSPHASE (PLAZENTA WIRD ABGESTOSSEN).

SENKWEHEN

Während der Endphase der Schwangerschaft treten Senkwehen auf, die das Baby in den Beckeneingang drängen (normalerweise mit dem Kopf nach unten). Durch diesen Prozess senkt sich der Uterus und die Mutter verspürt meist ein Gefühl der Erleichterung, weil der Druck aufs Zwerchfell nachlässt und die Atmung leichter fällt. Senkwehen treten vor allem bei Erstgebärenden bereits in der 36. Schwangerschaftswoche auf. Bei Folgeschwangerschaften kann dies auch erst kurz vor den Presswehen geschehen.

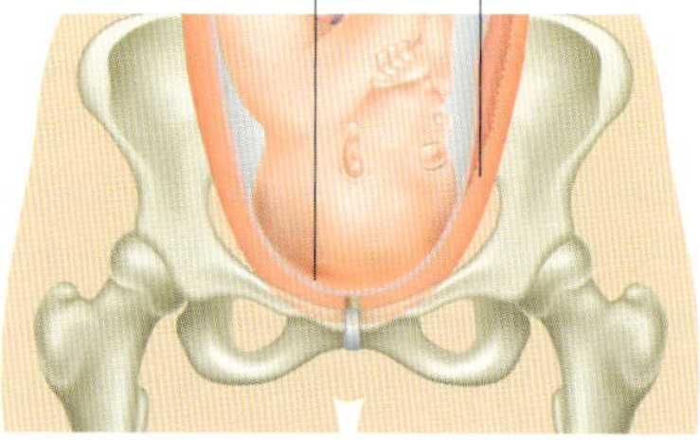

VOR DEN SENKWEHEN

Bevor Kopf vollständig im Beckeneingang ist, reicht Gebärmutter bis zum Brustbein hinauf. Teil des Kopfs mit größtem Umfang ist noch nicht im Beckeneingang.

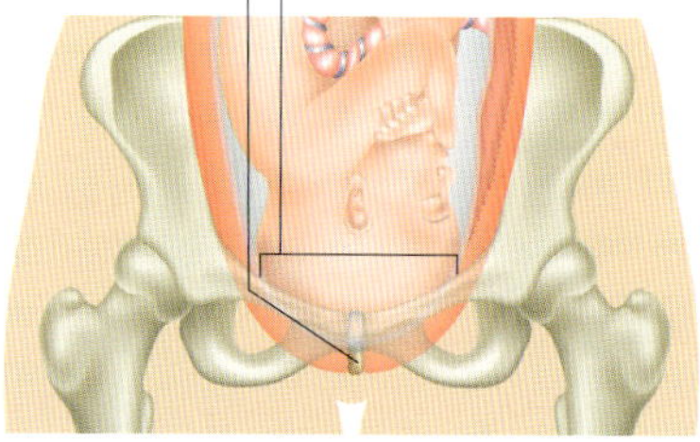

NACH DEN SENKWEHEN

Kopf des Babys hat sich in Beckeneingang gesenkt. Position des gesamten Uterus ist dadurch nach unten verlagert. Kopf des Kindes ruht auf Gebärmutterhals.

WEITUNG DER ZERVIX

Die Geburtsphase beginnt mit Einsetzen regelmäßiger, schmerzhafter Kontraktionen, die den Gebärmutterhals erweitern. Sie finden hauptsächlich im oberen Bereich des Uterus statt, der sich dadurch verkürzt, aber unteren Bereich und Zervix dehnt. Beim ersten Kind weitet sich die Zervix um etwa 1 cm pro Stunde, beim nächsten geht es meist schneller. Geweitet um ca. 10 cm, ist die Zervix bei den meisten Frauen vollständig eröffnet.

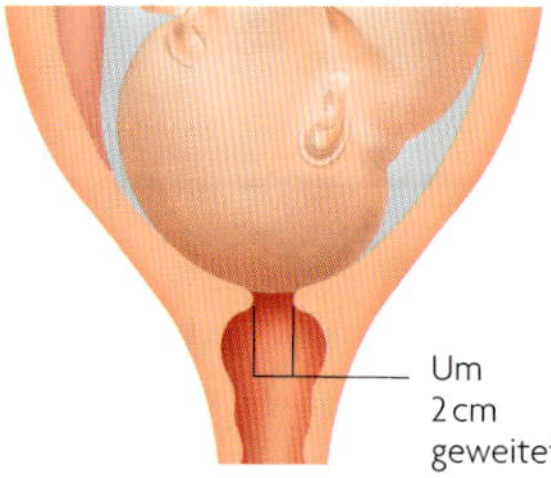

ANFÄNGLICHE WEITUNG

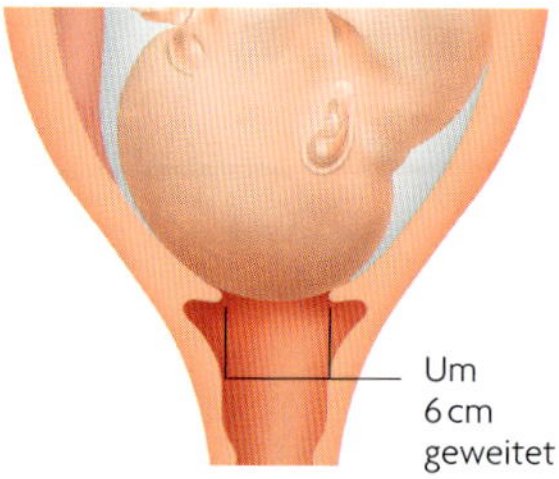

FORTGESCHRITTENE WEITUNG

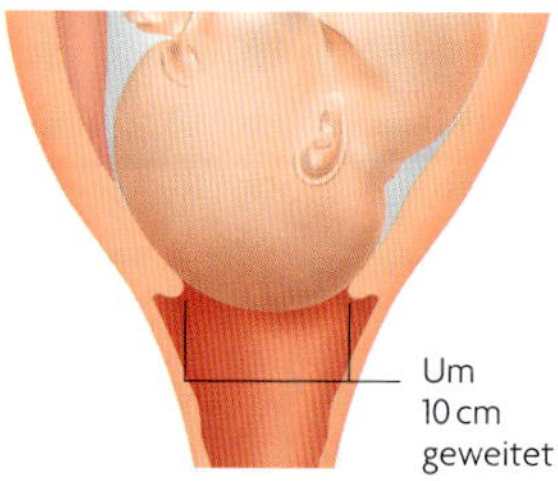

VOLLSTÄNDIGE ERÖFFNUNG

ZEICHEN BEVORSTEHENDER GEBURT

Jede Frau macht eigene Erfahrungen; generell aber sind der Abgang des Schleimpfropfs, stärker werdende Wehen und das Platzen der Fruchtblase deutliche Anzeichen für die nahende Entbindung. Durch die Zervixweitung geht die »Versiegelung« des Uterus in Form eines mit Blut bedeckten Schleimpfropfs ab (weniger als drei Tage zuvor). Durch den Druck der stärker werdenden, häufigeren Wehen platzt die Fruchtblase, die das Kind umgibt, und das Fruchtwasser geht durch Geburtskanal ab.

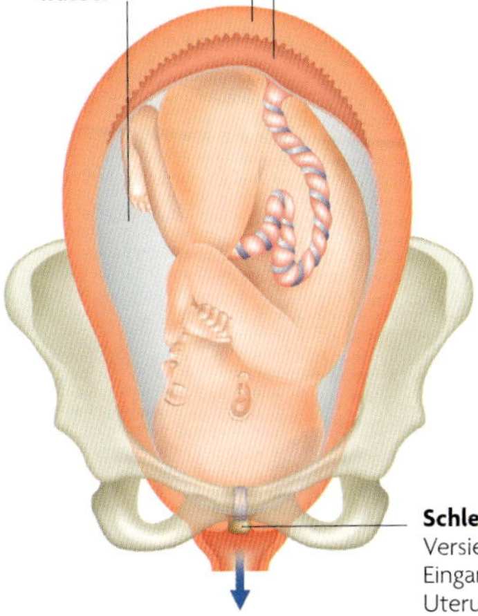

1 PFROPF GEHT AB
Während der Schwangerschaft verhindert der Schleimpfropf im Gebärmutterhals das Eindringen von Mikroben. Beginnt der Gebärmutterhals sich zu weiten, geht der Pfropf ab.

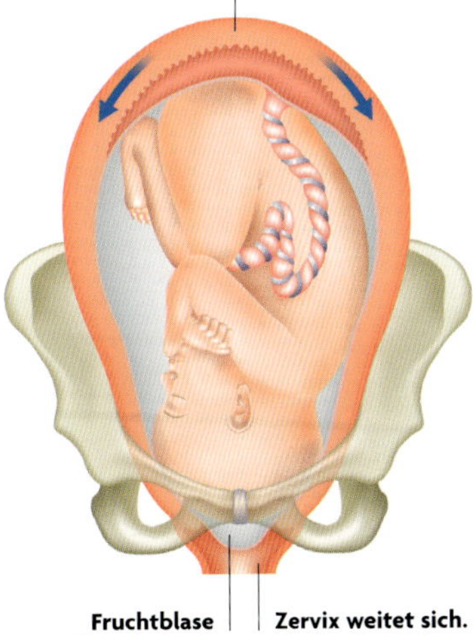

2 VORWEHEN
Regelmäßige Muskelkontraktionen im oberen Bereich des Uterus (Fundus) treiben die Zervixeröffnung voran.

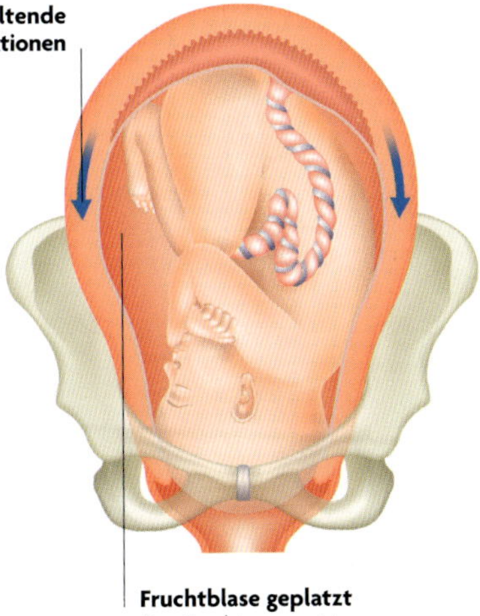

3 FRUCHTBLASE PLATZT
Die Fruchtblase, die das Baby umgibt, platzt und das farblose Fruchtwasser läuft durch den Geburtskanal ab.

ENTBINDUNG

AM ENDE VON SCHWANGERSCHAFT UND PRESSWEHEN STEHT DIE ENTBINDUNG DES BABYS UND DER NACHGEBURT, KOMPLEXE EREIGNISSE, DIE DAS KIND SCHLIESSLICH VON DER MUTTER TRENNEN UND ES ZU EINEM EIGENSTÄNDIGEN WESEN MACHEN.

DREI PHASEN DER ENTBINDUNG

Während der ersten Phase platzt die Fruchtblase und das Fruchtwasser geht ab. In der zweiten Phase drückt die Mutter durch Presswehen das Kind in den Geburtskanal, das sich so drehen muss, dass der große Kopf hineinpasst und über ihn nach draußen gelangt. Die dritte Phase der Entbindung, die Nachgeburtsphase, in der die Plazenta ausgetrieben wird, beginnt oft mithilfe der Hebamme, die sanft an der Nabelschnur zieht.

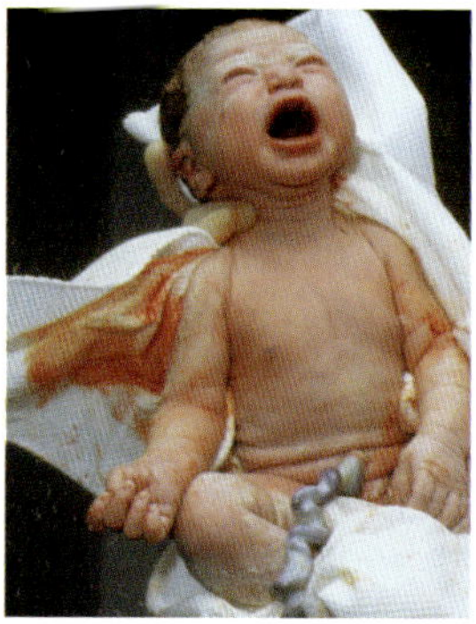

NORMALE ENTBINDUNG Neugeborene Babys sind gewöhnlich mit einer Kombination aus Blut, Schleim und der »Käseschmiere« (die das Kind im Mutterleib schützt) bedeckt. Nabelschnur dieses Babys wurde noch nicht abgeklemmt und durchtrennt.

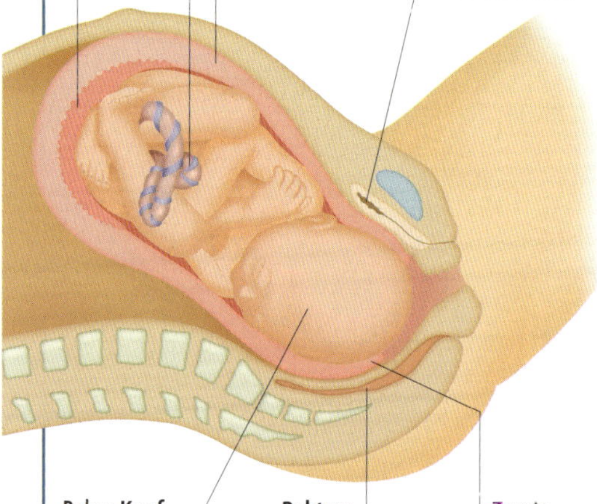

1 ERÖFFNUNG DER ZERVIX Ist Gebärmutterhals vollständig eröffnet, dreht sich Baby in Richtung Wirbelsäule der Mutter; breitester Bereich seines Kopfs liegt im breitesten Bereich des mütterlichen Beckens; beginnt aus Uterus zu gleiten.

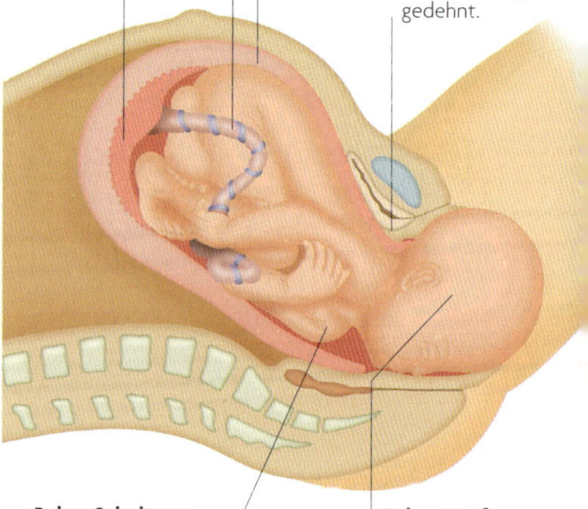

2 PASSIEREN DES GEBURTSKANALS Ein Teil des Kopfs ist zu sehen. Das Kind hat sich in Richtung Anus der Mutter gedreht, damit der austretende Kopf die Biegung in der vollständig gedehnten Vagina meistern kann.

BECKENFORMEN

Das weibliche Becken ist ans Gebären von Kindern angepasst. Dennoch gibt es eine Vielzahl unterschiedlicher Formen. Eine runde, flache Form, das klassische weibliche Becken, bietet mehr Raum und macht für gewöhnlich weniger Probleme. Im Extremfall ist das Becken sehr schmal (androide Form) und kann bei der Entbindung Probleme bereiten.

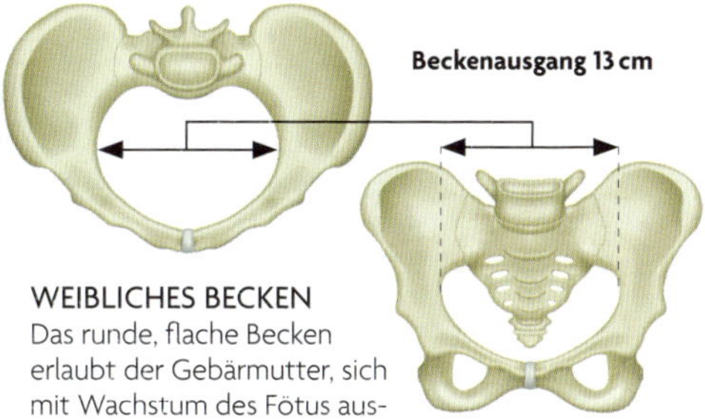

WEIBLICHES BECKEN

Das runde, flache Becken erlaubt der Gebärmutter, sich mit Wachstum des Fötus auszudehnen. So kann der Kopf des Fötus den Ausgang bei der Entbindung besser passieren.

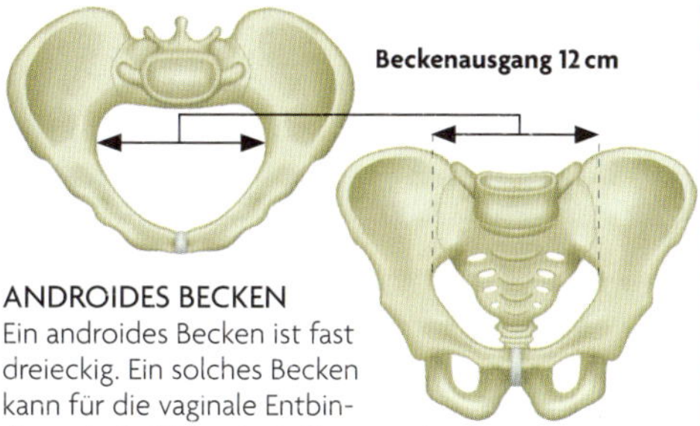

ANDROIDES BECKEN

Ein androides Becken ist fast dreieckig. Ein solches Becken kann für die vaginale Entbindung ein Problem darstellen, es sei denn, das Kind ist sehr klein.

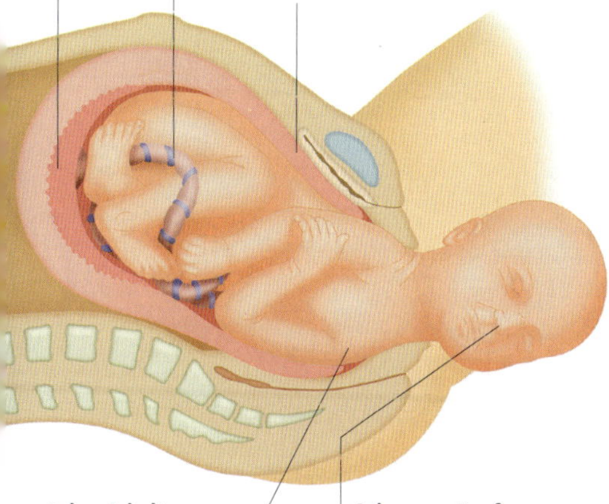

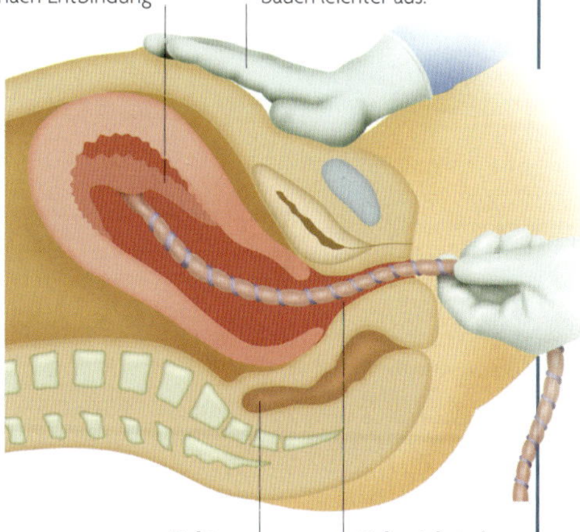

3 ENTBINDUNG DES BABYS

Arzt stellt sicher, dass Nabelschnur nicht um Hals des Babys gewickelt ist. Schleim aus Nase und Mund wird entfernt. Baby dreht sich erneut, damit Schultern herausgleiten können, erst eine, gleich darauf die andere.

4 ENTBINDUNG DER NACHGEBURT

Uterus kontrahiert kurz nach Geburt, um noch blutende Gefäße zu verschließen. Plazenta löst sich von Uterus, wird durch sanftes Ziehen an Nabelschnur und leichtes Drücken auf Unterbauch »geboren«.

NACH DER GEBURT

ÜBER 40 WOCHEN ENTWICKELT SICH DAS BEFRUCHTETE EI VOM FÖTUS ZUM NEUGEBORENEN. ALLE ORGANE SIND VORHANDEN, EINIGE WERDEN SICH SCHNELL ANS LEBEN OHNE NABELSCHNUR ANPASSEN, ANDERE SICH ERST IN DER ADOLESZENZ VOLL ENTWICKELN.

ANATOMIE EINES NEUGEBORENEN

Viele Besonderheiten der Neugeborenenanatomie erleichtern Wachstum außerhalb des Mutterleibs. Bindegewebige Fontanellen verbinden Schädelknochen und erlauben ihr Wachstum, um dem größer werdenden Gehirn Raum zu bieten. Knorpel in Gelenken und Knochenenden fördern schnelles Knochenwachstum. Im Fötus produziert nur Leber rote Blutkörperchen, nach der Geburt nur das Knochenmark.

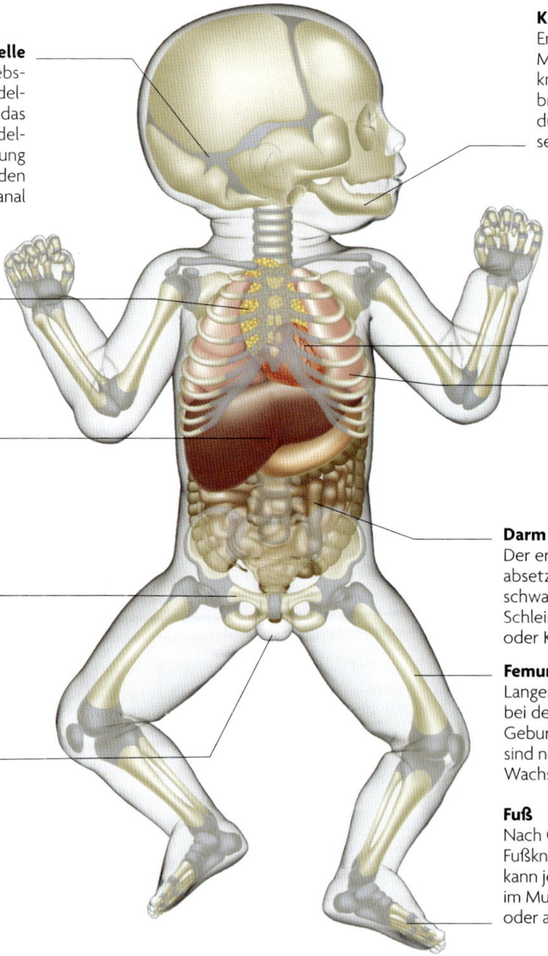

VERÄNDERUNGEN BEI DER MUTTER

Bei der Mutter finden nach der Entbindung physiologische Veränderungen statt, auf die sich ihr Körper während der Schwangerschaft vorbereitet hat. Die Brust vergrößert sich in Vorbereitung auf das Stillen bereits sehr früh in der Schwangerschaft. Die Alveolen in jedem Milchdrüsenläppchen schwellen an und werden mehr. Bereits vom dritten Schwangerschaftsmonat an können die Brustdrüsen Kolostrum produzieren, die dünne antikörperreiche Erstmilch, die das Neugeborene vor Allergien und Infektionen schützt und Wasser, Proteine und Mineralien enthält. Nach der Geburt wird das Baby mit der Erstmilch versorgt, bevor die reife Muttermilch wenige Tage später zu fließen beginnt. Bald nach der Entbindung beginnt sich der Uterus zurückzubilden, ein Prozess, der durch das Stillen unterstützt wird.

UTERUS SCHRUMPFT

Nach der Entbindung des Babys und der Nachgeburt (Plazenta) werden im Körper der Mutter Hormone produziert, die die Rückbildung der Gebärmutter und der Vagina in ihre normale Größe und Lage auslösen.

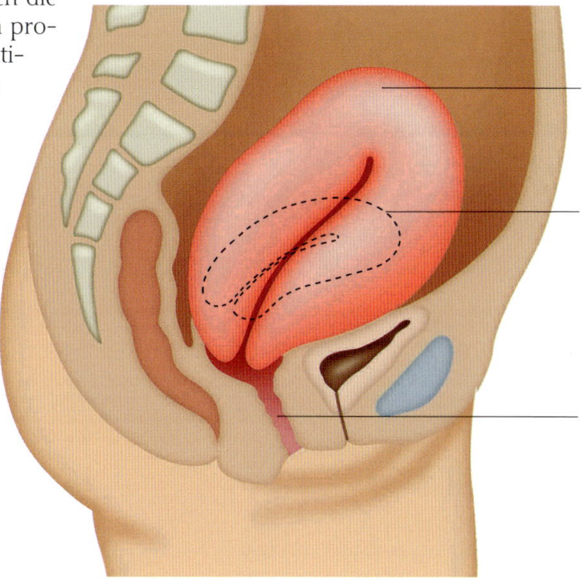

STILLEN

Während der Schwangerschaft vergrößern sich die Läppchen der Milchdrüsen, neue werden in Vorbereitung auf das Stillen gebildet. Nach dem ersten Schwangerschaftsdrittel können sie bereits Kolostrum produzieren, die »Erstmilch«, die das Neugeborene mit Antikörpern zum Schutz vor Allergien und Infektionen versorgt.

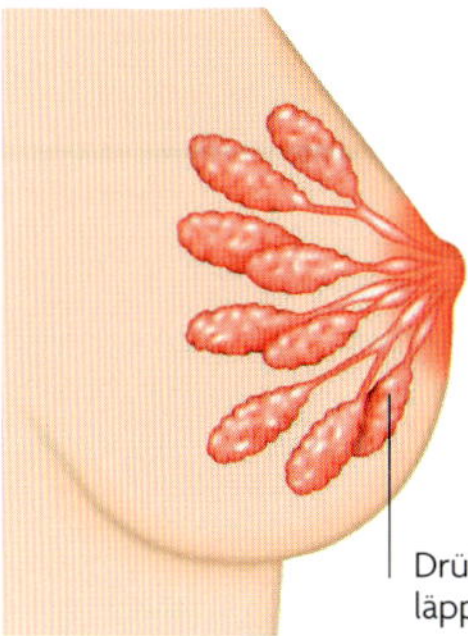

VOR DER SCHWANGERSCHAFT

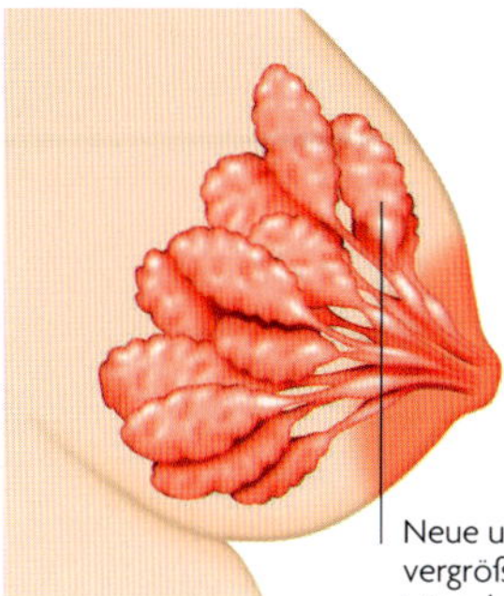

WÄHREND DER SCHWANGERSCHAFT UND STILLZEIT

BLUTKREISLAUF DES BABYS IM UTERUS

Weil die Plazenta für Sauerstoff und Nährstoffe sorgt, weist der fötale Blutkreislauf anatomische Besonderheiten auf, um Leber und Lungen zu umgehen, die noch nicht funktionieren. Der Ductus venosus leitet das ankommende Blut durch die Leber direkt in den rechten Vorhof, durch ein Fenster in der Scheidewand (Foramen ovale) fließt es in den linken Vorhof und von dort in den Körper. Blut, das in die rechte Herzkammer gelangt, fließt in die Lungenarterie, wird aber über den Ductus arteriosus direkt in die Aorta geleitet.

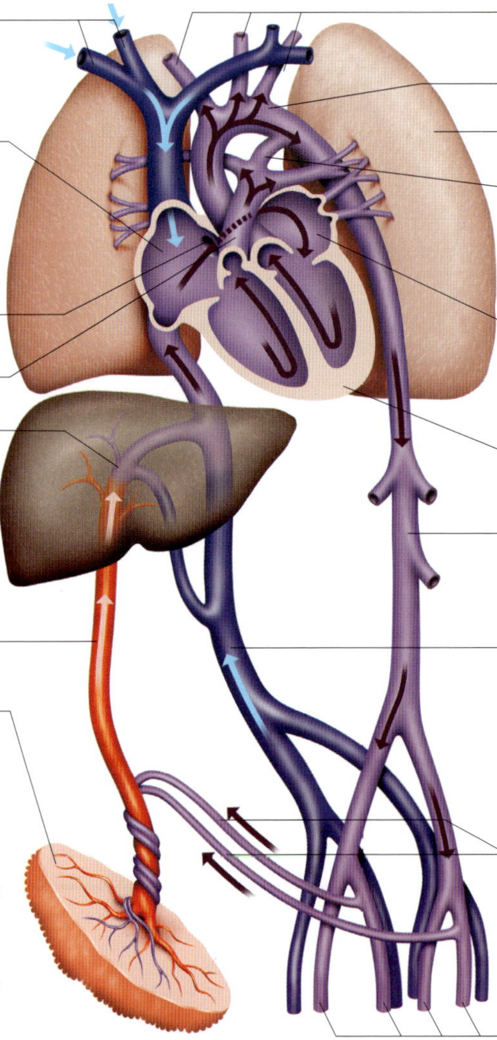

FÖTALKREISLAUF

Große Teile des fötalen Kreislaufs führen sauerstoffreiches und sauerstoffarmes Blut. Gefäße, die gemischtes Blut enthalten, sind in der Illustration violett.

BLUTKREISLAUF NACH DER GEBURT

Nach der Geburt macht das Baby seine ersten Atemzüge; die Nabelschnur wird abgeklemmt. Dadurch wird das Herz-Kreislauf-System gezwungen, sofort enorme Veränderungen vorzunehmen, um die Sauerstoffversorgung über die Lungen zu ermöglichen. Blut wird in Lungen geleitet, der Druck des Bluts, das von den Lungen in linken Vorhof zurückkommt, verschließt das Foramen ovale zwischen den Vorhöfen und ermöglicht so den normalen Blutkreislauf. Ductus arteriosus und venosus sowie Gefäße der Nabelschnur veröden und werden zu Bändern.

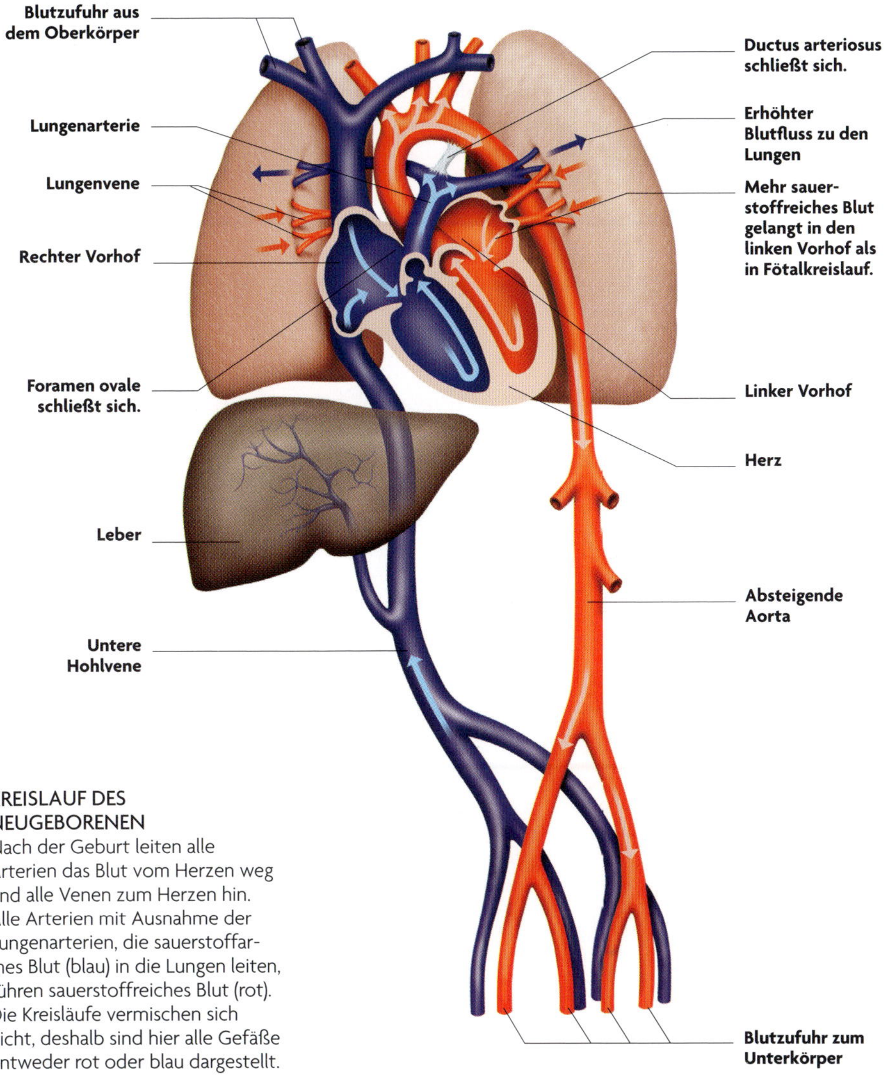

KREISLAUF DES NEUGEBORENEN

Nach der Geburt leiten alle Arterien das Blut vom Herzen weg und alle Venen zum Herzen hin. Alle Arterien mit Ausnahme der Lungenarterien, die sauerstoffarmes Blut (blau) in die Lungen leiten, führen sauerstoffreiches Blut (rot). Die Kreisläufe vermischen sich nicht, deshalb sind hier alle Gefäße entweder rot oder blau dargestellt.

WACHSTUM UND ENTWICKLUNG

KLEINKINDER ENTWICKELN GRUNDLEGENDE FERTIGKEITEN, AGILITÄT UND GEISTIGE FÄHIGKEITEN STEIGERN SICH. KÖRPERWACHSTUM VOLLZIEHT SICH ANFANGS SEHR SCHNELL, PEGELT SICH AUF STETIGES MASS EIN, BIS ZU EINEM ERNEUTEN SCHUB IN DER PUBERTÄT.

KNOCHENWACHSTUM

Die langen Beinröhrenknochen sind hauptsächlich für die Zunahme der Körpergröße während der Kindheit verantwortlich. Die meisten Röhrenknochen entstehen durch Ossifikation ihrer knorpeligen Vorläufer. Dieser Prozess beginnt bereits vor Geburt an Knochenschäften und setzt sich nach Geburt an Knochenenden fort. Wachstum endet mit vollständiger Ossifikation der Knochen zwischen 18. und 20. Lebensjahr.

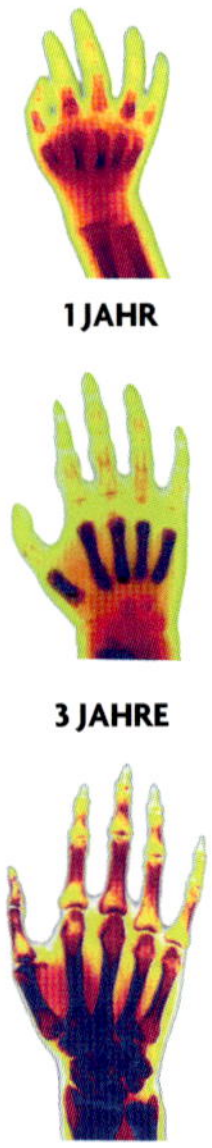

1 JAHR

3 JAHRE

20 JAHRE

KNOCHENENTWICKLUNG

Röntgenaufnahmen zeigen Knochenwachstum der Hand – Knochengewebe ist pink/blau. Handwurzelknochen scheinen beim 1- bis zum 3-Jährigen zu fehlen. Erst beim 20-Jährigen sind alle voll ausgebildet.

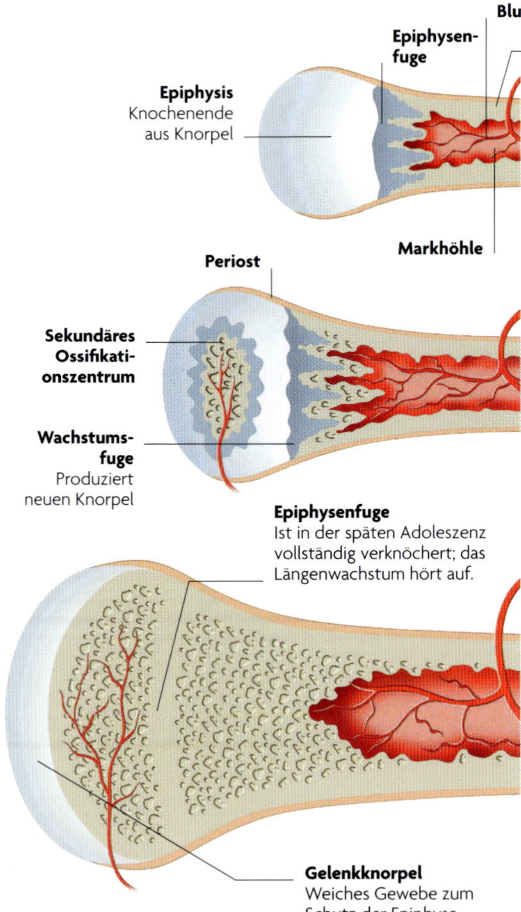

NEUGEBORENEN-RÖHRENKNOCHEN

Schaft (Diaphyse) wird vom primären Ossifikationszentrum aus zum harten Knochen und hat eine Markhöhle. Das dicke Knochenende ist vollständig aus Knorpel.

RÖHRENKNOCHEN EINES KINDES

Das sekundäre Ossifikationszentrum in der Epiphyse beginnt den umliegenden Knorpel in hartes, mineralisiertes Knochengewebe umzuwandeln. Eine Wachstumsfuge bildet sich.

RÖHRENKNOCHEN EINES ERWACHSENEN

Mit 18 bis 20 Jahren sind alle Bereiche vollständig zu echtem Knochen verhärtet. Epiphysenfuge besteht aus dichtem Knochengewebe. Einzig verbleibender Knorpel ist der weiche, gleitfähige Gelenkknorpel, der Knochenende im Gelenk umgibt.

VERÄNDERUNG DER PROPORTIONEN

Der Kopf eines Neugeborenen ist relativ groß, breiter als die Schultern und macht ungefähr ein Viertel der Gesamtgröße aus. Im weiteren Verlauf wachsen Kopf und Rumpf langsamer, während die Gliedmaßen aufholen. Bei einem 2-Jährigen macht der Kopf noch ein Sechstel der Gesamtkörpergröße aus, bei einem Erwachsenen ist es nur noch ein Achtel. Dafür entfällt jetzt die Hälfte der Körpergröße auf die Beine.

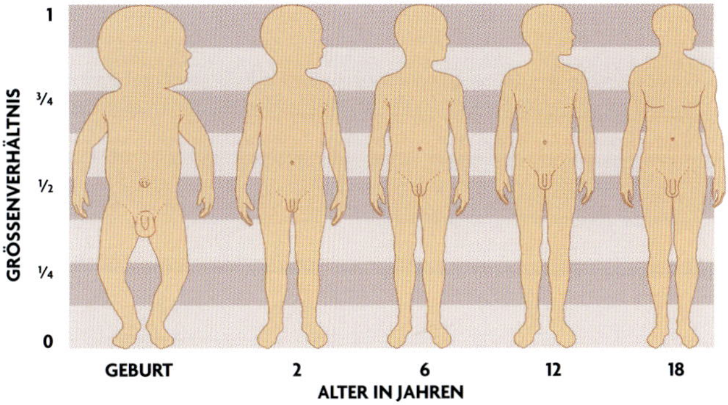

KOPF-KÖRPER-VERHÄLTNIS
Überträgt man die Körpergröße unterschiedlichen Alters auf ein Raster, kann man die dramatischen Unterschiede in den Körperproportionen, die sich von der Geburt bis zum Erwachsenenalter entwickeln, deutlich erkennen. Der Kopf wächst zuerst und am schnellsten, dann holen andere Körperregionen auf: zuerst Rumpf, gefolgt von Armen, schließlich Beinen.

SCHÄDEL UND GEHIRN

Bei Geburt hat Gehirn ein Viertel späterer Größe. Nervenzellen (Neuronen) sind fast vollständig. Schädel besteht z.T. aus Knorpel, weist Lücken (Fontanellen) und Nähte (Suturen) zwischen Schädelknochen auf, die Wachstum ermöglichen. Im zweiten Lebensjahr hat Gehirn bereits vier Fünftel seiner Endgröße. Neuronen bauen Netzwerke aus.

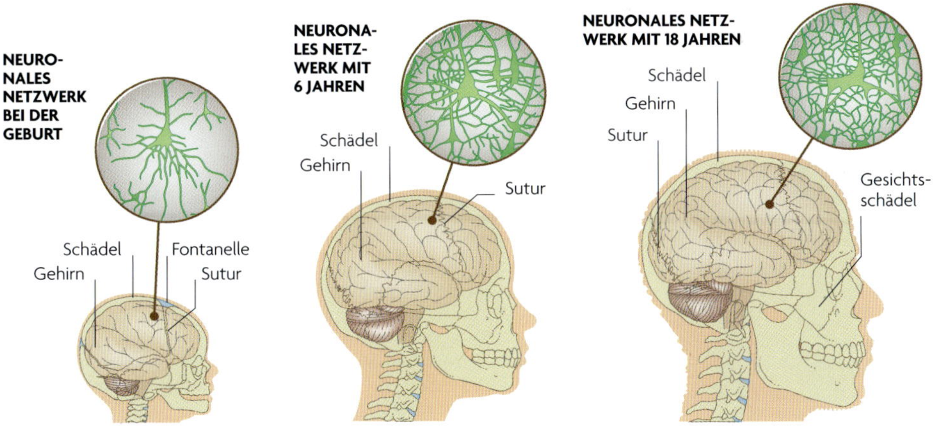

SCHÄDEL
Schädel, Gehirn: riesig im Vergleich zu Gesichtsknochen. Neuronen: fast alle vorhanden, gering vernetzt.

SECHS JAHRE
Schädelknochen verschmelzen an Suturen. Neuronen vermehren Fortsätze und Verbindungen.

ERWACHSENER
Schädelknochen: verschmolzen. Gehirn: ausgewachsen, neue Neuronenverbindungen entstehen seltener.

DENTALE ENTWICKLUNG

Die ersten Zähne, Milchzähne genannt, brechen im Alter von 6 Monaten bis 3 Jahren in festgelegter Reihenfolge durch das Zahnfleisch, im Allgemeinen von vorne nach hinten (von den Eckzähnen abgesehen). Zeit und genaue Reihenfolge können jedoch variieren, gelegentlich sind ein oder mehrere Milchzähne bereits bei der Geburt vorhanden. Die Milchzähne lockern sich und fallen aus, sobald die zweiten, endgültigen Zähne im Alter von etwa 6 Jahren durchbrechen. Das Erwachsenengebiss hat 32 Zähne und ist komplett, wenn die dritten Molaren (Weisheitszähne) durchgebrochen sind, was jedoch nicht bei jedem Menschen geschieht.

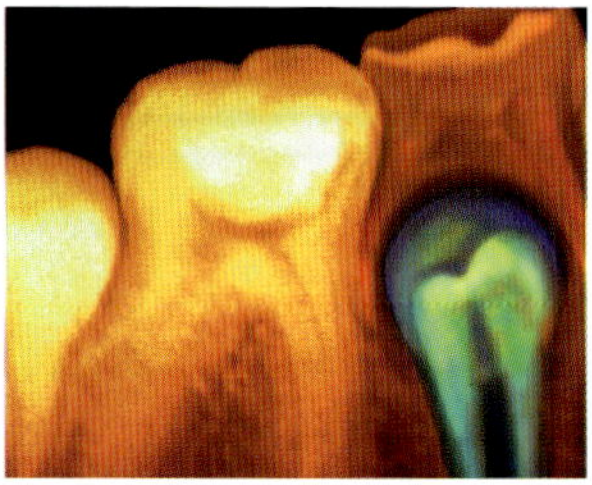

ZAHNDURCHBRUCH
Eine eingefärbte Röntgenaufnahme zeigt einen zweiten Zahn (grün), der unter einem Milchzahn durchbricht.

ENTWICKLUNGSSTADIEN

Babys können nach der Geburt sehen, hören und Reflexhandlungen wie Greifen ausführen. Der Säugling lernt schrittweise, diese Reflexe bewusst zu kontrollieren. Wenn die Augen beginnen, klar zu fokussieren, beobachtet das Baby seine Hände und lernt, wie »vorgedachte« Bewegungen in tatsächlichen Bewegungen resultieren. Diese motorischen Fertigkeiten werden in der frühen Kindheit verfeinert. Das Kind erlangt auch eine Reihe von sozialen Fähigkeiten, z. B. zu lachen, um eine Reaktion von anderen zu erhalten. Bei den meisten Kindern verläuft die Entwicklung in einer ziemlich vor-

MOTORISCHE FÄHIGKEITEN

Motorische Grundfähigkeiten werden durch »Trial and Error« erlernt. Säugling assoziiert bestimmte Bewegungen mit der Absicht, sie auszuführen, als Reihe motorischer Nervenimpulse. Muskelbewegungen werden koordinierter, weil Gehirn durch verstärkte, verbundene Nervenpfaden lernt, Bewegungsmuster zu kombinieren.

SEHVERMÖGEN UND MANUELLE GESCHICKLICHKEIT

Neugeborenes ist kurzsichtig, kann nur bis zu 1m entfernte Gegenstände klar fokussieren, nach 6 Monaten schon Dinge 3m entfernt klar erkennen. Augen bewegen sich überwiegend synchron. Hand-Augen-Koordination entwickelt sich schnell, Baby beobachtet seine Finger, fühlt, was sie berühren.

SPRACHLICHE UND SOZIALE FÄHIGKEITEN

Nach einigen Wochen beginnt ein Baby, Richtung Geräuschquellen zu schauen. Sprache entwickelt sich durch Assoziation von Klängen mit Gegenständen und Üben erster Worte. Im zweiten Jahr lernt Kind Worte sehr schnell. Soziale Fähigkeiten entwickeln sich zusammen mit sprachlichen.

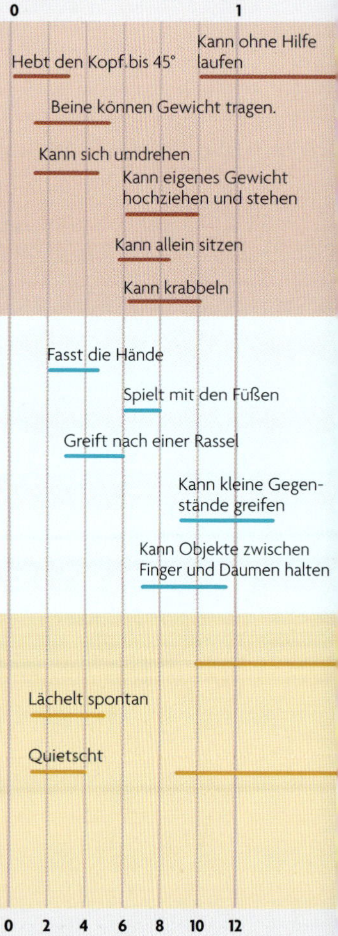

hersehbaren Abfolge; so muss es zuerst stehen können, bevor es laufen lernt. In welchem Alter welche Fähigkeiten erlernt werden, variiert oft sehr stark; etwas frühzeitig zu können bedeutet nicht, dass es später noch besser wird. Manche Kinder überspringen auch bestimmte Stadien.

GREIFREFLEX
Ein Neugeborenes greift, wenn man seine Handflächen berührt. Das ist einer der frühen primitiven Reflexe.

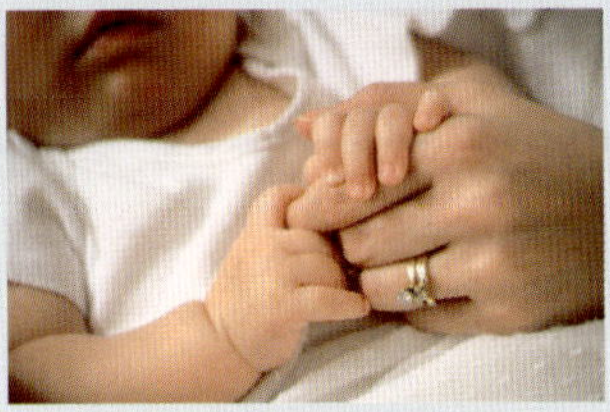

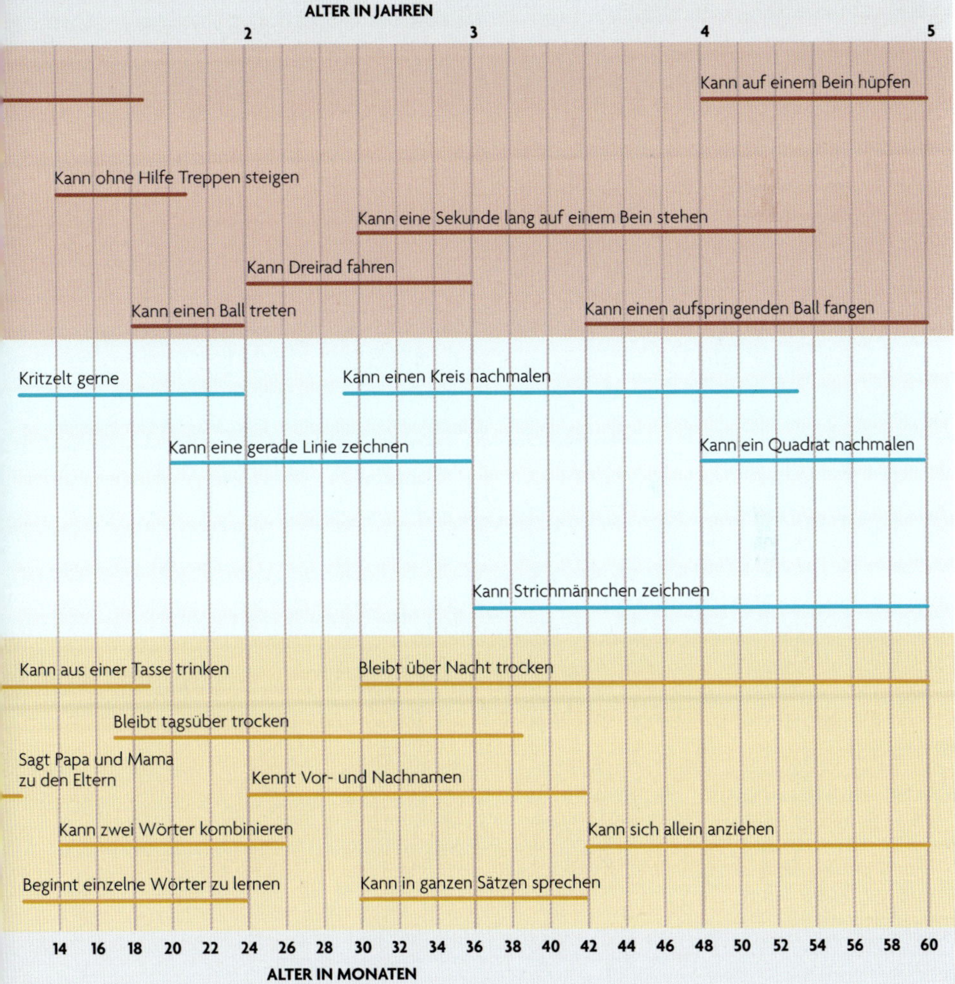

PUBERTÄT

IN DER PUBERTÄT STIMULIEREN HORMONELLE VERÄNDERUNGEN BEI BEIDEN GESCHLECHTERN GLEICHERMASSEN WACHSTUM, ENTWICKLUNG DER GESCHLECHTSORGANE SOWIE EMOTIONALE UND PSYCHISCHE VERHALTENSÄNDERUNGEN.

MÄNNLICHE PUBERTÄT

Bei Jungen beginnen die körperlichen Veränderungen der Pubertät später als bei Mädchen, ungefähr zwischen 12 und 13. Bei den meisten ist die Entwicklung mit 14 sichtbar und zwischen 17 und 18 abgeschlossen. Hoden und Penis wachsen zuerst, dann folgen Scham- und Achselhaare. Die Muskeln entwickeln sich sehr stark, möglicherweise bildet sich auch etwas Brustgewebe. Testosteron bewirkt das Knorpelwachstum im Kehlkopf, die Stimmbänder werden länger und dicker, deshalb wird die Stimme dunkler. Schließlich beginnt der Bartwuchs, manchmal einhergehend mit Akne.

Jungen haben meist größere Schwierigkeiten mit fettiger Haut und Transpiration als Mädchen. Das Zeichen für Geschlechtsreife bei Jungen ist die Ejakulation. Obwohl Jungen bereits nach der Geburt Erektionen haben können, setzt die Spermienproduktion erst ein, wenn das Testosteron im Körper zirkuliert. Das ist dann der Fall, wenn die erste Ejakulation auftritt.

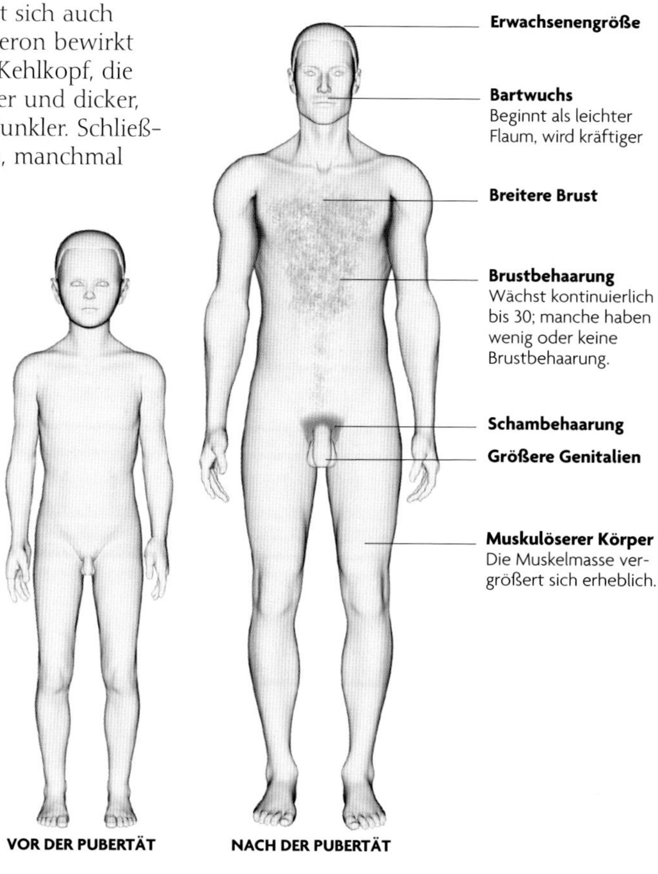

VERÄNDERUNGEN DES KÖRPERS

Jungen beginnen später zu wachsen als Mädchen. Dann wachsen sie aber schneller und über einen längeren Zeitraum und sind daher als Erwachsene größer. Mit 14 bis 15 ist der durchschnittliche Junge größer, schwerer und stärker als ein Mädchen, und er wächst noch weiter.

SPERMIENPRODUKTION

Spermien entwickeln sich in den Hoden – Samenzellen lösen sich schrittweise von den Hilfszellen und reifen während ihrer Passage durch Hodenkanälchen und Nebenhoden. Dieser Prozess dauert ca. 74 Tage.

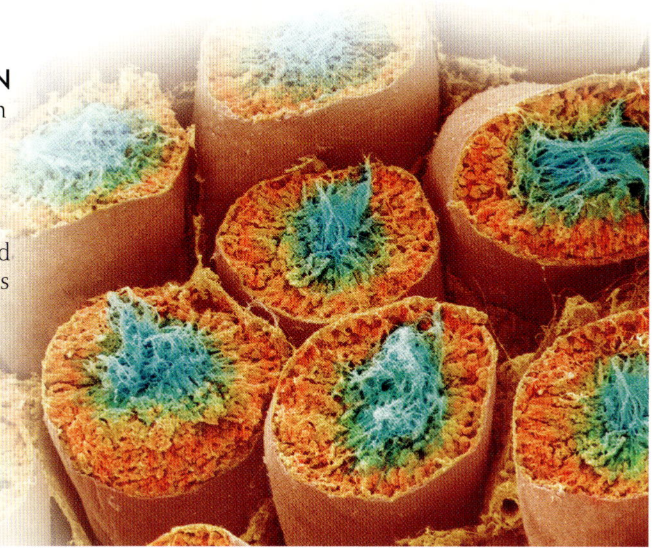

REIFENDE SPERMIEN
Der Längsschnitt durch einige samenbildende Hodenkanälchen zeigt reifende Spermien mit Schwänzen im Zentrum (blau).

MÄNNLICHE HORMONSTEUERUNG

Hormonproduktion wird oft über Rückkopplung (s.S. 139) gesteuert (Menge einer Substanz bestimmt, wie viel von ihr produziert wird). Hoden, Hypothalamus und Hypophyse überwachen Spermien- und Hormonproduktion wie folgt: Hypophyse kontrolliert Hodenfunktion durch Freisetzung von FSH (follikelstimulierendes Hormon) und LH (luteinisierendes Hormon), die wiederum von Ausschüttung von GnRH (Gonadotropin-Releasing-Hormon) abhängt. Hoher Testosteronspiegel bewirkt geringe Freisetzung von LH und FSH.

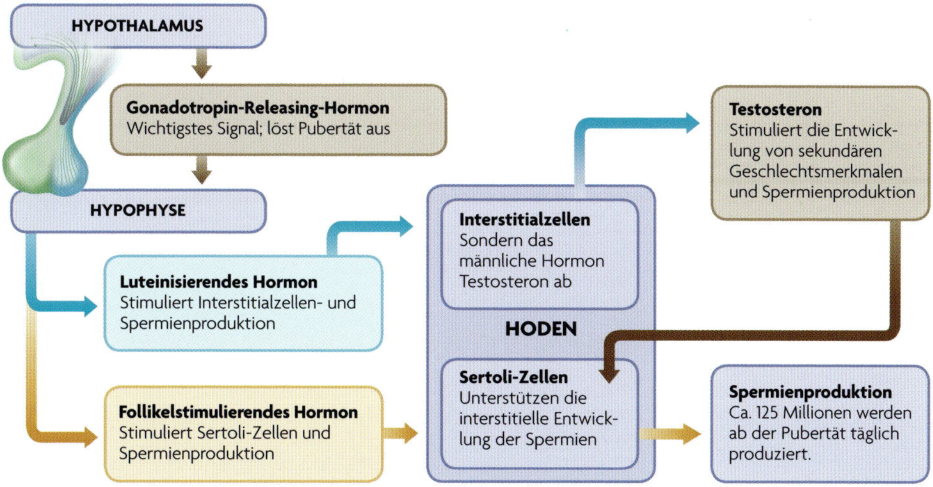

WEIBLICHE PUBERTÄT

Die Veränderungen des weiblichen Körpers werden durch Östrogen und Progesteron verursacht. Erstes Pubertätsanzeichen ist die Entwicklung der Brüste zwischen 10 und 11 Jahren. Dann beginnen Achsel- und Schamhaare zu wachsen, Beinbehaarung wird kräftiger und Körperform ändert sich. Haare und Haut werden fettig, Akne kann entstehen. Mädchen bekommen ihre erste Periode mittlerweile mit 12, 13 Jahren.

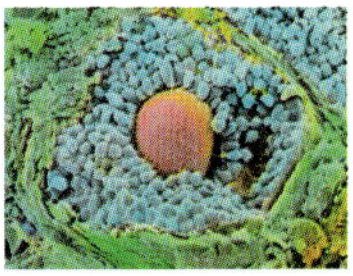

FOLLIKEL IN EINEM EIERSTOCK
Die Elektronenmikroskopaufnahme eines Eierstocks zeigt einen Follikel mit Follikelzellen (blau) und Ei (rot).

KÖRPERVERÄNDERUNGEN

Im Alter von ca. 12 Jahren wachsen Mädchen ca. 9 cm im Jahr. Mit 16 hört das Wachstum in der Regel auf.

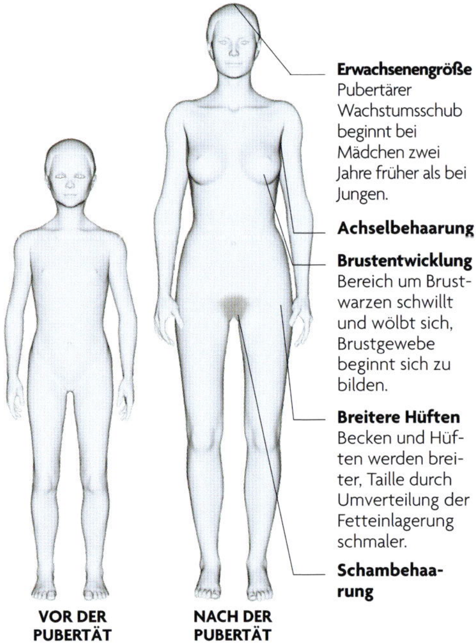

WEIBLICHE HORMONSTEUERUNG

Während des Menstruationszyklus setzt der Hypothalamus GnRH frei, das wiederum die Hypophyse stimuliert, luteinisierendes (LH) und follikelstimulierendes Hormon (FSH) freizusetzen. Diese Hormone kontrollieren die Eierstockaktivität, die weiblichen Hormone und geben ein Feedback (s. S. 139) an Hypothalamus und Hypophyse.

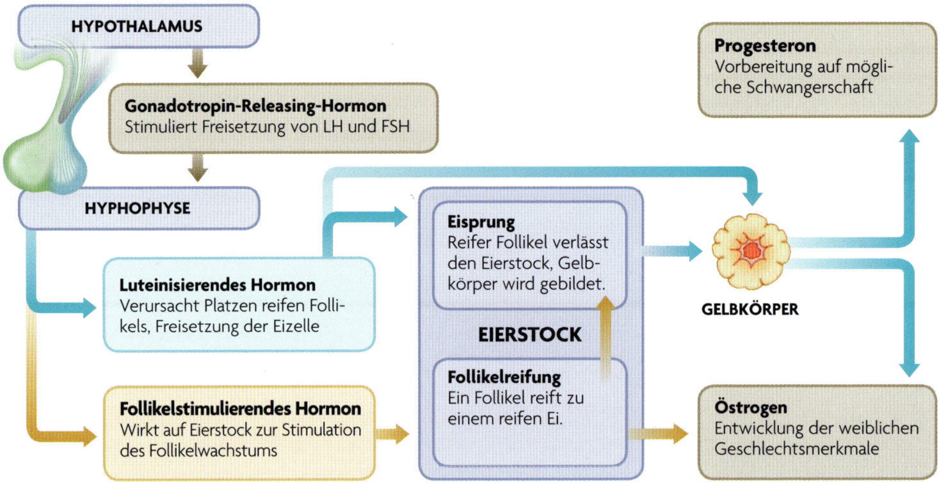

DER MENSTRUATIONSZYKLUS

Jeden Monat tritt einige Tage lang Blut aus der Vagina aus, man spricht von der »Periode«. Zu Beginn des Zyklus stößt der Uterus die Schleimhaut ab (Blutung). Danach wird die Schleimhaut für die Einnistung einer befruchteten Eizelle erneut wiederaufgebaut. Zu Beginn des Zyklus wird von der Hypophyse FSH zur Stimulation des Follikels im Eierstock freigesetzt. Follikel sondern Östradiol, eine Form des Östrogens, ab, das wiederum Freisetzung von LH auslöst. LH bewirkt Eireifung und Veränderung der Follikelwand, sodass reife Eizelle freigesetzt werden kann. Wird das Ei befruchtet, nistet sich der Embryo in Uterusschleimhaut ein und signalisiert seine Anwesenheit durch Freisetzung von humanem Choriongonadotropin (HCG), dem Hormon, das in Schwangerschaftstests gemessen wird. HCG bewirkt, dass der Gelbkörper weiterhin Progesteron freisetzt. Liegt keine Schwangerschaft und somit kein HCG vor, stirbt der Gelbkörper und Progesteronspiegel sinkt, was wiederum zu Menstruationsblutung und zur Freisetzung von FSH führt, das neue Follikel zur Reifung stimuliert – Zyklus beginnt erneut.

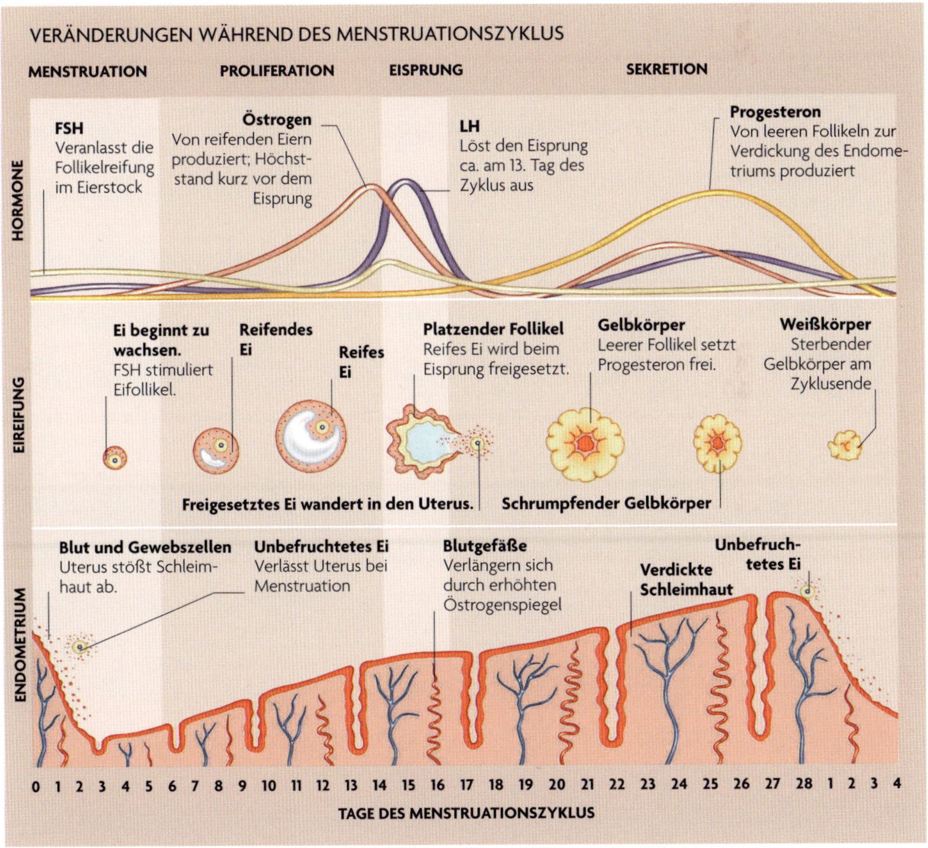

ALTERUNG

GEHIRN, MUSKELN, GELENKE, AUGEN UND ANDERE ORGANE BAUEN IM ALTER AB, BIS ZUM 60. LEBENSJAHR SIND DIE VERÄNDERUNGEN JEDOCH MEIST GERING. GENETISCHE VERANLAGUNG UND LEBENSSTIL WIRKEN SICH AUF DIE LEBENSZEIT AUS.

ZELLDEGENERATION

Zellen teilen sich nur zu einer festgelegten Anzahl, dann lässt ihre Funktionsfähigkeit nach. Bindegewebe wird zunehmend steifer und macht Organe, Blutgefäße und Luftwege starrer. Veränderungen der Zellmembranen erschweren den Austausch von Sauerstoff und Nährstoffen gegen Kohlendioxid und Abfallstoffe in den Geweben. Dadurch kommt es vermehrt zu Pigment- und Fettablagerungen in den Zellen. Wie lange man lebt, hängt davon ab, in welcher Geschwindigkeit die Dinge in den Zellen falsch laufen und wie effizient der Körper Schäden vorbeugen kann.

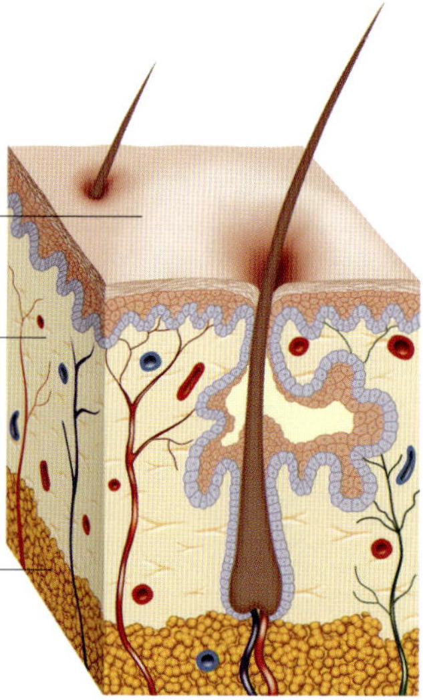

JUNGE HAUT
Eine dicke äußere Schicht, viele elastische und Kollagenfasern in den tieferen Schichten, und eine gute Schicht Stützfett und viele ölproduzierende Talgdrüsen sorgen für die sanfte, elastische jugendliche Haut.

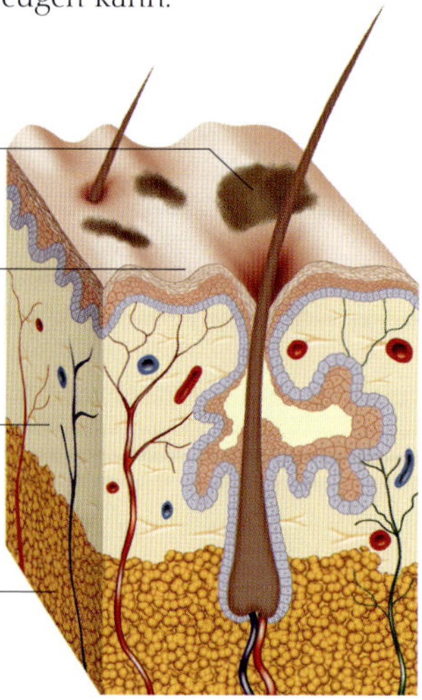

ÄLTERE HAUT
Die dünnere äußere Schicht und weniger elastische Fasern und Kollagen in den tieferen Schichten lassen die Haut schlaffer und faltig wirken.

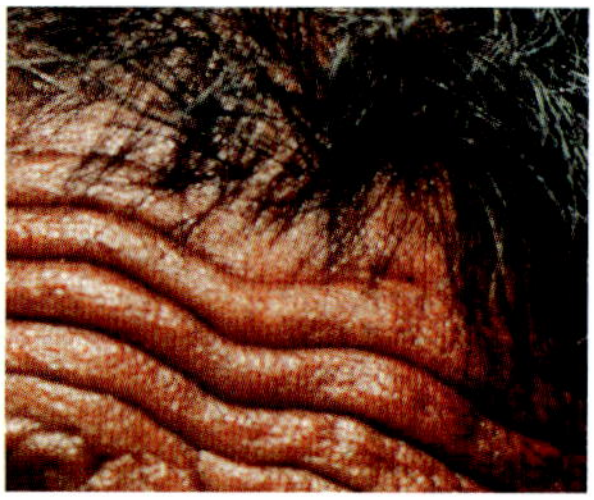

WÜRDEVOLL ALTERN
Der Haut sieht man die Alterung am deutlichsten an. Wie stark sie knittert und schlaff wird, kann genetisch bestimmt sein.

NERVENSYSTEM

Mit dem Alter verändern sich Gehirn und Nervensystem. Signale werden von Nervenzellen langsamer übermittelt. Zugrunde gehende Nervenzellen können sich bemerkbar machen. Reflexe gehen verloren, was zu Problemen mit Beweglichkeit und Sicherheit führt. Abfallstoffe können sich im Gehirngewebe ansammeln. Konzentration und Gedächtnis lassen nach.

HÖRVERMÖGEN

Mehr als die Hälfte der über 60-Jährigen haben Hörprobleme; diese werden durch Veränderungen der Hörschnecke im Innenohr (s. S. 117) verursacht. Bei der Geburt sind ca. 15 000 Haarzellen im Innenohr, deren Zahl sich aber mit zunehmendem Alter reduziert: Neue Zellen werden nicht gebildet.

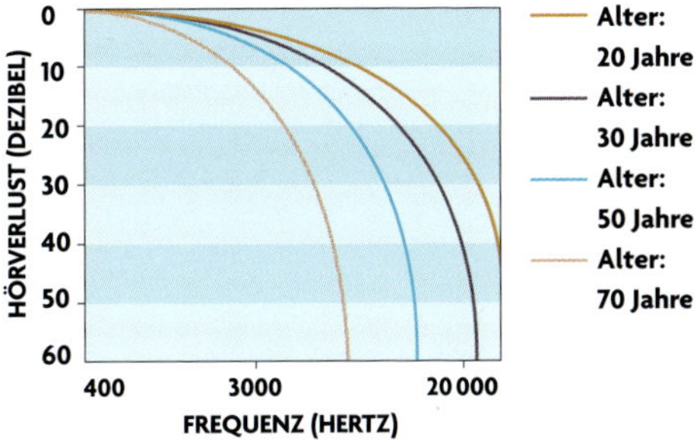

HÖRSCHWÄCHE BEI HOCHFREQUENZEN

Das Gehör reagiert mit zunehmendem Alter weniger sensibel auf Töne, sie können dumpf oder verzerrt klingen, was es schwieriger macht, einem Gespräch zu folgen. Erstes Anzeichen ist Hörschwäche im Hochfrequenzbereich. Hörhilfen können hier Abhilfe schaffen.

SEHVERMÖGEN

Ältere Menschen neigen zu Störungen des Sehvermögens (s. S. 129). Bei der Katarakt trübt sich die normal transparente Linse des Auges, während die Makuladegeneration die Netzhaut betrifft, was zu Sehverlust im zentralen Gesichtsfeld führt.

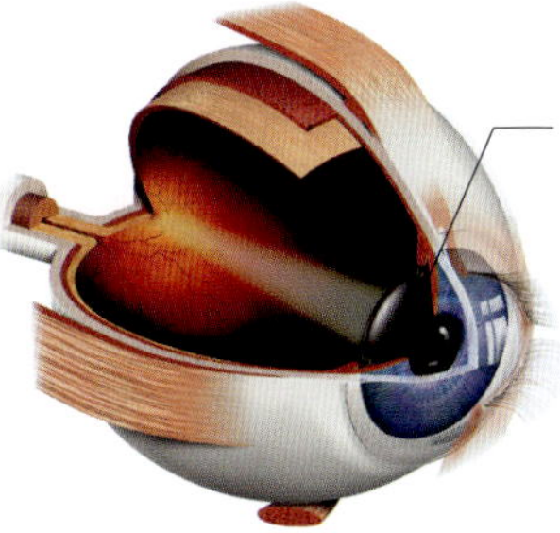

Degeneration der Linse
Durch die Presbyopie verliert die Linse an Elastizität und die Fähigkeit des Fokussierens; Katarakt trübt Linse und verschleiert die Sicht.

HÄUFIGE AUGENPROBLEME

Eine Reihe Störungen von Augen und Sicht treten eher im Alter auf. Presbyopie, der Elastizitätsverlust der Linse, erschwert das Nahsehen und trifft nahezu jeden.

MENOPAUSE

Menopause tritt durch die geringe Produktion der Sexualhormone ein. Symptome sind Hitzewallungen, Nachtschweiß, Schlaflosigkeit und Kopfschmerzen. Fallende Östrogenwerte können zudem Depressionen verursachen. Symptome und unregelmäßige Perioden bestehen oft jahrelang vor der Menopause. Sie gilt als eingetreten, wenn ein Jahr lang keine Blutung mehr stattgefunden hat. In Industrieländern beginnt sie durchschnittlich mit 51 Jahren.

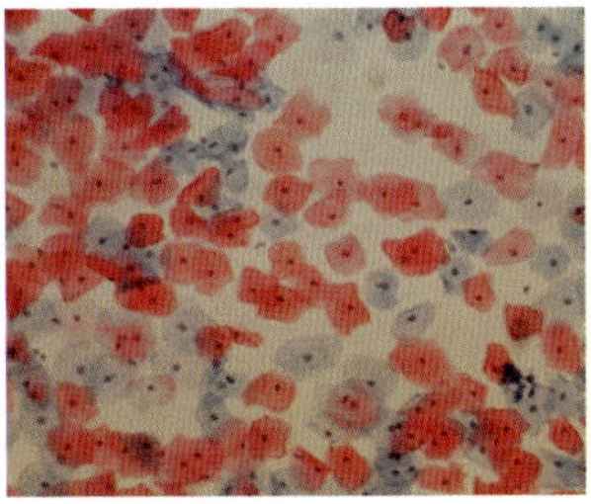

ZERVIXABSTRICH VOR MENOPAUSE

Vor der Menopause ist die Vaginalschleimhaut dick und feucht. Der Abstrich zeigt große Zellen mit kleinem Zellkern.

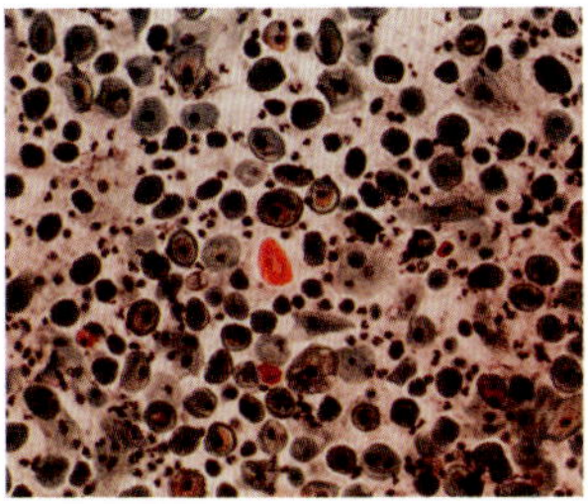

ZERVIXABSTRICH NACH MENOPAUSE

Die Vaginalschleimhaut wird dünner. Der Abstrich zeigt weniger, verklumpende Zellen mit großen Zellkernen.

ERBGUT

DIE GENETISCHEN INFORMATIONEN, DIE VON DEN ELTERN AN DIE KINDER WEITERGEGEBEN WERDEN, NENNT MAN ERBGUT. ES BEFINDET SICH IN CHEMISCHEN CODES IN DER DNA DER KEIMZELLEN (EI- UND SAMENZELLEN).

VERERBUNG DER GENE

Was eine Person ausmacht, findet sich in ihren Genen. Jedes Gen trägt eine »Blaupause« zur Herstellung eines bestimmten Produkts – einige bestimmen das Aussehen, z. B. Hautfarbe. Genprodukte können zusammenwirken, um komplexe Eigenschaft zu schaffen, z. B. sportliche Fähigkeiten. Einfache Merkmale werden von einzelnen Genen bestimmt, in vorhersagbaren Mustern (s. S. 290–293), komplexe Eigenschaften von vielen Genen.

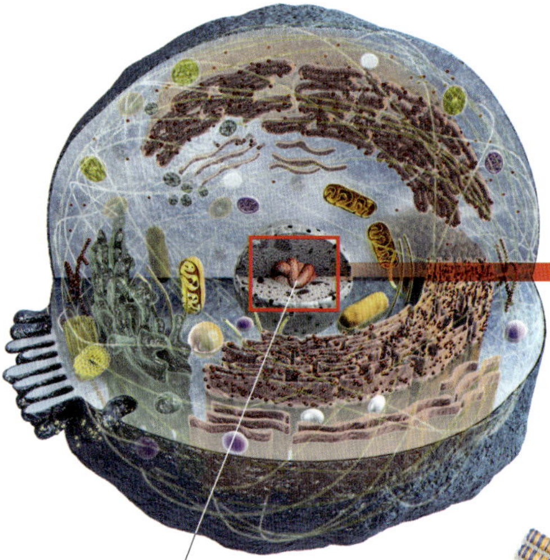

ZELLE

Die genetische Information der DNA befindet sich im Kern der Zelle. Nahezu jede Art von Körperzellen enthält DNA, einige spezialisierte Arten, wie rote Blutkörperchen, verlieren sie mit ihrer Reifung.

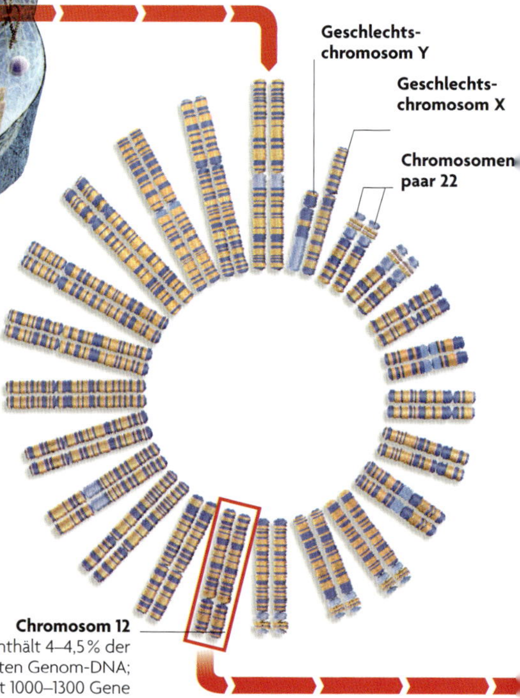

Chromosom 12
Enthält 4–4,5 % der gesamten Genom-DNA; umfasst 1000–1300 Gene

GENOM

Der komplette Satz genetischer Instruktionen, das menschliche Genom, ist in 23 Chromosomenpaaren enthalten (s. S. 34). Sie repräsentieren geschätzte 30 000–35 000 Gene – verglichen mit anderen Spezies eine relativ geringe Anzahl für einen so komplexen Organismus wie den menschlichen. Die kleine, lange für genetische Experimente benutzte Fruchtfliege Drosophila hat 13 600 Gene.

SEQUENZIERUNG DES GENOMS

1990 wurde das Humagenomprojekt ins Leben gerufen, um alle Basenpaare in allen DNA-Strängen aller Chromosomen des Genoms zu entschlüsseln. 2003 wurde eine vollständige Liste mit über drei Milliarden Basenpaaren veröffentlicht. Eine wichtige Technik, die in der DNA-Sequenzierung verwendet wird, ist die Gel-Elektrophorese. Die DNA wird aus den Zellen extrahiert, gereinigt, gespalten; die DNA-Fragmente werden auf Gelträger aufgebracht, chemisch eingefärbt und dadurch als dunkle Streifen sichtbar, wie »Barcodes« (s. unten). Sie können von Computern gelesen werden, um die Basenpaare zu bestimmen.

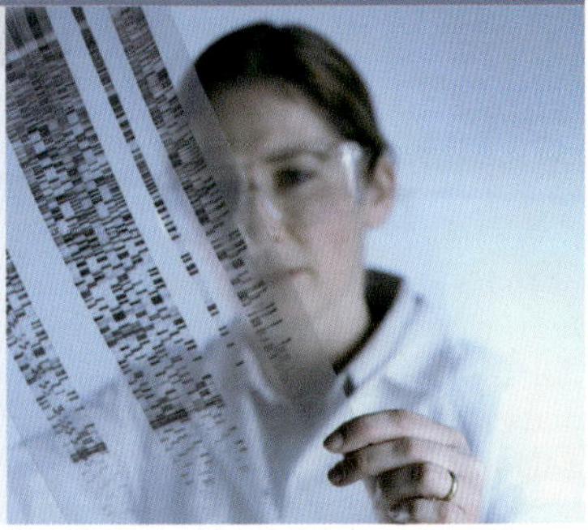

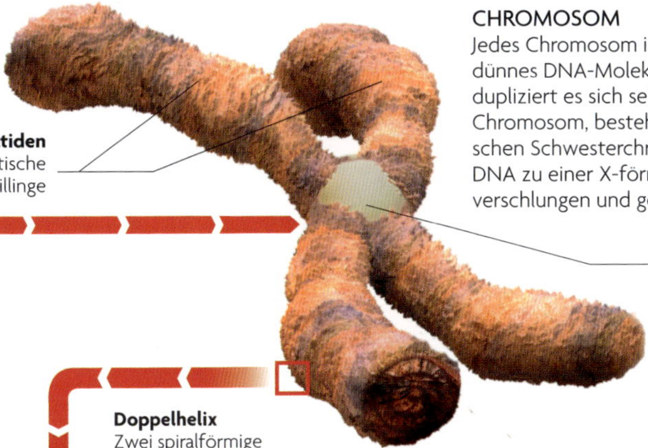

Chromatiden
Identische Zwillinge

CHROMOSOM

Jedes Chromosom ist ein sehr langes, dünnes DNA-Molekül. Bei der Zellteilung dupliziert es sich selbst als doppeltes Chromosom, bestehend aus zwei identischen Schwesterchromatiden, in denen die DNA zu einer X-förmigen Struktur gedreht, verschlungen und gefaltet ist.

Zentromer
Verbindet Chromatiden; setzt während der Zellteilung an der Spindelfaser an

Doppelhelix
Zwei spiralförmige Stränge, durch Basenpaare verbunden

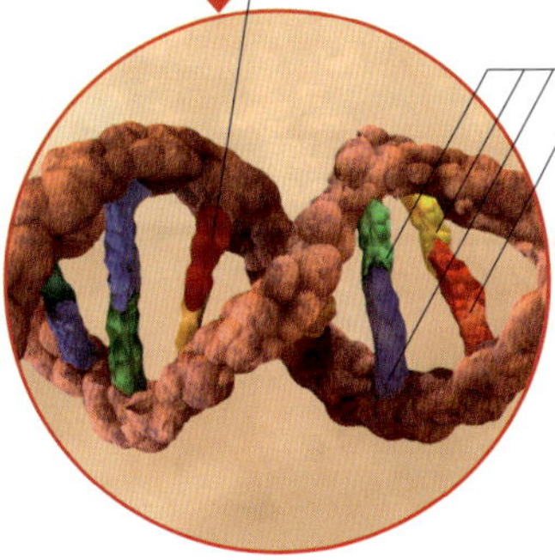

Chemische Basen

Chemische Base G
Bildet nur mit der Base C ein Paar; A passt nur zu T.

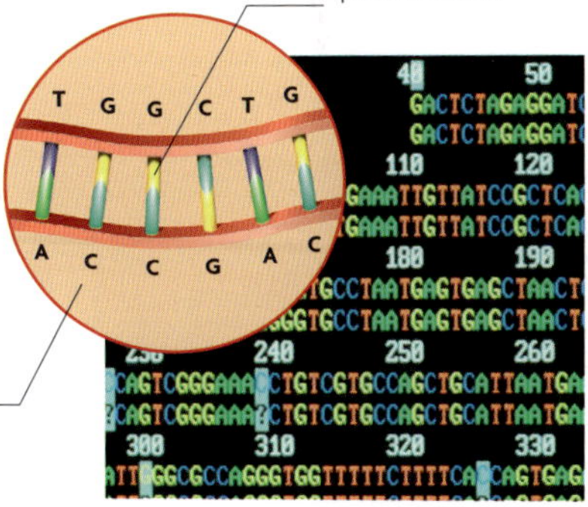

Basenpaar C – G

GENETISCHER CODE

DNA besteht aus zwei korkenzieherähnlichen Strängen, die durch »Sprossen« aus Basenpaaren – Adenin (A), Guanin (G), Cytosin (C) und Thymin (T) – verbunden sind.

GENSEQUENZ

Anordnung der Basenpaare der DNA zeigt codierte genetische Information. Nachdem DNA-Stränge chemisch als Basen identifiziert wurden, können DNA-Sequenzierer die Daten als Buchstabenlisten auf Bildschirm darstellen.

DNA-REPLIKATION

Die DNA enthält nicht nur genetische Informationen, codiert in Sequenzen aus Basenpaaren, sondern sie kann auch exakte Kopien von sich selbst herstellen. Diesen Prozess nennt man Replikation, bei dem zuerst der Doppelstrang an den Verbindungen der Basenpaare getrennt wird. Jeder Einzelstrang bildet die Vorlage, an den sich ein neuer Komplementärstrang anlagert. Die DNA wird vor einer Zellteilung (s. rechts) verdoppelt.

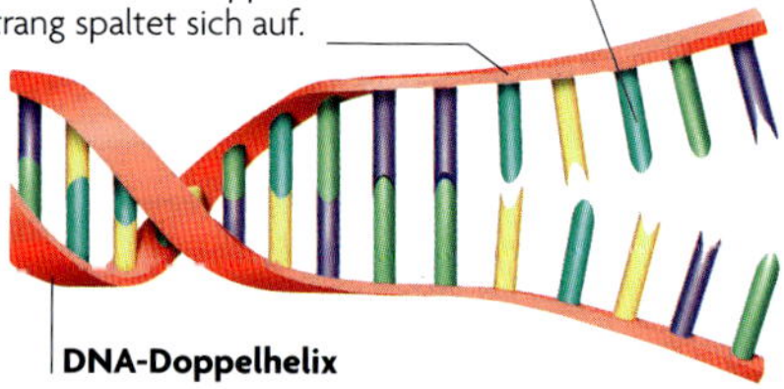

1 SPALTUNG
Doppelhelixstränge trennen sich an Verbindungen der Basenpaare. Dadurch werden Basen frei für Anlagerung neuer, komplementärer Basen zur Bildung neuen Strangs.

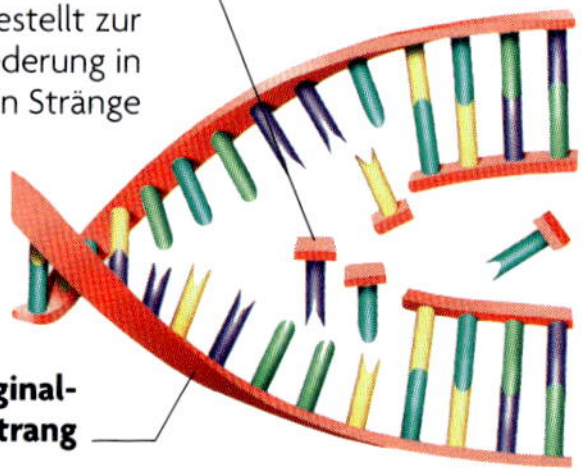

2 ANLAGERUNG
Freie Nukleotiden, jedes aus einer Base und einem Rückenstück bestehend, lagern sich an die frei gewordenen passenden (komplementären) Basen jedes Einzelstrangs an: A passt zu T und C passt zu G.

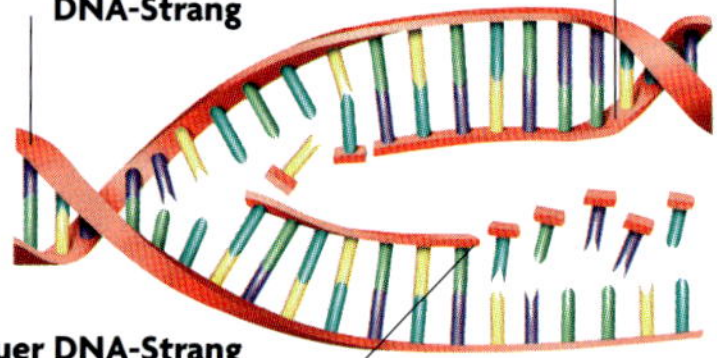

3 NEUBILDUNG
Mehr Nukleotide lagern sich an, verbunden durch neue Rückenstücke. An jedem Einzelstrang bildet sich »spiegelbildlich« ein neuer; die beiden neuen sind untereinander und mit dem Original identisch.

MUTATIONEN

Die DNA-Replikation läuft normalerweise fehlerfrei ab. Faktoren wie Strahlung oder Chemikalien können sie beeinflussen, ein oder mehr Basenpaare werden falsch kopiert, es entsteht eine Mutation. Aus der veränderten Basensequenz kann ein anderes Protein als beabsichtigt entstehen und Probleme verursachen.

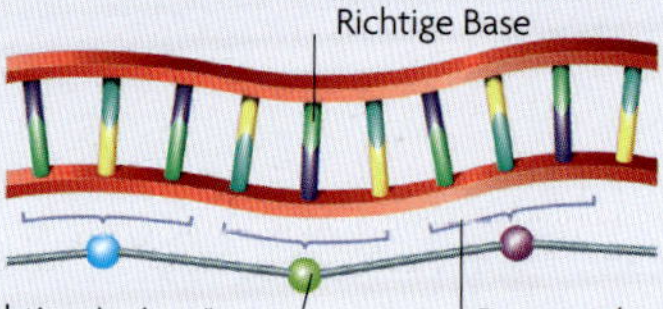

NORMALES GEN
Jedes Basentriplett (Codon) spezifiziert, welche Aminosäure den anderen für den Bau des richtigen Proteins für ein bestimmtes Gen hinzugefügt wird.

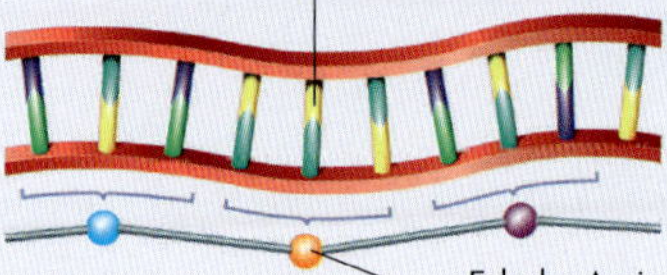

MUTIERTES GEN
Bei einer Punktmutation ist ein Basenpaar verändert, dadurch kann eine andere Aminosäure spezifiziert werden, die das endgültige Protein in Form und Funktion beeinträchtigt.

ENTSTEHUNG NEUER KÖRPERZELLEN (MITOSE)

Durch Zellteilung (Mitose) entstehen neue Zellen für Wachstum und Reparatur. Zuerst wird das gesamte genetische Material durch DNA-Replikation verdoppelt. Diese Chromosomen reihen sich auf, wandern auseinander und eine Zelle teilt sich in zwei identische.

1 VORBEREITUNG DNA-Stränge replizieren sich, bilden Doppelchromosomen. Membran des Zellkerns zerfällt.

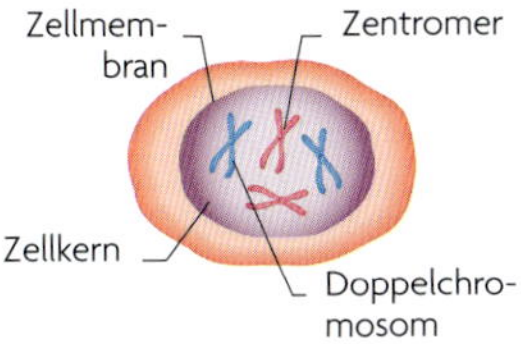

2 AUFREIHUNG Chromosomen reihen sich auf; fadenähnliche Fasern verbinden sich je mit einem Zentromer zu einer Spindel.

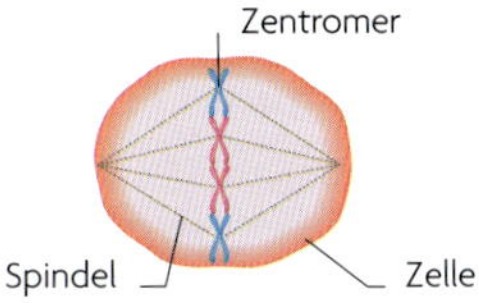

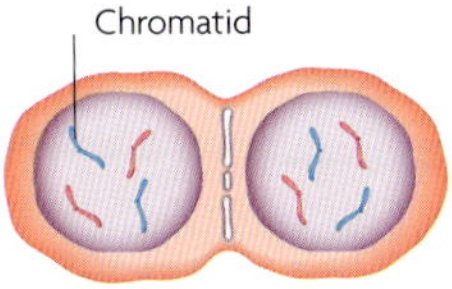

4 TEILUNG Die Spindel verschwindet, um jede Chromatidengruppe bildet sich eine Zellkernmembran.

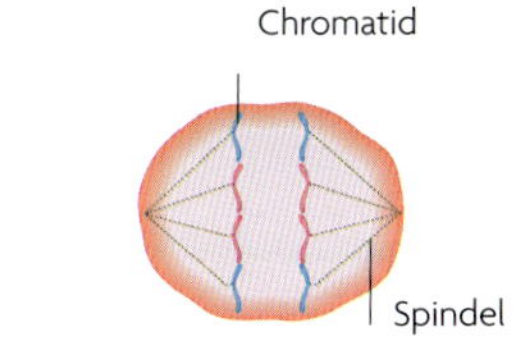

3 TRENNUNG Zentromer teilt sich, je Hälfte eines Doppelchromosoms wandert an den Pol der Zelle.

5 TOCHTERZELLEN Zytoplasma teilt sich: Chromatiden sind Chromosomen der neuen Zellen; jede neue Zelle hat wieder 23 Chromosomenpaare mit kompletter Gen-Information.

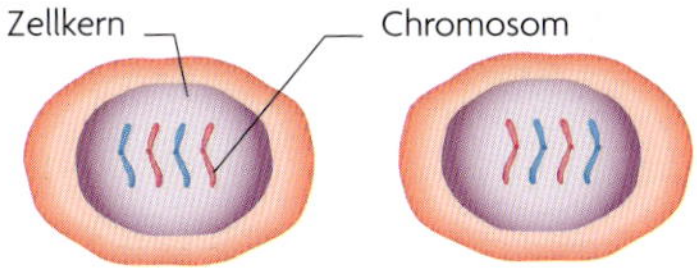

ENTSTEHUNG VON KEIMZELLEN (MEIOSE)

Durch die meiotische Zellteilung entstehen Keimzellen (Ei- oder Samenzellen). Aus einer Zelle entstehen vier Tochterzellen mit je einem halben Chromosomensatz. Durch Verschmelzung der Keimzellen bei Befruchtung entsteht wieder eine Zelle mit 23 Paaren.

1 VORBEREITUNG DNA-Stränge replizieren sich und drehen sich im Zellkern zu X-förmigen Doppelchromosomen.

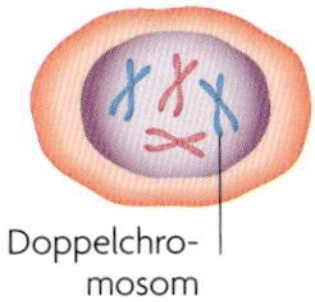

2 PAARUNG Chromosomen ordnen sich in homologen Paaren an, verkleben und tauschen genetisches Material aus.

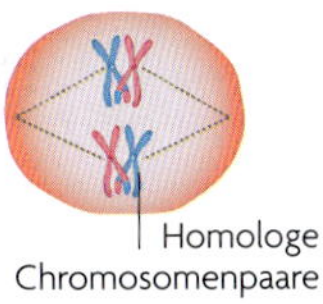

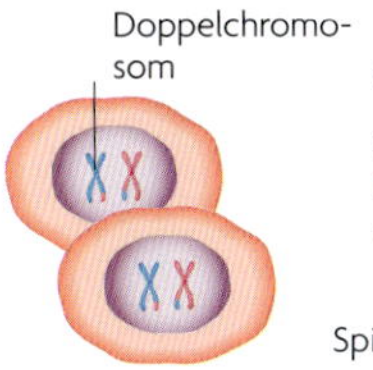

4 ZWEI TOCHTERZELLEN Jede Zelle hat Doppelchromosom eines jeden Paars nach Zufallsauswahl während Teilung.

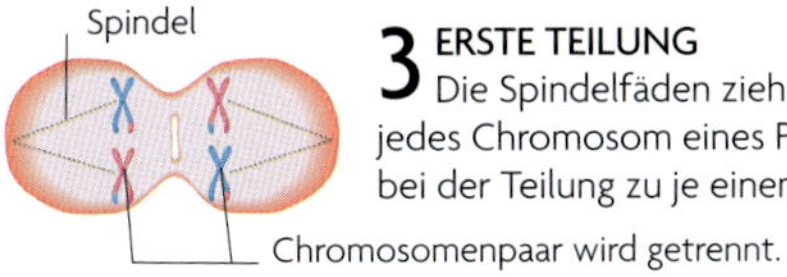

3 ERSTE TEILUNG Die Spindelfäden ziehen jedes Chromosom eines Paars bei der Teilung zu je einem Pol.

5 ZWEITE TEILUNG Das Doppelchromosom teilt sich, jede Hälfte wandert an je einen Pol der sich teilenden Zelle.

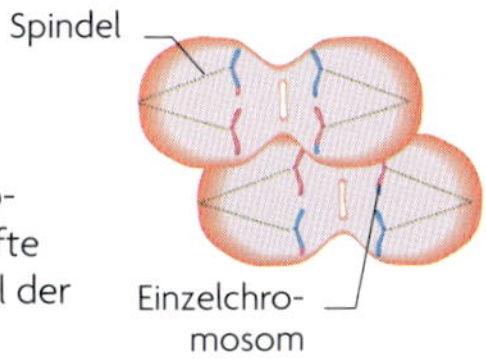

6 VIER TOCHTERZELLEN Die vier Keimzellen unterscheiden sich voneinander und von gemeinsamer Mutterzelle.

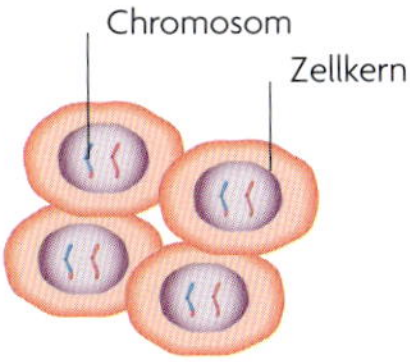

VERERBUNGSLEHRE

GENE WERDEN IN EINER LANGEN REIHE JEWEILS VON EINER GENERATION AN DIE NÄCHSTE WEITERGEGEBEN. DABEI WERDEN SIE JEDES MAL NEU GEMISCHT; DIE NACHKOMMEN SIND EINZIGARTIG. DENNOCH GIBT ES BESTIMMTE VERERBUNGSMUSTER.

GENVERSIONEN

Jede Zelle im Körper verfügt über einen doppelten Satz genetischen Materials, 23 Chromosomenpaare. Bei jedem dieser Paare stammt ein Chromosom mit den darauf befindlichen Genen von der Mutter, das andere vom Vater. Deshalb gibt es eigentlich zwei Versionen jedes Gens: ein mütterliches und ein väterliches. Diese Genversionen nennt man Allele. Entsprechend dem Zusammenspiel der beiden Versionen variieren die Vererbungsmuster.

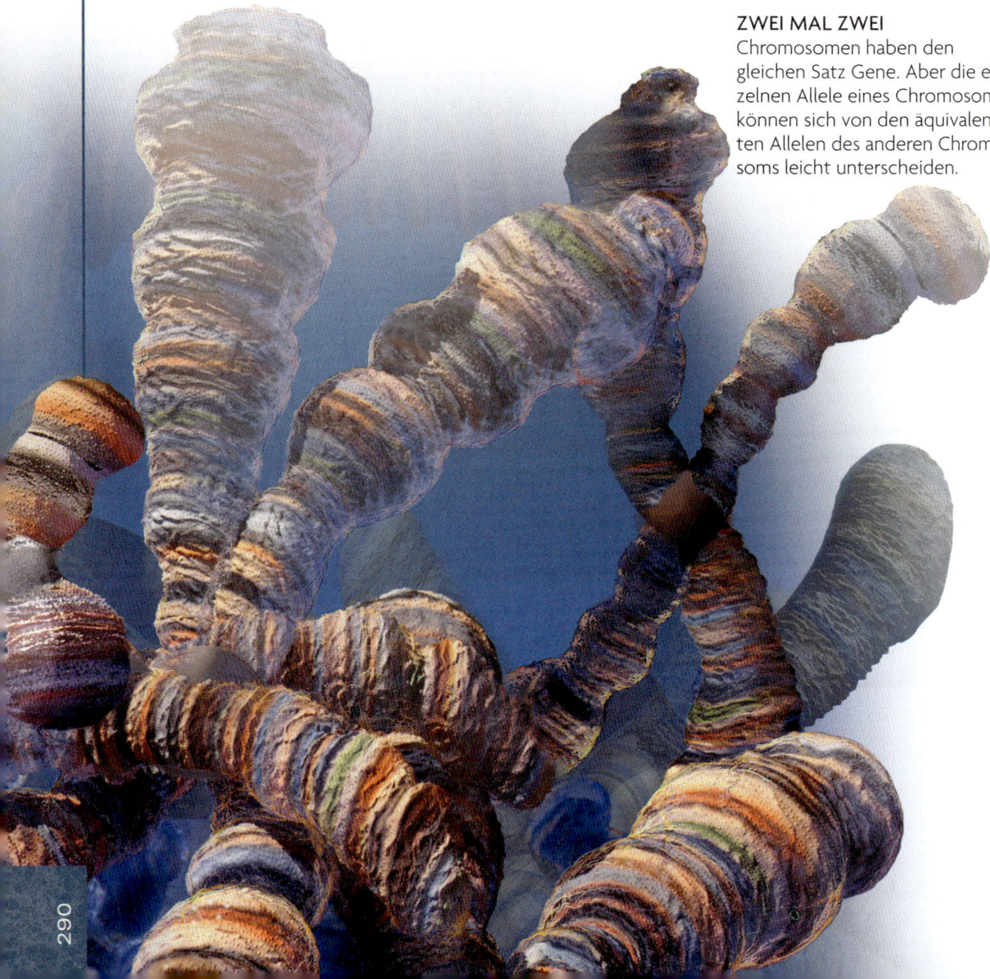

ZWEI MAL ZWEI
Chromosomen haben den gleichen Satz Gene. Aber die einzelnen Allele eines Chromosoms können sich von den äquivalenten Allelen des anderen Chromosoms leicht unterscheiden.

ERBFOLGE

Die Genversionen (Allele) werden in jeder Generation neu kombiniert und neu gemischt. Dementsprechend hat jedes Kind ein Viertel seiner Gene von je einem Großelternteil ererbt. Die geerbten Merkmale eines Kindes ähneln daher sehr stark einer Mischung aus beiden Elternteilen und weniger stark den Großeltern.

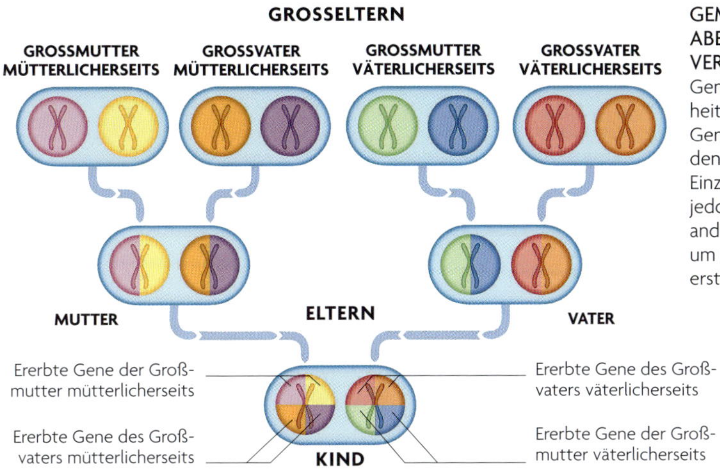

GEMISCHT, ABER NICHT VERSCHNITTEN

Gene sind »Erbeinheiten«, die in jeder Generation verschieden kombiniert sind. Einzelne Gene werden jedoch nicht miteinander verschnitten, um neue Versionen zu erstellen.

VERERBUNG DES GESCHLECHTS

Geschlecht wird von den Geschlechtschromosomen X und Y bestimmt. Weibliche Nachkommen haben zwei X-, männliche ein X- und ein Y-Chromosom mit männlichen Genen. Weibliche Eizellen enthalten je ein X-Chromosom, von männlichen Samenzellen trägt eine Hälfte ein X-, die andere ein Y-Chromosom. Vater vererbt also Geschlecht.

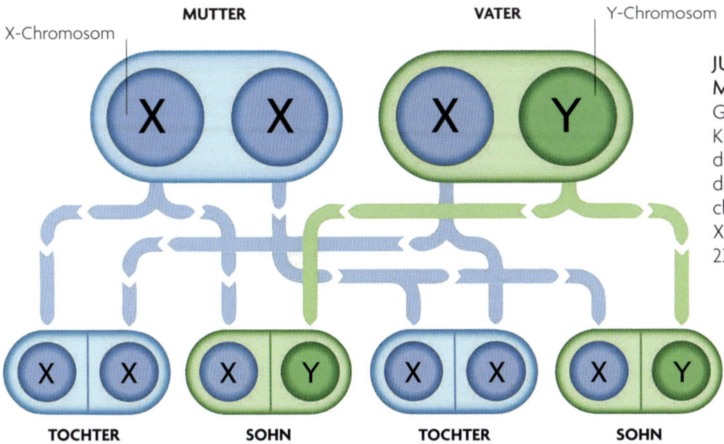

JUNGE ODER MÄDCHEN?

Geschlecht eines Kindes wird bestimmt durch Vererbung der Geschlechtschromosomen X und Y, des 23. Chromosomenpaars.

REZESSIVE UND DOMINANTE GENE

Jedes Gen existiert in zwei Versionen in der Zelle, je eines von jedem Elternteil geerbt. Sind diese Genversionen (Allele) verschieden, ergeben sich leicht unterschiedliche Ergebnisse. Ein Allel kann dominant sein und sich gegenüber dem anderen, rezessiven, durchsetzen. Ein Beispiel ist die Augenfarbe, wie hier vereinfacht dargestellt ist.

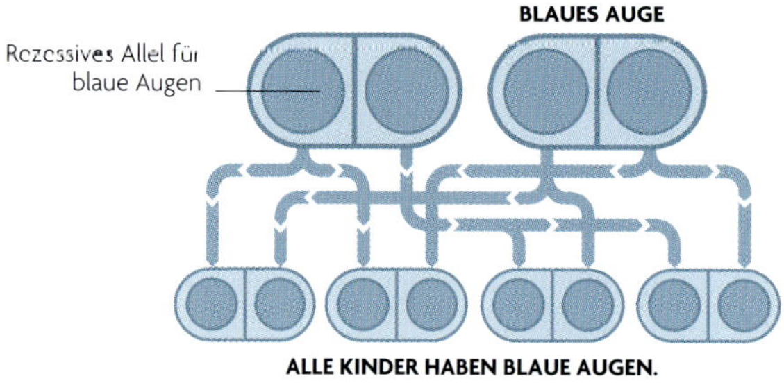

REZESSIV UND REZESSIV

Jeder Elternteil hat zwei Allele für die Augenfarbe. Hier haben beide Eltern nur »blaue« Allele. Sind beide Allele gleich, spricht man von homozygot. Ihre Kinder können nur »blaue« Allele erben, alle werden blaue Augen haben.

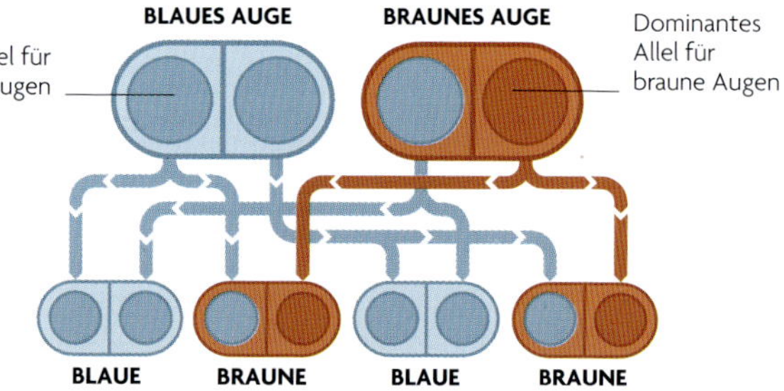

REZESSIV UND GEMISCHT

Ein Elternteil hat zwei »blaue« Allele, der andere ein »blaues« und ein »braunes«. »Braun« ist dominant und setzt sich durch, wenn es auf ein »blaues« trifft. Die Hälfte der Kinder wird braune Augen haben.

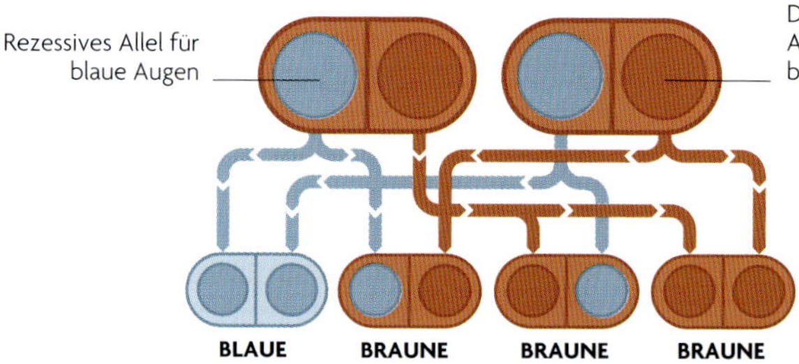

GEMISCHT UND GEMISCHT

Jeder Elternteil hat ein »braunes« und ein »blaues« Allel. Zwei verschiedene Allele bezeichnet man als heterozygot. Möglich: Hauptsächlich braune, einer von vier Nachkommen hat blaue Augen.

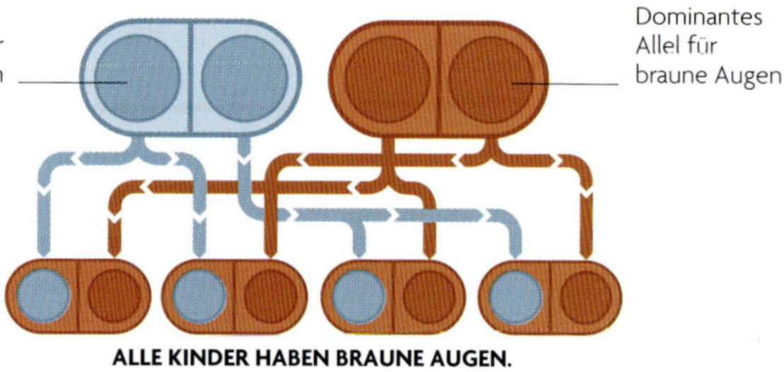

DOMINANT UND REZESSIV

Ein Elternteil hat zwei »blaue« Allele, der andere zwei »braune«. Die vier möglichen Kombinationen ergeben alle braune Augen, dennoch tragen alle vier auch »blaue« Allele.

GESCHLECHTSSPEZIFISCHE VERERBUNG

Vererbungsmuster ändert sich, wenn Allele für ein Körpermerkmal auf dem Geschlechtschromosomenpaar liegen. Im männlichen Fall kann ein Allel auf dem X-Chromosom kein Äquivalent auf dem Y-Chromosom haben und umgekehrt. Dann kann einziges Allel Merkmal bestimmen. Problemallel für Farbenblindheit liegt z. B. X-Chromosom.

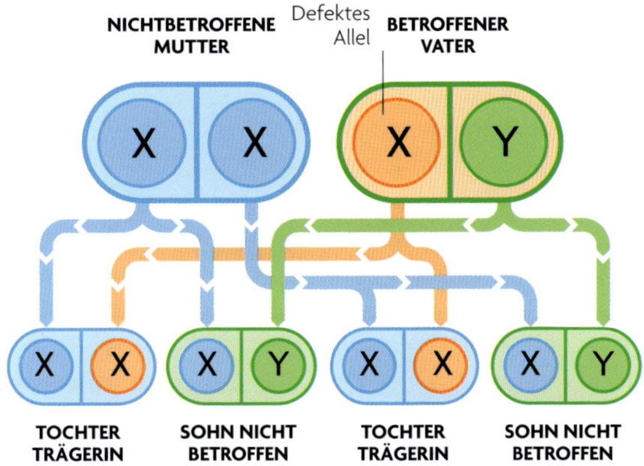

FARBENBLINDER VATER UND NICHTBETROFFENE MUTTER

Für Geschlechtschromosomen gibt es vier zufällige Kombinationsmöglichkeiten. Hier hat jede Tochter je ein Allel für die Farbenblindheit und ist Trägerin, aber auch je ein Allel für normales Sehen auf dem anderen X-Chromosom. Die Söhne sind weder Träger noch betroffen.

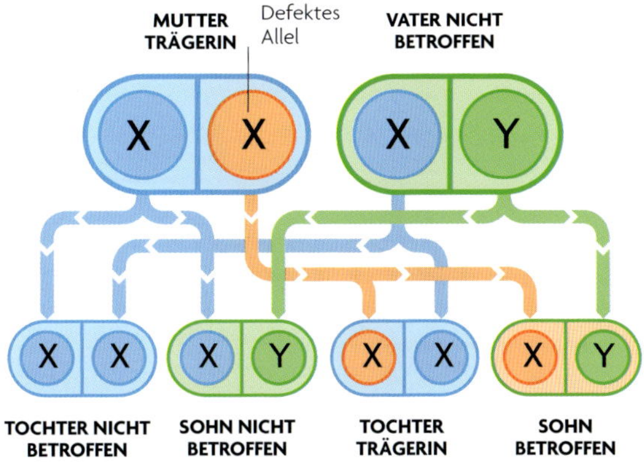

MUTTER TRÄGERIN UND NICHTBETROFFENER VATER

Die möglichen Kombinationen ergeben für Töchter eine Chance von 1:1, unbetroffen zu sein oder Trägerin des defekten Allels zu werden. Jungen haben die gleiche Chance, nicht betroffen zu sein; erben sie jedoch das defekte Allel, sind sie in jedem Fall farbenblind, da sie kein zweites X-Chromosom mit gesundem Allel haben.

MULTIGENETISCHE VERERBUNG

Einige Körpermerkmale folgen klaren Vererbungsmustern einzelner Gene. Die Situation wird jedoch durch zwei Faktoren wesentlich komplizierter. Erstens ist der Fall von zwei Allelen eines Gens mit einem einfachen dominant-rezessiven Erbgang nicht immer gegeben. In der Gesamtbevölkerung können drei oder mehr Allele für bestimmte Merkmale existieren, doch jeder Einzelne kann nur zwei davon haben. Ein Beispiel ist die Blutgruppe mit den Allelen für A, B und 0. Zweitens kann ein Merkmal durch mehr als ein Gen bestimmt sein und bei jedem Gen wiederum durch mehrere Allele. Außerdem können die Gene verschiedenartig aufeinander einwirken, je nachdem, welches Allel jeweils in ihnen vorhanden ist. In solchen Fällen vervielfachen sich die Kombinationsmöglichkeiten, was die Entschlüsselung multigenetischer Vererbungsmuster sehr schwierig macht.

ERKRANKUNG MÄNNLICHER FORTPFLANZUNGSORGANE

ERKRANKUNGEN DER ÄUSSERLICHEN MÄNNLICHEN FORTPFLANZUNGSORGANE SIND GEWÖHNLICH SEHR FRÜH ERKENNBAR IM GEGENSATZ ZU KRANKHEITEN DER INNEREN ORGANE, Z. B. DER PROSTATA, DIE OFT SEHR SPÄT ENTDECKT WERDEN, WAS EINE ERFOLGREICHE BEHANDLUNG ERSCHWERT.

PROSTATAERKRANKUNGEN

Erkrankungen der Prostata reichen von Entzündungen bis hin zu Krebs. Störungen der Prostata sind weitverbreitet und treten meist ab dem mittleren Lebensabschnitt des Mannes auf. Die schwerste Erkrankung, der Prostatakrebs, ist eine bösartige Wucherung im Drüsengewebe. Er ist potenziell lebensbedrohlich und tritt häufig bei älteren Männern auf, wo er sehr langsam wächst und symptomlos bleibt. Durch neue Früherkennungsmethoden kann der Krebs bei viel jüngeren Männern erkannt werden, die eine Behandlung benötigen. Die Prostatavergrößerung ist sehr weitverbreitet, nahezu jeder Mann über 50 hat eine bis zu einem gewissen Grad vergrößerte Prostata. Die daraus entstehende Verengung der Harnröhre kann unangenehme, teils schmerzhafte Symptome verursachen: Häufiges Wasserlassen, schwacher Harnstrahl, Restharnbildung und Harnverhaltung. Prostatitis (s. unten) ist ebenfalls verbreitet, wird oft durch Infektion verursacht.

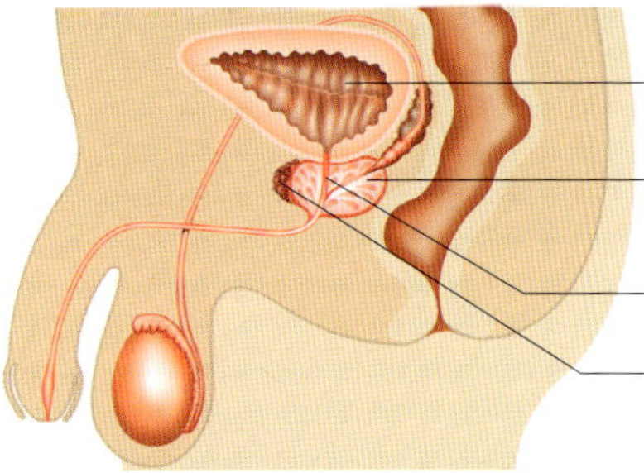

PROSTATAKREBS

Ein maligner Prostatatumor dieser Größe verursacht kaum Beschwerden; wächst er weiter, wird die Harnröhre eingeengt. Der Tumor kann Metastasen in anderen Körperbereichen bilden.

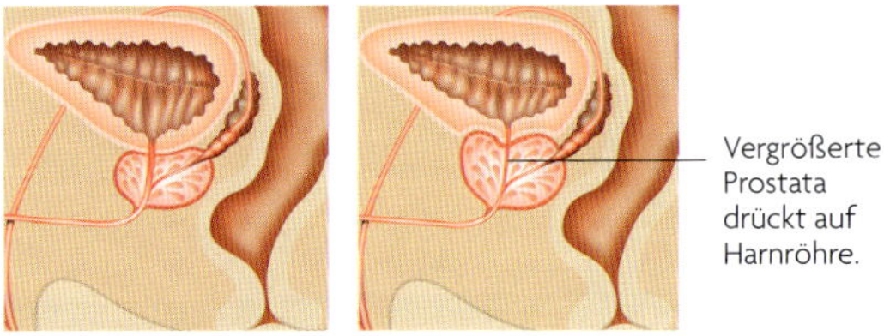

VERGRÖSSERTE PROSTATA

Eine normale Prostata passt genau um Harnröhre und grenzt an Harnblase; eine Vergrößerung kann die Harnröhre einengen.

PROSTATITIS

Prostataentzündung (Prostatitis) kann akut oder chronisch verlaufen. Akuter Typ ist seltener; schwere Symptome setzen plötzlich ein, klingen schnell ab: Fieber, Schüttelfrost, Schmerzen um Penisansatz, am unteren Rücken und bei Darmentleerung. Chronische Prostatitis zeigt lang anhaltende, schwer zu behandelnde Symptome, wie Schmerzen in Schritt und Penis, Schmerzen bei der Ejakulation, Blut im Sperma und schmerzhaftes Urinieren. Möglicherweise durch Infektion der ableitenden Harnwege verursacht, kommt Prostatitis bei Männern von 30 bis 50 am häufigsten vor.

VERURSACHENDES BAKTERIUM

Das Bakterium *Enterococcus faecalis*, ein normalerweise harmloses Darmbakterium, kann eine Prostatitis auslösen.

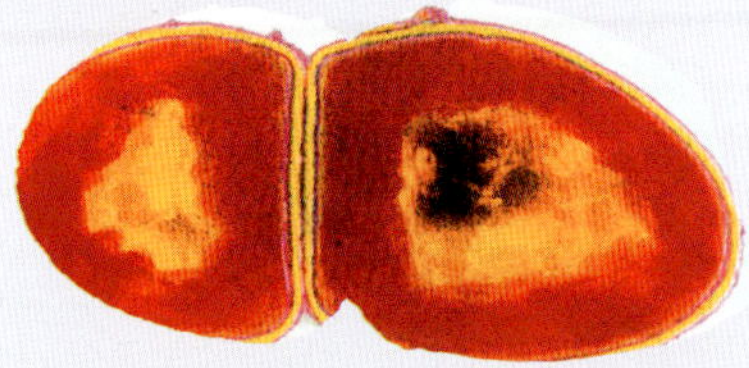

HODENKREBS

Hodenkrebs ist eine der häufigsten Krebsarten, die Männer zwischen 20 und 40 betreffen. Unbehandelt kann er auf Lymphknoten und andere Bereiche des Körpers übergehen. Die Symptome des Hodenkrebs äußern sich in einem harten, schmerzlosen Knoten in den Hoden, Veränderung in Größe und Form der Hoden und einem dumpfen Schmerz im Skrotum. Es gibt verschiedene Arten von malignen Hodentumoren (Seminom, Teratom, Chorionkarzinom), die von den Keimzellen der Hoden ausgehen. Da eine Früherkennung aufgrund der hohen Heilungsrate im Frühstadium äußerst wichtig ist, sollten alle Männer regelmäßig ihre Hoden abtasten. Jede Schwellung oder Anomalie im Skrotum sollte sofort ärztlich untersucht werden. Weiche Knoten oder schmerzhafte Schwellungen sind wahrscheinlich von einer Zyste oder Infektion verursacht.

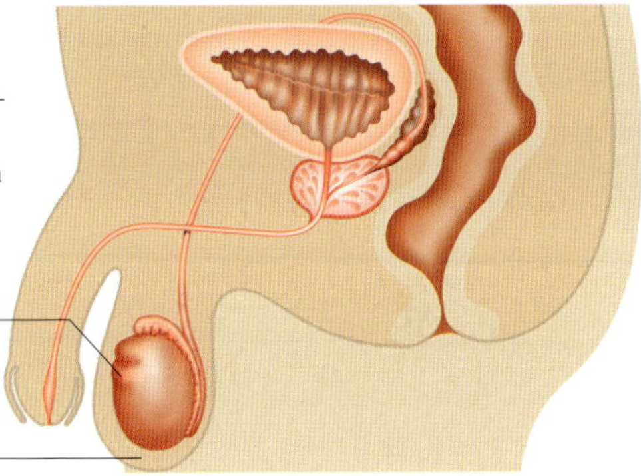

TUMOR IM HODEN
Ein Tumor dieser Größe an der äußeren Hodenwand wäre deutlich durch das Skrotum zu ertasten.

HYDROZELE

Jeder Hoden ist von einer zweilagigen Membran umgeben, die unter normalen Umständen nur wenig Flüssigkeit enthält. Bei einer Hydrozele bildet sich zu viel Flüssigkeit; das lässt die Hoden geschwollen erscheinen. Hydrozelen treten häufig bei Säuglingen und älteren Menschen auf. Die Ursache ist nicht bekannt; Infektionen, Entzündungen und Verletzungen könnten mögliche Auslöser sein. Eine Hydrozele verursacht normalerweise keine Schmerzen, es kann jedoch ein ziehendes Gefühl durch den größeren und schwereren Hodensack (Skrotum) auftreten. Bei jüngeren Betroffen bildet sich die Hydrozele oft von selbst zurück. Verursacht sie Beschwerden, kann sie operativ entfernt werden. Ist das Operationsrisiko zu hoch, kann die Flüssigkeit mit einer Hohlnadel abgezogen werden.

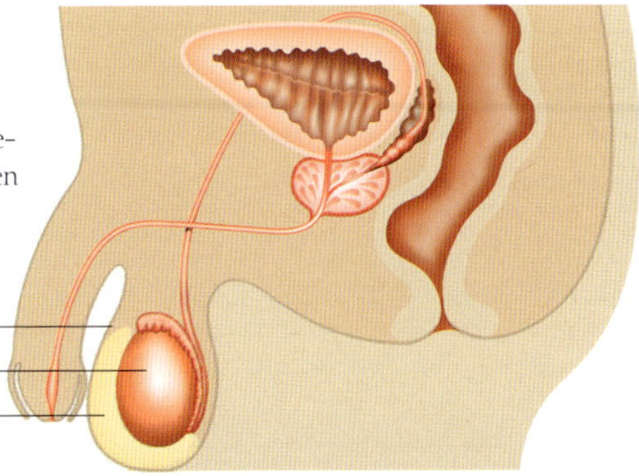

GESCHWOLLENE HODEN
Eine Hydrozele bildet sich durch vermehrte Flüssigkeit in der doppellagigen Membran um die Hoden, das Skrotum erscheint geschwollen.

ERKRANKUNGEN WEIBLICHER FORTPFLANZUNGSORGANE

VIELE STÖRUNGEN DER WEIBLICHEN FORTPFLANZUNGSORGANE SIND HARMLOS, EINIGE SOGAR SYMPTOMLOS, DENNOCH KÖNNEN SICH DURCH DIE ENORMEN HORMONSCHWANKUNGEN UND BELASTUNGEN ERNSTHAFTE ERKRANKUNGEN, AUCH KREBS, ENTWICKELN.

KNOTEN IN DER BRUST

Knoten in der Brust sind ein weitverbreitetes Problem. Eine generalisierte Schwellung der Brust ist besonders häufig, wenn die Brüste in Pubertät, Schwangerschaft oder vor Menstruation ihre Form verändern. Unspezifische Schwellungen können schmerzhaft sein und hängen hauptsächlich mit Hormonschwankungen während des Monatszyklus zusammen. Ein einzelner Knoten kann ein Fibroadenom sein, ein klar abgegrenzter eine Zyste. Nur ein kleiner Prozentsatz von Knoten sind ein Symptom von Brustkrebs. Es ist sehr wichtig, dass sich Frauen der Form ihrer Brüste und ihrer Veränderungen während des Zyklus bewusst sind, idealerweise sollten sie sie regelmäßig abtasten. Ab 40 sollte jede Frau zur Mammografie gehen.

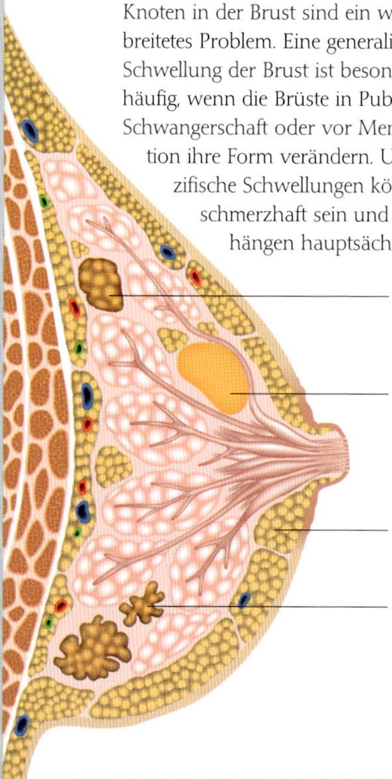

Fibroadenom Ein verbreiteter, gutartiger Brustknoten

Zyste Ein oder mehrere flüssigkeitsgefüllte sackartige Einkapselungen

Fettgewebe

Unspezifische Schwellung Gewöhnlich in Verbindung mit der Menstruation

BRUSTKREBS

Brustkrebs ist der häufigste Krebs bei Frauen. Das Risiko steigt mit zunehmendem Alter, es verdoppelt sich alle 10 Jahre. Die Ursachen sind unklar, es wurden jedoch einige Risikofaktoren identifiziert. Das weibliche Hormon Östrogen spielt eine Rolle, frühe Pubertät, späte Menopause und Kinderlosigkeit stellen ein erhöhtes Risiko dar. Auch das Alter ist bedeutend – es treten wesentlich mehr Fälle bei über 50-Jährigen auf –, ebenso wie Gendefekte. Ein im Allgemeinen schmerzloser Knoten kann erstes Anzeichen von Brustkrebs sein.

ENDOMETRIOSE

Eine von zehn Frauen im fruchtbaren Alter ist von Endometriose betroffen. Sie kann zehrende Schmerzen und sehr starke Perioden verursachen und in schweren Fällen zu Fruchtbarkeitsproblemen führen. Das Endometrium, die Gebärmutterschleimhaut, wird einmal im Monat im Rahmen des Menstruationszyklus abgestoßen. Bei der Endometriose sind kleine Schleimhautstücke anderen Beckenorganen wie Eierstöcken oder Dickdarm angelagert, und während der Menstruation bluten auch sie. Da dieses Blut den Körper nicht über die Vagina verlassen kann, reizt es das umliegende Gewebe und verursacht starke Schmerzen. Schließlich führt es zu einer Narbenbildung. Die Ursache dieser Störung ist jedoch unbekannt.

MYOME

Myome kommen bei ca. einem Drittel der Frauen im gebärfähigen Alter vor. Sie treten einzeln oder in Gruppen auf und variieren von Erbsengröße bis zur Größe einer Grapefruit. Kleinere Myome verursachen kaum Symptome, größere können jedoch zu längeren, schweren, sehr schmerzhaften Menstruationsblutungen führen. Große Myome können Uterus verformen und Unfruchtbarkeit verursachen oder auf umliegende Organe wie Harnblase und Rektum drücken.

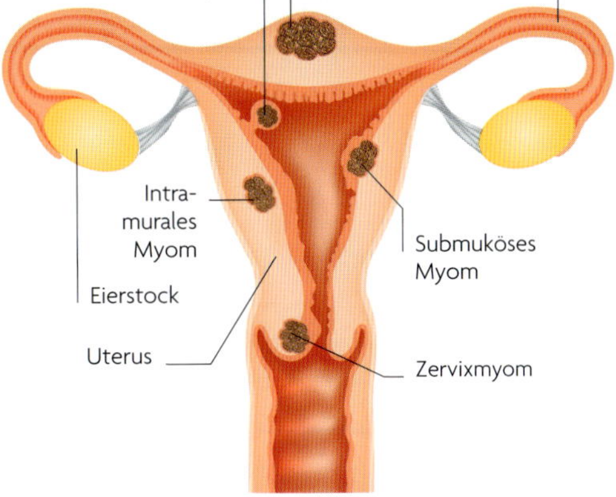

BETROFFENE STELLEN

Myome können in der gesamten Uteruswand entstehen und werden nach dem Ort ihres Auftretens benannt; ein Zervixmyom z. B. tritt im Gebärmutterhals auf.

GEBÄRMUTTERSENKUNG

Eine Gebärmuttersenkung tritt meist erst nach der Menopause auf, wenn der Halteapparat aufgrund des niedrigen Östrogenspiegels schwächer wird. Entbindungen, Anstrengungen durch Husten oder beim Stuhlgang sind zusätzliche Faktoren.

Der Uterus senkt sich in die Vagina; treten Teile der Vagina oder des Uterus aus, spricht man von einem Prolaps. Die Symptome sind Fremdkörpergefühl, Rückenschmerzen, Probleme beim Wasserlassen oder beim Stuhlgang.

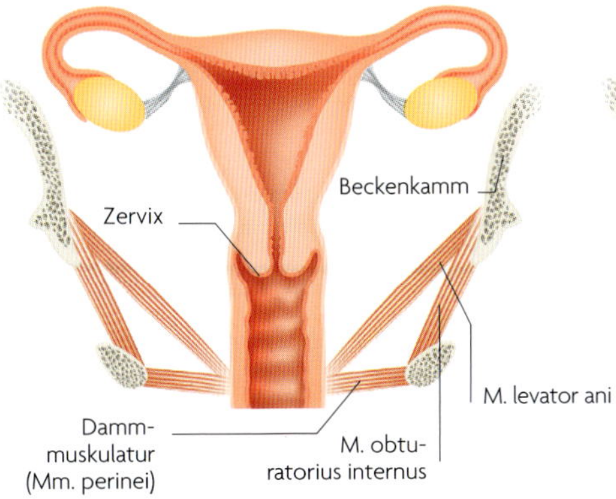

NORMALE GEBÄRMUTTER

Die Gebärmutter wird von Muskeln und Bändern in Position gehalten. Richtiges Trainieren der Beckenbodenmuskulatur kann Senkung vorbeugen.

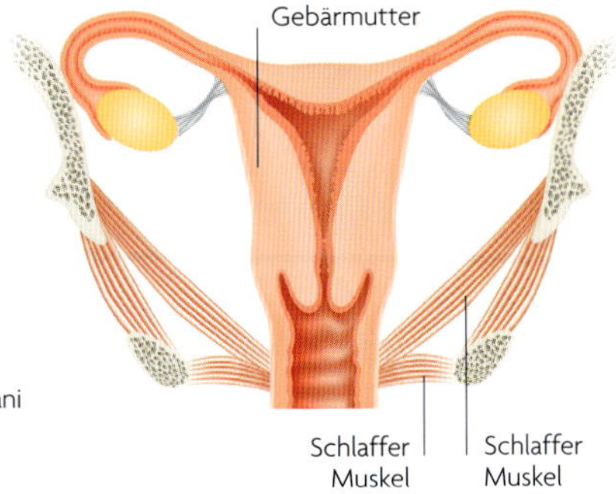

GEBÄRMUTTERSENKUNG

In diesem Fall hat sich die Gebärmutter in die Vagina gesenkt, auch die Vagina kann sich senken oder austreten (Prolaps).

SEXUELL ÜBERTRAGENE KRANKHEITEN

UNTER DER BEZEICHNUNG STD (SEXUALLY TRANSMITTED DISEASES) SIND ALLE INFEKTIONEN ZUSAMMENGEFASST, DIE DURCH GESCHLECHTSVERKEHR AUF ANDERE PERSONEN ÜBERTRAGEN WERDEN KÖNNEN. VAGINAL-, ANAL- UND ORALSEX SIND DIE ÜBERTRAGUNGSWEGE.

GONORRHÖ

Gonorrhö kommt eher bei Männern vor, doch auch Frauen können sich infizieren. Bei Männern ist hauptsächlich die Harnröhre, bei Frauen der Gebärmutterhals betroffen. Oft treten keine Symptome auf; wenn doch, handelt es sich meist um eitrigen Ausfluss aus Penis oder Vagina und Schmerzen beim Wasserlassen. Bei Frauen können Schmerzen im Unterbauch und unregelmäßige Vaginalblutungen auftreten. Gelegentlich breitet sich die Infektion auf andere Körperbereiche, z. B. Gelenke, aus. Unbehandelt, kann sie bei Frauen zu Unfruchtbarkeit führen.

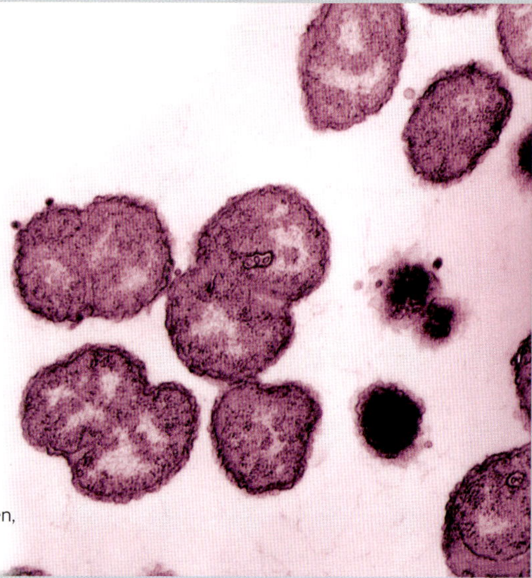

GONORRHÖ-BAKTERIEN
Diese Elektronenmikroskopaufnahme zeigt *Neisseria-gonorrhoeae*-Bakterien, die Erreger der Gonorrhö.

SALPINGITIS (EILEITERENTZÜNDUNG)

Die Salpingitis ist eine häufige Erkrankung junger Frauen, die meist durch Chlamydien oder Gonorrhö hervorgerufen wird. Schmerzen im Unterbauch, Fieber, längere, schmerzhafte Monatsblutung und Schmerzen beim Geschlechtsverkehr können auftreten. Infektionen nach Entbindung oder Schwangerschaftsabbruch sind weitere mögliche Ursachen. Die Infektion beginnt in der Vagina und breitet sich über den Uterus auf die Eileiter aus. In schweren Fällen sind auch die Eierstöcke infiziert. Bleibt die Salpingitis unbehandelt, können Schäden an den Eileitern entstehen, die das Risiko für Unfruchtbarkeit und Bauchhöhlenschwangerschaften (s. S. 302) erhöhen.

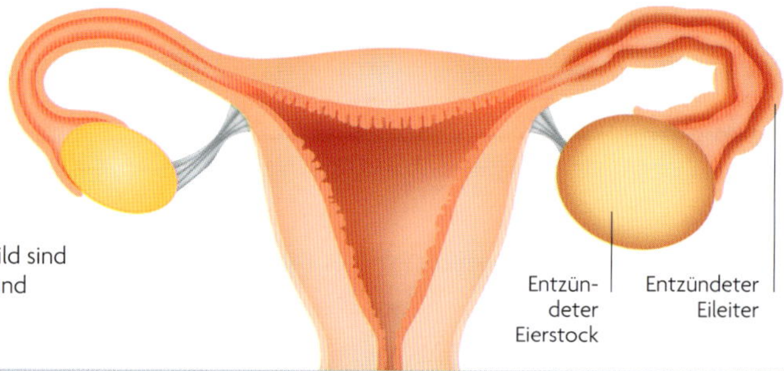

INFIZIERTE BEREICHE
Eileiter und Eierstock rechts im Bild sind durch eine Infektion entzündet und geschwollen.

NICHTGONORRHOISCHE URETHRITIS

Die nichtgonorrhoische Harnröhrenentzündung (Urethritis) ist eine der verbreitetsten STD überhaupt, von der Männer auf der ganzen Welt betroffen sind. Typischerweise verursacht diese Entzündung der Harnröhre Schmerzen beim Wasserlassen, besonders morgens durch den konzentrierten Harn. In nahezu 50 % der Fälle ist der Erreger das Bakterium *Chlamydia trachomatis*; bei Frauen verursacht es eine Chlamydieninfektion. Weitere mögliche Erreger sind das Bakterium *Ureaplasma urealyticum*, Protozoen wie *Trichomonas vaginalis*, Pilze wie *Candida albicans*, das Warzen verursachende Papillomavirus und die Herpes-genitalis-Viren HSV1 und HSV2. Für beide Partner ist es wichtig, sich behandeln zu lassen, um eine gegenseitige Wiederansteckung auszuschließen. Zum Schutz vor Infektion sollten sexuell aktive Menschen die Zahl ihrer Sexualpartner einschränken und Kondome benutzen.

SYMPTOME
Das Hauptproblem sind die Schmerzen der entzündeten Harnröhre (Urethra) an ihrer äußeren Öffnung an der Eichel. Breitet sich die Infektion aus, können auch Hoden und Nebenhoden anschwellen.

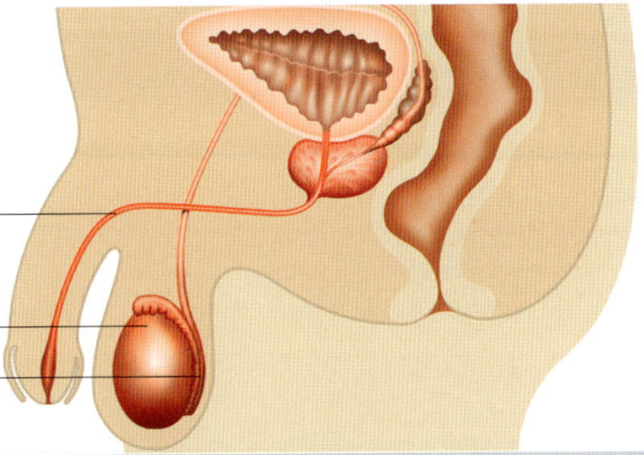

SYPHILIS

Das Erregerbakterium *Treponema pallidum* gelangt auf genitalem Wege in den Körper und befällt die Fortpflanzungsorgane; von dort breitet es sich weiter aus. Erste Anzeichen sind hoch ansteckendes münzgroßes Geschwür an der Eintrittsstelle (Penis, Vagina) und geschwollene Lymphknoten. Warzenähnliche Papeln und Ausschläge bilden sich auf der Haut. Unbehandelt tritt das potenziell tödliche Endstadium mit Persönlichkeitsveränderungen, Geisteskrankheit und Störungen des Nervensystems ein. Heute schreitet Syphilis selten so weit fort.

CHLAMYDIENINFEKTION

Die Chlamydieninfektion ist eine weitverbreitete STD. Sie tritt nur bei Frauen auf. Die Infektion hat eine Entzündung der Fortpflanzungsorgane zur Folge mit Symptomen wie Ausfluss, häufigem Harndrang, Schmerzen im Unterbauch und beim Geschlechtsverkehr. Eine Chlamydieninfektion kann eine Salpingitis hervorrufen und dann, bleibt diese unbehandelt, zu Unfruchtbarkeit führen.

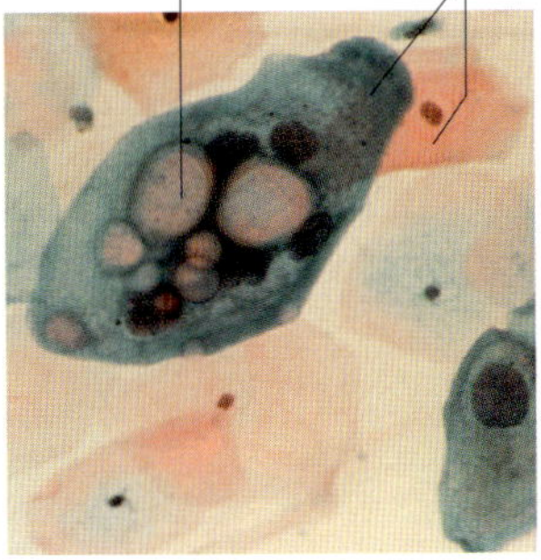

BAKTERIEN IM ZERVIXABSTRICH
Die 400-fache Vergrößerung eines Zervixabstrichs zeigt *Chlamydia trachomatis*-Bakterien (pink in großer blauer Zelle).

UNFRUCHTBARKEIT

HAT EIN PAAR NACH EINEM JAHR UNGESCHÜTZTEN SEX NICHT EMPFANGEN, GIBT ES BEI EINEM ODER BEIDEN PARTNERN PROBLEME MIT DER FRUCHTBARKEIT. WARTEN PAARE MIT DER FAMILIENGRÜNDUNG, BIS SIE ÜBER 30 ODER ÜBER 40 SIND, WERDEN FRUCHTBARKEITSSTÖRUNGEN WAHRSCHEINLICHER.

GESCHÄDIGTER EILEITER

Eileiter können aufgrund einer Endometriose (s. S. 296) blockiert sein, bei der sich Gebärmutterschleimhaut im Eileiterepithel befindet. Eine Eileiterentzündung (Salpingitis, s. S. 298), häufig aufgrund einer durch Geschlechtsverkehr übertragenen Infektion, kann unerkannt bleiben; durch die Entzündung können jedoch Verklebungen und Vernarbungen entstehen, die später ein Fruchtbarkeitsproblem darstellen. Ein Intrauterinpessar (Spirale) kann das Risiko einer Salpingitis erhöhen. Meist ist jedoch nur ein Eileiter betroffen, sodass jeden weiteren Monat die Möglichkeit einer Empfängnis besteht.

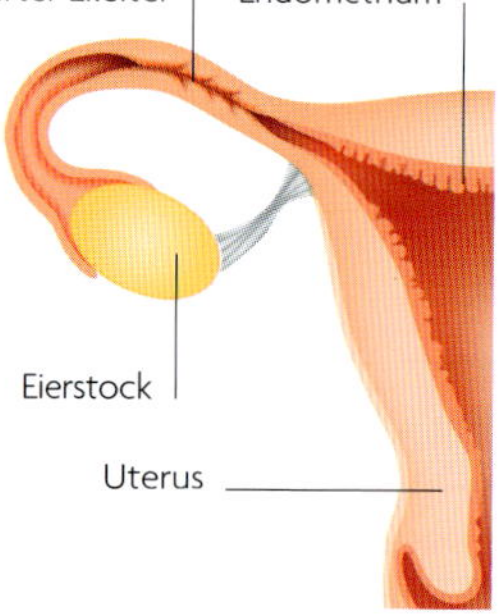

ENDOMETRIOSE
Teile der Gebärmutterschleimhaut wachsen im Eileiter, was dessen Blockade oder Verdrehung zur Folge haben kann. Ein betroffener Eileiter kann keine Eizellen in den Uterus leiten.

OVULATIONSPROBLEME

Jede Abweichung im monatlichen Rhythmus kann Probleme mit der Fruchtbarkeit verursachen; sie reichen von unregelmäßigem Eisprung bis zu seinem völligen Ausbleiben. Ursachen können sein: Störungen der Hypophyse oder der Schilddrüse, polyzystisches Ovar, Langzeiteinnahme der Antibabypille, Über- oder Untergewicht, Extremsport, Stress und vorzeitige Menopause.

ZERVIXPROBLEME

Die Zervix (Gebärmutterhals) produziert dicken Schleim; nur kurz vor dem Eisprung, wenn der Östrogenspiegel steigt, wird der Schleim dünner und erlaubt das Eindringen der Spermien. Bei niedrigem Östrogenspiegel oder bei Infektionen der Fortpflanzungsorgane kann der Schleim dick und für Spermien undurchdringlich bleiben. Manchmal produziert das Immunsystem einer Frau Antikörper gegen die Spermien des Partners, die die Spermien im Gebärmutterhals schädigen oder vernichten. Polypen, Myome (s. S. 297), Stenosen (Verengungen) und Fehlbildungen können weitere Probleme der Zervix sein, die eine Befruchtung erschweren.

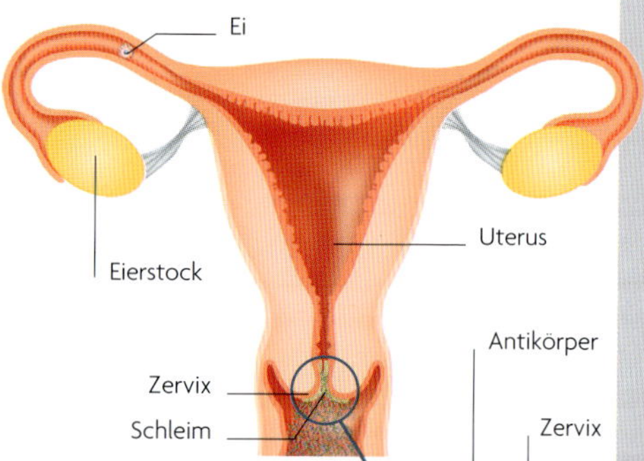

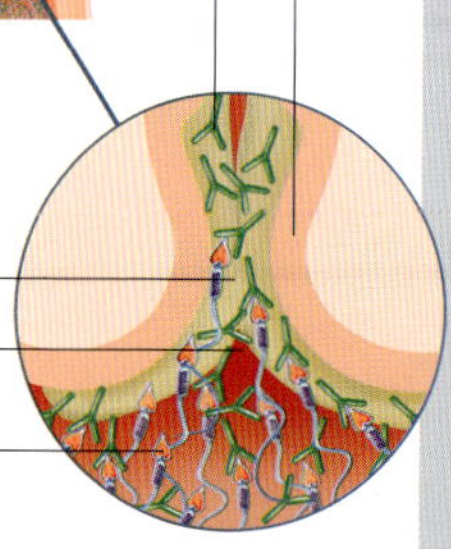

ANTIKÖRPER
Manche Frauen produzieren Antikörper gegen Spermien ihres Partners, die unbeweglich werden, wenn sie in Vagina zur Zervix wandern.

PROBLEME MIT DER SPERMIENPRODUKTION

Werden zu wenig Spermien produziert oder sind sie deformiert oder unbeweglich, verringert das die Wahrscheinlichkeit einer Befruchtung. Damit eine Befruchtung stattfinden kann, müssen riesige Mengen von Spermien produziert werden. Bei manchen Männern weist das Ejakulat jedoch eine verminderte Spermienzahl auf. Eine mikroskopische Untersuchung des Ejakulats kann Aufschluss über Anzahl, Größe, Form und Beweglichkeit (Motilität) der Spermien geben. Probleme mit einem dieser Faktoren können die Befruchtungsfähigkeit beeinträchtigen.

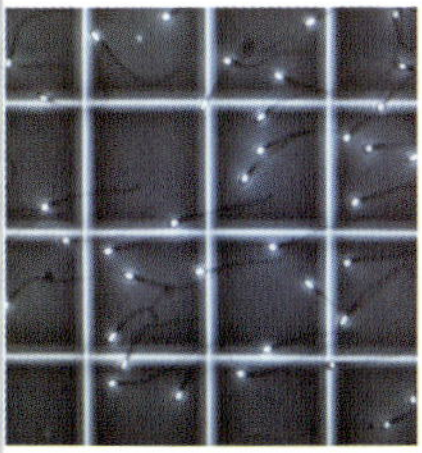

NORMALE SPERMIENZAHL

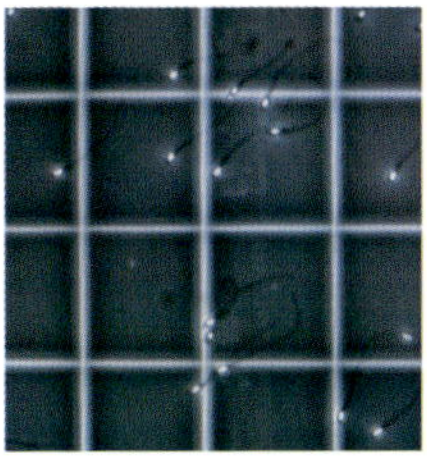

ZU GERINGE SPERMIENZAHL

EJAKULATIONSPROBLEME

Eine Reihe von Ejakulationsproblemen verhindern, dass Spermien auf normalem Weg in die Vagina gelangen, und machen eine Befruchtung unmöglich. Das häufigste Problem ist die erektile Dysfunktion (Schwierigkeiten, eine Erektion zu bekommen oder aufrechtzuerhalten), die Diabetes mellitus, Rückenmarksschädigung, Durchblutungsstörungen, Medikamenteneinnahme oder psychische Probleme zur Ursache haben kann. Ein weiteres Problem ist die retrograde Ejakulation. Der Samen fließt hierbei durch fehlerhafte Ventile in die Blase zurück, was die Folge einer Prostataoperation sein kann. Eine erektile Dysfunktion kann auf verschiedene Arten behandelt werden, je nach Natur des Problems.

SCHWIERIGE SPERMIENPASSAGE

Die Spermien legen einen langen Weg zurück von ihrem Entstehungsort in den Hoden bis zur Ejakulation. Eine Verengung, Verdrehung oder Blockade der Kanälchen in den Nebenhoden oder der Samenleiter kann die Passage der Spermien erschweren oder unmöglich machen. Für dieses Problem gibt es verschiedene Ursachen, Infektionen der Fortpflanzungsorgane, vor allem Gonorrhö, zählen zu den häufigsten. Durch die Infektion können sich die Kanäle entzünden, was Narbengewebe hinterlässt. Narben verengen das Lumen der Kanäle und behindern die Weiterleitung der Spermien.

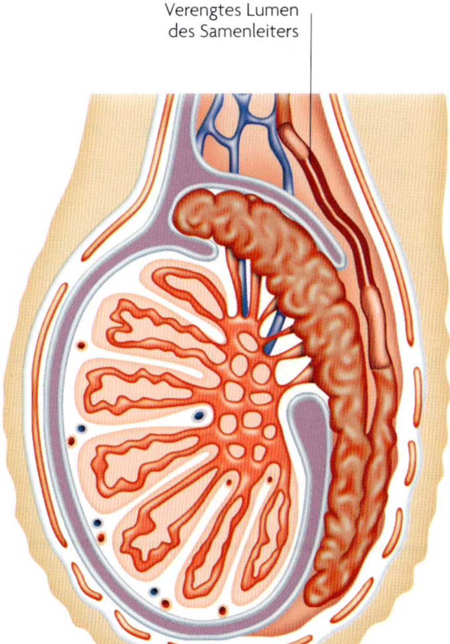

ENTZÜNDETER SAMENLEITER
Die Passage der Spermien kann durch einen geschädigten Samenleiter behindert werden. Entzündungen, meist durch eine sexuell übertragene Infektion, sind oft die Ursache.

KOMPLIKATIONEN IN DER SCHWANGERSCHAFT

BEI NORMALERWEISE GESUNDEN FRAUEN KÖNNEN WÄHREND SCHWANGERSCHAFT UND ENTBINDUNG PROBLEME ENTSTEHEN, DIE DAS LEBEN VON MUTTER UND KIND GEFÄHRDEN. ABER NUR WENIGE KOMPLIKATIONEN WÄHREND DIESER ZEIT HINTERLASSEN BLEIBENDE SCHÄDEN BEI MUTTER UND KIND.

EKTOPISCHE SCHWANGERSCHAFT

Etwa zwei von 100 Schwangerschaften sind ektopisch, häufiger bei Frauen unter 30. Das befruchtete Ei nistet sich nicht im Uterus ein, sondern entwickelt sich in einem der beiden Eileiter oder, seltener, in einem anderen Bereich der Bauchhöhle, wo sich der Embryo nicht normal entwickeln kann. Er muss dann operativ entfernt werden, um ein Platzen des Eileiters und innere Blutungen zu vermeiden.

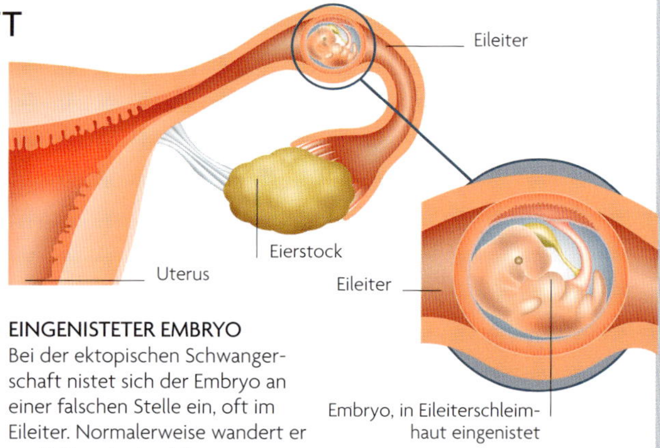

EINGENISTETER EMBRYO
Bei der ektopischen Schwangerschaft nistet sich der Embryo an einer falschen Stelle ein, oft im Eileiter. Normalerweise wandert er zur Reifung in den Uterus.

STÖRUNGEN DER PLAZENTA

Placenta praevia, bei der die Plazenta den Muttermund bedeckt, und die vorzeitige Plazentalösung, bei der sich die Plazenta vor der Entbindung ganz oder teilweise von der Uteruswand löst, bergen die größten Risiken. Der Schweregrad einer Placenta praevia steigt, je mehr vom Muttermund bedeckt ist. Eine Plazentalösung tritt meist unvermittelt auf und der Sauerstoffmangel kann für den Fötus lebensbedrohlich sein. Beide Störungen können vaginale Blutungen verursachen, aber in leichten Fällen auch symptomlos verlaufen.

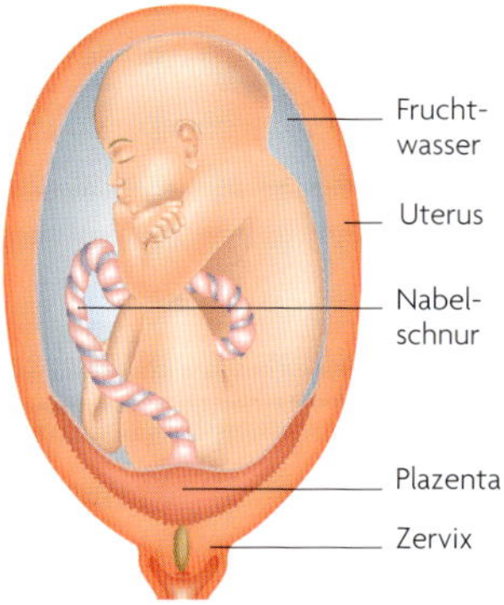

PLACENTA PRAEVIA
Bei vollständiger Placenta praevia (s. Abb.) ist der Muttermund völlig von der Plazenta bedeckt. In weniger schweren Fällen verdeckt Plazenta nur teilweise Uterusausgang.

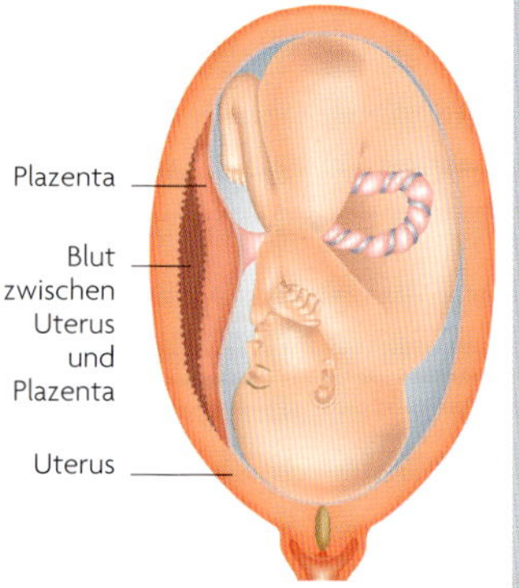

VORZEITIGE PLAZENTALÖSUNG
Eine vorzeitige Plazentalösung von der Uteruswand kann verborgen bleiben (s. Abb.), wenn sich Blut zwischen Plazenta und Uterus sammelt.

FEHLGEBURT

Fehlgeburten kommen häufig vor und treten in den ersten 14 Tagen bei einer von vier Schwangerschaften auf. Über die Hälfte davon wird durch eine genetische Fehlentwicklung des Embryos verursacht. Für spätere Fehlgeburten reichen die Ursachen von Problemen mit Uterus oder Zervix bis hin zu schweren Infektionen. Rauchen, Alkohol- oder Drogenmissbrauch sind weitere Faktoren. Ab der dritten Fehlgeburt in Folge spricht man von einem habituellen Abort.

FRÜHGEBURT

Die meisten Schwangerschaften dauern 40 Wochen, eine Entbindung während der letzten drei Wochen wird noch nicht als Frühgeburt betrachtet, im Gegensatz zur Entbindung vor der 37. Woche. Frühgeburten verursachen der Mutter kaum Probleme, aber je früher die Geburt, desto schwieriger fürs Baby. Nicht immer ist die Ursache bekannt, mehrere Geburten und Infektionen des Urinaltrakts sind bekannte auslösende Faktoren. Manchmal können zu früh einsetzende Wehen beendet oder verzögert werden, damit das Baby noch im Mutterleib bleiben kann.

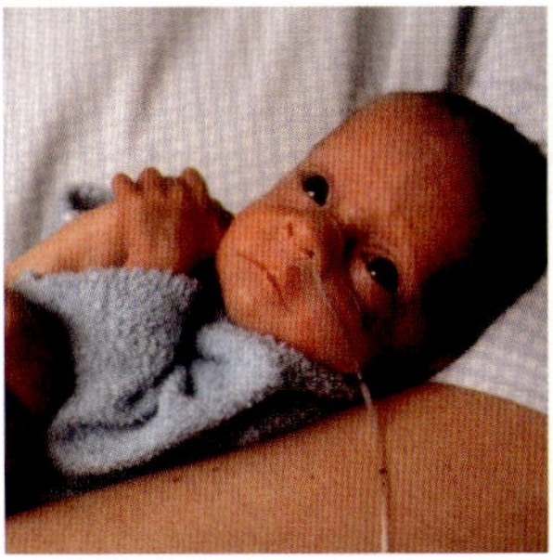

FRÜHGEBORENES BABY
Dieses »Frühchen« wird über eine Magensonde ernährt, weil sein Saugreflex noch nicht entwickelt ist. Weitere Merkmale sind die geringe Größe, die runzlige, gelbliche Haut und überproportional große Augen.

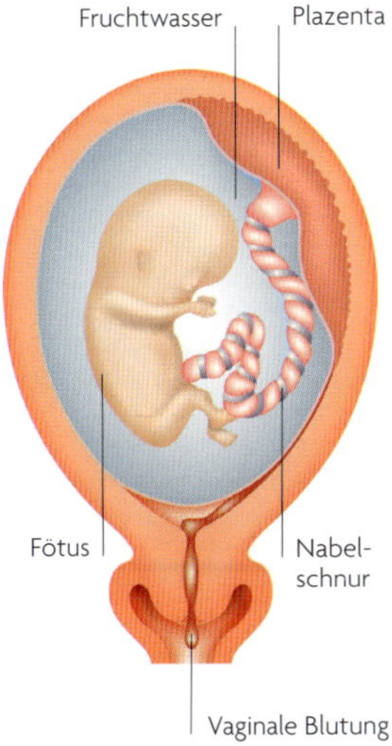

DROHENDE FEHLGEBURT
Der Fötus lebt und die Zervix ist geschlossen; dennoch treten Blutungen auf. Es kommt aber meist nur zu einer Fehlgeburt, wenn der Fötus stirbt.

ABNORME PRÄSENTATION

80 Prozent der Babys nehmen meist in der 36. Woche die für die Entbindung normale Position ein, bei der der Kopf im Beckeneingang liegt, sodass der Körper zur Wirbelsäule der Mutter gedreht ist. Die Lagen der anderen Babys können bei der Entbindung problematisch werden, wobei die Steißlage (s. S. 266) und die okzipito-posteriore Lage (s. rechts) die häufigsten abnormen Präsentationen sind. In der Steißlage präsentiert sich zuerst das Gesäß. Bei einigen Präsentationen gerät die Nabelschnur in den Geburtskanal und verursacht so eine fötale Atemnot. Die Zervix und die Vagina können bei einer abnormen Präsentation eher einreißen.

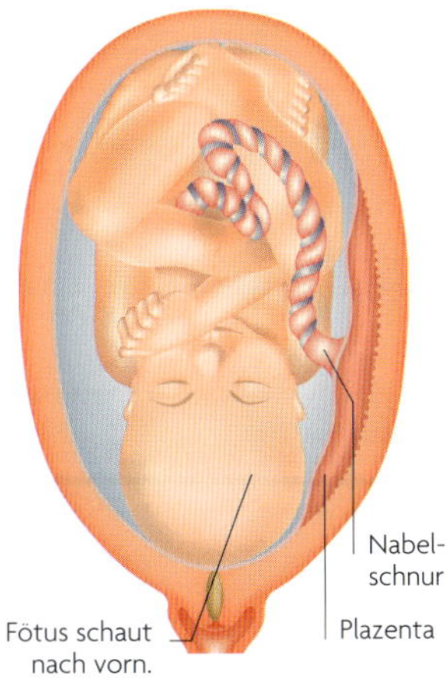

OKZIPITO-POSTERIORE LAGE
Obwohl das Baby mit dem Kopf nach unten liegt, hat es sich um 180° nach vorn gedreht, statt mit dem Gesicht zum Rücken der Mutter.

ERBKRANKHEITEN

ERBKRANKHEITEN WERDEN DURCH GENDEFEKTE ODER CHROMOSOMENSCHÄDEN VERURSACHT. BEI LETZEREN IST ENTWEDER ANZAHL ODER STRUKTUR DER CHROMOSOMEN FEHLERHAFT, WÄHREND BEI GENDEFEKTEN EIN ODER MEHRERE GENE ABNORM SIND.

CHROMOSOMENSCHÄDEN

Fehlerhafte Zahl ist häufigste Chromosomenanomalie, zwei Drittel der Störungen fallen darunter. Oft führt eine fehlerhafte Chromosomenzahl zum Abort, in wenigen Ausnahmen überlebt der Fötus. Die häufigste ist das Down-Syndrom, auch Trisomie 21 genannt – Defekt wird durch ein drittes 21. Chromosom verursacht. Abnormitäten der Geschlechtschromosomen haben geringere Auswirkungen auf Embryo; ein zusätzliches X-Chromosom bei einem Mädchen oder ein Y-Chromosom mehr bei einem Jungen fällt vermutlich gar nicht auf. Hat ein Junge aber ein X-Chromosom zu viel (XXY), äußert sich dies im Klinefelter-Syndrom, das in der Pubertät an der mangelnden Entwicklung der sekundären Geschlechtsmerkmale offensichtlich wird. Mädchen mit nur einem X-Chromosom hat Turner-Syndrom.

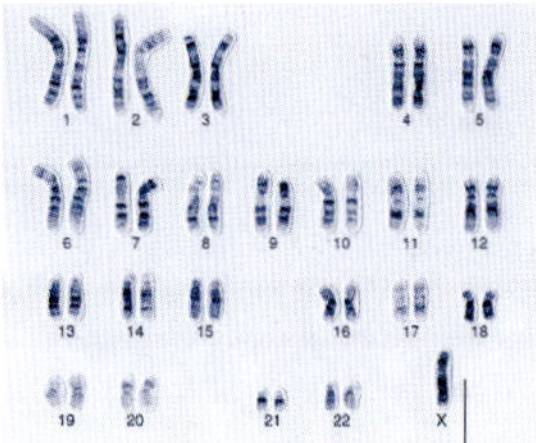

TURNER-SYNDROM

In diesem Chromosomensatz einer Frau mit Turner-Syndrom ist nur ein X-Chromosom vorhanden. Sie wird kleinwüchsig und vermutlich unfruchtbar.

DOWN-SYNDROM

Dieser Karyotyp ist von einem Mann mit Down-Syndrom, sichtbar am dreifach vorhanden 21. Chromosom. Betroffene haben charakteristisches Erscheinungsbild und oft Herzfehler.

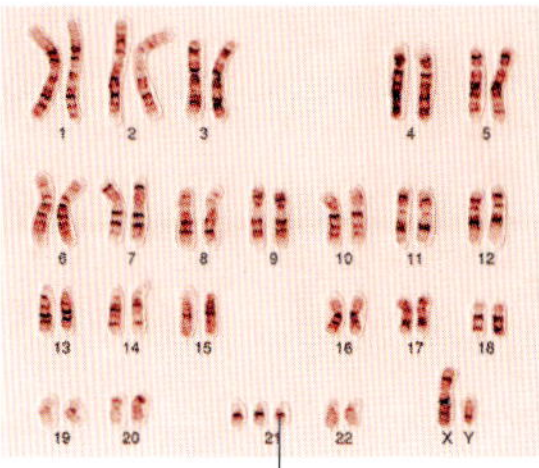

MUKOVISZIDOSE

Von Mukoviszidose (zystische Fibrose) Betroffene haben durch vermehrte Bildung zähen Schleims in Atemwegen, Pankreas und Verdauungstrakt große Probleme mit Atmung und Resorption von Nährstoffen; sie wachsen nur langsam und haben verkürzte Lebenserwartung. Mukoviszidose wird durch ein defektes Gen vererbt – von beiden Elternteilen. Eltern mit bereits erkranktem Kind können sich genetisch testen lassen, bevor sie weitere Kinder planen.

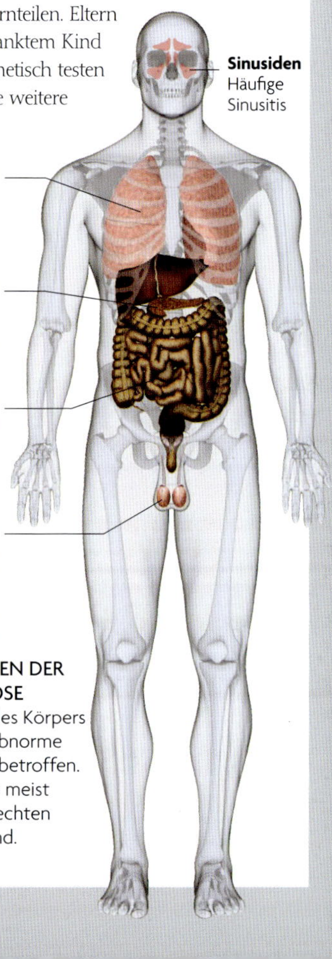

AUSWIRKUNGEN DER MUKOVISZIDOSE

Viele Bereiche des Körpers sind durch die abnorme Schleimbildung betroffen. Erkrankte haben meist auch einen schlechten Allgemeinzustand.

KREBS

KREBS IST KEINE EINZELNE ERKRANKUNG, SONDERN EINE GROSSE GRUPPE VON STÖRUNGEN MIT UNTERSCHIEDLICHEN SYMPTOMEN. FAST ALLE KREBSARTEN HABEN DIE GLEICHE URSACHE: ZELLEN VERMEHREN SICH UNKONTROLLIERT, WEIL IHRE NORMALE TEILUNGSFUNKTION ZERSTÖRT WURDE.

MALIGNE TUMOREN (KREBS)

Ein maligner Tumor ist eine Ansammlung abnormer Zellen, die sich extrem schnell teilen und die eigentliche Funktion ihres Gewebes nicht ausführen. Diese Zellen haben oft unregelmäßige Form und Größe und wenig gemein mit den normalen Zellen, aus denen sie entstanden sind. Aufgrund dieser Unregelmäßigkeiten kann ein Krebs oft durch mikroskopische Untersuchung einer kleinen Gewebeprobe diagnostiziert werden. Ein Tumor wächst allmählich über das normale Gewebe hinaus, drückt auf Nerven und infiltriert Blut- und Lymphgefäße. Es ist wichtig, einen bösartigen Tumor von einem gutartigen zu unterscheiden, weil Krebszellen sich auf andere Körperteile ausbreiten können.

MALIGNES TUMORWACHSTUM

Krebsgeschwür wächst und drängt sich zwischen andere Zellen und infiltriert Gewebe. Mit der Zeit drückt Infiltration auf umgebende Strukturen, stört ihre Funktion.

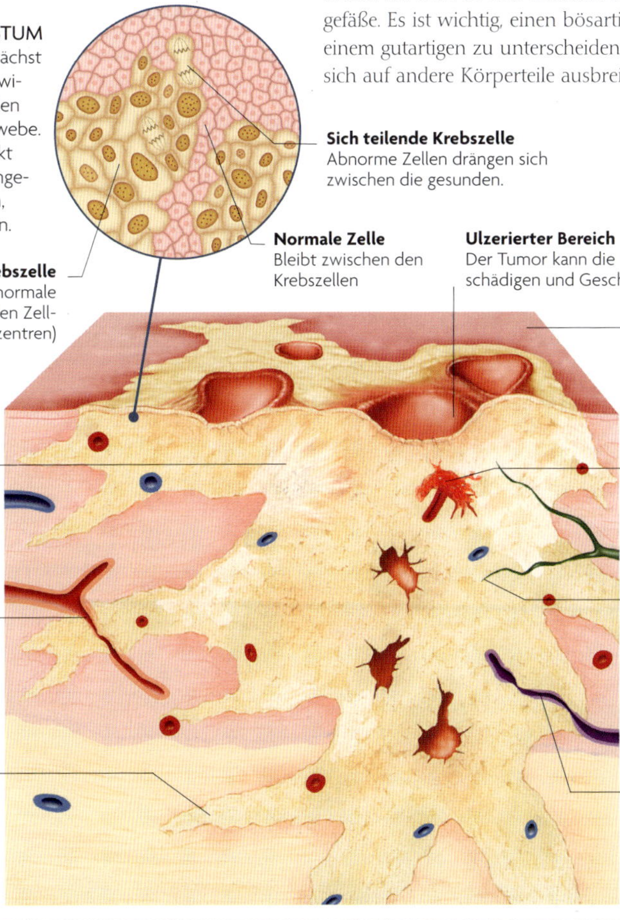

GLOSSAR

Begriffe in *Kursivschrift* beziehen sich auf weitere Stichworte in diesem Glossar.

A

Akkommodation
Prozess, bei dem sich die Augen anpassen, um nahe oder ferne Objekte zu fokussieren.

Allele
Form oder Version eines *Gen*s. Das Gen für die Augenfarbe z. B. hat blaue und braune Allele.

Alveolus (Plur. Alveoli)
Eines der vielen kleinen Lungenbläschen. Gase diffundieren durch die Alveolarwand ins Blut und aus dem Blut.

Aminosäure
Eine von ca. 20 Untereinheiten, aus denen *Proteine* bestehen.

Antikörper
Ein lösliches *Protein*, das sich im Körper an Eindringlinge wie *Bakterien* anlagert, um sie zu zerstören.

Aorta
Zentrale und gleichzeitig längste *Arterie* des Körpers, die von linker Herzkammer aus alle anderen *Arterien* im Körper, außer den Lungenarterien, mit sauerstoffreichem Blut versorgt.

Aortenklappe
Taschenklappe am Ursprung der *Aorta*, die den Rückfluss des Bluts in die *Herzkammer* verhindert.

Appendix
Wurmfortsatz des Blinddarms (erster Teil des Dickdarms); untergeordnete Funktion in der Immunabwehr.

Arterie
Elastischer Schlauch mit muskulöser Wandschicht, die Blut vom Herzen weg in andere Körperbereiche transportiert.

Arteriole
Kleine Verästelung einer *Arterie*, die sich in noch kleinere *Kapillaren* verzweigt, die die Verbindung zu den *Venen* darstellen.

Atrium (Plur. Atria)
Eine der beiden dünnwandigen Vorhöfe des Herzens.

Autonomes Nervensystem (ANS)
Der Teil des *Nerven*systems, der unbewusste Funktionen wie Herzschlag und Atmung kontrolliert.

Axon
Langer faserähnlicher Fortsatz einer *Nerven*zelle, der Impulse zum oder vom Zellkörper leitet.

B

Bakterium (Plur. Bakterien)
Mikroorganismus, bestehend aus einer Zelle. Nur wenige Arten verursachen Krankheiten.

Basen
In *Nukleinsäuren (DNA, RNA)*, nitrogenhaltige, biochemische Einheiten, Nitrogenbasen (Adenin, Thymin, Guanin, Zytosin, Uracil). Ihre Anordnung erzeugt genetische Informationen.

Becken
Knochenring, der mit dem unteren Teil der *Wirbelsäule* und mit den Oberschenkelknochen verbunden ist. Das Becken bildet den knöchernen Teil der Bauchhöhle.

Befruchtung
Vereinigung von Ei- und Samenzelle nach dem Geschlechtsverkehr oder auf künstlichem Wege.

Blutplasma
Flüssiger Anteil des Bluts, ohne korpuskuläre Anteile; enthält *Proteine*, Salze und verschiedene Nährstoffe.

Bronchus (Plur. Bronchi)
Hauptast der Luftröhre. Jede Lunge hat einen Hauptbronchus, der sich in die Bronchien verzweigt.

C

Cerebellum
Kleinhirn, sitzt hinter dem *Hirnstamm* und ist zuständig für Gleichwicht und Koordination der Feinmotorik.

Cerebrum
Großhirn; besteht aus zwei Hemisphären (Gehirnhälften). Es enthält die Zentren für Bewusstsein, Persönlichkeit, Empfindungen und willkürliche Bewegungen.

Chromosom
Eine gewundene Struktur, die in allen Zellkernen der Köperzellen vorhanden ist und den genetischen Code, die »Bauanleitung« für den Körper, enthält. Während der Zellteilung, drehen sich die Chromosomen X-förmig zusammen. Eine normale menschliche Körperzelle hat 23 Chromosomenpaare.

Cochlea
Gehörschnecke im Innenohr, die das Corti-*Organ* enthält, das Schallvibrationen zur Weiterleitung an das Gehirn in *Nerven*impulse umwandelt.

Colon
Der Teil des Dickdarms, der sich vom Caecum zum Rektum erstreckt. In ihm wird dem Darminhalt Wasser entzogen.

Cornea
Transparente Kuppel vor dem Augapfel, bricht das Licht.

Corpus callosum
Balken des Gehirns; quer verlaufende Faserverbindung der beiden Gehirnhälften, in der sich Millionen von *Nerven*fasern befinden.

Cortex
Rinde; die äußere Schicht verschiedener *Organe*, z. B. Cortex cerebri (Großhirnrinde), Cortex renalis (Nierenrinde) und Cortex glandulae suprarenalis (Nebennierenrinde).

D

Dermis
Dicke untere Hautschicht aus Bindegewebe; enthält u. a. Schweißdrüsen.

Diaphragma
Zwerchfell; kuppelförmige Muskelschicht, die Bauchhöhle und Brustraum trennt. Bei Kontraktion wird es flach, erweitert dadurch Brustraum für die Lunge bei der Einatmung.

Diastole
Der Abschnitt des Herzzyklus, in dem Vorhöfe und Herzkammern entspannt sind; das Herz füllt sich dabei mit Blut.

DNA (Desoxyribonukleinsäure)
Biochemischer Stoff von der Struktur einer Doppelhelix, die hauptsächlich in den Chromosomen im Zellkern ist; Träger genetischer Information in Form der Anordnung ihrer Untereinheiten ***(Basen)***.

Duodenum
Der C-förmige erste Teil des Dünndarms (Zwölffingerdarm), an den der Magen den Speisebrei abgibt. Gänge von ***Gallenblase***, Leber und ***Pankreas*** münden in das Duodenum.

E

Eierstock
Ovar; die beiden Eierstöcke sitzen je am Ende der Eileiter zu beiden Seiten des ***Uterus***. In ihnen befinden sich die Eifollikel, die nach und nach reifen und Eizellen freisetzen. In den Eierstöcken werden die ***Sexualhormone Östrogen*** und ***Progesteron*** produziert.

Eileiter
Eine der beiden Röhren, durch die das Ei, das von einem ***Eierstock*** freigesetzt wurde, in den Uterus wandert, Die häufigste Stelle einer ***Bauchhöhlenschwangerschaft***.

Embryo
Baby im Mutterleib von der Befruchtung bis zur achten Schwangerschaftwoche.

Endokrine Drüse
Eine Drüse, die ***Hormone*** (biochemische Botenstoffe) produziert und direkt in den Blutkreislauf abgibt.

Endorphin
Eine morphinähnliche Substanz, die der Körper bei Schmerzen, Stress und Sport produziert.

Enzym
Ein ***Protein***, dass eine biochemische Reaktion beschleunigt.

Epidermis
Die äußerste Hautschicht; je näher die Zellen an der Hautoberfläche sind, desto flacher und schuppiger sind sie.

Epiglottis
Der knorpelige Deckel des Kehlkopfs ***(Larynx)***, der die Luftwege während des Schluckvorgangs verschließt, damit keine Nahrung in die Luftröhre *(Trachea)* gelangt.

Epithel
Gewebsschicht, die viele ***Organe*** und andere ***Gewebe*** umhüllt oder auskleidet.

Eustachio-Röhre
Tuba auditiva; Verbindung zwischen Nasenhöhle und ***Mittelohr;*** dient u. a. zum Druckausgleich.

F

Fötus
Das Baby im Mutterleib von der achten Woche nach der ***Befruchtung*** bis zur Geburt (vgl. Stichwort *Embryo)*.

G

Galle
Grünliche Flüssigkeit aus der ***Leber***, die in der ***Gallenblase*** eingedickt und gespeichert wird; hilft bei der Fettverdauung.

Gallenblase
Kleiner feigenförmiger Sack unter der ***Leber***, an den diese die ***Galle*** zur Speicherung abgibt.

Gallengänge
Netzwerk aus Gallenkapillaren, leiten ***Galle*** über den großen Gallengang in die ***Gallenblase***.

Gastrointestinaltrakt
Teil des Verdauungstrakts aus Magen, Dünndarm, Dickdarm und Mastdarm.

Gaumenmandeln
Ansammlung von ***Lymphgewebe*** an jeder Seite des weichen Gaumens; schützen vor Infektionen.

Gen
Bestimmter Abschnitt auf einem Chromosom, das die Erbinformation beinhaltet. Jedes ***Gen*** besteht aus einem ***DNA***-Segment, das den Bauplan für ein bestimmtes ***Protein*** enthält.

Genom
Gesamtheit des genetischen Materials für einen lebenden Organismus; das menschliche Genom hat 30 000 bis 35 000 Gene.

Geschmacksknospen
Geschmacksrezeptoren, hauptsächlich auf der Zunge. Vier Geschmacksempfindungen sind in verschiedenen Bereichen der Zunge wahrnehmbar: süß, salzig, sauer und bitter.

Gewebe
Struktur aus gleichartigen Zellen mit einer Hauptfunktion.

Glaskörper
Besteht aus gallertartiger Flüssigkeit; verleiht dem Auge seine Kugelform.

Graue Masse
Der dunklere Bereich der Gehirnmasse und des Rückenmarks, besteht vorwiegend aus Nervenzellkörpern, im Gegensatz zur ***weißen Masse***, die hauptsächlich aus Nervenfasern besteht.

H

Haarfollikel
Pore der Haut, aus der ein Haar wächst.

Hämoglobin
Durch die bandähnlichen ***Protein***ketten in den ***roten Blutkörperchen*** wird der Sauerstoff zu allen Körperteilen transportiert.

Harnleiter
Gefäß, das den Harn von der ***Niere*** in die Harnblase transportiert.

Harnstoff
Abfallprodukt aus dem ***Protein***stoffwechsel; nitrogenhaltige Komponente des Urins.

Hepatisch
Die ***Leber*** betreffend.

Hepatozyt
Leberzelle mit speziellen Funktionen.

Herzklappe
Vier Herzklappen gibt es; verhindern den Rückfluss des Bluts.

Hippocampus
Teil des Gehirns, zuständig für Lernen und Langzeitgedächtnis.

Hirnnerven
Die zwölf Nervenpaare aus Hirn und *Hirnstamm*, z. B. Riech- und *Sehnerv*, Nerven für Augen-, Kopf- und Gesichtsbewegung, Hör- und Geschmacksnerv.

Hirnstamm
Unterer Teil des Gehirns; beherbergt Zentren, die lebenserhaltende Funktionen kontrollieren wie Herzschlag und Atmung.

Hoden
Paarige Geschlechtsdrüsen, die Spermien und *Sexualhormone* produzieren und sich im Skrotum (Hodensack) befinden.

Hormon
Biochemischer Botenstoff, der von den *endokrinen Drüsen* und einigen *Geweben* freigesetzt wird; wirkt auf bestimmte Rezeptoren an anderen Körperstellen.

Hypophyse
Hirnanhangsdrüse, erbsengroße Zirbeldrüse in der Mitte des Gehirns; schüttet *Hormone* aus, die viele andere Drüsen kontrollieren; wird vom *Hypothalamus* gesteuert.

Hypothalamus
Ein kleiner Bereich im Zwischenhirn, wo *Nerven*- und *Hormon*system übergreifend agieren; mit dem *Thalamus* darüber und dem Thymus darunter verbunden.

I–K

Ileum
Der letzte Abschnitt des Dünndarms, in dem die meisten Nährstoffe resorbiert werden.

Kapillare
Eines der winzigen Blutgefäße, die kleinste *Arterien* und *Venen* verbinden.

Kardiologisch
Das Herz betreffend.

Killerzellen
Weiße Blutkörperchen (besonders T-Lymphozyten), die beschädigte, infizierte oder entartete Körperzellen zerstören.

Knochenmark
Fettiges *Gewebe* (rot oder gelb) im Innern des Knochens. Rotes Knochenmark produziert *rote Blutkörperchen*.

Knorpel
Kräftiges, elastisches Bindegewebe, bildet z. B. Ohren und Nase und bedeckt die Knochenenden in den Gelenken.

Kollagen
Das wichtigste Struktur*protein* des Körpers; findet sich in Knochen, *Sehnen*, Bändern und weiterem Bindegewebe.

Koronar
(Lat. »Corona«: Kranz, Krone) Auf *Arterien* bezogen, die das Herz umgeben und mit Blut versorgen.

L

Larynx
Kehlkopf; befindet sich über der Speiseröhre *(Trachea)* und beherbergt die Stimmbänder.

Leber
Das große *Organ* im oberen rechten Bauchraum mit lebenswichtigen Stoffwechselfunktionen, einschließlich der Verarbeitung der aus dem Darm resorbierten Nährstoffe, Herstellung von Zucker, *Protein* und Fetten, Entgiftung des Körpers, Umwandlung von Abfallprodukten in *Harnstoff*.

Ligament
Stabiles, elastisches Band aus kollagenhaltigem Bindegewebe, das die Gelenke stützt und zusammenhält.

Liquor
Eine wässrige Flüssigkeit, die Gehirn und Rückenmark umgibt.

Limbisches System
Bestehend aus verschiedenen Strukturen im Gehirn; spielt eine Rolle bei automatischen Körperfunktionen, Gefühlen und Geruchssinn.

Linse
Die Linse im Auge, durch die scharfes Sehen möglich ist, weil sie durch Formänderung genaues Fokussieren der Lichtstrahlen ermöglicht.

Lipid
Fettige oder ölige, nicht wasserlösliche Substanz mit verschiedenen Funktionen, wichtiger Bestandteil von Zellmembran und Steroiden. Bildung von Fettgewebe.

Lobus
Lappen; Untereinheiten größerer Strukturen, z. B. Gehirn, Lunge und *Leber*.

Lungenarterie
Die *Arterie*, die sauerstoffarmes Blut aus der rechten Herzkammer zur Sauerstoffanreicherung in die Lungen führt.

Lymphknoten
Kleine ovale, mit *weißen Blutkörperchen* gefüllte Drüse, die als Barriere gegen die Ausbreitung von Infektionen dient. *Lymphknoten* befinden sich in Abständen entlang der Lymphgefäße.

Lymphozyt
Weißes Blutkörperchen; Bestandteil des Immunsystems, schützt gegen *Virus*infektionen und Krebs.

Lymphsystem
Ein weitverzweigtes System von Lymphgefäßen und *Lymphknoten* im Körper. Es transportiert Wasser und bekämpft Infektionen und Krebszellen.

M

Magensaft
Eine von den Magendrüsen produzierte Mixtur aus Salzsäure und Verdauungsenzymen.

Medulla
Mark in den *Organen*, wie Nierenmark, Nebennierenmark; als Medulla oblongata Teil des Gehirnstamms, der ins Rückenmark übergeht.

Meningen
Hirnhäute; drei Membranen, die Gehirn und das Rückenmark umgeben: die Pia mater innen, die Arachnoidea in der Mitte und außen die Dura mater, die am Schädel anliegt.

Meniskus
Scheiben- oder ringförmiger Zwischenknorpel aus Faserknorpel; im Knie und in einigen anderen Gelenken vorhanden.

Menopause
Ende der Fruchtbarkeit bei der Frau, wenn in den ***Eierstöcken*** keine Eireifung mehr stattfindet und die Menstruation endgültig ausbleibt.

Metabolismus
Stoffwechsel; die Summe aller physikalischen und chemischen Vorgänge im Körper.

Milz
Lymphorgan links oben in der Bauchhöhle; filtert alte Blutzellen aus und zerstört sie. Unterstützt die Immunabwehr des Körpers.

Mitochondrium (Plur. Mitochendrien)
Zellorganell, das genetisches Material enthält; auch an der Energieproduktion der Zelle beteiligt. Es ist von einer zweilagigen Membran umhüllt.

Mittelohr
Luftgefüllte Kammer im Schläfenbein zwischen ***Trommelfell*** und Außenwand des Innenohrs; enthält die Gehörknöchelchen; auch Paukenhöhle genannt.

Mitralklappe
Die Herzklappe zwischen linkem Vorhof und linker Herzkammer.

Motorisches Neuron
Eine ***Nerven***zelle, die motorische Impulse in die Muskeln leitet, um eine Bewegung auszulösen.

Myofibrillen
Elemente im ***Zytoplasma*** der Muskelzellen, die aus noch dünneren Fasern (Myofilamente) bestehen, die sich bewegen, um eine Muskelkontraktion zu erzeugen.

Myokard
Herzmuskel; Die Muskelfasern sind speziell angeordnet, sodass das Herz spontan kontrahieren kann.

N

Nabelschnur
Schnur, die den ***Fötus*** mit ***Plazenta*** verbindet und ihn mit Sauerstoff, Immun- und Nährstoffen sowie mit ***Hormonen*** der Mutter versorgt.

Nephron
Filtereinheit der ***Niere***, bestehend aus Filterkapsel, Glomerulus und kleinen Kanälchen, die Wasser zum Ausgleich des Flüssigkeitshaushalts aus dem Primärharn reabsorbieren.

Nerven
Fadenförmige Fortsätze einzelner ***Neuron***en (***Nerven***zellen), die von einer Faserschicht zusammengehalten werden. Nerven leiten elektrische Impulse zwischen Gehirn, Rückenmark und dem restlichen Körper weiter.

Neuron
Einzelne ***Nerven***zelle, die elektrische Impulse weiterleitet.

Niere
Zwei bohnenförmige ***Organe*** im hinteren Teil der Bauchhöhle; sie filtern Abfallstoffe (harnpflichtige Stoffe) aus dem Blut, besonders ***Harnstoff***.

Nukleinsäure
Desoxyribonukleinsäure ***(DNA)*** oder Ribonukleinsäure ***(RNA)***; ***Nukleotid***ketten mit genetischen Informationen in Form der Anordnung der Nukleinsäurebasen.

Nukleotid
Untereinheit der Nukleinsäure ***(DNA, RNA)***, bestehend aus Zucker, Phosphat und einer Nitrogenbase.

Nukleus (Plur. Nuklei)
Zellkern; die Kontrolleinheit der Zelle, enthält das genetische Material ***(DNA)***. Der Zellkern ist von einer schützenden Membran umgeben.

O

Ösophagus
Muskelschlauch, auch Speiseröhre genannt, verbindet ***Pharynx*** mit dem Magen.

Östrogen
Ein ***Sexualhormon***, das den Aufbau der Gebärmutterschleimhaut in Vorbereitung der Einnistung einer befruchteten Eizelle und die Entwicklung der sekundären Geschlechtsmerkmale stimuliert.

Organ
Funktionseinheit des Körpers aus verschiedenen ***Geweben*** und unterschiedlicher Struktur; übt wichtige Funktion zur Lebenserhaltung des Körpers aus, Beispiele sind Herz, ***Leber***, Gehirn oder ***Milz***.

Organelle
Winziges Teil in der Zelle mit spezieller Aufgabe. Zellkern, ***Mitochondrien***, Ribosome sind Beispiele dafür.

Ossicula auditus
Einer der drei Gehörknöchelchen (Hammer, Amboss, Steigbügel) des ***Mittelohrs***, die den Schall vom ***Trommelfell*** ins Innenohr leiten.

Ossifikation
Verknöcherung; der Prozess der Knochenbildung, -erneuerung und -reparatur. Die meisten Knochen des Körpers entwickeln sich aus ***Knorpel***.

Osteon
Baueinheit des Knochen***gewebes***; besteht aus den konzentrisch um die Havers-Kanäle angeordneten Knochenlamellen und Osteozytenreihen.

Ovulation
Eisprung; die Freisetzung einer Eizelle aus einem reifen Follikel im ***Eierstock***, ungefähr in der Mitte des Menstruationszyklus. Unbefruchtete Eizellen werden ausgeschieden.

Ovum (Plur. Ova)
Eizelle; wenn sie befruchtet wird, entwickelt sich daraus ein ***Embryo***.

P

Pankreas
Bauchspeicheldrüse; liegt hinter dem Magen und produziert Verdauungsenzyme und ***Hormone*** zur Regulierung des Blutzuckerspiegels.

Parasympathisches Nervensystem
Bestandteil des autonomen Nervensystems; erhält das Energieniveau des Körpers oder stellt es wieder her, z. B. durch Senkung der Herzfrequenz.

Parathyroidea
Nebenschilddrüsen; zwei Paar ***endokriner Drüsen***, sitzen hinter der Schilddrüse; sind an der Kontrolle des Kalziumspiegels im Blut beteiligt.

Periost
Die kräftige Knochenhaut, die den Knochen bis auf die Gelenke überzieht; sie enthält Blutgefäße und *Nerven*.

Peripheres Nervensystem
Alle *Nerven*, die aus Gehirn und Rückenmark laufen und sie mit dem restlichen Körper verbinden. Das System besteht aus *Hirnnerven* und *Spinalnerven*.

Peristaltik
Wellenförmige Bewegung des Darms, die durch koordinierte Kontraktion der Muskeln in den Darmwänden entsteht, sodass der Inhalt weitergeschoben wird.

Peritoneum
Bauchfell; die doppellagige Membran kleidet die Bauchhöhle aus, schützt, verankert und stützt die Bauch*organe;* sie gibt eine Flüssigkeit ab, die reibungsarmes Aneinandergleiten der Bauchorgane ermöglicht.

Phagozyt
Fresszelle, die unerwünschte Materie umfließt und verdaut. *Weiße Blutkörperchen*, die zur Phagozytose befähigt sind, sind Makrophagen, Granulozyten und mobile Monozyten.

Pharynx
Rachen; gemeinsamer Teil des Luft- und Speisewegs im Anschluss an Nasen- und Mundhöhle. Der Rachen wird in die drei Bereiche Nasopharynx, Oropharynx und Laryngopharynx eingeteilt.

Plazenta
Mutterkuchen; scheibenförmiges *Organ*, das sich in der Schwangerschaft im *Uterus* bildet. Die Plazenta ist die Verbindung der Blutkreisläufe von Mutter und Kind; aus ihr entspringt die *Nabelschnur,* über die das Baby versorgt wird.

Pleura
Doppellagige Membran, die aus Rippen- und Lungenfell besteht. Das Rippenfell kleidet den Brustraum aus, und das Lungenfell liegt an den Lungen an. Zwischen den beiden Pleurablättern befindet sich ein Flüssigkeitsfilm, der reibungsarmes Gleiten ermöglicht.

Progesteron
Weibliches *Sexualhormon*, das von *Eierstöcken* und *Plazenta* freigesetzt wird und eine Monatsblutung und somit die Abstoßung der befruchteten Eizelle verhindert.

Prostaglandin
Vom Körper synthetisierte *Fettsäure*, die wie ein *Hormon* wirkt.

Prostata
Vorsteherdrüse; eine akzessorische Geschlechtsdrüse des Mannes, die direkt unter der Blase sitzt und einen Ausführgang in die Harnröhre hat. Das Prostatasekret stellt einen Großteil der Samenflüssigkeit.

Protein
Eiweiß; riesiges Molekül aus Aminosäureketten, Basis vieler Strukturmaterialien (Keratin, Kollagen), Enzyme und Antikörper.

R

Rachenmandeln
Ansammlung von *Lymphgewebe* an jeder Seite der hinteren, oberen Rachens.

Renal
Die Niere betreffend.

Respiration
Atmung; Es gibt verschiedene Formen: die äußere körperliche Atmung, die die Atembewegung und den Gasaustausch (Kohlendioxidabgabe, Sauerstoffaufnahme) in den Lungen beinhaltet, und die innere »Zellatmung« durch Verbrennung von Kohlenhydraten in der Zelle.

Retina
Netzhaut im Inneren des Auges; wandelt optische Signale in Nervenimpulse um, die über den Sehnerv ins Gehirn gelangen.

Riechnerv
N. olfactorius; einer der beiden Nerven, die vom Bulbus olfactorius im Nasendach direkt zur Unterseite des Gehirns laufen.

RNA
Ribonukleinsäure; verschiedene Formen der RNA haben unterschiedliche Funktion, u.a. die Übertragung von genetischen Informationen und in der Proteinsynthese.

Rote Blutkörperchen
Bikonkave, scheibenförmige Zellen ohne Zellkern, die Hämoglobin enthalten. In einem Milliliter Blut befinden sich vier bis fünf Millionen rote Blutkörperchen.

S

Samenleiter
Paariger Schlauch, der die Spermien aus dem Hoden gemischt mit Samenflüssigkeit in die Harnröhre leitet.

Schleimhaut
Weiche schleimproduzierende Hautschicht; Schleimhäute kleiden Hohl*organe* und Körperhöhlen aus.

Schmerzsensoren
Spezielle *Nerven*endigungen, die vor allem auf schmerzhafte Stimuli reagieren.

Sehne
Starkes Band aus Kollagenfasern, das die Verbindung der Muskeln mit den Knochen bildet und die Bewegung des Knochens durch die Muskelkontraktion ermöglicht.

Sehnerv
N. opticus; jeder der beiden Seh*nerven* besteht aus ungefähr einer Million Nervenfasern, die visuelle Stimuli von der Netzhaut zum Gehirn leiten.

Sexualhormone
Steroide, die die Entwicklung der Geschlechtsmerkmale initiieren. Sexualhormone steuern den Menstruationszyklus und die Produktion von reifen Eizellen und Spermien.

Speichel
Wässriges Sekret, das von den *Speicheldrüsen* zur Befeuchtung und Erstverdauung der Nahrung in den Mund abgegeben wird.

Speicheldrüsen
Die größten Speicheldrüsen sind Ohrspeicheldrüsen, sitzen auf jeder Seite über dem Kiefergelenk, unten vor den Ohren.

Sphinkter
Ringmuskel, der im Allgemeinen als Schließmuskel an einer Körperöffnung sitzt.

Spinalnerven
31 *Nerven*paare motorischer und sensorischer Nerven, die aus der *Wirbelsäule* austreten.

Stammzelle
Generalisierter, schnell teilender Zelltyp, mit dem Potenzial, sich zu vielen verschiedenen spezialisierten Zellen zu entwickeln.

Stimmbänder
Zwei Bänder, die im Kehlkopf aufgespannt sind. Mit den Vibrationen, die durch die Luft entstehen, die beim Atmen den Kehlkopf passiert, erzeugen sie den stimmlichen Klang.

Sympathisches Nervensystem
Gehört zum *autonomen Nervensystem*; bereitet den Körper auf eine »Kampf-oder-Flucht-Reaktion« vor. Dies geschieht durch die Freisetzung von Adrenalin; dadurch wird z. B. die Verdauung gehemmt, die Herzfrequenz erhöht und die Pupillen werden geweitet.

Synapse
Die Verbindung zweier *Nerven*zellen oder einer Nervenzelle mit einer Muskelfaser oder einer Drüse. Die biochemische Botenstoffe werden an der Synapse ausgeschüttet, um eine Reaktion der Zielzelle auszulösen.

Synovialflüssigkeit
Dünne Gleitflüssigkeit in den Gelenken.

Synovialgelenk
Bewegliches Gelenk mit einer Membran, die Synovialflüssigkeit produziert.

Systole
Abschnitt des Herzzyklus, in dem Vorhöfe und Herzkammern kontrahieren; Blut verlässt Herz.

T

Testosteron
Das wichtigste männliche *Sexualhormon*, wird in den *Hoden* und zu kleinen Teilen in Nebennierenrinde und *Eierstock* produziert.

Thalamus
Graue Kernmasse des Zwischenhirns, die sensorische Informationen erhält und koordiniert.

Thorax
Teil des Rumpfs zwischen Hals und Bauchraum, in dem sich Herz und Lungen befinden.

Thrombozyten
Blutplättchen; im Knochenmark gebildete, kernlose, scheibenförmige korpuskuläre Blutbestandteile, die für die Blutgerinnung wichtig sind.

Trachea
Luftröhre; muskulöser, mit *Schleimhaut* ausgekleideter Schlauch, der durch 20 Knorpelringe verstärkt ist.

Trommelfell
Die Membran, die das Außenohr vom *Mittelohr* trennt; vibriert entsprechend den Schallwellen.

U

Urethra
Harnröhre; leitet Harn von der Harnblase nach außen, ist beim Mann wesentlich länger als bei der Frau.

Urinaltrakt
System zur Bildung und Ableitung von Harn, bestehend aus *Nieren*, *Harnleiter*, Harnblase und Harnröhre.

Uterus
Gebärmutter; eine hohle, muskulöse Struktur, in der der *Fötus* heranwächst und bis zur Geburt ernährt wird.

V

Vagina
Scheide; Passage vom *Uterus* zu den äußeren Genitalien, die sich beim Geschlechtsverkehr und während der Entbindung dehnt.

Vagusnerven
Das zehnte Paar Hirnnerven, beteiligt an der Kontrolle automatischer Funktionen wie Herzschlag und Verdauung.

Vena cava
Hohl*vene*; es gibt eine untere und eine obere, die in den rechten Vorhof des Herzens münden.

Vene
Dünnwandiges Blutgefäß, das das Blut unter geringem Druck zum Herzen leitet.

Ventrikel
Eine mit Flüssigkeit gefüllte Kammer, Beispiele sind die beiden Herzkammern und die vier Hirnkammern.

Verdauungssystem
Funktionale Bezeichnung für Mund, *Pharynx*, Ösophagus, Magen und Darm sowie *Pankreas*, *Leber* und *Gallenblase* mit ihren Ausführgängen.

Vertebra (Plur. Vertebrae)
Wirbel; die *Wirbelsäule* besteht aus 33 Wirbeln.

Virus
Kleinste Form der Krankheitserreger, benutzt die Maschinerie anderer Zellen dazu, sich zu reproduzieren.

W–Z

Weiße Blutkörperchen
Verschiedene Arten farbloser Blutkörperchen sind Bestandteil des Immunsystems.

Wirbelsäule
Besteht aus 33 ringförmigen einzelnen Wirbelknochen, die sich in 7 Halswirbel, 12 Brustwirbel, 5 Lendenwirbel und die verschmolzenen Wirbel von Kreuz- und Steißbein einteilen lassen.

Weiße Masse
Der weiße Bereich der Gehirnmasse und des Rückenmarks; besteht vorwiegend aus *Nerven*fasern, im Gegensatz zur *grauen Masse*, die hauptsächlich aus Nervenzellkörpern besteht.

Zentralnervensystem (ZNS)
Gehirn und Rückenmark; erhält und analysiert sensorische Daten und initiiert eine Reaktion.

Zygote
Befruchtete Eizelle, die das genetische Material für einen neuen Menschen enthält.

Zytoplasma
Wässrige oder gallertartige, von der Zellmembran umgebene Zellmasse, in der sich Zellorganellen befinden.

REGISTER

Auf den **fett** hervorgehobenen Seiten wird das jeweilige Thema ausführlich behandelt.

A

B

C

D

E

F

I

J

K

L

M

N

O

P

Q

R

S

T

U

V

W

Z

DANK

Dorling Kindersley möchte einigen Personen für ihre Hilfe bei der Entstehung dieses Buches danken. Anna Barlow leistete wertvolle Beiträge zum Thema »Herz-Kreislauf-System«, Peter Laws half bei der Visualisierung und Mark Lloyd beteiligte sich am Design. Die 3-D-Illustrationen wurden nach einem Modell hergestellt, das uns die Zygote Media Group, Inc., zur Verfügung stellte. Ben Hoare, Peter Frances und Ed Wilson leisteten redaktionelle Unterstützung. Marianne Markham und Andrea Bagg waren an der Projektentwicklung beteiligt.

The Concise Human Body Book Bildnachweis

Der Verlag bedankt sich bei den nachfolgend Aufgelisteten für ihre freundliche Genehmigung zur Veröffentlichung ihrer Fotos

(o=oben; u=unten; m=Mitte; l=links; r=rechts)

5 Science Photo Library: Sovereign, ISM. **6 Science Photo Library. 10-11 Science Photo Library:** Francois Paquet-Durand. **12 Alamy Images:** Rob Walls (ur). **Science Photo Library:** CNRI (ul). **Wellcome Library, London:** K. Hodivala-Dilke & M. Stone (mro). **13 Alamy Images:** Chad Ehlers (ul). **Getty Images:** Science Faction / L. Steinmark - CMSP (ur). **Science Photo Library:** CNRI (um); Wellcome Dept. of Cognitive Neurology (mr); Zephyr (or). **Wellcome Library, London:** Mark Lythgoe & Chloe Hutton (om). **18 Science Photo Library. 20 Still Pictures:** PHONE Labat J.M. / F. Rouquette (ul); Volker Steger (or). **21 Science Photo Library:** CNRI (ol). **22 Science Photo Library:** Richard Wehr / Custom Medical Stock Photo; Adam Hart-Smith (mru). **23 Science Photo Library:** Adam Hart-Davis (mr). **25 Corbis:** Visuals Unlimited (ol). **27 Science Photo Library:** Volker Steger (mlo). **28 Alamy Images:** Phototake Inc. (om). **Science Photo Library:** Jean-Claude Revy, ISM (mu). **29 Science Photo Library:** Professors P. Motta & T. Naguro (ol) (om) (or). **30 Science Photo Library:** Lawrence Livermore Laboratory (mlu). **33 Alamy Images:** Bjanka Kadic (or). **34 Science Photo Library:** L. Willatt, East Anglian Regional Genetics Service (ol). **35 Science Photo Library:** Alain Pol, ISM (ol). **36 Alamy Images:** Phototake Inc. (or). **Science Photo Library:** Nancy Kedersha / UCLA (om). Still Pictures: Ed Reschke (ur). **37 Corbis:** Visuals Unlimited (ur). **Science Photo Library:** Innerspace Imaging (ol); Claude Nuridsany & Marie Perennou (um). **Still Pictures:** Ed Reschke (ul) (om). **Wellcome Library, London:** David Gregory & Debbie Marshall (or). **38–61 Wellcome Library, London:** Professor Alan Boyde (Sideboard). **43 Science Photo Library:** Biophoto Associates (ul). **Wellcome Library, London:** M.I. Walker (mro). **44 DK Images:** Philip Dowell / Courtesy of The Natural History Museum, London (mlu). Wellcome Library, London: (ul). **46 Science Photo Library:** GJLP (ul). **47 Science Photo Library:** Eye of Science (om). **48 Science Photo Library:** Simon Brown (ol). **50 Science Photo Library:** Anatomical Travelogue (or). **59 Science Photo Library:** CNRI (mlo). **60 Science Photo Library:** Princess Margaret Rose Orthopaedic Hospital (ml). **61 Science Photo Library:** CNRI (ml). **62–75 Science Photo Library:** Eye of Science (Sideboard). **67 Science Photo Library:** (mru/Smooth) (ur/Cardiac). **Wellcome Library, London:** M.I. Walker (um/Striated). **68 Still Pictures:** Ed Reschke (ol). **70 Science Photo Library:** Steve Gschmeissner (mlo). **76–129 Science Photo Library:** Nancy Kedersha (Sideboard). **80 Wellcome Library, London:** Dr. Jonathan Clarke (mlu). **81 Science Photo Library:** Steve Gschmeissner (ur). **83 Wellcome Library, London:** (ur); Prof. Peter Brophy (um). **86 Alamy Images:** allOver Photography (ul). **Science Photo Library:** Zephyr (ur). **Still Pictures:** Alfred Pasieka (or). **91 Science Photo Library:** Zephyr (mlu). **92 Science Photo Library:** Bo Veisland, MI&I (ur). **99 Alamy Images:** Phototake Inc, (o). **104 Science Photo Library:** CNRI (or). **111 Corbis:** Visuals Unlimited (u). **112 Science Photo Library:** Eye of Science (or). **113 Science Photo Library:** Pascal Goetgheluck (o). **114 Alamy Images:** Phototake Inc. (ur). **118 Science Photo Library:** Susumu Nishinaga (or). **121 Louise Thomas:** (mro) (mr). **123 Wellcome Library, London:** (mlo) (mro). **125 Science Photo Library:** Alfred Pasieka (m). **126 Alamy Images:** Medical-on-Line (ur); Phototake Inc. (um). **28 Science Photo Library:** Bo Veisland (mlu). **130–143 Wellcome Library, London:** University of Edinburgh (Sideboard). **137 Science Photo Library:** Steve Gschmeissner (ur); Manfred Kage (ul). **141 Wellcome Library, London:** (ur). **144–159 Wellcome Library, London:** EM Unit / Royal Free Med. School (Sideboard). **151 Science Photo Library:** Manfred Kage (or). **152 Science Photo Library:** (mr); Professors P.M. Motta & G. Macchiarelli (ul). **153 Wellcome Library, London:** M.I. Walker (or). **156 Science Photo Library:** CNRI (mru). **157 Science Photo Library:** BSIP VEM (mro). **160–175 Science Photo Library:** GJLP (Sideboard). **167 Alamy Images:** Phototake Inc. (om). **169 Science Photo Library:** Zephyr (o). **171 Science Photo Library:** CNRI (ml) (m); Dr. Gary Settles (mr). **172 Science Photo Library:** Dr. Gary Settles (mro). **176–189 Science Photo Library:** Steve Gschmeissner (Sideboard). **178 Science Photo Library:** Sheila Terry (ol). **182 Alamy Images:** Phototake Inc. (ul). **Science Photo Library:** J.C. Revy (ml). **184 Science Photo Library:** Steve Gschmeissner (ul); Prof. P. Motta / Dept. of Anatomy / University, "La Sapienza", Rome (mr). **185 Science Photo Library:** Prof. P. Motta / Dept. of Anatomy / University "La Sapienza", Rome (or). **186 DK Images:** Steve Gorton (or); Jules Selmes und Debi Treloar (ml). **Science Photo Library:** Alfred Pasieka (um). **187 DK Images:** Susanna Price (mr); Jules Selmes und Debi Treloar (ml) (m). **188 Alamy Images:** Medical-on-Line (ul). Mediscan: (ml). **Wellcome Library, London:** (mr) (ur). **190–209 Science Photo Library:** Francis Leroy, Biocosmos (Sideboard). **196 Science Photo Library:** CNRI (ul). **199 Alamy Images:** Phototake Inc. (or) (ol). **205 Alamy Images:** Scott Camazine (ur). **206 Science Photo Library:** Eye of Science (or). **207 Science Photo Library:** David Scharf (ml) (ul). **210–239 Science Photo Library:** Eye of Science (Sideboard). **215 Science Photo Library:** Steve Gschmeissner (mru). **216 Science Photo Library:** Eye of Science (or). **217 Science Photo Library:** CNRI (or). **221 Science Photo Library:** Prof. P. Motta / Dept. of Anatomy / University "La Sapienza", Rome (ul). **224 Science Photo Library:** Professors P. Motta & F. Carpino / University "La Sapienza", Rome (ur). **230 Science Photo Library:** Dr. T. Blundell, Dept. of Crystallography, Birkbeck College (ul). **232 Corbis:** Frank Lane Picture Agency (or). **235 Science Photo Library:** P. Hawtin, University of Southampton (or). **244 Wellcome Library, London:** David Gregory & Debbie Marshall (ur). **248 Science Photo Library:** Professor P.M. Motta et Al (ur). **249 Science Photo Library:** Steve Gschmeissner (ul). **250–305 Science Photo Library:** Susumu Nishinaga (Sideboard). **254 Science Photo Library:** Steve Gschmeissner (mlu). **255 Science Photo Library:** Parviz M. Pour (u). **256 Wellcome Library, London:** Yorgos Nikas (ul). **257 Alamy Images:** Phototake Inc. (ol). **258 Science Photo Library:** Professors P.M. Motta & J. Van Blerkom (or). **270 Science Photo Library:** Keith / Custom Medical Stock Photo (mro). **276 Science Photo Library:** (l). **278 Science Photo Library:** BSIP VEM (ul). **279 Corbis:** Jose Luis Pelaez, Inc. (or). **281 Science Photo Library:** Susumu Nishinaga (o). **282 Science Photo Library:** Professor P.M. Motta, G. Macchiarelli, S.A, Nottola (mlo). **284 Alamy Images:** Chad Ehlers (ur). **285 Science Photo Library:** (um) (ur). **287 Corbis:** Andrew Brookes (or). **Science Photo Library:** Philippe Plailly (ur). **294 Science Photo Library:** CNRI (ur). **298 Mediscan:** CDC (o). **299 Science Photo Library:** (ur). **301 Science Photo Library:** James King-Holmes (ml) (ml). **303 Alamy Images:** Janine Wiedel Photolibrary (or). **304 Wellcome Library, London:** Wessex Reg. Genetics Centre (mlu) (ul)